すぐに
役立つ

公費負担医療の実際知識

実例・図解による請求事務マニュアル

2024年版

共著 安藤秀雄・栗林令子

医学通信社

まえがき

公費負担医療制度は，わが国の医療保障制度のひとつの柱ですが，社会福祉政策の変遷に伴って，関係法令も改変され，併せて施行法令の追加改正もしばしば行われています。

加えて公費負担医療制度は体系も複雑であり，個々の法令に対応する実務の面からみても難解な部分が多いことから，法令の変化についていくことさえ大変なことです。さらに多くの公費負担医療制度に患者の負担金が設定されるなど，いっそう複雑になっています。

医療機関等でこの公費負担医療制度に関わる事務担当者が，日常業務の処理に当たって必要な公費負担医療関係諸法についてを理解していただけるよう，そして公費負担医療の診療報酬関係事務面にも重点をおいて本書をまとめました。

実務者の方々に本書がいささかなりとも参考になったとすれば望外の喜びです。

本書は，1980年に発刊，その後改版改訂を重ねてきました。今版では，2024年４月現在に至るまでの最新の内容を取り込み，さらに充実したものとして発行することができました。

なお，収載法令は広範囲であり，また法令の改変情報も輻輳しています。

適切さを欠く点もあろうかと存じますので，読者の方々のご指摘ご指導をいただきたいと存じます。今後の新たな情報については，『月刊／保険診療』（医学通信社刊）等をご参照ください。

2024年４月

栗林　令子

目 次

第Ⅰ部 公費負担医療のあらまし

1 公費負担医療とは

2 公費負担医療の請求事務

第Ⅱ部 各種公費負担医療制度の実務

1 感染症予防・医療法（感染症の予防及び感染症の患者に対する医療に関する法律）

2　生活保護法（医療扶助）

3　戦傷病者特別援護法（療養の給付，更生医療）

4 難病（特定）医療費助成制度

5 児童福祉法（療育の給付・療育医療，小児慢性特定疾病医療）

6 原子爆弾被爆者に対する援護に関する法律（認定疾病医療，一般疾病医療）

7 精神保健及び精神障害者福祉に関する法律（入院）

8 心神喪失等の状態で重大な他害行為を行った者の医療及び観察等に関する法律（心神喪失者医療）

9 障害者総合支援法（育成医療，更生医療，精神通院医療）

10 身体障害者福祉法

11 麻薬及び向精神薬取締法（入院措置）

12 母子保健法（養育医療）

13 高齢者の医療の確保に関する法律（高齢者医療確保法）〈後期高齢者医療制度〉

14 公害健康被害の補償等に関する法律（公害医療）

15 石綿による健康被害の救済に関する法律

16 その他の制度

17 介護保険法

18 肝炎治療特別促進事業／B型・C型肝炎インターフェロン治療／肝がん・重度肝硬変治療

付　表

第Ⅰ部
公費負担医療のあらまし

01 公費負担医療とは

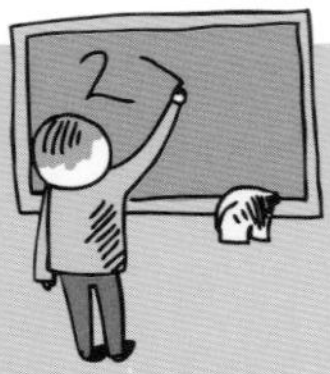

わが国の医療保障制度は，「医療保険」「後期高齢者医療制度」「公費負担医療」が大きな柱といえる。

公費負担医療制度は，社会福祉および公衆衛生の向上発展を期するための施策で，国および地方公共団体が一般財源を基礎として，医療に関する給付を行う制度のことである。

その具体的内容としては，社会福祉の施策として，生活保護法による医療・介護扶助，児童福祉法・障害者総合支援法・母子保健法など社会福祉関係各法による医療給付がある。また，公衆衛生の施策として，感染症予防・医療法（略）・精神保健福祉法（略）などによる医療給付があげられる。

このほかにも，国家補償的性格の原爆被爆者の認定医療，戦傷病者援護法に基づく医療給付などがあり，実に多種多様である。

公費負担医療はそれぞれの目的によって，全額国庫負担，全額公費によるもの，医療保険優先でその中の自己負担について公費負担が適用されるものなどがあり，給付内容や請求方法が異なるなど，その取扱いはかなり複雑であり，煩雑化している。

公費負担医療制度には，このほか難病（特定疾病）に対する医療費の助成や，地方自治体独自の医療費助成の措置も数多くある。そのため，医療機関においても公費負担医療関係の事務担当者は，それぞれの制度内容や手続き，請求事務処理について熟知することが要求される。

また，公費負担医療制度とは異なるが，介護保険についても50％が公費で負担されている。医療機関と介護サービス事業者との連携を要件とする保険点数も増えており，この制度についての理解も必要である。

各公費負担医療制度の詳細な解説は第Ⅱ部以降に掲載するが，公費負担医療の受給者が来院した場合の事務取扱いの流れ（一部請求事務取扱い以外の事項も含む）は，次のとおりである。

公費負担医療等の取扱い上のポイント

①保健所等へ患者発生の届出の必要がある場合の届出についての確認

②公費負担医療の取扱い上の契約等は済んでいるか。またその内容の確認

③医療証等，受診に係る要件，有効期間等の確認。医療保険（注参照）と併用の場合は保険証も確認する。

④負担金に関する徴収等及びその内容についての確認

⑤診療報酬等の負担区分，請求方法などの確認

⑥都道府県条例等による助成制度の適用範囲等の確認
（自県外での公費扱いの可否を確認し，自県外で公費扱いが不可の場合は保険扱いとし，一部負担金を徴収。患者が申請することにより，公費助成分は原則として償還されるが償還払いを行わない制度もある）

注　医療保険のなかの退職者医療（国保）に係る公費負担については，経過措置ですべて一般国民健康保険と公費負担の扱いに準じて取り扱われている。退職者医療（国保）は2015年３月31日をもって新規加入受付は終了となっており，同年４月以降はすでに加入している者が65歳に達するまでに限られ，加入者がいなくなれば廃止される。

Ⓐ公費負担医療制度とは

社会福祉や公衆衛生の向上発展を期することを目的に，国と地方自治体がその一般財源を基礎として，医療に関する給付を行う制度のことで，その目的により次の５種類に分類できる。

１．社会的弱者の援助・救済

生活保護法，心身障害者医療費助成制度，ひとり親家庭医療費助成制度など。

２．障害者の福祉増進

障害者総合支援法など。

３．健康被害に対する補償

公害健康被害の補償等に関する法律，戦傷病者特別援護法（更生医療），原子爆弾被爆者に対する援護に関する法律など。

４．公衆衛生の向上

感染症予防・医療法，精神保健及び精神障害者福祉に関する法律など。

５．難病・慢性疾患の治療研究と助成

難病（特定）医療，小児慢性特定疾患への医療費助成など。

Ⓑ公費負担医療の費用負担

費用負担のパターンは主に次の３種類に分けられる。またレセプトとの関連は，**図表**のとおりである。

⑴　全額公費負担（公費優先）

例）①原爆援護法（認定疾病），②戦傷病者特別援護法（公務上の障害），③感染症法（新感染症）④生活保護法（国保の資格がなくなり，公費単独の場合）――等。

⑵　公費負担対象で医療保険優先，窓口負担なし（保険診療の自己負担相当額を公費負担）

例）①感染症予防・医療法の結核（入院医療），②精神保健福祉法（措置入院），③生活保護法（医保併用），④原爆援護法（一般疾病），⑤感染症法（一・二類感染症）（入院医療），⑥児童福祉法（療育医療），⑦母子保健法――等。

※所得に応じた負担がある制度もあり。

⑶　公費負担対象で医療保険優先，窓口負担あり（保険診療の自己負担相当額から公費負担医療の患者自己負担分を差し引いた額が公費負担）

例）感染症法（結核患者の適正医療），障害者総合支援法，難病法

図表　費用負担のパターンとレセプトとの関連

	費用負担内訳	公費保険併用状況	主な制度
公費単独	公費100％	公費単独レセプト	生活保護（医保併用除く）
公費・医保併用Ⅰ 窓口負担なし	医保給付＋公費（医保自己負担相当額）	医保と公費併用レセプト	原爆一般，生活保護（医保併用），乳幼児医療（東京都）
公費・医保併用Ⅱ 窓口負担あり	医保給付＋公費（医保・自己負担相当額－公費の患者負担）＋公費の患者負担	医保と公費併用レセプト	精神通院・結核通院（都道府県独自の助成なしの場合）

※医療費が高額な場合は，まず健康保険の高額療養費が支給され，その後に公費の助成が行われる。

■公費負担医療制度一覧（主なもの）

制　度	目　的	主　体	申請手続	
戦傷病者特別援護法 ▶p. 99	軍人軍属であった者に公務上の傷病に対する補償	国	本人→福祉事務所	
原子爆弾被爆者に対する援護に関する法律 ▶p. 131	原爆被爆者に対する保健・医療・福祉にわたる総合的援護	国	本人→都道府県（保健所）	
感染症の予防及び感染症の患者に対する医療に関する法律（感染症予防・医療法） ▶p. 51	1．結核以外の感染症の発生の予防及び蔓延の防止を図り，もって公衆衛生の向上及び増進を図る	国・都道府県	保健所に届出	
	2．結核の予防と結核患者に対する適正な医療により福祉を増進する	国・都道府県	本人→保健所（37条，37条の２）	
精神保健及び精神障害者福祉に関する法律 ▶p. 142	精神障害者等の医療・保護を行い，社会復帰促進・自立を援助し，その福祉増進および国民の精神保健の向上を図る（対象は入院のみ）	国・都道府県	本人→市町村長（29条）	
障害者の日常生活及び社会生活を総合的に支援するための法律（障害者総合支援法） ▶p. 156	身体・精神障害者及び障害児（者）が自立した生活を営むことができるよう支援を行う（精神障害者は通院のみ）	市町村	本人又は保護者→市町村	
麻薬及び向精神薬取締法 ▶p. 188	麻薬・向精神薬の濫用による保健衛生上の危害を防止し，公共の福祉の増進を図る	国・都道府県	（医師の届出など）	
児童福祉法 ▶p. 119	18歳未満の児童の福祉を保障する（一部20歳まで）	国・都道府県	保護者→保健所（20条の９）（21条の９の２）	
母子保健法 ▶p. 190	母性および乳幼児の健康の保持増進を図り，国民保健の向上に寄与する	国・都道府県	保護者→市町村（20条）	
難病（特定）医療費助成制度 ▶p. 104	患者数が少なく原因不明，治療方法未確立の難病に対し研究事業を行い，それとともに医療費の負担軽減を図る	都道府県	本人→保健所，市町村	
児童福祉法の措置等 ▶p. 119	知的障害者に対し，その更生を援助し，必要な保護を行うことなどにより福祉の充実を図る	国・都道府県	本人→市町村長または都道府県知事	
生活保護法 ▶p. 77	生活困窮者に対し保護を行い，健康で文化的な最低限の生活を保障することにより自立を助長する	国・都道府県	本人→福祉事務所	
公害健康被害の補償等に関する法律 ▶p. 210	大気汚染・水質汚濁による健康被害の補償を通じて被害者の迅速・公正な保護	都道府県・政令市	被認定者が対象　ただし新規の認定は行われない	
予防接種法	感染症に対する予防接種と，それによる健康被害の救済を図る	国・都道府県・市町村	本人→市町村	

注）基金＝社会保険診療報酬支払基金，連合会＝国民健康保険連合会

給 付 内 容	医療保険との関係	法別番号	請 求
健康保険とほぼ同じ。療養の給付（10条），更生医療（20条）。他に，療養手当・補装具の支給，国立保養所への入院など	公傷病については全額公費負担，それ以外は医療保険適用	13（療養の給付） 14（更生医療）	療養券で医療給付 基金・連合会へ診療報酬請求書提出
健康保険と同じ。認定疾患医療（10条），一般疾病医療（18条）。他に，健康診断の実施，各種手当の支給など	認定疾病は全額公費負担，一般疾病は医療保険優先で，自己負担分に公費適用	18（認定疾病） 19（一般疾病）	手帳・認定書確認 基金・連合会へ診療報酬請求書提出
新感染症，１・２類感染症に対する入院医療（指定医療機関）	新感染症は全額公費負担が原則 １・２類感染症は保険給付優先 ３・４・５類感染症は医療保険のみ適用	28（１類感染症等） 29（新感染症）	基金・連合会に診療報酬請求書提出
結核医療基準および結核治療指針による適正（通院）医療（37条の２）。結核患者の入院（37条）	適正医療：公費負担100分の95，保険給付優先，残りを公費。結核患者の入院：全額公費，保険給付優先，所得に応じ費用徴収	10（適正医療） 11（命令入所）	患者票確認 基金・連合会に診療報酬請求書提出
健康保険と同じ。 措置入院（29条） 他に，医療保護入院，応急入院，任意入院等	措置入院：全額公費，保険給付優先，所得に応じ費用徴収	20（措置入院）	患者票・収容依頼書確認。基金・連合会へ診療報酬請求書提出
政令第１条に定める自立支援医療 育成医療・更生医療・精神通院医療	保険優先，原則１割の自己負担，所得区分ごとに負担上限月額の設定あり 保険優先，自己負担限度まで上乗せの公費負担がされる	16（育成医療） 15（更生医療） 21（精神通院医療）	基金・連合会に診療報酬請求書提出
健康保険と同じ。 入院措置（58条の８）	全額公費，保険給付優先，所得に応じ費用徴収	22	基金へ診療報酬請求書提出
健康保険と同じ。療育の給付（結核）（20条）。 施設入所など。小児慢性特定疾病医療費助成（19条の２）	保険優先，自己負担分に公費適用，保護者の所得に応じた負担あり	17（療育の給付） 52（小児慢性）	療育券・受給者証確認。基金・連合会に診療報酬請求書提出
健康指導（10条），健康診査（12条），養育医療（未熟児）（20条）に公費適用 他に母子健康手帳など	保険優先（12条，20条），自己負担分を都道府県または市町村が負担	23（養育医療）	養育医療券の確認。基金・連合会に診療報酬請求書提出
健康保険と同じ。 １年ごとに更新，その他必要に応じ更新	保険優先，自己負担分に公費適用，限度額内における患者の自己負担もあり	54（特定医療） 51（特定疾患）	基金・連合会に診療報酬請求書提出
①助産所入院措置（児童福祉法22，27条） ②肢体不自由児通所医療（法第21条の５の29関係）および障害児入所医療（法第24条の20）	保険優先，自己負担分に公費適用	53 79	基金・連合会に診療報酬請求書提出
健康保険と同じ。医療扶助（15条） 他に，生活扶助，教育扶助，介護扶助など	医療保険，公費適用の残りを生保で。ただし，生保受給と同時に国保の資格を失い，公費単独	12	医療券確認。基金に診療報酬請求書提出
療養の給付，障害補償費，遺族補償費，遺族補償一時金，児童補償手当，療養手当，葬祭料	認定疾病は全額公費負担	－	公害医療手帳の確認 市町村長へ請求
健康被害の給付（12条）	医療保険による償還払い	－	医療保険による

公費負担医療の適用範囲（主な制度・カッコ内は法別番号）

◆全疾患が公費負担医療費助成の対象になるもの 生活保護（社保併用を除く12），原爆一般（19）
◆定められた疾患を対象に公費負担とするもの→他の疾患を併発していると公費分点数が生じる 精神通院(21)，難病(54・特定疾患51)，小児慢性疾患(52)，肝炎治療特別対策(38・インターフェロン治療)
◆定められた疾患の医療費の一部のみを対象に公費負担とするもの→公費分点数が生じる 結核通院（10）

公費レセプトでの請求が可能な範囲（主な制度）

◆全国的にレセプト請求が可能な制度 結核，生活保護，精神通院，肝炎治療
◆原則，医療証・受給者証等発行の都道府県内のみ等でレセプト請求が可能 身体障害者医療，乳幼児医療，ひとり親家庭医療等各都道府県，市町村が単独で行っている公費負担医療制度

(4) これらの公費負担医療等の事務の流れと留意点は以下のとおりである。

1 保健所等への患者発生の届出の必要性を確認する

●結核等，感染症法で定められた結核等の感染症について届出をする。

2 患者が持参した医療証等の公費負担医療の取扱い契約の確認をする

●原則として制度ごとに各医療機関ごとの契約等の手続きが必要だが医師会単位で一括契約の場合もある。以下の事項について確認する。

ア．各医療機関ごとの手続きが必要なのか。医師会加入医療機関は一括契約なのか。

イ．保険医療機関であれば取扱い可能なのか。

「(39) 後期高齢者」「(53) 措置医療」「国の公害」等

ウ．医療証発行の都道府県内のみで公費併用の扱いになる制度なのか。

（他県の患者が受診した時，又は，自県の患者が県外で受診した時は，公費助成分は原則として償還払いとなる。なお償還を行わない制度もある）

3 持参した医療証等の確認をする

●複数の医療証等を持参の場合は優先順位（表5，p.22）に従い適用し，それぞれの制度について以下の留意点に基づき取り扱う。

●有効期限を確認する。

ア．医療証等の有効期限はおおむね1～2年である。失効している場合は失効前と同じ内容で新証が交付されるとは限らないので，新証が交付されるまでは，仮に保険診療扱いにしておくなど注意を要する。

イ．医療証等を申請中で窓口に提示がない場合は仮に保険診療の扱いをするなど注意を要する。医療証等は申請日にさかのぼって交付されるケースが多いが，いつから有効なのか交付された医療証等で確認のうえ，公費負担医療扱いをする。

ウ．公費負担医療の適用（公費負担される）範囲を確認する。定められた疾患のみか，医療費全体か等。

エ．生活保護法の医療券は毎月更新される。同一人物の医療券であっても当月分の医療券を必ず確認する。なお都道府県によっては毎月交付番号等を変更している。

●公費負担医療と医療保険の併用の場合は保険証も併せて確認する。

●医療証等を提示しないで受診した場合，公費助成分が償還払いされる制度と，されない制度があるので注意を要する〔償還されない制度：精神通院医療，難病（特定疾病）医療等〕。

4 一部負担金の有無を確認する

●一部負担金ありで定率負担の場合は月末まで定率の負担金を徴収する。定額負担の場合は上限額まで徴収する（薬局や他医療機関に受診している場合，それらの金額を合算して上限額とするのか，各医療機関等ごとに徴収するのか確認する。なお，一部負担金上限額管理票等を用いる場合もある）。

●定められた疾患の医療費のみ公費助成される場合，対象外の医療費は，保険診療扱いとなり，医療保険の一部負担金を徴収する。

●要注意の制度

「(54)(51) 難病の特定医療・特定疾病」「(52) 小児慢性疾病」「(10) 感染症法（結核適正医療）」「(21) 自立支援医療（精神通院医療）」「(15) 自立支援医療（更生医療）」「(38) 肝炎治療特別促進事業」等々

5 請求はレセプトを用いて公費併用として請求するのか，レセプト以外に必要なものはあるのかを確認する

6 編綴方法はどうするのかを確認する（紙レセプトの場合）

7 最近，変更されている点はないかを確認する

⑸ 主な制度の概要は以下のとおりである。「公費負担医療制度一覧（主なもの）」（p. 4）も参照されたい。

1 感染症予防・医療法の結核治療（法別番号「10」,「11」）

《届出義務》医師は，受診者を結核と診断した場合，ただちに保健所に届け出る。

《提出証明書》患者は医療機関に患者票を提出

⑴ 37条の2：適正医療（法別番号「10」）

一般の結核の通院患者を対象に，結核治療の医療費を公費負担するものである。

※法別番号「10」では，初診料，再診料，医学管理等については公費医療の対象外である。

《結核の通院医療の公費対象とされる医療費の負担割合》

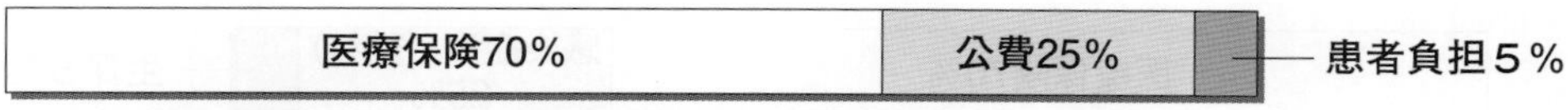

※生活保護併用の場合は，医療保険と感染症法（結核適正医療）が優先され，患者自己負担分の５%が生活保護の医療扶助の対象となる。

《給付内容》結核治療（下記の①～④）に限る。

①化学療法（抗結核薬，抗結核薬併用剤・副腎皮質ホルモン剤）

②外科的療法及びこれに必要な処置その他の治療並びに病院，診療所への入院

③骨関節結核の装具療法及びこれに必要な処置その他の治療並びに病院，診療所への入院

④前記それぞれの医療に必要なエックス線検査（直接撮影，透視，断層撮影その他の特殊撮影），CT撮影，結核菌検査（塗抹・培養検査，薬剤感受性検査），副作用を確認するための検査

《医療機関》指定医療機関

⑵ 37条：入院医療（法別番号「11」）

都道府県知事により，多数と接触する業務に就いており，結核を伝染させるおそれが大きいため，従業禁止措置をとられた者，また，結核患者が同居人に伝染させるおそれのあるため，結核診療所への命令入所措置を受けた者に対する医療費を公費負担するものである。

《負担割合》全額公費負担対象で医療保険優先

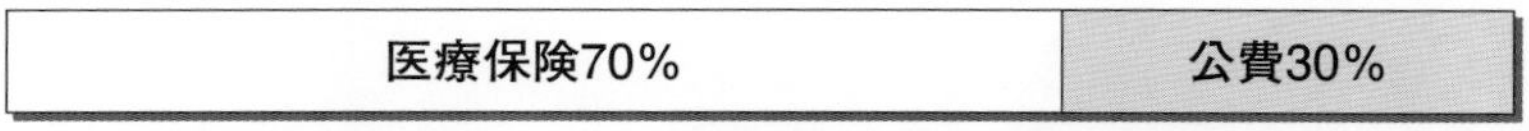

※所得税額により自己負担あり，年額147万円以下：０円，147万円超：上限月２万円。

《給付内容》健康保険による給付内容＋移送

《医療機関》指定医療機関

2 生活保護法（法別番号「12」）

生活保護法に基づく扶助の一つに「医療扶助」がある。現物給付が原則だが，現金給付となる場合もある。指定医療機関で医療を受ける場合には，福祉事務所発行の医療券が必要である。各種医療保険およびその他の公費負担制度は生活保護法に優先するため，患者自己負担分

に生活保護の医療扶助が適用される。

ただし，国民健康保険については生活保護法が適用された日から被保険者資格を失うので，他の公費負担医療が併用されない場合は原則として全額生活保護法の医療扶助で給付される。

《負担割合》 全額公費負担対象で医療保険優先

①生保と医保の併用の場合

医療保険70%	公費30%

②生保単独の場合

公費100%

③生保＋医保＋感染症法（結核）（37条の２）

医療保険70%	感染症法（結核）25%	生保５%

※１　他の公費負担医療制度併用の場合は，医療保険と他法が優先され，患者自己負担分についてのみ医療扶助の対象となる（腎透析患者を除く。詳しくは障害者自立支援医療の更生医療の項を参照）。

※２　生活保護の対象者で，腎透析を行っている患者について，腎透析については更生医療から，その他については生活保護からの助成となる。

《給付内容》 健康保険による給付内容

《提出証明書》 患者は医療機関に生活保護の医療券・調剤券，結核の患者票を提示

《医療機関》 指定医療機関

④生保＋難病医療に関する法律（難病）

難病（特定医療費）100%

※難病の公費（特定医療費）対象の医療のみの場合は難病単独で請求する。

《給付内容》 健康保険による給付内容

《提出証明書》 患者は医療機関に生活保護の医療券，難病の受給者証を提示

《医療機関》 指定医療機関

《その他》 難病医療の対象外の医療費があれば難病と生活保護の併用で請求する。

3　戦傷病者特別援護法（法別番号「13」，「14」）

軍人・軍属等であった者の公務上の傷病に対し，医療費が公費負担となる。戦傷病者手帳の交付を受けていることが要件である。

(1)　療養の給付（13）の対象者…公務上の傷病（因果関係のある併発症含む）について療養が必要な戦傷病者。

(2)　更生医療（14）の対象者…公務上の傷病によって，別に定められた程度の視覚障害，聴覚障害，言語機能障害，中枢神経機能障害，肢体不自由の状態にあって，更生のための医療を必要とする戦傷病者。

《負担割合》全額公費（国費）負担（公費優先）

公費100%

《給付内容》健康保険による給付内容

《提出証明書》患者は医療機関に戦傷病者手帳と療養券（更生医療は更生医療券）を提示

《医療機関》指定医療機関

4　障害者総合支援法（旧・障害者自立支援法）

(1)　自立支援医療（更生医療）（法別番号「15」）

身体障害者の自立と社会への参加の促進を図るため，当該者に対し行われるその更生のために必要な医療の給付を行う。

《給付の対象者》身体障害者手帳を持つ満18歳以上の者で，福祉事務所が認める者。

ア　対象疾患：視覚・聴覚・平衡機能障害，肢体不自由，心機能障害（心臓移植後の抗免疫療法に限る），腎臓機能障害，小腸機能障害，肝臓機能障害（肝臓移植後の抗免疫療法に限る）等

イ　医療の範囲：当該障害に対し確実な医療の効果が期待できる者に限る。内臓の障害については，手術により障害を補い，または程度が軽減する見込みがあるものに限るとし，内科的治療のみの者は対象外。

ウ　医療の内容：健康保険による給付内容＋移送

《給付内容》医療保険を優先し，原則１割の自己負担額を控除した額が給付される。

《医療機関》指定自立支援医療機関

《医療機関の取扱い》「自立支援医療受給者証」および「自己負担上限額管理票」と「被保険者証」を確認し，医療費の１割（負担上限額がある場合は上限額まで）を窓口で徴収する。

人工透析を受けている患者については「特定疾病療養受療証」（㊙）も確認が必要である。「自己負担上限額管理票」は生活保護や中間所得世帯の高額治療継続（重度かつ継続）非該当者は不要である。

医療保険（一般）70%	更生医療	自己負担（原則１割）上限額あり

(2)　自立支援医療（育成医療）（法別番号「16」）

身体に障害のある児童に対し，生活能力を得るため必要な医療の給付を行う。

《給付の対象者》18歳未満の児童で身体上の障害を有する者，または現在の疾患を放置すると将来障害を残すと認められる者で手術等により，効果を期待できる者。

《対象疾患》視覚・聴覚・平衡機能障害，肢体不自由，心臓機能障害（心臓移植後の抗免疫療法に限る），腎臓機能障害，小腸機能障害，肝臓機能障害（肝臓移植後の抗免疫療法に限る）等。

《給付内容》医療保険を適用，その給付の残りが給付される。

《医療機関》指定自立支援医療機関

《医療機関の取扱い》「自立支援医療（育成医療）受給者証」と「被保険者証」を確認し，受給者証に記入された自己負担額を窓口で徴収する。

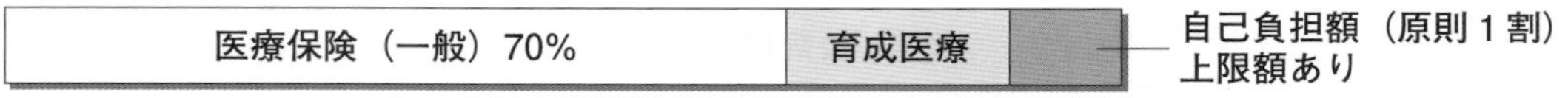

⑶　**自立支援医療（精神通院医療）（法別番号「21」）**

精神障害者の適正な医療の普及を図るため，精神障害者が入院することなく行われる精神障害の医療の給付を行う。

《給付の対象者》精神障害者またはてんかんを有する者で，通院による治療を継続的に必要とする状態にある者。

ア　医療の範囲：精神障害およびそれに起因して生じた病態に対して行われる通院医療。

イ　医療の内容：医療保険の給付の対象となる診療，調剤および訪問看護

《給付内容》医療保険を優先適用し，自己負担額（原則１割）を控除した額が給付される。

《医療機関》指定自立支援医療機関（精神通院医療）

《医療機関の取扱い》「自立支援医療受給者証」（精神通院）および「自己負担上限額管理票」と「被保険者証」を確認し，医療費の１割を窓口で徴収する。

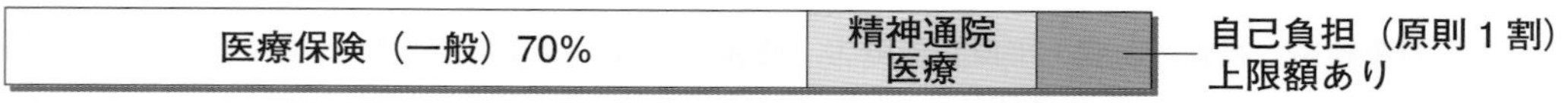

5　児童福祉法（法別番号「17」）

療育医療（入院）（法別番号「17」）

結核により長期入院が必要な18歳未満の児童に対し，入院治療と学習の援助を公費負担とする制度である。結核だけでなく，結核に起因する併発疾病も対象となるが，通院の場合は認められない。

《負担割合》　全額公費負担対象で医療保険優先

①医保＋感染症法（結核）（37条の２）＋療育医療

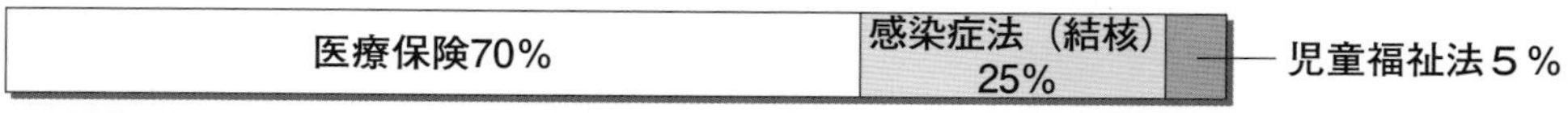

※感染症法第37条の2と併用の場合は，当該医療については医療保険と感染症法が優先され，５％の患者自己負担分についてのみ児童福祉法の療育医療によって負担される。

②医保＋感染症法（結核）（37条）＋療育医療

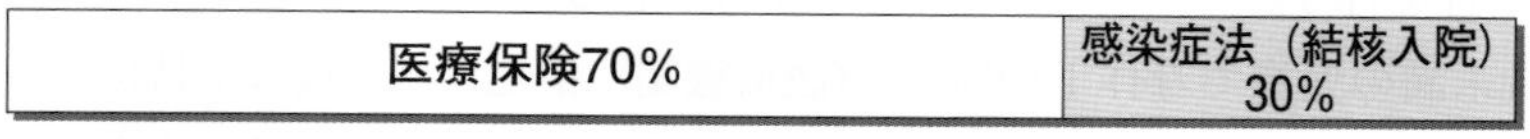

※感染症法第37条と併用の場合は，当該医療については医療保険と感染症法が優先され，児童福祉法の療育医療による負担はない。この場合，所得税額による自己負担あり。年額147万円以下：０円，147万円超：上限月２万円。

《給付内容》健康保険による給付内容＋移送＋学習に必要な学用品＋入院に必要な日用品

《提出証明書》患者は医療機関に療育券を提示

《医療機関》指定医療機関

6 原子爆弾被爆者に対する援護に関する法律（法別番号「18」,「19」）

広島と長崎に投下された原爆被爆者について，その医療と健康診査，介護費用を公費で負担する制度。医療を受ける場合は，被爆者健康手帳と認定書が必要である。

《給付内容》健康保険による給付内容

《医療機関》指定医療機関

(1) 認定疾病医療（法別番号「18」）

下記の疾病に該当し，現に医療を必要とすると認定された者（認定被爆者）に対する医療給付である。全額国費によって負担される。

《認定疾病》再生不良性貧血，白血病・肺がん・甲状腺がん・皮膚がんなどの悪性新生物，肝機能障害，原爆白内障，熱傷瘢痕，近距離早期胎内被爆症候群。

※その他の疾病も公費負担の対象になる場合がある。

《負担割合》全額公費（国費）負担（公費優先）

公費100%

《提出証明書》患者は医療機関に被爆者健康手帳と認定書を提示

(2) 一般疾病医療（法別番号「19」）

被爆者を対象とした，ほとんどすべての傷病に対する医療給付である。

医療保険70%	公費30%

《負担割合》全額公費負担対象で医療保険優先

《提出証明書》患者は被爆者健康手帳と医療保険の保険証を提示。

7 精神保健福祉法（法別番号「20」）

精神障害者等の入院医療および保護を行い，社会復帰や自立の促進を援助する制度で，措置入院（緊急措置入院含む）について公費負担により医療給付が行われる。

医療保護入院（法第33条），応急入院（法第33条の４），任意入院（法第22条の３）については公費負担の対象外となる。

《負担割合》全額公費負担対象で医療保険優先

医療保険70%	公費30%

※所得税額により自己負担あり。年額147万円以下：０円，147万円超：上限月２万円。

《提出証明書》患者は医療機関に患者票を提示。

措置入院（法別番号「20」）

入院させなければ，精神障害のために自傷他害のおそれがある場合，都道府県知事が強制的に指定病院に入院させ，公費負担により医療給付を行う制度である。

《給付内容》健康保険による給付内容＋移送

《医療機関》指定医療機関

8 麻薬及び向精神薬取締法（法別番号「22」）

麻薬中毒者に必要な医療を公費負担で給付するもの。ここでいう麻薬中毒とは，麻薬，大麻，あへんの慢性中毒者であり，その他の薬物の中毒者は含まれない。

《負担割合》全額公費負担対象で医療保険優先

医療保険70%	公費30%

※所得税額により自己負担あり。年額147万円以下：0円，147万円超：負担上限額月2万円。

《給付内容》健康保険による給付内容（入院に限る）

《届出義務》医師は受診者が麻薬中毒と診断した場合，すみやかに患者の居住地の都道府県知事に届け出る。

《医療機関》指定医療機関

9 母子保健法（養育医療）（法別番号「23」）

養育医療（法第20条）とは，出生児の体重が2000グラム以下で，運動，呼吸，循環器，消化器機能が弱く，異常の見られる未熟児に対する医療を公費で負担するものである。

母子保健法においては，養育医療のほか，保健指導（法第10条），健康診査（法第12条）についても公費負担の対象となる。

《負担割合》全額公費負担対象で医療保険優先

医療保険70%	公費30%

※保護者に負担能力が認定された場合は，自己負担金が課せられる。

《給付内容》健康保険による給付内容（入院に限る）

《提出証明書》未熟児の保護者が医療機関に養育医療券を提示。

《届出義務》未熟児の退院時に未熟児の氏名，退院後の保護者居住地等を市町村長に通知。

《医療機関》指定医療機関

10 感染症法（法別番号「29」，「28」）

感染症の予防と感染症の患者への医療を行い，公衆衛生の向上と増進を図ることを目的とした制度。⑴新感染症・指定感染症の患者に対する医療，⑵一類・二類感染症の患者に対する医療については，その医療費が公費負担される。

なお，新型コロナウイルス感染症は指定感染症に指定され，2021年2月13日からは「新型インフルエンザ等感染症」に位置づけられたが，2023年5月8日以降は五類感染症に移行した。

《給付内容》健康保険による給付内容

《医療機関》指定医療機関（公費対象外の三類～五類感染症の診療は一般の医療機関でも可）

《届出義務》一類～四類感染症の患者，疑似症患者，無症状病原体保有者については，直ちに感染原因・経路・地域・感染者の氏名，職業などを最寄りの保健所に届け出る。五類感染症のうち定点把握対象の疾患は指定医療機関が，全数把握の対象となる25疾患については全医療機関が７日以内に最寄りの保健所に届け出る。

《負担割合》全額公費負担（公費優先）

公費100%

※所得税額により自己負担あり。年額147万円以下：０円，147万円超：負担上限額月２万円。

⑴ 新感染症，指定感染症（法別番号「29」）

新感染症と指定感染症：新感染症は，人から人へと伝染すると認められる疾病であって，すでに知られている感染性の疾病と明らかに異なり，当該疾病にかかった場合の病状の程度が重篤で，その疾病の蔓延により国民の生命，健康に重大な影響を与えるおそれがあると認められるもの。指定感染症は，一，二，三類以外で，新型インフルエンザには分類されないがそれと同等の，すでに知られている感染症で，法律で規定する措置のすべてまたは一部を準用しなければ，国民の生命及び健康に重大な影響を与えるおそれのあるものとして政令で定めるもの。

⑵ 一類・二類感染症（法別番号「28」）

《対象疾病》

一類：エボラ出血熱，クリミア・コンゴ出血熱，痘そう，南米出血熱，ペスト，マールブルグ病，ラッサ熱

二類：急性灰白髄炎（ポリオ），結核，ジフテリア，インフルエンザ（H5N1），重症急性呼吸器症候群（SARS）

《負担割合》全額公費負担対象で医療保険優先（入院医療のみ）

医療保険70%	公費30%

※所得税額に応じて自己負担が課せられる。

11 難病法※，特定疾患治療研究事業（法別番号「54」「51」）

原因が不明であって治療方法も確立していないベーチェット病などの「難病」に対する医療の確立・普及を図るとともに，その医療費の負担軽減を目的として推進されている事業である。法改定に伴い新たな法別番号「54」が設定された〔これまでの特定疾患治療研究事業（法別番号「51」）も一部継続されている〕。対象疾患が何回か増やされたが，生活保護の患者を除き重症者等にも自己負担が設定された。その後も追加されて，2023年３月20日現在338疾患が対象となっている（近く，２疾患が追加される見込み）。

患者は，都道府県知事から交付される「特定疾患医療受給者証」を医療機関窓口で提示する。

※難病法：「難病の患者に対する医療等に関する法律」のことで，本書ではこれ以下も「難病法」と表記する。

⑴ 難病医療（特定医療費）：法別番号54

自己負担限度額は，所得に応じた６区分（生活保護の患者含む）となって，負担上限月額まで徴収する。

《負担割合》

医療保険70%	公費	難病（54，51）一部負担金（生活保護を除く）

※公費により基本的に１割は助成され２割負担。負担上限月額が定められている。

《対象疾病》 341疾患が対象

《提出証明書》 患者は医療機関に受給者証・医療券を提示。

《医療機関》 都道府県知事と契約した指定医療機関

《助成開始》 難病指定医による診断が行われた月以降（2023年10月より）

⑵ **旧法より継続される特定疾患治療による助成：法別番号51**

①スモン，②難治性の肝炎のうち劇症肝炎（更新に限る。新規不可），③重症急性膵炎（更新に限る。新規不可），④プリオン病（ヒト由来乾燥硬膜移植によるクロイツフェルト・ヤコブ病に限る），は引き続き特定疾患治療費として給付される。そのため法別番号は「51」のまま変更はない。また患者負担は軽減はされているものの所得等に応じた一部負担が生じて，負担上限月額まで徴収する。

12 肝炎治療特別促進事業に係る医療の給付（法別番号「38」）〈ウイルス性肝炎のインターフェロン治療〉

Ｂ型・Ｃ型ウイルス性肝炎は治療が奏功すれば肝硬変や肝がんといった重篤な疾病を予防することが可能だが，当該治療にかかる医療費は高額である。本制度は，早期治療の促進の観点から，治療に係る医療費を助成するもの。

《対象者》 Ｂ型・Ｃ型ウイルス性肝炎の患者〔医師の診断書をもとに都道府県知事（認定協議会が実施）が認定〕であって，当該疾患に関して保険医療の給付を受けている者（他の法令による公費負担医療給付が行われる者を除く）

《給付内容》 ①Ｂ型・Ｃ型ウイルス性肝炎の根治を目的として行うインターフェロン治療，②Ｂ型肝炎の核酸アナログ製剤治療，③Ｃ型ウイルス性肝炎のインターフェロン及びリバビリン併用治療，④ペグインターフェロン・リバビリン及びテラプレビルまたはシメプレビルによる３剤併用療法，⑤インターフェロンフリー治療〔レジパスビル／ソホスブビル配合錠（商品名：ハーボニー配合錠）による治療〕（初回・再治療，保険適用の範囲内），⑥セロタイプ２（ジェノタイプ２）のＣ型慢性肝炎に対するインターフェロンフリー治療〔オムビタスビル水和物・パリタプレビル水和物・リトナビル配合剤およびリバビリン（レベトールカプセル200mgに限る）併用療法〕等に係る医療費（詳細はp. 246参照）。

当該治療を行うために必要となる初診料，再診料，検査料，入院料等については助成の対象となるが，当該治療と無関係な治療は助成の対象外。

《助成の期間》 原則として同一患者について１年以内で治療予定期間に即した期間。

《提出証明書》 患者は，肝炎治療受給者証，肝炎治療自己負担限度月額管理票を医療機関に提示する。

《医療機関》 指定医療機関

《負担割合》 公費負担対象の医療費を医療保険優先（所得に応じた一部負担あり）

医療保険70%	公費30%

（公費負担の一部が自己負担とされている）

※１　世帯の市町村民税（所得割）課税年額により自己負担あり。①年額23万5000円未満：自己負担限度額（月額）１万円，②年額23万5000円以上：自己負担限度額（月額）２万円。
※２　都道府県によっては自己負担について付加給付をしている場合がある。
※３　肝炎治療特別促進事業において2018年12月より「肝がん・重度肝硬変治療研究促進事業」が追加され，実施された。詳細は「18　肝炎治療特別促進事業」の項（p. 246）を参照されたい。

13 中国残留邦人等の医療支援給付（法別番号「25」）

中国残留邦人等の円滑な帰国の促進及び永住帰国後の自立の支援に関する法律に基づき，中国残留邦人等の老後の生活の安定を図るための制度である。

《対象者》

⑴日本に永住帰国した中国残留邦人（樺太残留邦人含む）で，世帯の収入が一定の基準に満たない者であり，次の①～④のいずれの要件も満たす者（特定中国残留邦人等という）及びその配偶者。

要件は，①1911年４月２日以降に生まれた者，②1946年12月31日以前に生まれた者（特例あり），③永住帰国した日から１年以上日本に住所を有している者，④1961年４月１日以降に初めて永住帰国した者

⑵支援給付を受けている中国残留邦人等が死亡した場合の配偶者

⑶支援給付に係る改正法施行前に60歳以上で死亡した特定中国残留邦人等の配偶者で，法施行の際に生活保護を受けている者

《負担割合》 全額公費負担対象で医療保険優先（生活保護法による医療扶助と同様）

《給付内容》 生活保護法による医療扶助と同様。

《提出証明書》 患者が選定した医療機関に医療券が直接送付される。また，患者本人には「本人確認書」が交付されるので，医療機関ではそれもあわせて確認する。

《医療機関》 生活保護法指定医療機関。なお新たに生活保護法の指定を受ける場合は中国残留邦人等支援法の指定の手続きを併せて行う必要がある。

Ⓒ介護保険と公費負担医療の関係

利用者が保険優先の公費負担医療（一部の制度を除く）の受給者の場合，介護保険が優先され，介護保険による給付額以外の費用（利用者負担額）が公費負担の対象となる（詳細はp. 240参照）。

Ⓓ外国人と公費負担医療

日本に居住する外国人の医療保険は，就労している場合は健康保険の適用（不法就労の場合は適用外）となり，１年以上在留していれば国民健康保険の対象となる。また，患者本人であることを証明する本人確認書が交付され，患者は医療機関に持参するので，医療機関ではそれを確認する。

①**生活保護法**：定住者，永住者のみに準用されるように厚労省は各自治体に指導している。ただし，中国残留邦人，樺太残留邦人は前記の「中国残留邦人等の医療給付」制度により助成を受ける。

②**感染症法の結核**：不法就労者を含めたすべての外国人に適用される。

③**精神障害**：精神保健福祉法措置入院（29条），障害者総合支援法の通院医療のいずれも，不法就労者を含めたすべての外国人に適用される。

02 公費負担医療の請求事務

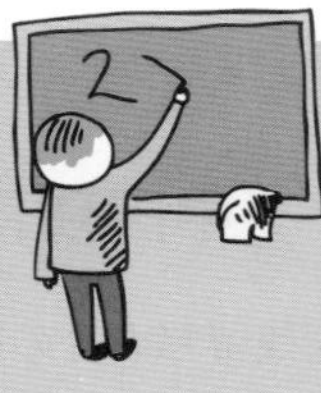

昭和51年8月2日付厚生省令第36号「療養の給付及び公費負担医療に関する請求に関する省令」が公布され，医療保険と公費負担医療の請求書・明細書の全面一本化が実施された。

その後，老人保健法（平成20年9月まで）の実施に伴う改正により，平成6年10月14日付厚生省令第67号では「療養の給付，老人医療及び公費負担医療に関する費用の請求に関する省令」と標題も改められた。

また，平成8年12月24日付厚生省令第70号によって，「療養の給付，老人医療及び公費負担医療に関する費用の請求に関する省令の一部を改正する省令」が公布され，診療報酬明細書等の様式の大幅変更に伴う診療報酬請求書等の記載要領等の一部改正が行われ，平成9年5月1日から適用されてきた。そして，その後もたびたび健康保険法等の一部改正による「請求省令」の一部改正が公布され，「診療報酬請求書等の記載要領について」の一部改正もあわせて実施されてきた。（最終改正：平成30年3月26日，保医発0326第5号）

なお，請求事務の変更に関しては，平成18年4月10日付の厚生労働省令第111号と平成21年11月25日付の省令151号が出され，医科の医療機関は概ね電子請求（オンラインまたは電子媒体による請求）に移行することとされた。ただし，当時，常勤医がすべて65歳以上または手書きレセプトの医療機関は電子請求への移行は免除され，引き続き紙レセプトで請求可能である。また，当時常勤医65歳以上でレセコン作成の紙レセプトによる請求をしている届出をした医療機関は特例扱いで引き続きその方法でレセプトでの請求が可能である。したがって，本書で解説している公費負担医療についても，電子請求をすることになり，医療機関は定められた手順にしたがってレセコンを操作すれば公費の電子レセプトが作成できる。さらに，電子レセプトに限りすべての点数について算定日を記録することとされている（当月分は省略可）。

今後，その他にも電子請求における取り扱いが示される可能性もある。その際には具体的な取り扱いが示され次第，本書にも掲載する予定である。

公費負担医療に関する請求事務は，前述の省令に基づき，公費関係各法に定められた要件に従って行うこととなるが，取扱いとしては，

1）公費負担医療単独

2）医療保険と公費負担医療の併用

3）公費負担医療と公費負担医療の併用

の三つがあるほか，省令によらず，市町村等の定めによる別途の請求方法によるものもある。

また，診療報酬の算定は，「健康保険法の規定による療養に要する費用の額の算定方法」（保険点数）によるものがほとんどである。

各法ごとの実務については，難病や小児特定慢性疾患の医療費助成制度を含め，「第Ⅱ部 各種公費負担医療制度の実務」の項で記述し，ここでは明細書および請求書の記載要領について述べる。

Ⓐ診療報酬明細書の記載要領

この記載要領は，（昭51．8．7，保医発82）（最終改正・令６．3.27，保医発0327第５号）によるものであり，点数算定，診療内容に関する部分は簡略化しているので，ご了承願いたい。

1．記載要領についての一般的事項

1）明細書は，白色紙黒色刷りとする（**表1，p.18**）。

2）左上の隅より右へ12mm，下へ12mmの位置を中心に半径２mmの穴をあけて，綴じ穴とする。

3）同一の被保険者等が**２以上の傷病について診療を受けた場合**においても，１枚の明細書に併せて記載する。

4）同一月に同一患者につき，**入院診療と入院外診療とが継続してある場合**には，入院，入院外についてそれぞれ別個の明細書に記載する。なお，初診から直ちに入院した場合は，入院分の明細書に記載する。
なお，初診から直ちに入院した場合は，入院分のみの明細書に記載すること。
また，再診から直ちに入院した場合であって，入院の明細書において，再診料又は外来診療料の時間外加算，休日加算若しくは深夜加算を算定する場合は「特定入院料・その他」の項に点数及び回数を記載し，「摘要」欄に当該加算の名称を記載する。ただし，入院基本料を算定する入院の場合は「入院基本料・加算」の項に点数及び回数を記載し，「摘要」欄に当該加算の名称を記載する。

5）入院中の患者（DPC算定病棟に入院している患者を除く）が，**やむを得ず他の保険医療機関の外来を受診した場合**は，入院医療機関の明細書の「摘要」欄に「他医療機関を受診した理由」，「診療科」及び「㊧（受診日数：○日）」を記載する。ただし，特定入院料，一般病棟入院基本料（療養病棟入院料1の例により算定する場合に限る），特定機能病院入院基本料（療養病棟入院料１の例により算定する場合に限る），専門病院入院基本料（療養病棟入院料１の例により算定する場合に限る），療養病棟入院基本料，有床診療所療養病床入院基本料又は特定入院基本料を10％減算する場合〔他の保険医療機関において，シングルホトンエミッションコンピューター断層撮影，ポジトロン断層撮影，ポジトロン断層・コンピューター断層複合撮影，ポジトロン断層・磁気共鳴コンピューター断層複合撮影，乳房用ポジトロン断層撮影，体外照射の強度変調放射線治療（IMRT），ガンマナイフによる定位放射線治療，直線加速器による放射線治療の定位放射線治療の場合又は粒子線治療に係る費用を算定し，５％減算する場合を含む〕には，受診した他の保険医療機関のレセプトの写しを下端を50mm程度切りとって添付する。レセプトの写しの添付が困難である場合には，受診した他の保険医療機関の名称，所在都道府県名（都道府県番号でも可）及び医療機関コードを記載する。外来診療を行った保険医療機関は，レセプトの「摘要」欄に，「入院医療機関名」，「当該患者の算定する入院料」，「受診した理由」，「診療科」及び「㊧（受診日数：○日）」を記載する。
また，入院中の患者（DPC算定病棟に入院している患者であって「診療報酬の算定方法」により入院料を算定する患者に限る）が，やむを得ず他の保険医療機関の外来を受診した場合は，入院医療機関のレセプトの「摘要」欄に「他医療機関を受診した理由」，「診療科」，受診した他の保険医療機関の名称，所在都道府県名（都道府県番号でも可）及び医療機関コードを記載する。また，他の保険医療機関で行われた診療行為の近傍に㊧とそれぞれ記載する。
他の保険医療機関を受診した際の費用の一切を入院医療機関において算定する場合は，入院医療機関のレセプトの「摘要」欄に「他医療機関を受診した理由」，「診療科」，受診した他の保険医療機関の名称，所在都道府県名（都道府県番号でも可）及び医療機関コードを記載すること。また，他の保険医療機関で行われた診療行為の近傍に㊧とそれぞれ記載すること。

6）月の途中において**保険者番号又は本人・家族等の種別の変更があった場合**は，保険者番号ごとに，それぞれ別の明細書を作成する。高齢受給者証または後期高齢者の被保険者証が月の途中に発行されること等により給付額を調整する必要がある場合または公費負担医療単独の場合において公費負担者番号もしくは公費負担医療の受給者番号の変更があった場合も，同様とする。なお，それぞれ別の明細書を作成する場合は，変更後の明細書の「摘要」欄にその旨を記載する。

7）同一月に同一患者につき，**介護老人保健施設又は介護医療院に入所中の診療と入所中以外の外来の診療がある場合**は，それぞれ別個の明細書に記載する。

8）**短期滞在手術等基本料１を算定する場合**は，入院外の明細書を使用する〔様式第２(2)〕。

9）**電子計算機の場合**は，以下による。

ア　欄の名称を簡略化して記載しても差し支えない。また，複数の選択肢から○を用いて選択する欄については，特段の定めのある場合を除き，選択した項目のみ記載し，それ以外の項目は省略しても差し支えない。

イ　枠をその都度印刷することとしても差し支えない。

ウ　用紙下端の空白部分は，OCR処理等審査支払機関の事務処理に供するため，その他の目的には使用しない。

エ　電子計算機のOCR関連事項は，「レセプト基本フォーマット集（平成９年８月版）」（社会保険庁運営部編）によることが望ましい。

オ　記載する文字は，JISX0208において文字コードが設定された範囲とすることが望ましい。

2．記載要領

(1)　月区分について

診療報酬明細書　令和　　年　　月分

診療年月を記載する。

表１　診療報酬請求書等一覧表

区分			様式番号
診療報酬請求書	医科・歯科，入院・入院外併用　(国保の被保険者及び後期高齢者を除く) 医科，入院外　(　〃　) 歯科，入院外　(　〃　) 医科・歯科　(国保の被保険者に限る) 医科，歯科　(後期高齢者に限る)		様式第１(1) 〃　(2) 〃　(3) 様式第　6 様式第　8
診療報酬明細書	算定告示別表第１（医科），入院時食事療養費及び入院時生活療養費の告示又は保険外併用療養費の告示（医科の例による場合）	入院 入院外	様式第２(1) 様式第２(2)
	算定告示別表第２（歯科），入院時食事療養費及び入院時生活療養費の告示又は保険外併用療養費の告示（歯科の例による場合）	——	様式第　3
調剤報酬請求書	(国保の被保険者及び後期高齢者を除く) (国保の被保険者に限る) (後期高齢者に限る)		様式第　4 様式第　7 様式第　9
調剤報酬明細書	算定告示別表第３（調剤）	——	様式第　5

(2)　都道府県番号および医療機関コードについて

都道府県番号＿＿＿

表３　都道府県番号表（p. 20）に定める番号を記載する（医療機関の所在する都道府県番号）。

医療機関コード＿＿＿＿＿＿

（定められた医療機関コード７桁）

(3)　「保険種別１」，「保険種別２」および「本人・家族」欄について

ア.「保険種別１」欄

以下の左に掲げる保険の種別に応じ，右の番号を○で囲む。

健康保険（船員保険を含む。以下同じ）又は国民健康保険	1　社・国
公費負担医療（健康保険，国民健康保険又は後期高齢者医療との併用の場合を除く）	2　公費
後期高齢者医療	3　後期

イ.「保険種別２」欄

「保険種別２」欄のそれぞれについて，以下の左の別に応じ，右の番号を○で囲む。

単独	1　単独
１種の公費負担医療との併用	2　２併
２種以上の公費負担医療との併用	3　３併

（注）　公費負担医療には，地方公共団体が独自に行う医療費助成事業（審査支払機関へ医療費を請求するものに限る）を含む。

ウ.「保険種別１」および「保険種別２」については○で囲むことを省略しても差し支えない。

エ.「本人・家族」欄

以下の左の別に応じ，右の番号を○で囲む。

1　本人入院	1　本入
2　本人外来	2　本外
3　未就学者入院	3　六入
4　未就学者外来	4　六外
5　家族入院	5　家入
6　家族外来	6　家外
7　高齢受給者・後期高齢者医療一般・低所得者入院	7　高入一
8　高齢受給者・後期高齢者医療一般・低所得者外来	8　高外一
9　高齢受給者・後期高齢者医療７割給付入院	9　高入７
0　高齢受給者・後期高齢者医療７割給付外来	0　高外７

（公費負担医療単独または後期高齢者医療の場合は，本人に該当する）

ただし，国民健康保険の場合は，市町村国民健康保険であって被保険者（世帯主）と被保険者（その他）の給付割合が異なるものおよび国民健康保険組合については，被保険者（世帯主）は「1」又は「2」，被保険者（その他）は「5」又は「6」を○で囲む。それ以外はいずれか一方を○で囲む。

なお月の途中において本人・家族等の種別の変更があった場合，保険者ごとに，それぞれ別のレセプトを作成する。

《「保険種別１・２」及び「本人・家族」欄の明細書例示》

明細書様式第二(一)上部右欄（医科・入院）

1社・国	3後期	1　単独	1本入	7高入一
		2　2併	3六入	
2公費	4退職	3　3併	5家入	9高入7

明細書様式第二(二)上部右欄（医科・外来）

1社・国	3後期	1　単独	2本外	8高外一
		2　2併	4六外	
2公費	4退職	3　3併	6家外	0高外7

オ．電子計算機の場合

以下のいずれかの方法による。

(ア)　当該欄の上に選択する番号および保険種別等のみを記載する。

(イ)　選択肢をすべて記載したうえで，選択しないものをすべて＝線で抹消する。

(4)　保険者番号について

保険者番号								

ア　設定された保険者番号８ケタ，国民健康保険については右詰めに６ケタを記載する。

イ　公費負担医療単独の場合及び公費負担医療と公費負担医療の併用の場合（以下「公費負担医療のみの場合」という）は，別段の定めのある場合を除き，保険者番号は記載しない。

(5)「給付割合」について

国民健康保険の場合，該当する給付割合を○で囲むか，(　) の中に給付割合を記載する。ただし，自県分の場合は，記載を省略しても差し支えない。

(6)　被保険者証の記号・番号について

被保険者証・被保険者手帳等の記号・番号	

ア　健康保険被保険者証，国民健康保険被保険者証，船員保険被保険者証，受給資格者票及び特別療養費受給票等（以下「被保険者証等」という）の「記号及び番号」欄の記号及び番号を記載する。また，後期高齢者医療被保険者証の「被保険者番号」欄の「被保険者番号」を記載する。被保険者証等の「記号及び番号」欄に枝番の記載がある場合は，併せて枝番を記載する。なお，電子資格確認の場合は，オンラインにより提供された資格情報から，これらの記載を行う。

イ　記号と番号の間にスペース，「・」若しくは「−」を挿入するか，又は上段に記号，下段に番号を記載する。また，枝番は「(枝番)」の後ろに記載する。

ウ　当該記号及び番号のうち○で囲んだ文字に代えて

表２（別添４）保険種別等を示す記号一覧表

診療報酬明細書の場合

保険種別	区分	記号
社保単独		
・本人	・入院	★
・本人	・入院外	☆☆
・家族	・入院	★★★
・家族	・入院外	☆☆☆☆
社保と１種の公費負担医療との併用		
・本人	・入院	★
・本人	・入院外	☆☆
・家族	・入院	★★★
・家族	・入院外	☆☆☆☆
社保と２種以上の公費負担医療との併用		
・本人	・入院	★
・本人	・入院外	☆☆
・家族	・入院	★★★
・家族	・入院外	☆☆☆☆
公費負担医療単独		
・本人	・入院	●
・本人	・入院外	○○
公費負担医療と１種の公費負担医療との併用		
・本人	・入院	●
・本人	・入院外	○○
公費負担医療と２種以上の公費負担医療との併用		
・本人	・入院	●
・本人	・入院外	○○
後期高齢者医療単独		
・本人	・入院	▲
・本人	・入院外	△△
後期高齢者医療と１種の公費負担医療との併用		
・本人	・入院	▲
・本人	・入院外	△△
後期高齢者医療と２種以上の公費負担医療との併用		
・本人	・入院	▲
・本人	・入院外	△△

保険種別	区分	記号
国民健康保険単独		
・被保険者(世帯主)	・入院	★
・被保険者(世帯主)	・入院外	☆☆
・被保険者(その他)	・入院	★★★
・被保険者(その他)	・入院外	☆☆☆☆
国民健康保険と１種の公費負担医療との併用		
・被保険者(世帯主)	・入院	★
・被保険者(世帯主)	・入院外	☆☆
・被保険者(その他)	・入院	★★★
・被保険者(その他)	・入院外	☆☆☆☆
国民健康保険と２種以上の公費負担医療との併用		
・被保険者(世帯主)	・入院	★
・被保険者(世帯主)	・入院外	☆☆
・被保険者(その他)	・入院	★★★
・被保険者(その他)	・入院外	☆☆☆☆
退職者医療単独		
・本人	・入院	◆
・本人	・入院外	◇◇
・家族	・入院	◆◆◆
・家族	・入院外	◇◇◇◇
退職者医療と１種の公費負担医療との併用		
・本人	・入院	◆
・本人	・入院外	◇◇
・家族	・入院	◆◆◆
・家族	・入院外	◇◇◇◇
退職者医療と２種以上の公費負担医療との併用		
・本人	・入院	◆
・本人	・入院外	◇◇
・家族	・入院	◆◆◆
・家族	・入院外	◇◇◇◇

表３　都道府県番号表

都道府県	コード	都道府県	コード	都道府県	コード	都道府県	コード	都道府県	コード	都道府県	コード
北海道	01又は51	栃　木	09又は59	石　川	17又は67	滋　賀	25又は75	岡　山	33又は83	佐　賀	41又は91
青　森	02又は52	群　馬	10又は60	福　井	18又は68	京　都	26又は76	広　島	34又は84	長　崎	42又は92
岩　手	03又は53	埼　玉	11又は61	山　梨	19又は69	大　阪	27又は77	山　口	35又は85	熊　本	43又は93
宮　城	04又は54	千　葉	12又は62	長　野	20又は70	兵　庫	28又は78	徳　島	36又は86	大　分	44又は94
秋　田	05又は55	東　京	13又は63	岐　阜	21又は71	奈　良	29又は79	香　川	37又は87	宮　崎	45又は95
山　形	06又は56	神奈川	14又は64	静　岡	22又は72	和歌山	30又は80	愛　媛	38又は88	鹿児島	46又は96
福　島	07又は57	新　潟	15又は65	愛　知	23又は73	鳥　取	31又は81	高　知	39又は89	沖　縄	47又は97
茨　城	08又は58	富　山	16又は66	三　重	24又は74	島　根	32又は82	福　岡	40又は90		

〔厚生労働省保険局医療課「『保険者番号等の設定について』の一部改正について」（事務連絡　平成28年10月31日）より引用〕

注）現在，保険者別番号の不足が予想されているのは東京都の健保組合のみである。

平成30年３月31日以前に東京都の都道府県番号「13」における未使用の保険者別番号をすべて使用したうえで，さらに保険者別番号が必要となる場合は，欠番（882～904）を使用し，今後は都道府県番号「63」を使用することとされている。

〔参考：厚生労働省保険局保険課「健康保険組合の保険者番号等について」（事務連絡　平成28年10月31日）〕

〈参考〉保険者番号等について

８ケタの保険者番号は，法別番号（管掌別に定められているもの）２ケタ，都道府県番号（所在地を示す）２ケタ，保険者別番号（所在都道府県内で定められたもの）３ケタ，検証番号１ケタの数字で構成される。

検証番号は，コンピュータによる誤記入発見のための番号である。

また，国民健康保険の保険者番号については，都道府県番号２ケタ，保険者別番号３ケタ，検証番号１ケタ合計６ケタの組合せである。

〈保険者番号の構成〉

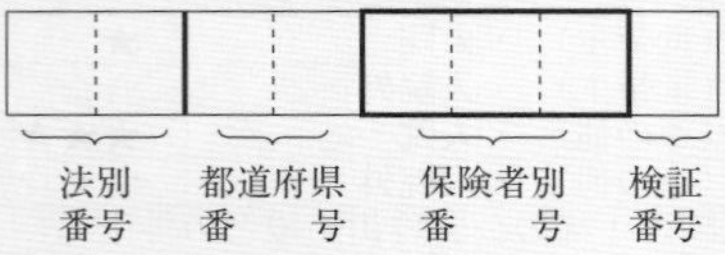

国民健康保険の例

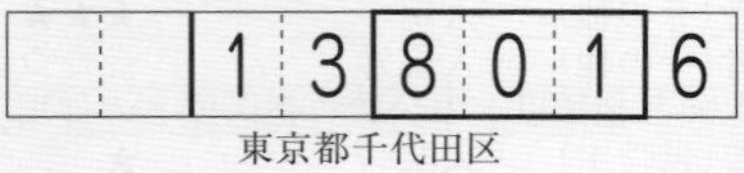

＊　社会保険の保険者番号は８ケタであるが，国保の保険者番号は法別番号がなく，６ケタの数字が使われている。

組合健保の例

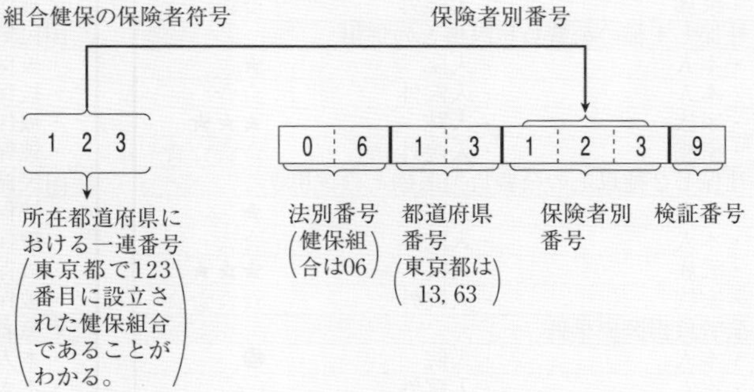

〈参考〉検証番号の決め方

(1)　法別番号，都道府県番号及び保険者別番号の末尾の桁を起点として順次２と１を乗ずる。

(2)　(1)により算出した積の和を求める。ただし，積が２桁となるものについては，１桁目の数と２桁目の数字の和とする。

(3)　10と(2)により算出した数の下１桁の数との差を求める。これを検証番号とする。ただし，１の位の数が０のときは検証番号を０とする。

〔算出例〕

法別番号		都道府県番号		保険者別番号		
0	6	1	3	0	4	⑧←起点
×	×	×	×	×	×	×
2	1	2	1	2	1	2
0	6	2	3	0	4	＋(1＋6)＝22

10－2＝8　検証番号

保険者番号　0 6 1 3 0 4 8 8

検証番号はすべてこの方法によって決定される。

当該文字を（　）で囲んだものを使用して記載することも差し支えなく，記載枠に書ききれない等の場合は，（　）を省略しても差し支えない。

なお，被保険者が，月の途中において，記号若しくは番号を変更した場合又は任意継続に変更した場合（給付割合に変更がない場合に限る）は，変更後の記号又は番号を記載する。

(7)「公費負担者番号①」および「公費負担者番号②」欄について

ア　医療券等に記入されている公費負担者番号８ケタを記載する。

イ「法別番号及び制度の略称表」（**表４**）に示す順番（掲載順）により，先順位の公費負担者番号を「公費負担者番号①」欄に，後順位の公費負担者番号を「公費負担者番号②」欄に記載する（「公費負担者番号①」欄に記載される公費負担医療を「第１公費」，「公費負担者番号②」欄に記載される公費負担医療を「第２公費」という）。

ウ　保険者番号の変更はないが，同種の公費負担医療で住所変更により月の途中において公費負担者番号の変更があった場合は，変更前の公費負担医療に係る分を第１公費とし，変更後の公費負担医療に係る分を第２公費として取り扱う。

(8)「公費負担医療の受給者番号①」および「公費負担医療の受給者番号②」欄について

医療券等に記入されている受給者番号７ケタを，第１公費については「公費負担医療の受給者番号①」欄に，第２公費については「公費負担医療の受給者番号②」欄に記載する。

(9)「区分」欄について（入院レセプトのみ）

当該患者が入院している病院又は病棟の種類に応じ，該当する文字を○で囲む。また，月の途中において病棟を移った場合は，そのすべてに○を付す。

なお，電子計算機の場合は，コードと名称又は次の略称を記載することとしても差し支えない。

０１精神（精神病棟），０２結核（結核病棟），０７療養（療養病棟）

(10) 氏名等の欄，職務上の事由欄について

<table>
<tr><td>氏
名</td><td colspan="3">1男２女・1明２大３昭４平５令　　　　生</td></tr>
<tr><td>職務上の事由</td><td>1職務上</td><td>２下船後３月以内</td><td>３通勤災害</td></tr>
</table>

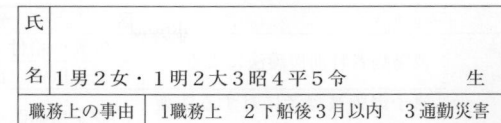

被保険者本人に限り姓のみでも差し支えない。電子計算機によって明細書を作成する場合には，漢字やひらがなを読み替えたカタカナを使用することも差し支えないが，この場合には被保険者本人であっても姓名を記載し，姓と名の間にスペースをとる必要がある。

性別欄はいずれかを○で囲むこと。

生年月日は，該当する元号を○で囲み，生年月日を記載する。

電子レセプトによる請求を行う場合は，姓名と別にカタカナによる姓名を記録することが望ましい。

職務上の事由の欄は，船員保険の被保険者または被保険者であった者についてのみ記載するもので，該当する項を○で囲む。

(11)「特記事項」欄について（公費負担医療に関連するものに限る）

定められた略称を記載する。記載する略称は**表６**のとおり。なお，電子計算機の場合はコードと略号を記載する（抜粋）。

(12) 保険医療機関の所在地及び名称について

保険医療機関指定申請の際などに，地方厚生（支）局長に届け出た所在地および名称を記載する。この場合，所在地とともに，連絡先電話番号を記載することが望ましい。

なお，外来診療料を算定する場合は，「(　床)」の欄に，医療法の規定に基づき許可を受け，若しくは届出をし，又は承認を受けた病床（以下「許可病床」とい

表４　法別番号及び制度の略称表

<table>
<tr><th></th><th colspan="2">区　分</th><th>法別番号</th><th>制度の略称</th></tr>
<tr><td rowspan="16">社会保険制度</td><td colspan="2">全国健康保険協会管掌健康保険（日雇特例被保険者の保険を除く）</td><td>01</td><td>（協会）</td></tr>
<tr><td colspan="2">船員保険</td><td>02</td><td>（船）</td></tr>
<tr><td rowspan="2">日雇特例被保険者の保険</td><td>○一般療養（法第129条，第131条及び第140条関係）</td><td>03</td><td>（日）</td></tr>
<tr><td>○特別療養費（法第145条関係）</td><td>04</td><td>（日特）又は（特）</td></tr>
<tr><td colspan="2">組合管掌健康保険</td><td>06</td><td>（組）</td></tr>
<tr><td colspan="2">防衛省職員給与法による自衛官等の療養の給付（法第22条関係）</td><td>07</td><td>（自）</td></tr>
<tr><td colspan="2">高齢者の医療の確保に関する法律による療養の給付</td><td>39</td><td>（高）</td></tr>
<tr><td colspan="2">国家公務員共済組合</td><td>31</td><td rowspan="4">（共）</td></tr>
<tr><td colspan="2">地方公務員等共済組合</td><td>32</td></tr>
<tr><td colspan="2">警察共済組合</td><td>33</td></tr>
<tr><td colspan="2">公立学校共済組合
日本私立学校振興・共済事業団</td><td>34</td></tr>
<tr><td colspan="2">特定健康保険組合</td><td>63</td><td rowspan="5">（退）注)</td></tr>
<tr><td colspan="2">国家公務員特定共済組合</td><td>72</td></tr>
<tr><td colspan="2">地方公務員等特定共済組合</td><td>73</td></tr>
<tr><td colspan="2">警察特定共済組合</td><td>74</td></tr>
<tr><td colspan="2">公立学校特定共済組合
日本私立学校振興・共済事業団</td><td>75</td></tr>
</table>

注）63・72～75は，特例退職被保険者，特例退職組合員及び特例退職加入者に係る法別番号である。

請求　明細書

表５　明細書記載時の公費負担医療制度の法別番号及び優先順位

※診療報酬明細書の記載時に２以上の公費負担医療制度の併用がある場合は，この表の上から順番に，先順位の公費負担医療を第１公費，後順位の公費負担医療を第２公費とする。

	区　　分		法別番号	制度の略称
公費負担医療制度	戦傷病者特別援護法による	○療養の給付（法第10条関係）	13	——
		○更生医療（法第20条関係）	14	——
	原子爆弾被爆者に対する援護に関する法律による	○認定疾病医療（法第10条関係）	18	——
	感染症予防・医療法による	○新感染症の患者の入院（法第37条関係）	29	——
		○新感染症外出自粛対象者の医療（法第50条の３関係）		——
	心神喪失等の状態で重大な他害行為を行った者の医療及び観察等に関する法律による医療の実施に係る医療の給付（法第81条関係）		30	——
	感染症の予防及び感染症の患者に対する医療に関する法律による	○結核患者の適正医療（法第37条の２関係）	10	（感37の2）
		○結核患者の入院（法第37条関係）	11	（結核入院）
	精神保健及び精神障害者福祉に関する法律による	○措置入院（法第29条関係）	20	（精29）
	障害者総合支援法による	○精神通院医療（法第５条関係）	21	（精神通院）
		○更生医療（法第５条関係）	15	——
		○育成医療（法第５条関係）	16	——
		○療養介護医療（法第70条関係）及び基準該当療養介護医療（法第71条関係）	24	——
	麻薬取締法による入院措置（法第58条の８関係）		22	——
	感染症予防・医療法による	○一類感染症等の患者の入院（法第37条関係）	28	（感染症入院）
		○新型インフルエンザ等感染症外出自粛対象者の医療（法第44条の３の２関係）		——
	児童福祉法による	○療育の給付（法第20条関係）	17	——
		○肢体不自由児通所医療（法第21条の５の29関係）及び障害児入所医療（法第24条の20関係）	79	——
	原子爆弾被爆者に対する援護に関する法律による	○一般疾病医療費（法第18条関係）	19	——
	母子保健法による養育医療（法第20条関係）		23	——
	児童福祉法による小児慢性特定疾病医療支援（法第19条の２関係）		52	——
	難病の患者に対する医療等に関する法律による	○特定医療（法第５条関係）	54	——
	特定疾患治療費，先天性血液凝固因子障害等治療費，水俣病総合対策費の国庫補助による療養費及び研究治療費，茨城県神栖町における有機ヒ素化合物による環境汚染及び健康被害に係る緊急措置事業要綱による医療費及びメチル水銀の健康影響による治療研究費		51	——
	肝炎治療特別促進事業に係る医療の給付		38	——
	児童福祉法の措置等に係る医療の給付		53	——
	石綿による健康被害の救済に関する法律による医療費の支給（法第４条関係）		66	——
	特定B型肝炎ウイルス感染症給付費等の支給に関する特別措置法による定期検査費及び母子感染症防止医療費の支給（法第12条第１項及び第13条第１項関係）		62	——
	中国残留邦人等の円滑な帰国の促進等に関する法律に規定する医療支援給付		25	
	生活保護法による医療扶助（法第15条関係）		12	（生保）

う）のうち一般病床に係るものの数を記載する。また，特定疾患療養管理料を算定する場合，病院である保険医療機関にあっては，「（　床）」の欄に，許可病床の数を記載する。また，月の途中において当該病床数を変更した場合は，当該欄には変更後の病床数（以下「病床数」という）を記載し，「摘要」欄に変更日と変更前の病床数を記載する。

⒀　「傷病名」欄について

ア　傷病名については，原則として，「電子情報処理組織の使用による費用の請求に関して厚生労働大臣が定める事項及び方式及び規格並びに光ディスク等を用いた費用の請求に関して厚生労働大臣が定める事項，方式及び規格について」（令和４年４月22日）（別添３）（略）に規定する傷病名を用いる。

編注） 前記の別添３に定められた傷病名コードにない名称が使われていることが多いとして，2014年診療報酬改定の際に事務連絡「傷病名コードの統一の推進について」が出された。以前から同趣旨の事務連絡が出されていて，今回も改めて前記別添３の傷病名と同義語の傷病名対照表が示され，傷病名コードの統一が推奨されている。なお，薬剤の適応との関連からコード番号が付されている傷病名に変更不可の場合等は任意病名（手入力の傷病名）を使用しても差し支えない。

イ　主傷病，副傷病の順に記載する。主傷病については原則として１つ，副傷病については主なものについて記載することとし，主傷病が複数ある場合は，主傷病と副傷病の間を線で区切るなど，主傷病が副傷病とが区別できるようにする。（以下省略）

⒁　「診療開始日」欄について

当該保険医療機関において，保険診療を開始した年月日を記載する。

保険種別等の変更のあった場合には，その変更のあった日を診療開始日として記載し，摘要欄にその旨を記載する。

⒂　「転帰」欄について

「治癒」「死亡」「中止」のうち，該当する字句を○で囲む。

２以上の傷病にわたる場合は「傷病名」欄の番号を付して，区分して記載する。（その他略）

⒃　「診療実日数」欄について

「保険」，「公費①」および「公費②」の項に，それぞれ医療保険（健康保険，国民健康保険および後期高齢者医療をいう），第１公費および第２公費に係る診療実日数を記載する。なお，公費負担医療のみの場合の第１公費の診療実日数は，「公費①」の項に記載する。

ただし，第１公費に係る診療実日数が医療保険に係るものと同じ場合は，第１公費に係る診療実日数を省略しても差し支えない。また，第２公費がある場合において，当該第２公費に係る診療実日数が第１公費に係る診療実日数と同じ場合は，第２公費に係る診療実日数の記載を省略しても差し支えない。（その他の診療実日数に係る取扱いについては省略する）

⒄　「療養の給付」欄について

1）入院外

療養の給付	請　求　点	※　決　定　点	一部負担金額　円			
保険			減額　割(円)免除・支払猶予			
公費①	点	※　点	円			
公費②	点	※　点	円	※　高額療養費　円	※公費負担点数　点	※公費負担点数　点

2）入院

※高額療養費		円	※公費負担点数　点	
⑰食事・生活	基準	円×　回	※公費負担点数　点	
	特別	円×　回	基準(生)	円×　回
	食堂	円×　日	特別(生)	円×　回
	環境	円×　日	減・免・猶・Ⅰ・Ⅱ・３月超	

療養の給付	請　求　点	※　決　定　点	負担金額　円	食事・生活療養	回	請　求　点	※　決　定　円	（標準負担額）　円
保険			減額　割(円)免除・支払猶予	保険				
公費①	点	※　点	円	公費①	回	円	※　円	円
公費②	点	※　点	円	公費②	回	円	※　円	円

ア　「請求」の項には，「保険」，「公費①」および「公費②」の項に，それぞれ医療保険，第１公費および第２公費の療養の給付（医療の給付を含む。以下同じ）に係る合計点数を記載する。なお，公費負担医療のみの場合の第１公費の合計点数は，「公費①」の項に記載する。

ただし，第１公費に係る合計点数が医療保険に係るものと同じ場合は，第１公費に係る合計点数の記載を省略しても差し支えない。また，第２公費がある場合，この第２公費に係る合計点数が第１公費に係る合計点数と同じ場合は，第２公費に係る記載を省略しても差し支えない。

イ　医療保険〔高齢受給者及び高齢受給者以外であって限度額適用認定証もしくは限度額適用・標準負担額減額認定証または特定医療費受給者証，特定疾患医療受給者証もしくは小児慢性特定疾病医療受給者証（特定医療費受給者証，特定疾患医療受給者および小児慢性特定疾病医療受給者証にあっては，適用区分に所得区分の記載があるものに限る）の提示又は限度額適用認定証情報若しくは限度額適用・標準負担額減額認定証情報の提供があった者で高額療養費が現物給付された者に係るものを除く〕に係る入院における「負担金額」，入院外における「一部負担金額」の記載については以下による。

㋐　船員保険の被保険者については，「職務上の事由」欄中「通勤災害」に該当する場合には，初診

表６ 「特記事項」欄（抜粋）

コード	略称	内　容
01	公	医療保険単独の者及び後期高齢者医療単独の者に係る明細書で，「公費負担医療が行われる療養に係る高額療養費の支給について」（昭和48年10月30日付保発第42号，庁保発第26号）による公費負担医療が行われる療養に要する費用の額が，健康保険法施行令第42条及び高齢者の医療の確保に関する法律施行令（平成19年政令第318号。以下「高齢者医療確保法施行令という）第15条に規定する金額を超える場合
02	長	以下のいずれかに該当する場合 ① 高額長期疾病に係る特定疾病療養受療証を提出又は特定疾病療養受療証情報を提供した患者の負担額が，健康保険法施行令第42条第９項第１号に規定する金額を超えた場合（ただし，患者が特定疾病療養受療証の提出又は特定疾病療養受療証情報の提供を行った際に，既に同号に規定する金額を超えて受領している場合であって，現物給付化することが困難な場合を除く） ② 後期高齢者医療特定疾病療養受療証を提示又は後期高齢者医療特定疾病療養受療証情報を提供した患者の負担額が，高齢者医療確保法施行令第15条第５項に規定する金額を超えた場合（ただし，患者が後期高齢者医療特定疾病療養受療証の提示又は後期高齢者医療特定疾病療養受療証情報の提供を行った際に，既に同項に規定する金額を超えて受領している場合であって，現物給付化することが困難な場合を除く）
03	長処	慢性腎不全に係る自己連続携行式腹膜灌流（CAPD）を行っている患者に対して，同一月内の投薬を院外処方箋のみにより行い，保険医療機関では当該患者の負担額を受領しない場合
04	後保	公費負担医療のみの場合であって，請求点数を高齢者医療確保法の規定による医療の提供をする場合（例：生保）
16	長２	高額長期疾病に係る特定疾病療養受療証を提出又は特定疾病療養受療証情報を提供した患者の負担額が，健康保険法施行令第42条第９項第２号に規定する金額を超えた場合（ただし，患者が特定疾病療養受療証の提出又は特定疾病療養受療証情報の提供を行った際，既に同号に規定する金額を超えて受領している場合であって，現物給付化することが困難な場合を除く）
17	削除	（削除）
18	削除	（削除）
19	削除	（削除）
20	削除	（削除）
21	高半	月の初日以外の日に75歳に到達し後期高齢者医療の被保険者となったことにより被用者保険の被保険者でなくなった者の被扶養者であった者又は月の初日以外の日に75歳に到達し後期高齢者医療の被保険者となったことにより国民健康保険組合の組合員でなくなった者の世帯に属する組合員以外の被保険者であった者（いずれも市町村国保に加入することになる）であって，当該後期高齢者医療の被保険者が75歳に到達した月に療養を受けた者（以下「自己負担限度額特例対象被扶養者等」という）の場合
26	区ア	以下のいずれかに該当する場合 ① 70歳未満で限度額適用認定証（適用区分がア）又は適用区分（ア）の記載のある特定医療費受給者証，特定疾患医療受給者証又は小児慢性特定疾病医療受給者証，肝がん・重度肝硬変治療研究促進事業参加者証（入院に限る）が提示又は限度額適用認定証情報が提供された場合（特記事項「31」に該当する場合を除く） ② 70歳以上で限度額適用認定証（適用区分がア）又は適用区分（Ⅵ）の記載のある特定医療費受給者証，特定疾患医療受給者証，肝がん・重度肝硬変治療研究促進事業参加者証（入院に限る）が提示された場合（特記事項「31」に該当する場合を除く）
27	区イ	以下のいずれかに該当する場合 ① 70歳未満で限度額適用認定証（適用区分がイ）又は適用区分（イ）の記載のある特定医療費受給者証，特定疾患医療受給者証又は小児慢性特定疾病医療受給者証，肝がん・重度肝硬変治療研究促進事業参加者証（入院に限る）が提示又は限度額適用認定証情報が提供された場合（特記事項「32」に該当する場合を除く） ② 70歳以上で限度額適用認定証（適用区分がイ）又は適用区分（Ⅴ）の記載のある特定医療費受給者証，特定疾患医療受給者証，肝がん・重度肝硬変治療研究促進事業参加者証（入院に限る）が提示又は限度額適用認定証情報が提供された場合（特記事項「32」に該当する場合を除く）
28	区ウ	以下のいずれかに該当する場合 ① 70歳未満で限度額適用認定証（適用区分がウ）又は適用区分（ウ）の記載のある特定医療費受給者証，特定疾患医療受給者証又は小児慢性特定疾病医療受給者証，肝がん・重度肝硬変治療研究促進事業参加者証（入院に限る）が提示又は限度額適用認定証情報が提供された場合（特記事項「33」に該当する場合を除く） ② 70歳以上で限度額適用認定証（適用区分がウ）又は適用区分（Ⅳ）の記載のある特定医療費受給者証，特定疾患医療受給者証，肝がん・重度肝硬変治療研究促進事業参加者証（入院に限る）が提示又は限度額適用認定証情報が提供された場合（特記事項「33」に該当する場合を除く）
29	区エ	以下のいずれかに該当する場合 ① 70歳未満で限度額適用認定証（適用区分がエ）又は適用区分（エ）の記載のある特定医療費受給者証，特定疾患医療受給者証又は小児慢性特定疾病医療受給者証，肝がん・重度肝硬変治療研究促進事業参加者証（入院に限る）が提示又は限度額適用認定証情報が提供された場合（特記事項「34」に該当する場合を除く） ② 70歳以上で限度額適用認定証（適用区分がエ）又は適用区分（Ⅲ）の記載のある特定医療費受給者証，特定疾患医療受給者証，肝がん・重度肝硬変治療研究促進事業参加者証（入院に限る）が提示又は限度額適用認定証情報が提供された場合（特記事項「34」に該当する場合を除く）
30	区オ	以下のいずれかに該当する場合 ① 70歳未満で限度額適用認定証若しくは限度額適用・標準負担額減額認定証（適用区分がオ）又は適用区分（オ）の記載のある特定医療費受給者証，特定疾患医療受給者証又は小児慢性特定疾病医療受給者証，

		肝がん・重度肝硬変治療研究促進事業参加者証（入院に限る）が提示又は限度額適用認定証情報若しくは限度額適用・標準負担額減額認定証情報が提供された場合（特記事項「35」に該当する場合を除く） ② 70歳以上で限度額適用認定証若しくは限度額適用・標準負担額減額認定証（適用区分がオ）又は適用区分（Ⅱ）または（Ⅰ）の記載のある特定医療費受給者証，特定疾患医療受給者証，肝がん・重度肝硬変治療研究促進事業参加者証（入院に限る）が提示又は限度額適用認定証情報若しくは限度額適用・標準負担額減額認定証情報が提供された場合（特記事項「35」に該当する場合を除く）
31	多ア	以下のいずれかに該当する場合 ① 70歳未満で適用区分（ア）の記載のある特定医療費受給者証，特定疾患医療受給者証又は小児慢性特定疾病医療受給者証，肝がん・重度肝硬変治療研究促進事業参加者証（入院に限る）が提示された場合であって，指定難病，特定疾患治療研究事業又は小児慢性特定疾病医療支援に係る公費負担医療（入院に限る）多数該当の場合 ② 70歳以上で限度額適用認定証（適用区分がア）又は適用区分（Ⅵ）の記載のある特定医療費受給者証，特定疾患医療受給者証，肝がん・重度肝硬変治療研究促進事業参加者証（入院に限る）が提示された場合（特記事項「31」に該当する場合を除く）
32	多イ	以下のいずれかに該当する場合 ① 70歳未満で適用区分（イ）の記載のある特定医療費受給者証，特定疾患医療受給者証又は小児慢性特定疾病医療受給者証，肝がん・重度肝硬変治療研究促進事業参加者証（入院に限る）が提示された場合であって，特定疾病給付対象療養高額療養費多数該当の場合 ② 70歳以上で限度額適用認定証（適用区分がイ）又は適用区分（Ⅴ）の記載のある特定医療費受給者証，特定疾患医療受給者証，肝がん・重度肝硬変治療研究促進事業参加者証（入院に限る）が提示された多数該当の場合（特記事項「32」に該当する場合を除く）
33	多ウ	以下のいずれかに該当する場合 ① 70歳未満で適用区分（ウ）の記載のある特定医療費受給者証，特定疾患医療受給者証又は小児慢性特定疾病医療受給者証が提示された場合であって，特定疾病給付対象療養高額療養費多数該当の場合 ② 70歳以上で限度額適用認定証（適用区分がウ）又は適用区分（Ⅳ）の記載のある特定医療費受給者証，特定疾患医療受給者証，肝がん・重度肝硬変治療研究促進事業参加者証（入院に限る）が提示された多数該当の場合（特記事項「33」に該当する場合を除く）
34	多エ	以下のいずれかに該当する場合 ① 70歳未満で「標準報酬月額26万円以下（国民健康保険にあっては，旧ただし書き所得210万円以下）の世帯」の適用区分（エ）の記載のある特定医療費受給者証，特定疾患医療受給者証又は小児慢性特定疾病医療受給者証，肝がん・重度肝硬変治療研究促進事業参加者証（入院に限る）が提示された場合であって，特定疾病給付対象療養高額療養費多数該当の場合 ② 70歳以上で「標準報酬月額26万円以下（国民健康保険にあっては課税所得145万円未満）の世帯」の適用区分（Ⅲ）の記載のある特定医療費受給者証又は特定疾患医療受給者証が提示された場合であって，難病法による特定医療又は特定疾患治療研究事業に係る公費負担医療（入院に限る），肝がん・重度肝硬変治療研究促進事業参加者証（入院に限る）の自院における高額療養費の支給が直近12カ月間において４月目以上で，多数該当である場合
35	多オ	70歳未満で「低所得者の世帯」の適用区分（オ）の記載のある特定医療費受給者証，特定疾患医療受給者証又は小児慢性特定疾病医療受給者証が提示された場合であって，特定疾病給付対象療養高額療養費多数該当の場合
36	加治	厚生労働大臣の定める評価療養，患者申出療養及び選定療養第１条第３号の２の規定に基づく医薬品医療機器等法に規定する治験〖加工細胞等〔医薬品，医療機器等の品質，有効性及び安全性の確保等に関する法律施行規則（昭和36年厚生省令第１号）第275条の２に規定する加工細胞等をいう。以下同じ〕に係るものに限る〗に係る診療報酬の請求である場合
37	申出	別に厚生労働大臣が定める患者申出療養（当該療養を適切に実施できるものとして厚生労働大臣に個別に認められた病院又は診療所において行われるものに限る）を実施した場合（この場合にあっては，当該療養の名称及び当該療養について徴収した特別の料金の額を「摘要」欄の最上部に記載すること）
38	医併	介護医療院に入所中の患者の診療料を，併設保険医療機関において算定した場合（なお，同一月に同一患者につき，介護医療院に入所中の診療と介護医療院に入所中以外の外来分の診療がある場合は，それぞれ別個の明細書に記載すること）
39	医療	介護医療院に入所中の患者の診療料を，併設保険医療機関以外の保険医療機関において算定した場合（なお，同一月に同一患者につき，介護医療院に入所中の診療と介護医療院に入所中以外の外来分の診療がある場合は，それぞれ別個の明細書に記載すること）
41	区カ	後期高齢者医療で以下のいずれかに該当する場合 ① 課税所得28万円以上145万円未満で年金収入とその他の合計所得金額が単身世帯で200万円以上（後期高齢者が２人以上の世帯の場合は320万円以上）の後期高齢者医療被保険者証〔一部負担金の割合（２割）〕の提示のみ又は後期高齢者医療被保険者証情報の提供のみの場合 ② ①の後期高齢者医療被保険者証〔一部負担金の割合（２割）〕かつ適用区分（Ⅲ）の記載のある特定医療費受給者証，特定疾患医療受給者証若しくは肝がん・重度肝硬変治療研究促進事業参加者証が提示又は後期高齢者医療被保険者証情報が提供かつ適用区分（Ⅲ）の記載のある特定医療費受給者証，特定疾患医療受給者証若しくは肝がん・重度肝硬変治療研究促進事業参加者証が提示された場合（特記事項「43」に該当する場合を除く）
42	区キ	後期高齢者医療で以下のいずれかに該当する場合 ① 課税所得28万円未満（「低所得者の世帯」を除く）若しくは課税所得28万円以上145万円未満で年金収入とその他の合計所得金額が単身世帯で200万円未満（後期高齢者が２人以上の世帯の場合は320万円未満）の後期高齢者医療被保険者証〔一部負担金の割合（１割）〕の提示のみ又は後期高齢者医療被保険者証情報の提供のみの場合 ② ①の後期高齢者医療被保険者証〔一部負担金の割合（１割）〕かつ適用区分（Ⅲ）の記載のある特定医療費受給者証，特定疾患医療受給者証若しくは肝がん・重度肝硬変治療研究促進事業参加者証が提示又は

		後期高齢者医療被保険者証情報が提供かつ適用区分（Ⅲ）の記載のある特定医療費受給者証，特定疾患医療受給者証若しくは肝がん・重度肝硬変治療研究促進事業参加者証が提示された場合（特記事項「44」に該当する場合を除く）
43	多カ	後期高齢者医療で課税所得28万円以上145万円未満で年金収入とその他の合計所得金額が単身世帯で200万円以上（後期高齢者が２人以上の世帯の場合は320万円以上）の後期高齢者医療被保険者証〔一部負担金の割合（２割）〕かつ適用区分（Ⅲ）の記載のある特定医療費受給者証，特定疾患医療受給者証若しくは肝がん・重度肝硬変治療研究促進事業参加者証が提示又は後期高齢者医療被保険者証情報が提供かつ適用区分（Ⅲ）の記載のある特定医療費受給者証，特定疾患医療受給者証若しくは肝がん・重度肝硬変治療研究促進事業参加者証が提示された場合であって，特定疾病給付対象療養高額療養費多数回該当の場合（小児慢性特定疾病医療支援を除く）
44	多キ	後期高齢者医療で課税所得28万円未満（「低所得者の世帯」を除く）若しくは課税所得28万円以上145万円未満で年金収入とその他の合計所得金額が単身世帯で200万円未満（後期高齢者が２人以上の世帯の場合は320万円未満）の後期高齢者医療被保険者証〔一部負担金の割合（１割）〕かつ適用区分（Ⅲ）の記載のある特定医療費受給者証，特定疾患医療受給者証若しくは肝がん・重度肝硬変治療研究促進事業参加者証が提示又は後期高齢者医療被保険者証情報が提供かつ適用区分（Ⅲ）の記載のある特定医療費受給者証，特定疾患医療受給者証若しくは肝がん・重度肝硬変治療研究促進事業参加者証が提示された場合であって，特定疾病給付対象療養高額療養費多数回該当の場合（小児慢性特定疾病医療支援を除く）

※ 「区カ」,「区キ」,「多カ」及び「多キ」については，令和４年10月１日から適用する。令和４年９月30日までの間は，後期高齢者医療にあっては従前どおり「区エ」及び「多エ」を使用されたい。

注）「54 特定医療費（難病）」「51 特定疾患（難病）」,「52 小児慢性疾患」の特記事項欄の記載については，Ⓔ（p. 31）を参照のこと。

時における一部負担金の金額を記載する（災害発生時が2009年12月31日以前のものに限る）。

(イ) 健康保険及び国民健康保険の場合は，患者の負担金額の減額等が行われたとき，減額される金額または割合を記載したうえで，「円」もしくは「割」のいずれかの字句を○で囲む。

ウ 医療保険〔高齢受給者及び高齢受給者以外であって限度額適用認定証もしくは限度額適用・標準負担額減額認定証または特定医療費受給者証，特定疾患医療受給者証，小児慢性特定疾病医療受給者証（特定医療費受給者証，特定疾患医療受給者証および小児慢性特定疾病医療受給者証にあっては，適用区分に所得区分の記載があるものに限る）の提示又は限度額適用認定証情報若しくは限度額適用・標準負担額減額認定証情報の提供があった者で高額療養費が現物給付された者に係るものに限る〕及び後期高齢者医療に係る入院における「負担金額」の項，入院外における「一部負担金額」の項については，次のようにする。

(ア) 「負担金額」の項は，一部負担金の支払いを受けた場合にはその金額を記載する。なお，一部負担金相当額の一部を公費負担医療が給付するときは，公費負担医療に係る給付対象額を「負担金額」の項の「保険」の項の上段に（　）で再掲する。「負担金額」の項には，支払いを受けた一部負担金と公費負担医療が給付する額とを合算した金額を記載する。

(イ) 「一部負担金額」の項は，高額療養費が現物給付された者に限り記載する。支払いを受けた一部負担金の額を記載する。なお，この場合において，一部負担金相当額の一部を公費負担医療が給付するときは，公費負担医療に係る給付対象額を「一部負担金額」の項の「保険」の項の上段に（　）で再掲する。「一部負担金額」の項には，支払いを受けた一部負担金と公費負担医療が給付する額とを合算した金額を記載する。

(ウ) 一定以上所得者は，「負担金額」及び「一部負担金額」の項には，前各号により算定した額（この額に１円未満の端数がある場合において，その端数金額が50銭未満であるときは，これを切り捨て，その端数金額が50銭以上であるときは，これを切り上げた額）を記載する。

(エ) 低所得者Ⅰは，入院分にあっては，「Ⅰ」の字句を○で囲む。入院外分にあっては，高額療養費が現物給付された者に限り，「摘要」欄に，「低所得Ⅰ」と記載する。

(オ) 低所得者Ⅱは，入院分にあっては，「Ⅱ」の字句を○で囲む。入院外分にあっては，高額療養費が現物給付された者に限り，「摘要」欄に，「低所得Ⅱ」と記載する。

(カ) 健康保険及び国民健康保険の場合は，患者の負担額が「割」の単位で減額される場合には，減額割合を記載して「割」の字句を○で囲み，「円」単位で減額される場合には，減額後の一部負担金の金額を記載して「円」の字句を○で囲む。

また，負担額が免除される場合は「免除」の字句を○で囲み，支払いが猶予される場合は「支払猶予」の字句を○で囲む。

(キ) 後期高齢者医療の場合で，高齢者医療確保法第69条第１項の規定に基づき広域連合長から一部負担金の減額を受けた者の場合は，「割」の単位で減額される場合には，減額割合を記載して「割」の字句を○で囲み，「円」の単位で減額される場合には，減額後の一部負担金の金額を記載して「円」の字句を○で囲む。また，負担額が免除される場合は「免除」の字句を○で囲み，支払いが猶予される場合は「支払猶予」の字句を○で囲む。

エ 「公費①」及び「公費②」の項には，それぞれ第１公費及び第２公費に係る医療券等に記入されている公費負担医療に係る患者の負担額〔一部負担金（食事療養標準負担額及び生活療養標準負担額を含む）の額が医療券等に記載されている公費負担医療に係る患者の負担額を下回る場合で，「負担金額」の項又は「一部負担金額」の項に金額を記載するものの場合は「療養の給付」欄についてのウの(ア)又は(イ)により記載した額（食事療養標準負担額及び生活療養標準負担額を含む）を，金額の記載を要しないものの場合は10円未満の端数を四捨五入する前の一部負担金の額（食事療養標準負担額及び生活療養標準負担額を含む）〕を記載する。ただし，障害者総合支援法による精神通院医療，児童福祉法による小児慢性特定疾病医療支援，肢体不自由児通所医療及び障害児入所医療（以下「小児慢性特定疾病医療支援等」という）並びに難病法による特定医療に係る患者の負担額（一部負担金）については，食事療養標準負担額及び生活療養標準負担額を含まない額とする。なお，後期高齢者医療又は医療保険（高齢受給者及び高齢受給者以外であって限度額適用認定証若しくは限度額適用・標準負担額減額認定証の提示又は限度額適用認定証情報若しくは限度額適用・標準負担額減額認定証情報の提供があった者で高額療養費が現物給付された者に係るものに限る）と感染症法による結核患者の適正医療との併用の場合（入院の場合及び入院外分であって，高額療養費が現物給付された場合に限る）には，一部負担金から同負担金のうち当該公費負担医療が給付する額を控除した額（即ち，窓口で徴収した額）を記載する。また，障害者総合支援法による精神通院医療等，児童福祉法による小児慢性特定疾病医療支援等並びに難病法による特定医療に係る患者の負担額については，10円未満の端数を四捨五入する前の一部負担金の額を記載し，後期高齢者医療または医療保険（高齢受給者に係るものに限る）と障害者総合支援法による精神通院医療等，児童福祉法による肢体不自由児通所医療及び障害児入所医療並びに難病法による特定医療との併用の場合（入院の場合及び入院外分であって，高額療養費が現物給付された場合に限る）には，10円未満の端数を四捨五入した後の一部負担金の額を記載する。

ただし，後期高齢者医療または医療保険（高齢受給者に係るものに限る）と感染症法による結核患者の適正医療との併用の場合（入院の場合及び入院外分であって，高額療養費が現物給付された場合を除く）及び医療保険（高齢受給者以外であって限度額適用認定証若しくは限度額適用・標準負担額減額認定証の提示又は限度額適用認定証情報若しくは限度額適用・標準負担額減額認定証情報の提供があった者で高額療養費が現物給付された者に係るものを除く）と感染症法による結核患者の適正医療との併用の場合には，当該公費に係る患者負担額は「公費①」及び「公費②」の項には記載することを要しない。

高齢受給者の一般所得者及び低所得者であって，難病法による特定医療，特定疾患治療研究事業または肝炎治療特別促進事業に係る公費負担医療受給者については，医療券に記載されている公費負担医療に係る患者の負担額を記載する。ただし，当該公費負担医療の給付対象額の２割相当（食事療養標準負担額及び生活療養標準負担額を含む。ただし，難病法による特定医療の給付対象額は含まない）の額が，当該医療券に記載されている公費負担医療に係る患者の負担額を下回る場合は，当該２割相当（「負担金額」の項または「一部負担金額」の項に金額を記載するものの場合は，10円未満の端数を四捨五入した後の額を，金額の記載を要しないものの場合は，10円未満の端数を四捨五入する前の額。特定疾患治療研究事業については食事療養標準負担額及び生活療養標準負担額を含む）の額を記載する。

⒅「食事・生活」欄について
（医療保険に係る記載は省略）

後期高齢者医療に係る食事療養または生活療養の内容が公費負担医療に係る食事療養または生活療養の内容と異なる場合，および月の途中で公費負担医療の受給資格の変更があった場合または公費負担医療に係る食事療養の給付若しくは生活療養の給付の内容が医療保険（後期高齢者医療を除く）と異なる場合は，「摘要」欄に公費負担医療に係る事項を記載する。

⒆「食事・生活療養」欄について

ア　「請求」の項には，「保険」，「公費①」および「公費②」の項に，それぞれ医療保険，第１公費および第２公費に係る食事療養または生活療養の食事の提供たる療養を行った回数および当該食事療養または生活療養に係る金額合計を記載する。なお，公費負担医療のみの場合の第１公費の金額合計は，「公費①」の項に記載する。

ただし，第１公費に係る食事療養または生活療養が医療保険に係るものと同じ場合は，第１公費に係る「請求」の項の記載を省略してもよい。また，第２公費がある場合において，当該第２公費に係る請求金額が第１公費に係る請求金額と同じ場合は，第２公費に係る「請求」の項の記載を省略してもよい。なお，当該食事療養または生活療養が公費の給付対象とならない場合は，当該公費の項には「０」と記載する。

イ　「標準負担額」の項には，「保険」，「公費①」および「公費②」の項に，それぞれ医療保険，第１公費および第２公費の食事療養標準負担額または生活療養標準負担額（生活療養標準負担額を記載した場合には，生活療養の食事の提供たる療養に係る負担額と生活療養の温度，照明及び給水に関する適切な療養環境の形成たる療養に係る負担額の内訳を「摘要」欄に記載する）を記載する。なお，公費負担医療のみの場合の第１公費の負担額は，「公費①」の項に記載する。

ただし，第１公費に係る負担額が医療保険に係るものと同じ場合は，第１公費に係る負担額の記載を省略してもよい。また，第２公費がある場合において，当該第２公費に係る負担額が第１公費に係る負担額と同じ場合は，第２公費に係る負担額の記載を省略してもよい。なお，当該食事療養又は生活療養が公費の給付対象とならない場合は，当該公費の項には「0」と記載する。

ウ　健康保険法施行令第42条第３項第４号，国民健康保険法施行令第29条の３第４項第４号に掲げる者または高齢者医療確保法施行令第15条第１項第４号に掲げる者の場合は，「療養の給付」欄についてのウの（エ）と同様とする。ただし，高齢者医療確保法施行令第15条第１項第４号に掲げるもののうち，同令第14条第６項に規定する老齢福祉年金の受給者であって，かつ，生活療養を受ける者の場合は，「摘要」欄に，「老福」と記載する。

エ 健康保険法施行令第42条第３項第３号，国民健康保険法施行令第29条の３第４項第３号または高齢者医療確保法施行令第15条第１項第３号に掲げる者の場合は，「療養の給付」欄についてのウの(オ)と同様とする。入院日数が90日を超えた場合の特例の対象となる場合は，併せて「３月超」の字句を○で囲む。

オ 平成28年３月31日において，１年以上継続して精神病床に入院していた者であって，平成28年４月１日以後引き続き医療機関に入院している者（当該者が一の医療機関を退院した日において他の医療機関に入院する場合を含む）として，平成28年厚生労働省告示第23号附則第３項に規定する同告示による改正前の食事療養標準負担額又は生活療養標準負担額を適用した場合は，「摘要」欄に，「標準負担額経過措置（精神）入院年月日：　年　月　日」と記載し，入院年月日については，同項に規定する者に該当することとなった起算日となる精神病床への入院年月日を記載する。

カ 健康保険法施行規則第62条の３第６号に掲げる者に該当し，適用区分欄に「オ」若しくは「Ⅰ」に加え「(境)」又は「オ（境)」若しくは「Ⅰ（境)」の記載のある限度額適用・標準負担額減額認定証，限度額適用認定証が提示又は限度額適用・標準負担額減額認定証情報が提供された場合又は高齢者医療確保法施行規則第40条第６号に掲げる者に該当し，適用区分欄に「区分Ⅰ」に加え「(境)」の記載のある限度額適用・標準負担額減額認定証が提示又は限度額適用・標準負担額減額認定証情報，限度額適用認定証情報が提供された場合は，「摘要」欄に「境界層該当」又は「(境)」と記載する。

(20) 「摘要」欄について

ア 介護保険に相当するサービスのある診療を行った場合に，当該患者が要介護者または要支援者である場合には，「摘要」欄に㊇と記載する。また，介護保険の適用病床において，患者の急性増悪等により，緊急に診療を行った場合についても同様とし，この場合においては，介護保険適用の病床において，医療保険からの給付が必要となった理由（急性肺炎の治療のためなど）を簡潔に記載する。

イ 特別養護老人ホームの入所者（末期の悪性腫瘍の患者に限る）について，在宅療養支援診療所，在宅療養支援病院又は当該特別養護老人ホームの協力医療機関の医師が看取り，死亡日から遡って30日間に行われた診療行為に限り医療保険から給付する場合には，「摘要」欄に死亡日を記載すること。

ウ 内訳を記載するに当たっては，項目との対応関係が明らかになるようなかたちで記載する。なお，診療項目名に代えて項目の番号を用いて差し支えない。この場合，「摘要」欄の左側点線内に当該番号を記載する。

エ 内訳を記載するに当たって，「摘要」欄に書ききれない場合は，明細書または明細書と同じ大きさの用紙に，診療年月，医療機関コード，患者氏名，保険種別（例：１社・国　１単独　１本入），保険者番号（公費負担医療のみの場合は第１公費の公費負担者番号），被保険者証・保険者手帳等の記号・番号（公費負担医療のみの場合は第１公費の公費負担医療の受給者番号）を記載した上，所定の内容を記載し，続紙として，当該明細書の次に重ね，左上端を貼り付ける。

オ 同一明細書において医療保険と公費負担医療の給付の内容が異なる場合または医療保険と公費負担医療の診療実日数が異なる場合は，「摘要」欄に記載された内訳のうち，公費負担医療に係る分にアンダーラインを付す。また，公費負担医療と公費負担医療の併用の場合と同様とする。

なお，医療保険と公費負担医療の診療実日数が異なる場合において，「公費分点数」欄との対応が明らかである場合はアンダーラインを省略してもよい。

カ レセプト作成作業を電算化していない保険医療機関が，高齢受給者の一般所得者及び低所得者に係る難病法による特定医療，特定疾患治療研究事業または肝炎治療特別促進事業の公費負担医療の請求を行う場合には，医療券等に記載されている公費負担医療に係る患者の負担額を記載する。

キ 特別養護老人ホーム等に入所中の患者の診療を担う保険医の指示に基づき，当該保険医の診療日以外の日に当該施設の看護師等が，当該患者に対し，点滴若しくは処置等を実施又は検査のための検体採取等を実施した場合においては，これに用いた薬剤若しくは特定保険医療材料が使用された日又は当該検体採取が実施された日を「摘要」欄に記載する。また，当該保険医の診療日を「摘要」欄に記載する。

ク 介護医療院の入所者に対し，保険医療機関が，介護医療院サービス費に含まれない診療行為を行った場合には，入所介護医療院名，受診した理由及び診療科を「摘要」欄に記載する。

ケ 介護医療院の入所者については，他科受診時費用の算定の有無を「摘要」欄に記載する。

(21) 「公費分点数」欄について

「公費分点数」欄には，併用する公費負担医療に係る請求点数を記載するが，併用する公費負担医療に係る請求点数が「初診」欄から「入院」欄のすべてに係る請求点数と同じ場合は省略してもよい。

なお，月の途中で公費負担医療の受給資格に変更があった場合または公費負担医療に係る給付の内容が「点数」欄に係る給付と異なる場合は，併用する公費負担医療に係る請求点数が「点数」欄に係る請求点数と異なることとなるので，この場合には「公費分点数」欄に当該公費負担医療に係る請求点数を必ず記載する。この場合において，「点数」欄に係る請求点数と異なる公費負担医療が２種以上あるときは，「公費分点数」欄を縦に区分し，左から順次「第１公費」，「第２公費」の順で請求点数を記載する。

ただし，「点数」欄に係る請求点数と第１公費または第２公費の請求点数が同じ場合は，縦に区分することおよび第１公費または第２公費の請求点数の記載を省略してもよい。

(22) その他

ア　３種の公費負担医療の併用の者に係る明細書の記載要領の特例について

特例的に，生活保護法による医療扶助，感染症法による結核患者の適正医療および障害者総合支援法による精神通院医療等の３種の公費負担医療の併用の場合は，法別番号順等によらず，次の記載要領による。

(ア) 生活保護法による医療扶助に係る公費負担者番号は「保険者番号」欄に，公費負担医療の受給者番号は「被保険者証・被保険者手帳等の記号・番号」欄に記載し，感染症法による結核患者の適正医療に係る分は「公費負担者番号①」欄に，障害者総合支援法による精神通院医療等に係る分は「公費負担者番号②」欄に記載する。

(イ)「職務上の事由」欄は記載しない。

(ウ) 生活保護法による医療扶助に係る診療実日数は「診療実日数」欄の「保険」の項に，感染症法による結核患者の適正医療に係る分は「公費①」の項に，障害者総合支援法に係る分は「公費②」の項に記載する。

なお，感染症法による結核患者の適正医療または障害者総合支援法による精神通院医療等に係る診療実日数が，生活保護法による医療扶助に係る診療実日数と同じ場合は，当該診療実日数の記載を省略してもよい。

(エ)「初診」欄から「入院」欄には生活保護法による医療扶助に係る回数および点数を記載する。

(オ)「公費分点数」欄は縦に2区分し，左欄に感染症法による結核患者の適正医療，右欄に障害者総合支援法による精神通院医療等に係る請求点数を記載するが，生活保護法による医療扶助に係る請求点数と同じ請求点数の公費負担医療がある場合は，縦に2区分することおよび当該請求点数を記載することを省略してもよい。

(カ) 生活保護法による医療扶助に係る合計点数および合計金額は，それぞれ「療養の給付」欄および「食事・生活療養」欄の「保険」の項に，感染症法による結核患者の適正医療に係る合計点数および合計金額は，それぞれ「療養の給付」欄および「食事・生活療養」欄の「公費①」の項に，障害者総合支援法による精神通院医療等に係る合計点数および合計金額は，それぞれ「療養の給付」欄および「食事・生活療養」欄の「公費②」の項に記載する。

イ 医療保険と3種の公費負担医療の併用の者に係る記載要領の特例について

「法別番号及び制度の略称表」(p. 22) に示す順番(掲載順)により，先順位の公費負担医療を「第1公費」とし，後順位の公費負担医療を順次「第2公費」，「第3公費」として，第3公費に係る公費負担者番号，受給者番号および診療実日数を，「摘要」欄に「第3公費」と表示して，次の略称を用いて記載する。

公3 (公費負担者番号)，受 (受給者番号)，実(診療実日数)

また，第3公費に係る療養の給付の合計点数，負担金額，食事療養および生活療養を行った日数および当該療養に係る金額の合計額並びに標準負担額は，「療養の給付」欄および「食事・生活療養」欄の「公費②」の項をそれぞれ上下に区分し，上欄には第2公費に係る事項を，下欄には第3公費に係る事項を記載する。

なお，4種以上の公費負担医療の併用の場合においても，これに準じて記載する。

(以下，特別養護老人ホーム関係，第三者行為関係，治験関係等その他の「特記事項」欄の記載要領は略)

ソ 電子情報処理組織の使用による請求または光ディスク等を用いた請求により療養の給付等の請求を行う場合については，請求する各点数の算定日ごとに回数を記録して請求するものとし，各規定により「摘要」欄に算定日（初回算定日及び前回算定日等の当該請求月以外の算定日を除く）を記載することとされている点数については，その記録を省略することができる。

(23) 後期高齢者医療におけるその他

ア 後期高齢者医療特定疾病療養受療証を提示又は後期高齢者医療特定疾病療養受療証情報を提供した患者の負担額が，高齢者医療確保法施行令第15条第5項に規定する金額を超えた場合にあっては，「特記事項」欄に，「長」と表示する。

ただし，患者が後期高齢者医療特定疾病療養受療証の提示又は後期高齢者医療特定疾病療養受療証情報の提供を行った際に，すでに同項に規定する金額を超えて受領している場合で，現物給付化することが困難な場合は除く。

イ 介護老人保健施設に入所中の患者の診療料を，併設保険医療機関において算定した場合は「老併」と，併設保険医療機関以外の保険医療機関において算定した場合は「老健」と「特記事項」欄に記載する。

なお，同一月に同一患者につき，介護老人保健施設又は介護医療院に入所中の診療と，介護老人保健施設に入所中以外の外来分の診療がある場合は，それぞれ別個の明細書に記載する。

ウ 後期高齢者医療の対象者において，公費負担医療のみの場合は，「特記事項」欄に「後保」と表示する。

エ 高齢者医療確保法第50条第2号に該当する者（65歳から75歳未満の者であって，後期高齢者医療広域連合の障害認定を受けた者）が75歳に到達した月に療養を受けた場合（自己負担限度額が2分の1とならない場合）には，「摘要」欄に障害と表示する。

※診療関係（⑪初診～⑼入院）の記載要領については省略（**『診療点数早見表』2024年度版／医学通信社**）。
※実際の記載例は，**例1～7** (p. 35～41) を参照されたい。
※「厚生労働大臣が定める病院の診療報酬請求書等の記載要領について」(DPC病院における明細書の記載要領) は，ここでは省略する（**『DPC点数早見表』2024年度版／医学通信社**）。

Ⓑ窓口で確認する主な資格証

資格を証するもの（主なもの）は以下のとおりである。

健康保険（協会けんぽ，健保組合）	被保険者証 高齢受給者証*1
国民健康保険	被保険者証 高齢受給者証*1
船員保険	被保険者証 被扶養者証 高齢受給者証*1
日雇特例被保険者	受給資格者票 特別療養費受給票*2
共済組合	組合員証 共済組合船員組合員証 船員被扶養者証 高齢受給者証*1

自衛官	自衛官診療証 高齢受給者証*1
高齢者医療確保法	後期高齢者医療被保険者証
結核・入院医療	患者票
精神保健福祉法（29条，入院措置）	患者票
生活保護法（15条，医療扶助）	医療券
原爆援護法（認定疾病医療）	被爆者健康手帳
戦傷病者特別援護法（療養の給付）	療養券
〃（更生医療）	更生医療券

＊1　被保険者証と高齢受給者証が一体型になっている証も使用されている。

＊2　全員「低所得・一般」の取り扱いであり高齢受給者証は発行されない。

Ⓒ医療保険の患者負担割合

75歳以上（後期高齢者／65歳以上の寝たきり等の患者含む）	**1割** **【一定以上所得者】２割**（※１，※２） **【現役並み所得者】３割**
70～74歳以上（高齢受給者）	**２割** **【現役並み所得者】３割**
６歳・４月（義務教育就学）**以降～69歳**	**３割**
６歳・３月末以前（義務教育就学前）	**２割**

※１　**2022年10月１日**より，後期高齢者で一定以上の所得がある者――①課税所得28万円以上で，かつ②「年金収入＋その他の合計所得金額」が単身世帯で200万円以上・複数世帯で320万円以上――の窓口負担が**２割**に引き上げられる。

※２　**外来受診**については，**施行後３年間**（2025年９月末まで），１割負担の場合と比べた**１月分の負担増を最大3000円**に抑える措置が講じられた。

Ⓓ高額療養費の自己負担限度額

(1)　高額療養費制度――70歳未満の自己負担限度額（月額）

対象者		自己負担限度額（月額）	多数該当
ア　年収約1,160万円以上	健保：標準報酬月額83万円以上 国保：年間所得901万円超	252,600円＋（医療費－842,000円）×１％	140,100円
イ　年収約770万～1,160万円	健保：同53万～79万円 国保：同600万～901万円	167,400円＋（医療費－558,000円）×１％	93,000円
ウ　年収約370万～770万円	健保：同28万～50万円 国保：同210万～600万円	80,100円＋（医療費－267,000円）×１％	44,400円
エ　年収約370万円以下	健保：同26万円以下 国保：同210万円以下	57,600円	
オ　住民税非課税		35,400円	24,600円

★高額長期疾病患者（慢性腎不全，HIV，血友病の患者）：自己負担限度額（月）は**１万円**。ただし，人工透析を要する上位所得者（標準報酬月額53万円以上）は**２万円**

(1)　70歳未満の自己負担限度額は，①医療機関ごと，②医科・歯科別，③入院・外来別――に適用。保険外併用療養費の自己負担分や入院時食事療養費・入院時生活療養費の自己負担分については対象外

(2)　多数該当：高額療養費の直近１年間における４回目以降の自己負担限度額（月額）

(3)　世帯合算：同一月に同一世帯で２人以上，または１人が複数の医療機関で受診した場合はそれぞれ21,000円以上の自己負担額を支払った場合，その合算額に対して高額療養費が適用される

(2) 高額療養費制度―70歳以上の自己負担限度額（月額）

所得区分			自己負担限度額		多数該当
			世帯単位（入院・外来）	個人単位（外来）	
現役並み所得者	年収約1160万円以上	標準報酬月額83万円以上 課税所得690万円以上	252,600円＋（医療費－842,000円）×１％		140,100円
現役並み所得者	年収770万～1160万円	標準報酬月額53～79万円 課税所得380万円以上	167,400円＋（医療費－558,000円）×１％		93,000円
現役並み所得者	年収370万～770万円	標準報酬月額28～50万円 課税所得145万円以上	80,100円＋（医療費－267,000円）×１％		44,400円
一般所得者（現役並み所得者・低所得者以外）			57,600円	18,000円 （年間144,000円上限）	44,400円
低所得者Ⅱ			24,600円	8,000円	——
低所得者Ⅰ			15,000円		

★高額長期疾病患者（慢性腎不全，HIV，血友病の患者）：自己負担限度額（月）は１万円

(1) 「低所得者Ⅱ」は世帯員全員が①市町村民税非課税者，あるいは②受診月に生活保護法の要保護者であって，自己負担限度額・食事標準負担額の減額により保護が必要でなくなる者
(2) 「低所得者Ⅰ」は世帯員全員が「低所得者Ⅱ」に該当し，さらにその世帯所得が一定基準以下
(3) 70歳以上の自己負担限度額は，世帯単位（入院・外来含む）・個人単位（外来のみ）別――に適用。保険外併用療養費の自己負担分や入院時食事療養費・入院時生活療養費の自己負担分については対象外
(4) 多数該当：直近１年間における，要件を満たす４回目以降の自己負担限度額（月額）
(5) 世帯合算：同一月に同一世帯内でかかった，要件を満たす自己負担額の合算額に対して高額療養費が適用される

Ⓔ公費負担医療と高額療養費〔難病（特定疾患），小児慢性疾病，肝がん・重度肝硬変入院医療を除く〕

公費負担医療の医療費が高額になった場合，まず高額療養費を適用し，自己負担相当額を公費で助成するが，自己負担額がある場合は高額療養費自己負担相当額を自己負担，その残額を公費で助成する。その際，難病（特定疾患），小児慢性疾病，肝がん・重度肝硬変入院医療を除き，高額療養費は患者の所得によらず一般所得区分の限度額を，生活保護は低所得者の限度額により，「保険給付」と「公費負担と自己負担」を区分して費用負担の計算を行う。具体的な負担額，費用区分は下表を参照されたい。

保険優先の基本的な公費負担医療と高額療養費〔54・51難病（特定疾患），52小児慢性疾病，86肝炎・重度肝硬変は除く〕

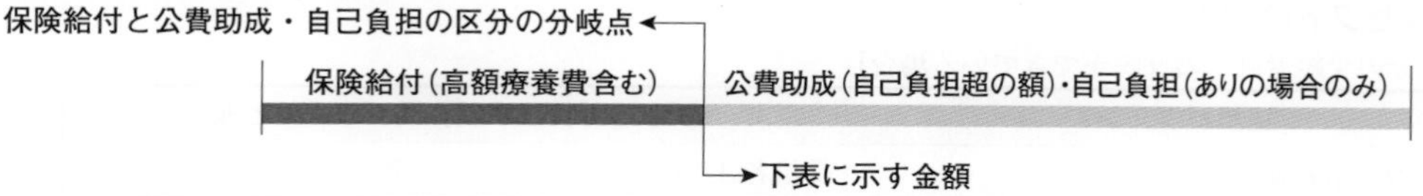

70歳未満（生活保護除く）	80,100円＋（医療費－267,000円×１％） （限度額適用区分ウの限度額相当額）
70歳以上（生活保護除く）	外来18,000円　入院57,600円 （限度額適用区分　一般の限度額相当額）
生活保護（社保併用の場合）	外来8,000円　入院15,000円 （限度額適用区分　低所得Ⅰの限度額相当額）

※ 「54　難病（特定疾患）」「52　小児慢性疾病」「51　特定疾患治療研究事業」「86　肝炎・重度肝硬変入院医療」と高額療養費の取扱いは次項Ⓕを参照。

Ⓕ「54・51」難病（特定疾患），「52」小児慢性疾病等の取扱いとレセプト「特記事項」記載要領

1．取扱いの概要

基本的には前項Ⓔの取扱いとなるが，「54・51」「52」「86」における「保険給付」と「公費と自己負担」の区分の分岐点は次のとおり，一律の額で

はなく，患者の所得に応じた高額療養費の負担限度額相当額となる。

「54，51　難病（特定疾患）」「52　小児慢性疾病」「38　肝がん・重度肝硬変」の費用区分

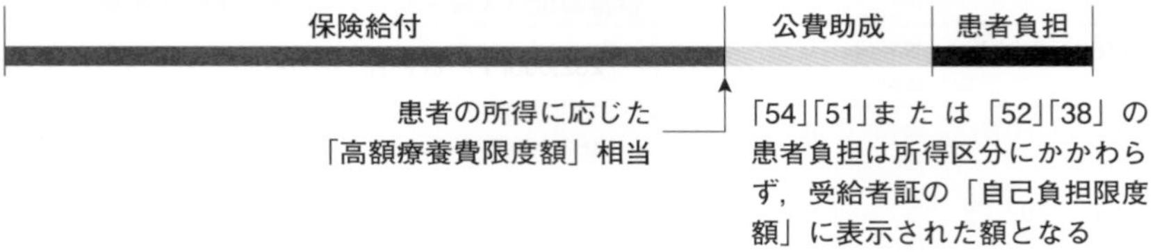

所得区分とレセプト特記事項記載事項（保険単独「54 特定医療費」「51 特定疾患」「52 小児慢性疾患」）

《70歳未満》

所得区分	被保険者証又は受給者証等の区分表示	レセプト「特記事項」の記載	
		多数該当以外（入院・外来）	多数該当（入院のみ）
83万円以上※	ア	26　区ア	31　多ア
53万～79万円※	イ	27　区イ	32　多イ
28万～50万円※	ウ	28　区ウ	33　多ウ
26万円以下※	エ	29　区エ	34　多エ
低所得者（住民税非課税）	オ	30　区オ	35　多オ

注）表中の※印は標準報酬月額

《70歳以上》

所得区分	被保険者証・限度額認定証の表示	受給者証等の区分表示	レセプト「特記事項」の記載	
			多数該当以外（入院・外来）	多数該当（入院のみ）
83万円以上※	3割負担の被保険者証のみ提示	Ⅵ	26　区ア	31　多ア
53万～79万円※	現役Ⅱ又は現役並みⅡ	Ⅴ	27　区イ	32　多イ
28万～50万円※	現役Ⅰ又は現役並みⅠ	Ⅳ	28　区ウ	33　多ウ
26万円以下※	2割または1割負担被保険者証のみ提示	Ⅲ	29　区エ	34　多エ
低所得者（住民税非課税）	低所得Ⅰ又はⅡ	Ⅰ又はⅡ	30　区オ	—

注）表中の※印は標準報酬月額

医療機関における難病法による特定医療および小児慢性特定疾病医療支援の受給者証の提示パターンとレセプトの取扱い

【所得区分の受給者証への反映ができている場合】

提示パターン	レセプトの「特記事項」欄への記載と取扱い
反映後の受給者証	受給者証の所得区分に応じた記載とする

【所得区分の受給者証への反映ができていない場合】

	提示パターン	レセプトの「特記事項」欄への記載と取扱い
①	反映前の受給者証（受給者証に所得区分の記載がないもの）のみ	「70歳未満の場合」特記事項へは記載しない 「70歳以上の場合」「29　区エ」と記載
②	反映前の受給者証＋「3割」（現役並み所得者の記載がある高齢受給者証等）	「26　区ア」として記載する
③	反映前の受給者証＋限度額適用認定証又は限度額適用・標準負担額減額認定証	限度額適用認定証又は限度額適用・標準負担額減額認定証に応じた記載とする

※　本取扱いは，平成28年2月2日健疾発0202第1号厚生労働省健康局疾病対策課長通知「難病の患者に対する医療等に関する法律に基づく特定医療に係る高額療養費の支給に係る事務について」及び平成28年2月2日健難発第0202第2号「児童福祉法に基づく小児慢性特定疾病医療支援に係る高額療養費の支給に係る事務について」に基づく。

（2018年7月13日厚労省通知「『診療報酬請求書等の記載要領等について』等の一部改正について」より）

2．レセプトの「特記事項」欄の記載方法

「54 特定疾患」「51　スモン等の患者」，「52 小児慢性疾患」について，患者一部負担金は受給者証に記載された額であるが，次頁の費用区分にあるように保険給付と公費助成の分岐点が患者の所得状況によって異なる。そのために，レセプトの「特記事項」欄に所得区分を記載することになっている。所得区分は「54」「51」または「52」の受給者証等により確認する。なお，限度額適用認定証または限度額適用・標準負担額減額認定証を持参した場合はそれらの認定証でも確認ができる。

一方，レセプトの「特記事項」欄への記載事項はレセプトの記載要領で定められており，次頁に示したように70歳以上では医療券の所得区分の表示とは異なっている。レセプトには多数該当の「オ」を70歳未満70歳以上とも「26 区ア」「27 区イ」「28 区ウ」「29 区エ」「30 区オ」（多数該当の場合は「31 多ア」「32 多イ」「33 多ウ」「34 多エ」「35 多オ・70歳未満のみ」）と記載する。また70歳以上の場合は「17　上位」「18 一般」「19 低所」（多数該当の場合は「22 多上」「34 多エ」）のいずれか該当するものを記載しなければならないので留意されたい。

3．所得区分が確認できないときの取扱い等について

難病の受給者証における所得区分が空欄の場合の取扱いについては次頁の【所得区分の受給者証への反映ができていない場合】を参照されたい。

Ⓖ食事（生活）療養標準負担額

入院時食事（生活）療養費の標準負担額は以下のとおりである。

入院時食事療養費の標準負担額（１食につき）

一般（70歳未満）	70歳以上の高齢者	標準負担額（1食当たり）	
●一般（下記以外）	●一般（下記以外）		490円
		●（例外１）指定難病患者・小児慢性特定疾病児童等 ●（例外２）精神病床入院患者（※１）	280円
●低所得者（住民税非課税）	●低所得者Ⅱ（※２）	●過去１年間の入院期間が90日以内	230円
		●過去１年間の入院期間が90日超	180円
該当なし	●低所得者Ⅰ（※３）		110円

※１　2015年４月１日以前から2016年４月１日まで継続して精神病床に入院し，それ以降も引き続き入院している患者
※２　低所得者Ⅱ：①世帯全員が住民税非課税であって，「低所得者Ⅰ」以外の者
※３　低所得者Ⅰ：①世帯全員が住民税非課税で，世帯の各所得が必要経費・控除を差し引いたときに０円となる者，あるいは②老齢福祉年金受給権者

入院時生活療養費・生活療養標準負担額

（2024年６月以降）

※　入院時生活療養費制度は，療養病床に入院する65歳以上の者を対象とする。食費・光熱水費について，下記の標準負担額（１食当たりの食費＋１日当たりの居住費）が患者負担となり，残りの額が入院時生活療養費として保険給付される

療養病床に入院する65歳以上の患者			標準負担額 食費（１食）	標準負担額 居住費（１日）
一般	①一般の患者（下記のいずれにも該当しない者）	入院時生活療養費（Ⅰ）を算定する保険医療機関に入院	490円	370円
		入院時生活療養費（Ⅱ）を算定する保険医療機関に入院	450円	
	②厚生労働大臣が定める者〔＝重篤な病状又は集中的治療を要する者等（※1）〕（指定難病患者，低所得者Ⅰ・Ⅱを除く）		生活療養（Ⅰ）490円 生活療養（Ⅱ）450円	370円
	③指定難病患者〔一般（低所得者Ⅰ・Ⅱを除く）〕		280円	0円
低所得者Ⅱ	④低所得者Ⅱ（※２）（⑤⑥に該当しない者）		230円	370円
	⑤低所得者Ⅱ（※２）〔重篤な病状又は集中的治療を要する者等（※1）〕	申請を行った月以前の12月以内の入院日数が90日以下	230円	370円
		申請を行った月以前の12月以内の入院日数が90日超	180円	
	⑥低所得者Ⅱ（※２）（指定難病患者）	申請を行った月以前の12月以内の入院日数が90日以下	230円	0円
		申請を行った月以前の12月以内の入院日数が90日超	180円	
低所得者Ⅰ	⑦低所得者Ⅰ（⑧⑨⑩⑪に該当しない者）		140円	370円
	⑧低所得者Ⅰ〔重篤な病状又は集中的治療を要する者等（※１）〕		110円	370円
	⑨低所得者Ⅰ／老齢福祉年金受給者 ⑩低所得者Ⅰ（指定難病患者）⑪境界層該当者（※３）		110円	0円

※１ **「重篤な病状又は集中的治療を要する者等」**〔「厚生労働大臣が定める者」（平18.9.8告示488）〕とは，①A101療養病棟入院基本料の算定患者であって「基本診療料の施設基準等」の別表第５の２又は別表第５の３に該当する者，②A109有床診療所療養病床入院基本料の算定患者であって「基本診療料の施設基準等」の別表第５の２又は別表第５の３に該当する者，③A308回復期リハビリテーション病棟入院料を算定する患者，④A400短期滞在手術等基本料２を算定する患者。

※２ 70歳未満の低所得者（住民税非課税／限度額適用区分「オ」）は，70歳以上の「低所得者Ⅱ」に相当。「低所得者Ⅰ」は70歳以上のみに適用される。

※３ 食費・居住費減免のために設けられているもので，食費・居住費が減免されれば生活保護を必要としない者を対象とし，限度額適用・標準負担額減額認定証の適用区分欄に「境界層該当」と記載される。

Ⓗ診療報酬請求書の記載要領

本書では，支払基金に紙レセプトで提出する社会保険の請求書に関する事項を掲載する。入院・外来別に請求書を作成する。なお，レセプト電算（電子媒体による請求）では支払基金の場合，請求書に代えて「光ディスク等送付書」を提出する。国民健康保険は都道府県によって異なるので，各都道府県に確認されたい。また，オンライン請求をしている場合は，請求書は不要である。

また，国保連合会に提出する国民健康保険，後期高齢者医療の請求書は各都道府県ごとに様式，取扱いが定められているので，各都道府県の国保連合会にお問い合わせいただきたい。

１．「令和　年　月分」欄

診療年月を記載する。診療年月の異なる明細書のある場合は，それぞれの診療年月分について請求書を作成しなければならない。

ただし，支払基金からの返戻分の再請求のための提出分や，やむを得ない理由での少数の月遅れ分は，当月分と一括して請求書を作成して差し支えない。

２．「医療機関コード」欄

定められているその医療機関コードを記載する。

３．「別記　殿」欄

省略して差し支えない。

４．「令和　年　月　日」欄

診療報酬請求書を提出する年月日を記載する。

５．「保険医療機関の所在地等」の欄

保険医療機関指定申請の際などに地方厚生（支）局長に届け出た所在地，名称および開設者氏名を記載する。

法人などで診療報酬請求などについて委任を受けている場合は，保険医療機関の管理者の氏名でも差し支えない。

㊞については，医療機関の所在地・名称・開設者の氏名のゴム印を製作のうえ押捺しても差し支えない。

６．「入外」欄

入院・外来別に請求することに改められたので，「入」か「外」の文字を○で囲む。

また，「入」または「外」のみを印刷した用紙でも差し支えない。

なお，救急患者として受け入れた患者が，処置室，手術室等において死亡した場合で，当該保険医療機関が救急医療を担う施設として確保することとされている専用病床（救急医療管理加算又は救命救急入院料を算定する病床に限る）に入院したものとみなす場合は，入院に係るものとして取り扱う。

７．「医療保険」欄

(1) 医療保険と公費負担医療の併用の者に係る明細書のうち医療保険に係る分及び医療保険単独の者に係る明細書について記載する。医療保険単独の者に係る分については医療保険制度ごとに記載する。

なお，「区分」欄の法別番号及び制度の略称は，「法別番号及び制度の略称表」（p. 21）に示すとおりである。

(2) **入院分の「療養の給付」欄**については，「件数」欄には明細書の医療保険に係る件数の合計を，「診療実日数」欄には明細書の診療実日数の合計を，「点数」欄には明細書の「療養の給付」欄の「保険」の項に係る「請求」の項の合計を，「一部負担金」欄には明細書の「療養の給付」欄の「保険」の項に係る「負担金額」の項の合計を記載する。

「食事療養・生活療養」欄については，「件数」欄には明細書の医療保険の食事療養及び生活療養に係る件数の合計を，「回数」欄には明細書の「食事・生活療養」欄の「保険」の項に記載されている回数の合計を，「金額」欄には明細書の「食事・生活療養」欄の「保険」の項に係る「請求」の項に記載されている金額の合計を，「標準負担額」欄には明細書の「食事・生活療養」欄の「保険」の項に係る「標準負担額」の項に記載されている金額の合計を記載する。

(3) **入院外分の「療養の給付」欄**については，「件数」欄には明細書の医療保険に係る件数の合計を，「診療実日数」欄には明細書の診療実日数の合計を，「点数」欄には明細書の「療養の給付」欄の「保険」の項に係る「請求」の項の点数の合計を，「一部負担金」欄には明細書の「療養の給付」欄の「保険」の項に係る「一部負担金額」の項の一部負担金額の合

例１　医療保険と公費負担医療併用明細書（入院外）記載例

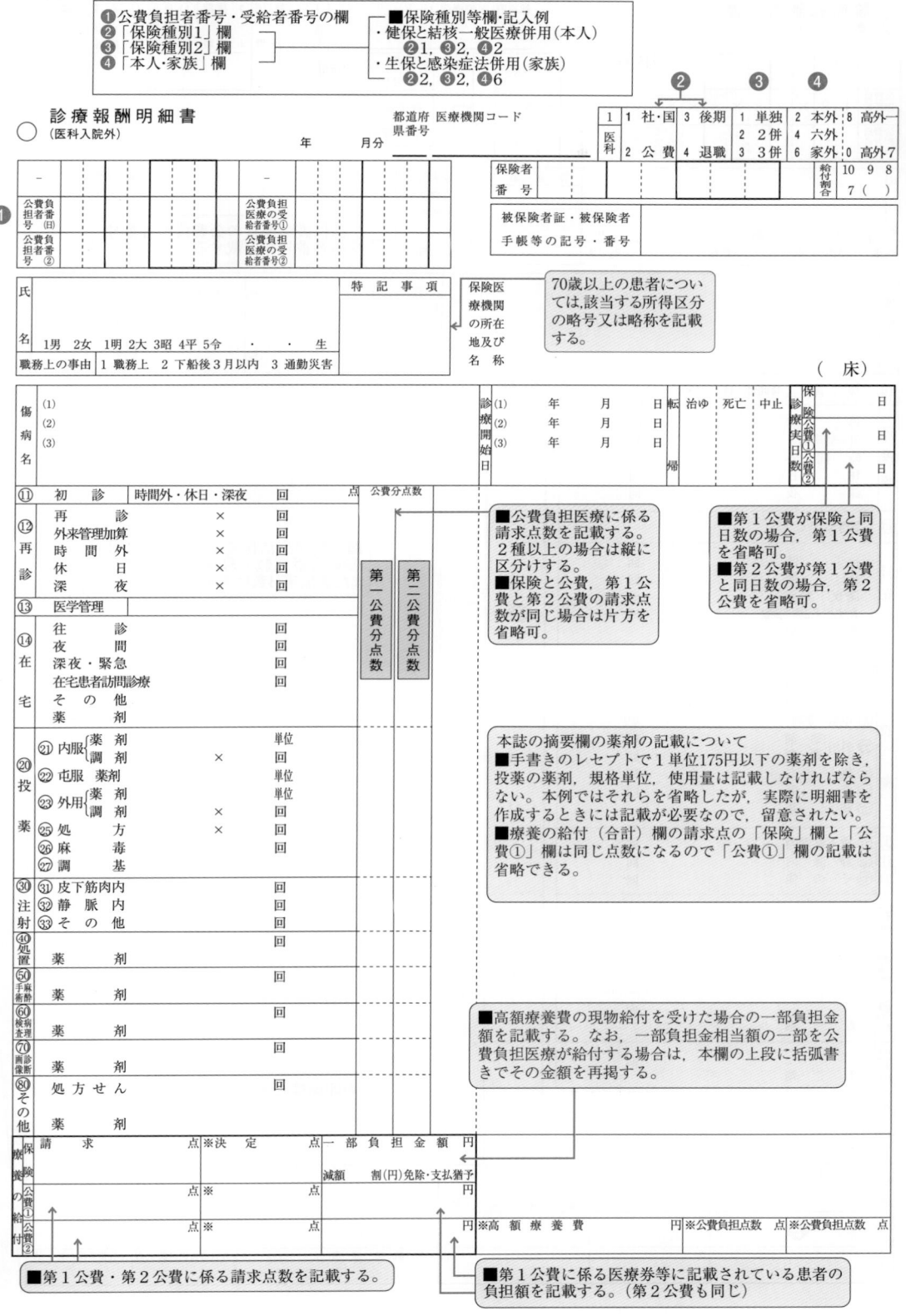

❶公費負担者番号・受給者番号の欄
❷「保険種別1」欄
❸「保険種別2」欄
❹「本人・家族」欄

■保険種別等欄・記入例
・健保と結核一般医療併用（本人）
　❷1，❸2，❹2
・生保と感染症法併用（家族）
　❷2，❸2，❹6

❷　❸　❹

診療報酬明細書（医科入院外）　年　月分

都道府県番号　医療機関コード

1 医科	❷ 1 社・国 / 2 公費	3 後期 / 4 退職	❸ 1 単独 / 2 2併 / 3 3併	❹ 2 本外 / 4 六外 / 6 家外	8 高外一 / 0 高外7

保険者番号　　給付割合 10 9 8 7（　）

❶ 公費負担者番号①　公費負担医療の受給者番号①
公費負担者番号②　公費負担医療の受給者番号②

被保険者証・被保険者手帳等の記号・番号

氏名　1男 2女 1明 2大 3昭 4平 5令　・　・　生

職務上の事由　1 職務上　2 下船後3月以内　3 通勤災害

特記事項

保険医療機関の所在地及び名称

70歳以上の患者については，該当する所得区分の略号又は略称を記載する。

（　床）

傷病名	診療開始日	転帰	診療実日数
(1)	(1)　年　月　日	治ゆ	保険　日
(2)	(2)　年　月　日	死亡	公費①　日
(3)	(3)　年　月　日	中止	公費②　日

■第１公費が保険と同日数の場合，第１公費を省略可。
■第２公費が第１公費と同日数の場合，第２公費を省略可。

区分	項目		点	公費分点数
⑪ 初診	時間外・休日・深夜	回		
⑫ 再診	再診	×　回		
	外来管理加算	×　回		
	時間外	×　回		
	休日	×　回		
	深夜	×　回		
⑬ 医学管理				
⑭ 在宅	往診	回		
	夜間	回		
	深夜・緊急	回		
	在宅患者訪問診療	回		
	その他			
	薬剤			
⑳ 投薬	㉑ 内服 薬剤	単位		
	㉑ 内服 調剤	×　回		
	㉒ 屯服 薬剤	単位		
	㉓ 外用 薬剤	単位		
	㉓ 外用 調剤	×　回		
	㉕ 処方	×　回		
	㉖ 麻毒	回		
	㉗ 調基			
㉚ 注射	㉛ 皮下筋肉内	回		
	㉜ 静脈内	回		
	㉝ その他	回		
㊵ 処置		回		
	薬剤			
㊿ 手術麻酔		回		
	薬剤			
60 検査病理		回		
	薬剤			
70 画像診断		回		
	薬剤			
80 その他	処方せん	回		
	薬剤			

第一公費分点数　第二公費分点数

■公費負担医療に係る請求点数を記載する。２種以上の場合は縦に区分けする。
■保険と公費，第１公費と第２公費の請求点数が同じ場合は片方を省略可。

本誌の摘要欄の薬剤の記載について
■手書きのレセプトで１単位175円以下の薬剤を除き，投薬の薬剤，規格単位，使用量は記載しなければならない。本例ではそれらを省略したが，実際に明細書を作成するときには記載が必要なので，留意されたい。
■療養の給付（合計）欄の請求点の「保険」欄と「公費①」欄は同じ点数になるので「公費①」欄の記載は省略できる。

■高額療養費の現物給付を受けた場合の一部負担金額を記載する。なお，一部負担金相当額の一部を公費負担医療が給付する場合は，本欄の上段に括弧書きでその金額を再掲する。

療養の給付	請求　点	※決定　点	一部負担金額　円
保険			減額　割(円)免除・支払猶予
公費①	点	※　点	円
公費②	点	※　点	円

※高額療養費　円　※公費負担点数　点　※公費負担点数　点

■第１公費・第２公費に係る請求点数を記載する。

■第１公費に係る医療券等に記載されている患者の負担額を記載する。（第２公費も同じ）

例２　公費負担医療単独例（生活保護法単独）

〇　**診療報酬明細書**
（医科入院外）

年　　月分　　都道府県番号　医療機関コード

1 医科	1 社・国　② 公費	3 後期　4 退職	① 単独　2 2併　3 3併	② 本外　4 六外　6 家外	8 高外一　0 高外7

保険者番号		給付割合　10　9　8　7（　）
被保険者証・被保険者手帳等の記号・番号		

公費負担者番号①	1 2 × × × × × ×	公費負担医療の受給者番号①	× × × × × × ×
公費負担者番号②		公費負担医療の受給者番号②	

記載不要

生活保護医療費の公費負担者番号，受給者番号を記載する。

氏名　1男　2女　1明　2大　3昭　4平　5令　・　・　生	特記事項
職務上の事由　1 職務上　2 下船後３月以内　3 通勤災害	

保険医療機関の所在地及び名称

傷病名	診療開始日	転帰	診療実日数
(1)	(1)　年　月　日	治ゆ　死亡　中止	保険　日
(2)	(2)　年　月　日		公費①　❸　日
(3)	(3)　年　月　日		公費②　日

区分	項目		点 / 公費分点数
⑪ 初診	時間外・休日・深夜	回	点
⑫ 再診	再診	× 回	
	外来管理加算	× 回	
	時間外	× 回	
	休日	× 回	
	深夜	× 回	
⑬ 医学管理			
⑭ 在宅	往診	回	
	夜間	回	
	深夜・緊急	回	
	在宅患者訪問診療	回	
	その他		
	薬剤		❶
⑳ 投薬	㉑ 内服 薬剤	単位	
	調剤	× 回	
	㉒ 屯服 薬剤	単位	
	㉓ 外用 薬剤	単位	
	調剤	× 回	
	㉕ 処方	× 回	
	㉖ 麻毒	回	
	㉗ 調基		
㉚ 注射	㉛ 皮下筋肉内	回	
	㉜ 静脈内	回	
	㉝ その他	回	
㊵ 処置		回	
	薬剤		
㊿ 手術麻酔		回	
	薬剤		
60 検査病理		回	
	薬剤		
70 画像診断		回	
	薬剤		
80 その他	処方せん	回	
	薬剤		

■公費が生活保護法のみの場合は，❶の合計点数を❷欄に記入する。また診療実日数は❸欄に記入する。

※印欄は記入しないこと。

療養の給付	請求　点	※決定　点	一部負担金額　円
保険			減額　割（円）免除・支払猶予
公費①	❷　点	※　点	円
公費②	点	※　点	円

※高額療養費　円　※公費負担点数　点　※公費負担点数　点

例 3 医療保険（協会けんぽ）と公費負担医療（生保）併用例

○ **診療報酬明細書**（医科入院外）　　年 6 月分　都道府県番号　医療機関コード

1 医科	① 社・国　2 公費	3 後期　4 退職	1 単独　② 2併　3 3併	2 本外　4 六外　⑥ 家外	8 高外一　0 高外7

公費負担者番号①	1 2 1 3 2 7 1 8
公費負担医療の受給者番号①	0 0 8 9 9 1 2
公費負担者番号②	
公費負担医療の受給者番号②	
保険者番号	0 1 × × × × × ×
給付割合	10 9 8 7（ ）
被保険者証・被保険者手帳等の記号・番号	× × × × ×

氏名　1男 ②女　1明 2大 ③昭 4平 5令 35・　・　生

職務上の事由　1 職務上　2 下船後3月以内　3 通勤災害

特記事項

保険医療機関の所在地及び名称　（150床）

傷病名	診療開始日	転帰
(1) 高血圧症，糖尿病	(1) 年 3 月 10 日	治ゆ　死亡　中止
(2) 慢性胃炎	(2) 年 3 月 25 日	
(3)	(3) 年 月 日	

診療実日数　保険 2 日　公費① 日　公費② 日

区分	項目	点数
⑪ 初診	時間外・休日・深夜　回	
⑫ 再診	再診 75 × 2 回	150
	外来管理加算 52 × 2 回	104
	時間外 × 回	
	休日 × 回	
	深夜 × 回	
⑬ 医学管理		174
⑭ 在宅	往診 回	
	夜間 回	
	深夜・緊急 回	
	在宅患者訪問診療 回	
	その他	
	薬剤	
⑳ 投薬	㉑ 内服 薬剤 56 単位	504
	㉑ 内服 調剤 11 × 2 回	22
	㉒ 屯服 薬剤 単位	
	㉓ 外用 薬剤 単位	
	㉓ 外用 調剤 × 回	
	㉕ 処方 42 × 2 回	120
	㉖ 麻毒 回	
	㉗ 調基	14
㉚ 注射	㉛ 皮下筋肉内 回	
	㉜ 静脈内 回	
	㉝ その他 回	
㊵ 処置	回	
	薬剤	
㊿ 手術麻酔	回	
	薬剤	
(60) 検査病理	1 回	130
	薬剤	
(70) 画像診断	回	
	薬剤	
(80) その他	処方せん 回	
	薬剤	

公費分点数

⑬	㊕	87× 2
㉑		3 ×28
		15×28
(60)	心電図（12）	130× 1

療養の給付	請求 点	※決定 点	一部負担金額 円
保険	1,218		減額 割(円)免除・支払猶予
公費①	点	※ 点	円
公費②	点	※ 点	円

※高額療養費 円　※公費負担点数 点　※公費負担点数 点

※請求点数，診療実日数の「公費①」欄に記載する点数は「保険」欄と同一の点数であるため「公費①」欄には記載不要である（以下，本書において同じ）。

例 4　医療保険と公費負担医療併用例（感染症法・結核適正医療）

診療報酬明細書（医科入院外）

年　6　月分　都道府県番号　医療機関コード

1 医科	①社・国　2 公費	3 後期　4 退職	1 単独　②2併　3 3併	2 本外　4 六外　⑥家外	8 高外一　0 高外7

保険者番号	0 6 1 4 1 7 6 6
給付割合	10 9 8 7（ ）
公費負担者番号①	1 0 1 3 1 1 4 2
公費負担医療の受給者番号①	1 1 1 8 4 0 5
公費負担者番号②	
公費負担医療の受給者番号②	
被保険者証・被保険者手帳等の記号・番号	1 3 4 2

氏名　1男 ②女　1明 2大 ③昭 4平 5令 45・　・　生

職務上の事由　1 職務上　2 下船後3月以内　3 通勤災害

特記事項

保険医療機関の所在地及び名称

(150床)

傷病名	診療開始日	転帰
(1) 肺結核	(1) 年 2 月 1 日	治ゆ　死亡　中止
(2) 慢性胃炎	(2) 年 2 月 8 日	
(3)	(3) 年 月 日	

診療実日数：保険 8 日　公費① 日　公費② 日

区分	項目		回数	点数	公費分点数
⑪	初診	時間外・休日・深夜	回		
⑫再診	再診	75 ×	8 回	600	
	外来管理加算	52 ×	8 回	416	
	時間外	×	回		
	休日	×	回		
	深夜	×	回		
⑬	医学管理			174	
⑭在宅	往診		回		
	夜間		回		
	深夜・緊急		回		
	在宅患者訪問診療		回		
	その他				
	薬剤				
⑳投薬	㉑内服 薬剤		60 単位	108	84
	㉑内服 調剤	11 ×	2 回	22	22
	㉒屯服 薬剤		単位		
	㉓外用 薬剤		単位		
	㉓外用 調剤	×	回		
	㉕処方	×	2 回	84	84
	㉖麻毒		回		
	㉗調基			14	14
㉚注射	㉛皮下筋肉内		9 回	445	408
	㉜静脈内		回		
	㉝その他		回		
㊵処置			回		
	薬剤				
㊿手術麻酔			回		
	薬剤				
60検査病理			4 回	923	609
	薬剤	㊎判，尿，微		184	150
70画像診断			2 回	420	420
	薬剤				
80その他	処方せん		回		
	薬剤				

摘要：

区分	内容	点数×回数
⑬	㊕	87× 2
㉑		1 ×28
		2 ×28
		6 × 4
㉛	○○1g	51× 8
		37× 1
60	喀痰抗酸菌培養	209× 1
	抗酸菌薬剤 感受性検査4剤以上	400× 1
	血沈（含採血料）	49× 1
	胃液検査（含採取料）	265× 1
70	胸部X-Pデジタル1回 電子画像管理加算	210× 2

■摘要欄記載事項のうち公費の対象になるものにはアンダーラインを付す。

療養の給付	請求 点	※決定 点	一部負担金額 円
保険	3,390		減額 割(円)免除・支払猶予
公費①	1,791	※	円
公費②	点	※ 点	円

※高額療養費 円　※公費負担点数 点　※公費負担点数 点

例５　医療保険と２種の公費併用例（生活保護法と感染症法・結核適正医療）

診療報酬明細書（医科入院外）　年　6　月分

都道府県番号　医療機関コード

1 医科	①社・国　2 公費	3 後期　4 退職	1 単独　2 2併　③ 3併	② 本外　4 六外　6 家外	8 高外一　0 高外7

保険者番号　0 1 × × × × × ×　給付割合 10 9 8 7（ ）

被保険者証・被保険者手帳等の記号・番号　× × × × ×

公費負担者番号①	1 0 0 6 0 0 3 6	公費負担医療の受給者番号①	1 1 1 9 7 0 0
公費負担者番号②	1 2 1 3 3 6 2 5	公費負担医療の受給者番号②	0 0 8 9 9 1 2

氏名　①男 2女 1明 2大 ③昭 4平 5令 40 ・ ・ 生

職務上の事由　1 職務上　2 下船後3月以内　3 通勤災害

特記事項

保険医療機関の所在地及び名称

（150床）

傷病名	診療開始日	転帰
(1) 肺結核	(1) 年 2月 8日	治ゆ　死亡　中止
(2) 胃潰瘍	(2) 年 2月 15日	
(3)	(3) 年 月 日	

診療実日数：保険 8日　公費① 4日　公費② 8日

第１公費・感染症法（結核）

第２公費・生活保護法

区分	項目		点数	公費分点数
⑪ 初診	時間外・休日・深夜	回		
⑫ 再診	再診	75 × 8 回	600	
	外来管理加算	52 × 8 回	416	
	時間外	× 回		
	休日	× 回		
	深夜	× 回		
⑬ 医学管理	㊕87 × 2		174	
⑭ 在宅	往診	回		
	夜間	回		
	深夜・緊急	回		
	在宅患者訪問診療	回		
	その他			
	薬剤			
⑳ 投薬	㉑ 内服 薬剤	84 単位	280	112
	㉑ 内服 調剤	11 × 4 回	44	44
	㉒ 屯服 薬剤	単位		
	㉓ 外用 薬剤	単位		
	㉓ 外用 調剤	× 回		
	㉕ 処方	42 × 4 回	168	168
	㉖ 麻毒	回		
	㉗ 調基		14	14
㉚ 注射	㉛ 皮下筋肉内	12 回	448	248
	㉜ 静脈内	回		
	㉝ その他	回		
㊵ 処置		回		
	薬剤			
㊿ 手術麻酔		回		
	薬剤			
60 検査病理		2 回	310	212
	薬剤 ㊮尿，微		184	150
70 画像診断		2 回	1,374	210
	薬剤		81	
80 その他	処方せん	回		
	薬剤			

医保分と同点数であるから記載を省略してよい。

摘要		
㉑		1 × 28
		3 × 28
		6 × 28
㉛	○○1g	62 × 4
		25 × 8
60	喀痰抗酸菌塗抹・分離培養2	273 × 1
	糞便中ヘモグロビン定性	37 × 1
70	胸部X-P（デジタル1回）	
	電子画像管理加算	210 × 1
	胃透視，造影X-P デジタル6回 スポットデジタル4回 電子画像管理加算（造影）	1,164 × 1
	○○○○120　300mL	81 × 1

療養の給付	請求 点	※決定 点	一部負担金額 円
保険	4,093		減額 割(円)免除・支払猶予
公費①	1,158	※	円
公費②		※	円

※高額療養費　円　※公費負担点数　点　※公費負担点数　点

医保分と同点数であるから記載を省略してよい。

例 6　公費と公費の併用例（生活保護法と障害者総合支援法・精神通院）

診療報酬明細書（医科入院外）　　年　6　月分

都道府県番号　医療機関コード

1 医科	1 社・国	3 後期	1 単独	②本外　8 高外一
	②公費	4 退職	②2併	4 六外
			3 3併	6 家外　0 高外7

保険者番号　　　給付割合　10　9　8　7（　）

公費負担者番号①	2 1 2 6 0 1 0 4	公費負担医療の受給者番号①	0 0 3 1 7 4 0
公費負担者番号②	1 2 2 6 1 0 1 2	公費負担医療の受給者番号②	2 0 0 0 3 0 5

被保険者証・被保険者手帳等の記号・番号

氏名　1男　②女　1明 2大 ③昭 4平 5令44　・　・　生

特記事項

職務上の事由　1 職務上　2 下船後3月以内　3 通勤災害

保険医療機関の所在地及び名称

傷病名	診療開始日	転帰
(1) てんかん	(1)　年 2 月 13 日	治ゆ　死亡　中止
(2) 感冒	(2)　年 4 月 7 日	
(3)	(3)　年　月　日	

診療実日数　保険　日　公費①　3 日　公費②　4 日

■診療分全部について記載する。

障害者総合支援法分

生活保護法分

区分	項目		点	公費分点数
⑪ 初診	時間外・休日・深夜　回			
⑫ 再診	再診	75 × 4 回	300	精神 225
	外来管理加算	52 × 4 回	208	156
	時間外	× 回		
	休日	× 回		
	深夜	× 回		
⑬ 医学管理				
⑭ 在宅	往診	回		
	夜間	回		
	深夜・緊急	回		
	在宅患者訪問診療	回		
	その他			
	薬剤			
⑳ 投薬	㉑ 内服 薬剤	31 単位	198	168
	㉑ 内服 調剤	11 × 3 回	33	22
	㉒ 屯服 薬剤	単位		
	㉓ 外用 薬剤	単位		
	㉓ 外用 調剤	× 回		
	㉕ 処方	42 × 3 回	126	84
	㉖ 麻毒	回		
	㉗ 調基		14	14
㉚ 注射	㉛ 皮下筋肉内	2 回	74	
	㉜ 静脈内	回		
	㉝ その他	回		
㊵ 処置	薬剤	回		
㊿ 手術麻酔	薬剤	回		
60 検査病理	薬剤	回		
70 画像診断	薬剤	回		
80 その他	処方せん	回		
	薬剤			

■第1公費である障害者総合支援法分（精神通院）を記載する。

■第2公費である生活保護法分は省略してもよい。

㉑　$\frac{6 \times 28}{10 \times 3}$

㉛　37× 2

療養の給付	請求　点	※決定　点	一部負担金額　円
保険			減額　割(円)免除・支払猶予
公費①	669	※　点	円
公費②	272	※　点	円

※高額療養費　円　※公費負担点数　点　※公費負担点数　点

障害者総合支援法分

生活保護分のみを記載

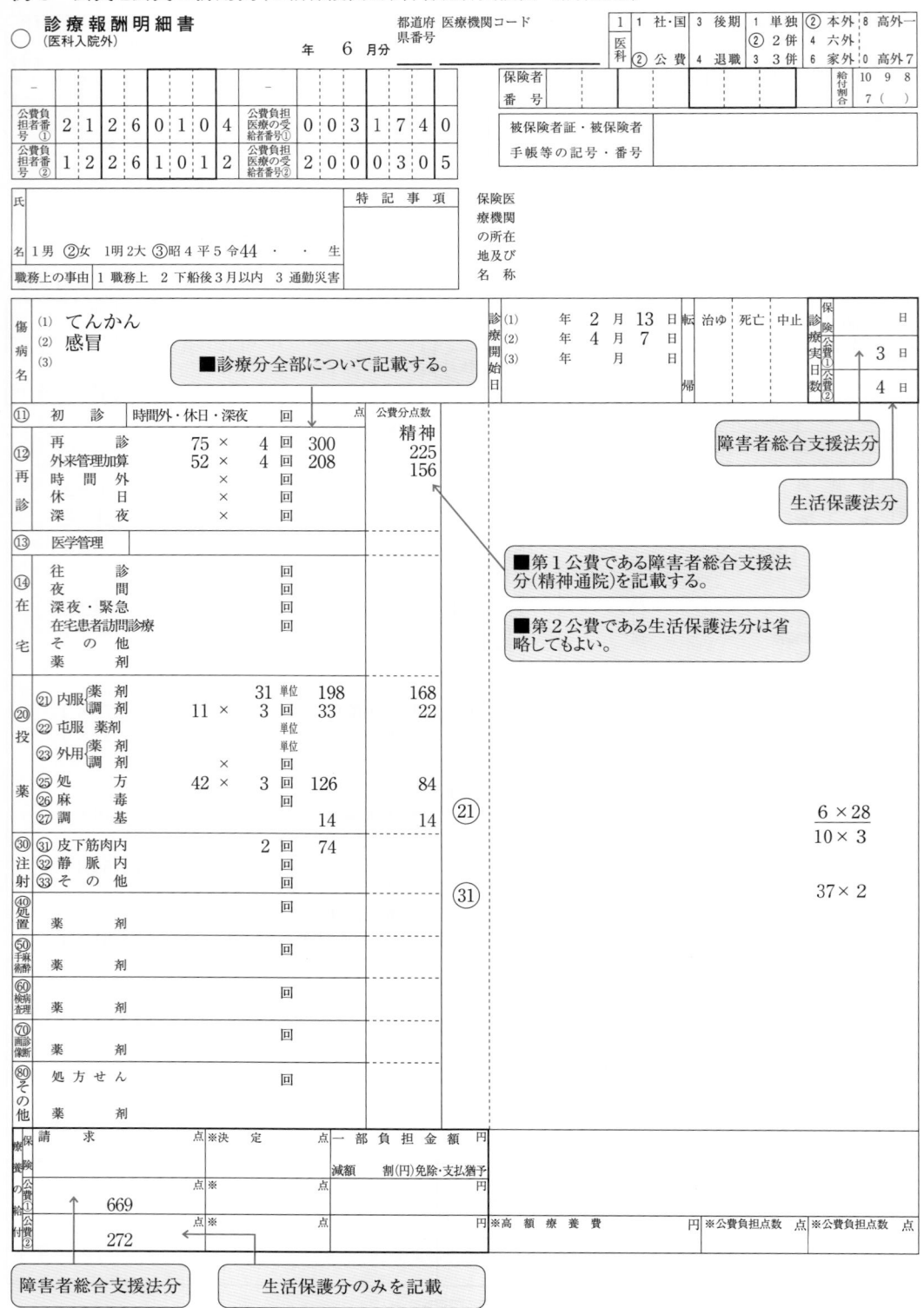

注1）　全点数が「21」の対象となる場合は「21」の単独レセプトで請求する。詳細は障害者総合支援法（p. 167）を参照されたい。

例７　後期高齢者医療（入院外の場合）

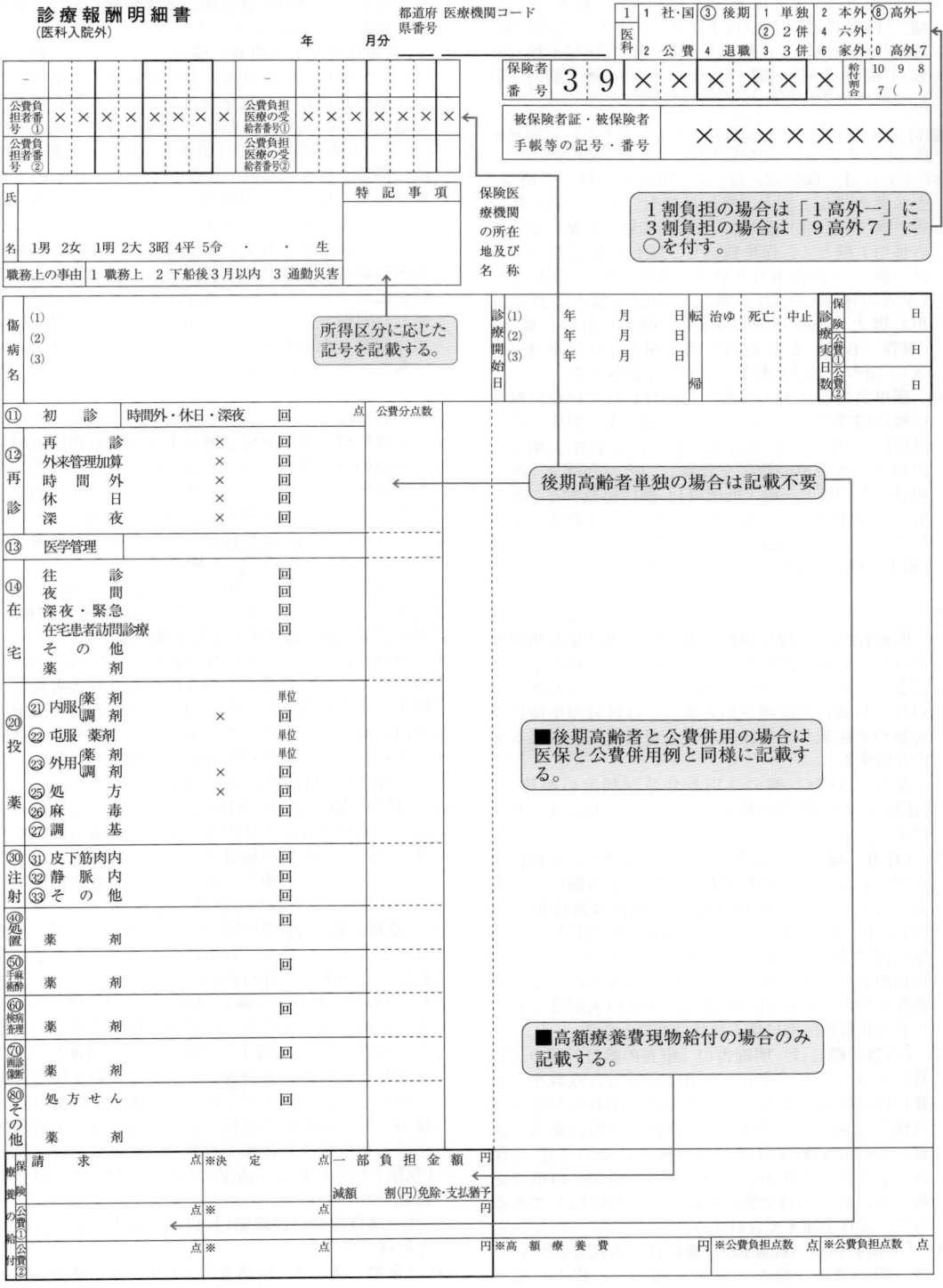

診療報酬明細書
（医科入院外）

年　月分　都道府県番号　医療機関コード

1 医科	1 社・国 ③ 後期	1 単独	2 本外	⑧ 高外一
	2 公費 4 退職	② 2併	4 六外	
		3 3併	6 家外	0 高外7

保険者番号	3	9	×	×	×	×	×	×	給付割合 10 9 8 7（ ）

公費負担者番号①	×	×	×	×	×	×	×	×	公費負担医療の受給者番号①	×	×	×	×	×	×	×
公費負担者番号②									公費負担医療の受給者番号②							

被保険者証・被保険者手帳等の記号・番号	×××××××

氏名　1男 2女　1明 2大 3昭 4平 5令　・　・　生

特記事項

職務上の事由　1 職務上　2 下船後3月以内　3 通勤災害

保険医療機関の所在地及び名称

1割負担の場合は「1高外一」に
3割負担の場合は「9高外7」に
○を付す。

所得区分に応じた
記号を記載する。

傷病名	診療開始日		転帰	診療実日数
(1)	(1) 年 月 日	治ゆ 死亡 中止		保険 日
(2)	(2) 年 月 日			公費① 日
(3)	(3) 年 月 日			公費② 日

区分	項目		回	点　公費分点数
⑪ 初診	時間外・休日・深夜		回	
⑫ 再診	再診	×	回	
	外来管理加算	×	回	
	時間外	×	回	
	休日	×	回	
	深夜	×	回	
⑬	医学管理			
⑭ 在宅	往診		回	
	夜間		回	
	深夜・緊急		回	
	在宅患者訪問診療		回	
	その他			
	薬剤			
⑳ 投薬	㉑ 内服 薬剤		単位	
	㉑ 内服 調剤	×	回	
	㉒ 屯服 薬剤		単位	
	㉓ 外用 薬剤		単位	
	㉓ 外用 調剤	×	回	
	㉕ 処方	×	回	
	㉖ 麻毒		回	
	㉗ 調基			
㉚ 注射	㉛ 皮下筋肉内		回	
	㉜ 静脈内		回	
	㉝ その他		回	
㊵ 処置			回	
	薬剤			
㊿ 手術麻酔			回	
	薬剤			
60 検査病理			回	
	薬剤			
70 画像診断			回	
	薬剤			
80 その他	処方せん		回	
	薬剤			

後期高齢者単独の場合は記載不要

■後期高齢者と公費併用の場合は医保と公費併用例と同様に記載する。

■高額療養費現物給付の場合のみ記載する。

療養の給付	請求 点	※決定 点	一部負担金額 円
保険			減額 割(円)免除・支払猶予
公費①	点	※ 点	円
公費②	点	※ 点	円

※高額療養費 円	※公費負担点数 点	※公費負担点数 点

計を記載する。

(4) **「医保単独（七〇以上一般・低所得）」欄**の「小計」欄，「医保単独（七〇以上七割）」欄の「小計」欄，「医保単独（本人）」欄の「小計」欄，「医保単独（家族）」欄の「小計」欄，「医保単独（六歳）」欄の「小計」欄にはそれぞれの合計を記載する。

編注） １割負担の者と２割負担の者が混在するが，「医保単独（七〇以上一般・低所得）」欄に合算して記載する。

(5) **「①合計」欄**には，「医保（70以上一般・低所得）と公費の併用」欄と「医保単独七〇以上一般・低所得」欄の「小計」欄と，「医保（70以上７割）と公費の併用」欄と「医保単独（七〇以上七割）」欄の「小計」欄と，「医保本人と公費の併用」欄と「医保単独（本人）」欄の「小計」欄と，「医保家族と公費の併用」欄と「医保単独（家族）」欄の「小計」欄と，「医保（６歳）と公費の併用」欄と「医保単独（六歳）」欄の「小計」欄とを合計して記載する。

(6) **医事会計システムの電算化が行われていない保険医療機関等**にあっては，「医保単独（七〇以上一般・低所得）」欄と，「医保単独（七〇以上七割）」欄とに記載すべき各項の数字を合算し，その合計を「医保単独（七〇以上一般・低所得）」欄に記載することをもって請求できる。この場合には，当該合算を実施した上で各項を記載していることがわかるように「備考」欄に合算している旨を記載する。

８．「公費負担」欄の「公費と医保の併用」欄について

(1) **医療保険と公費負担医療の併用の者に係る明細書**のうち，公費負担医療に係る分を公費負担医療制度ごとに記載する。「区分」欄に不動文字が記載されていない公費負担医療がある場合には区分の空欄に法別番号を記載し，当該制度の公費負担医療に係る分を記載する。

なお，「区分」欄の法別番号及び制度の略称は，「法別番号及び制度の略称表」（p. 21）に示すとおりである。

(2) **「件数」欄**には，公費負担医療制度ごとに明細書の件数を合計して，それぞれの制度の該当欄に記載する。したがって，医療保険と２種の公費負担医療〔例えば，感染症の予防及び感染症の患者に対する医療に関する法律（以下「感染症法」という）による結核患者の適正医療と障害者総合支援法による精神通院医療等〕の併用の場合は，１枚の明細書であっても公費負担医療に係る件数は２件となる。

(3) **「点数」欄**には，明細書の「療養の給付」欄の「公費」の項に係る「請求」の項に記載した点数を，公費負担医療制度ごとに合計してそれぞれの制度の該当欄に記載する。ただし，「公費」の項に係る「請求」の項の記載を省略した明細書については，「保険」または「公費①」の項に係る「請求」の項に記載した点数が当該公費負担医療の点数と同じであるので，これを加えて合計する。

(4) **「一部負担金（控除額）」欄**には，入院分については，明細書の「療養の給付」欄の「公費①」及び「公費②」の項に係る「負担金額」の項に記載した金額を公費負担医療制度ごとに合計して，それぞれの制度の該当欄に記載する。また，入院外分については，明細書の「療養の給付」欄の「公費①」及び「公費②」の項に係る「一部負担金額」の項に記載した金額を公費負担医療制度ごとに合計して，それぞれの制度の該当欄に記載する。

(5) **「食事療養・生活療養」欄**については，「件数」欄には，公費負担医療制度ごとに明細書の食事療養及び生活療養に係る件数を合計して，それぞれの制度の該当欄に記載する。また，「金額」欄には明細書の「食事・生活療養」欄の「公費①」及び「公費②」の項に係る「請求」の項に記載されている金額を，「標準負担額」欄には，明細書の「食事・生活療養」欄の「公費①」及び「公費②」の項に係る「標準負担額」の項に記載されている金額を，それぞれ公費負担医療制度ごとに合計して，それぞれの制度の該当欄に記載する。ただし，「公費」の項に係る記載を省略した明細書については，「保険」又は「公費①」の項に記載した金額が当該公費負担医療の金額と同じであるので，これを加えて合計する。

９．「公費負担」欄の「公費と公費の併用」欄について

(1) **公費負担医療のみで２種以上の公費負担医療の併用が行われた場合**には，当該併用の者に係る明細書分を記載する。公費負担医療が２種の場合，例えば生活保護法による医療扶助に係る分と感染症法による結核患者の適正医療に係る分とを併せて請求する場合には「12（生保）／10（感37の２）」欄に記載する。これ以外の公費負担医療の組合せについて請求する場合には，空欄にそれぞれの公費負担医療の法別番号を記載し，当該公費負担医療に係る分を記載する。

なお，特例的に，生活保護法による医療扶助，感染症法による結核患者の適正医療及び障害者総合支援法による精神通院医療等の３種の公費負担医療の併用の場合があるが，この場合は，空欄を取り繕ってそれぞれの公費負担医療の法別番号を記載し，当該公費負担医療に係る分を記載する。

(2) **「件数」欄**には，公費負担医療制度ごとに明細書並びに食事療養及び生活療養に係る明細書の件数を合計して，それぞれの制度の該当欄に記載する。したがって，１枚の明細書であっても，公費負担医療に係る件数は，２件ないし３件となる。

(3) **「点数」欄**には，明細書の「療養の給付」欄の「公費①」及び「公費②」の項に係る「請求」の項に記載した点数を，公費負担医療制度ごとに合計してそれぞれの制度の該当欄に記載する。ただし，「公費②」の項に係る「請求」の項の記載を省略した明細書については，「公費①」の項に係る「請求」の項に記載した点数が当該公費負担医療の点数と同じであるので，これを加えて合計する。また，特例的に３種の公費負担医療の併用を行った場合は，生活保護法による医療扶助に係る点数は「療養の給付」欄の「保険」の項に係る「請求」の項の点数をも合計して記載する。

(4) **「一部負担金（控除額）」欄**の記載方法は，８の(4)と同様であること。

(5) **「金額」欄**には，明細書の「食事・生活療養」欄の「公費①」及び「公費②」の項に係る「請求」の項に記載されている金額を，それぞれ公費負担医療制度ごとに合計して，それぞれの制度の該当欄に記載する。ただし，「公費②」の項に係る記載を省略した明

細書については，「公費①」の項に記載した金額が当該公費負担医療の金額と同じであるので，これに加えて合計する。また，特例的に３種の公費負担医療の併用を行った場合は，生活保護法に係る金額は明細書の「食事・生活療養」欄の「保険」の項に係る「請求」の項の金額を合計して記載する。

10.「公費負担」欄の「公費単独」欄について

(1) **公費負担医療単独の者に係る明細書**分を公費負担医療制度ごとに記載する。「区分」欄に不動文字が記載されていない公費負担医療がある場合には区分の空欄に法別番号を記載し，当該制度の公費負担医療に係る分を記載する。

なお，公費負担医療に係る法別番号及び制度の略称は，「法別番号及び制度の略称表」（p. 22）に示すとおりである。

(2) **「件数」欄**には，公費負担医療制度ごとに明細書並びに食事療養及び生活療養に係る明細書の件数を合計して，それぞれの制度の該当欄に記載する。

(3) **「点数」欄**には，明細書の「療養の給付」欄の「公費①」の項に係る「請求」の項に記載した点数を，公費負担医療制度ごとに合計してそれぞれの制度の該当欄に記載する。

(4) **「一部負担金（控除額）」欄**には，入院分については，明細書の「療養の給付」欄の「公費①」の項に係る「負担金額」の項に記載した金額を公費負担医療制度ごとに合計して，それぞれの制度の該当欄に記載する。また，入院外分については，公費負担医療制度ごとに明細書の「療養の給付」欄の「公費①」の項に係る「一部負担金額」の項の金額を合計して，それぞれの制度の該当欄に記載する。

(5) **「金額」欄**には，明細書の「食事・生活療養」欄の「公費①」の項に係る「請求」の項に記載されている金額をそれぞれ公費負担医療制度ごとに合計して，それぞれの制度の該当欄に記載する。

11.「②合計」欄について

「公費と医保の併用」，「公費と公費の併用」，「公費単独」欄の「件数」欄の請求件数を合計して記載する。

12.「総件数①＋②」欄について

「①合計」欄及び「②合計」欄の請求件数を合計して記載する。

13.「備考」欄について

定数超過入院に該当する保険医療機関にあっては，(超過)，医療法の人員標準を満たさない保険医療機関にあっては，(標欠) の記載をする。

請求
請求書

図１（1） 請求書（入院・入院外）

様式第一（二）（第二条関係）

令和　年　月分診療報酬請求書（医科・歯科　入院・入院外併用）

別　記　殿　　　　医療機関コード

下記のとおり請求します。　　年　　月　　日

保険医療機関の
所在地及び名称
開設者氏名　　　　　印

入・外

区分		療養の給付 件数	診療実日数	点数	一部負担金	食事療養・生活療養 件数	回数	金額	標準負担額
医療保険	医保（70以上一般・低所得）と公費の併用								
医保単独（七〇以上一般・低所得）	01（協会）								
	02（船）職務上								
	02（船）職務外								
	03（日）								
	04（日特）								
	31～34(共) 下船３月								
	31～34(共) 一般								
	06（組）								
	63･72～75（退）								
	小計								
	医保（70以上7割）と公費の併用								
医保単独（七〇以上七割）	01（協会）								
	02（船）職務上								
	02（船）職務外								
	31～34(共) 下船３月								
	31～34(共) 一般								
	06（組）								
	63･72～75（退）								
	小計								
	医保本人と公費の併用								
医保単独（本人）	01（協会）								
	02（船）職務上								
	02（船）職務外								
	03（日）								
	04（日特）								
	31～34(共) 下船３月								
	31～34(共) 一般								
	06（組）								
	07（自）								
	63･72～75（退）								
	小計								
	医保家族と公費の併用								
医保単独（家族）	01（協会）								
	02（船）								
	03（日）								
	04（日特）								
	31～34（共）								
	06（組）								
	63･72～75（退）								
	小計								
	医保（6歳）と公費の併用								
医保単独（六歳）	01（協会）								
	02（船）								
	03（日）								
	04（日特）								
	31～34（共）								
	06（組）								
	63･72～75（退）								
	小計								
①合計									

備考　この用紙は，日本工業規格A列４番とすること。

図１（2）

医療機関コード

入・外

区分		療養の給付 件数	診療実日数	点数	一部負担金（控除額）	食事療養・生活療養 件数	回数	金額	標準負担額
公費負担 公費と医保の併用	12（生保）								
	10（感染症37の2）								
公費と公費の併用	12（生保）								
	10（感染症37の2）								
公費単独	12（生保）								
	11（結核入院）								
	20（精神29）								
②合計									
総件数①＋②		件	請求金額			円			

備　考

備考　この用紙は，日本工業規格A列４番とすること。

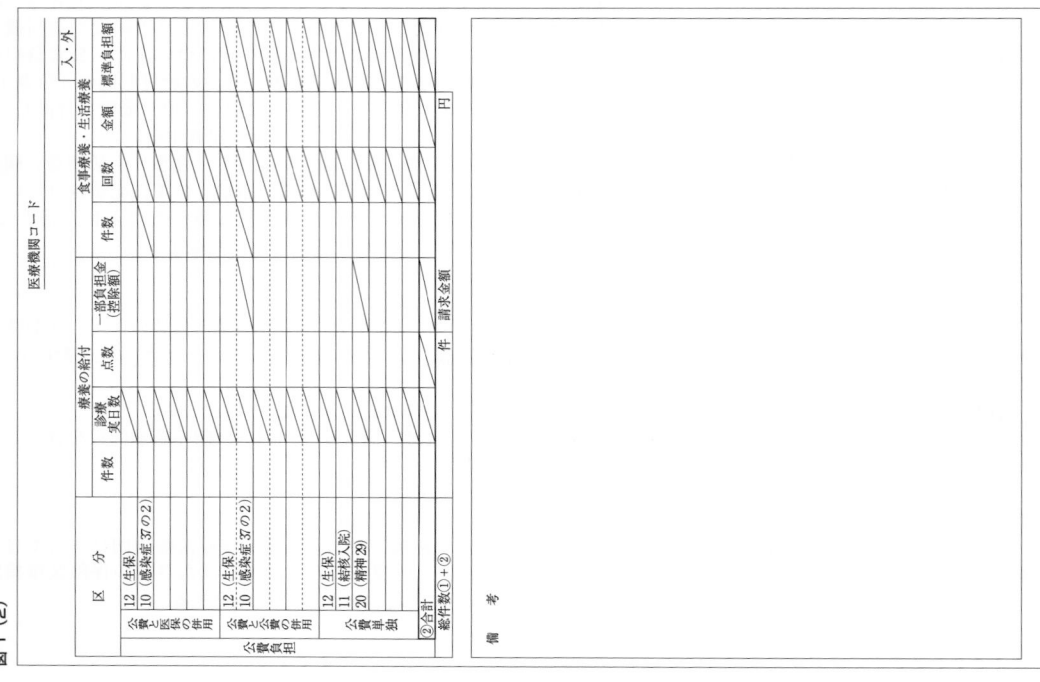

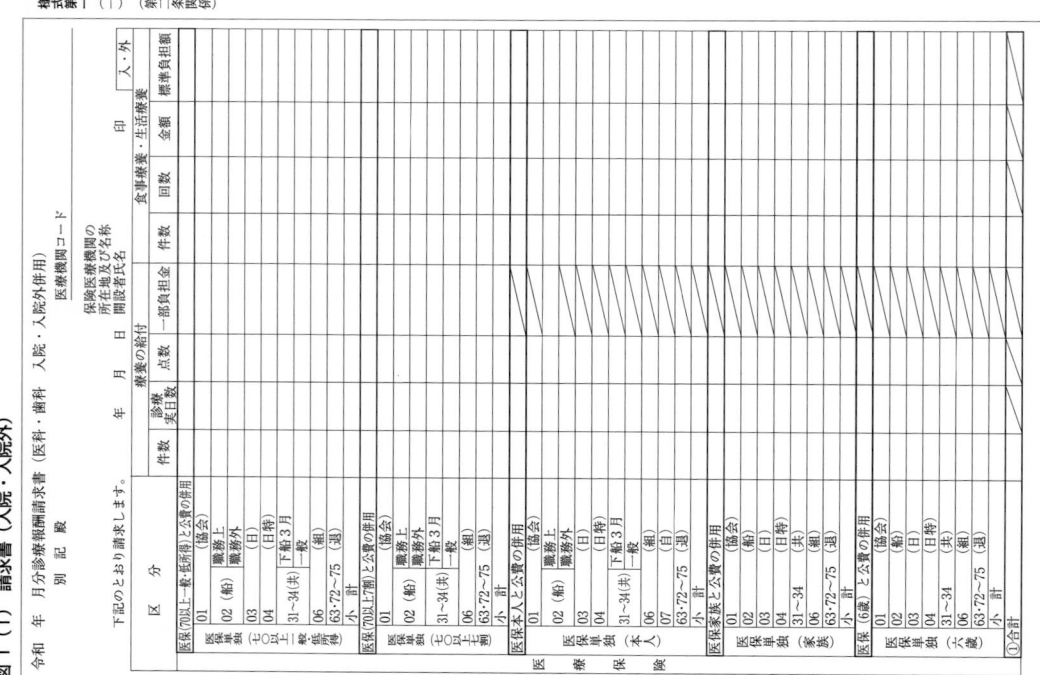

図２（１）　請求書（入院外）

様式第一（二）（第二条関係）

令和　年　月分診療報酬請求書（医科・入院外）
別　記　殿

医療機関コード

保険医療機関の
所在地及び名称
開設者氏名　　　　　　　　印

下記のとおり請求します。　　年　　月　　日

区分			件数	診療実日数	点数	一部負担金
医療保険	医保(70以上一般・低所得)と公費の併用					
	医保単独（七〇以上一般・低所得）	01（協会）				
		02（船）職務上				
		02（船）職務外				
		03（日）				
		04（日特）				
		31～34(共) 下船３月				
		31～34(共) 一般				
		06（組）				
		63・72～75（退）				
		小　計				
	医保(70以上7割)と公費の併用					
	医保単独（七〇以上七割）	01（協会）				
		02（船）職務上				
		02（船）職務外				
		31～34(共) 下船３月				
		31～34(共) 一般				
		06（組）				
		63・72～75（退）				
		小　計				
	医保本人と公費の併用					
	医保単独（本人）	01（協会）				
		02（船）職務上				
		02（船）職務外				
		03（日）				
		04（日特）				
		31～34(共) 下船３月				
		31～34(共) 一般				
		06（組）				
		07（自）				
		63・72～75（退）				
		小　計				
	医保家族と公費の併用					
	医保単独（家族）	01（協会）				
		02（船）				
		03（日）				
		04（日特）				
		31～34（共）				
		06（組）				
		63・72～75（退）				
		小　計				
	医保（6歳）と公費の併用					
	医保単独（六歳）	01（協会）				
		02（船）				
		03（日）				
		04（日特）				
		31～34（共）				
		06（組）				
		63・72～75（退）				
		小　計				
①合計						

備考　この用紙は，日本工業規格A列４番とすること。

図２（２）

医療機関コード

区分			件数	診療実日数	点数	一部負担金（控除額）
公費負担	公費と医保の併用	12（生保）				
		10（感染症37の2）				
	公費と公費の併用	12（生保）				
		10（感染症37の2）				
	公費単独	12（生保）				
		11（結核入院）				
		20（精神29）				
②合計						
総件数①＋②			件	請求金額		円

備　考

備考　この用紙は，日本工業規格A列４番とすること。

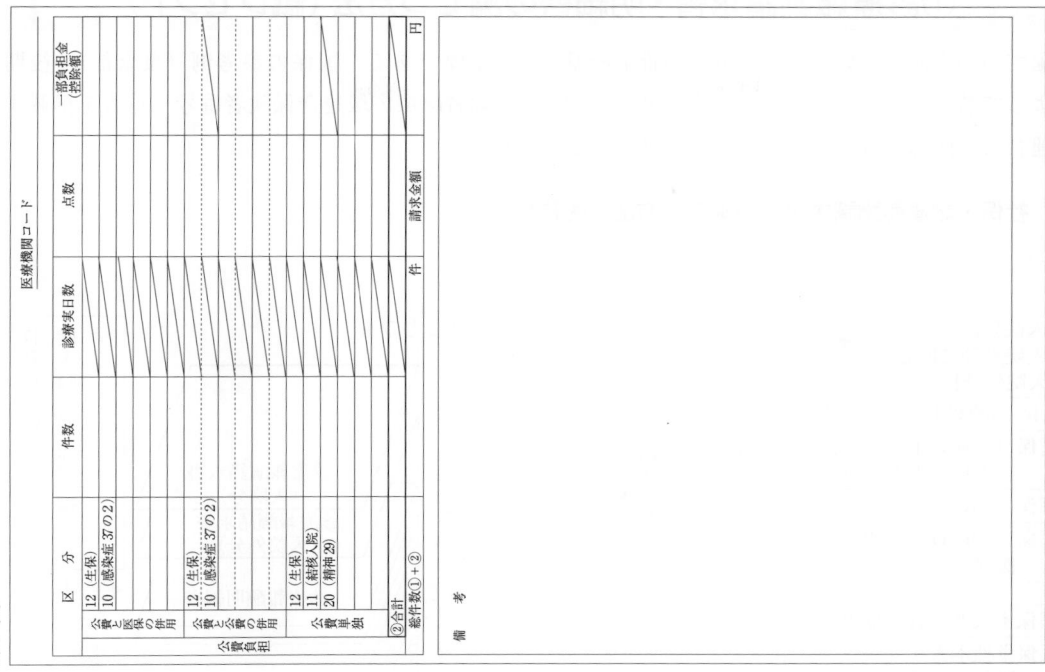

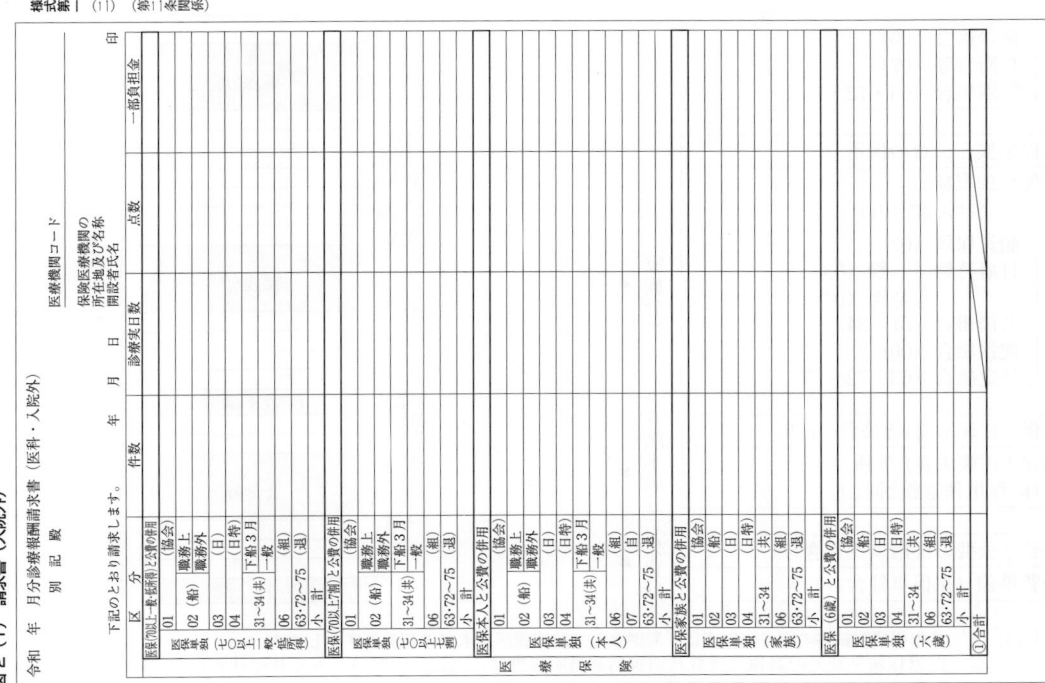

①診療報酬請求書・明細書の編てつ方法（紙レセプト）

編てつの方法について，国保分は各都道府県によって若干異なるので，地域の支払基金，国保連合会，医師会等に問合せ，正確を期すことが重要である。国保の参考例（東京都），後期高齢者医療広域連合保険者番号一覧表を掲載する。

A　社保・診療報酬請求書等の編てつ方法【医科】

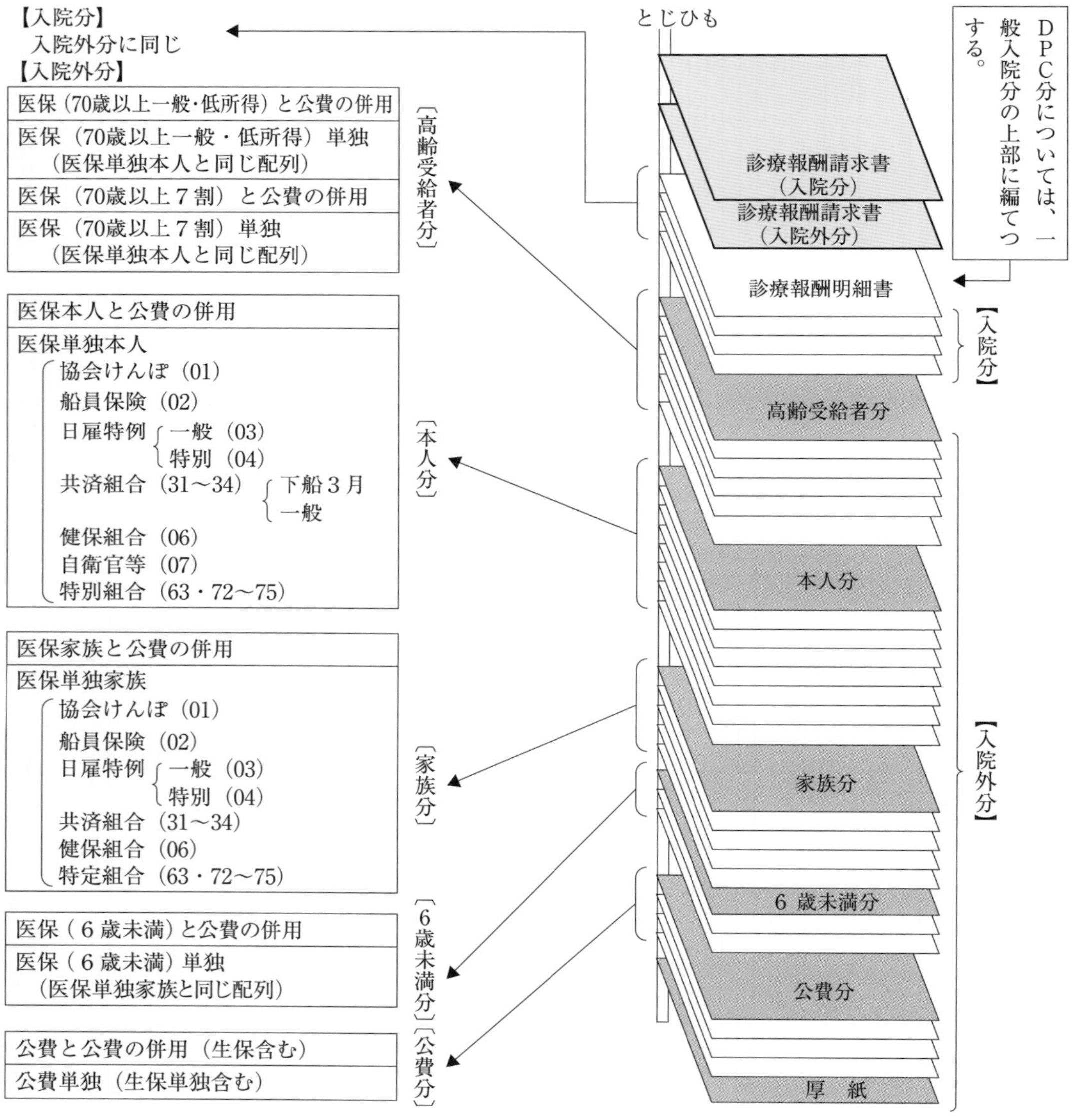

（注）１　診療報酬明細書の編てつ順序は，原則として診療報酬請求書の記載順序とします。
２　医療保険単独分の高額療養費長期疾病該当明細書は，入院，入院外ともそれぞれ各管掌の最上部に編てつします。

B　国保・診療報酬請求書等の編てつ方法

（東京都の例，2024年４月現在）

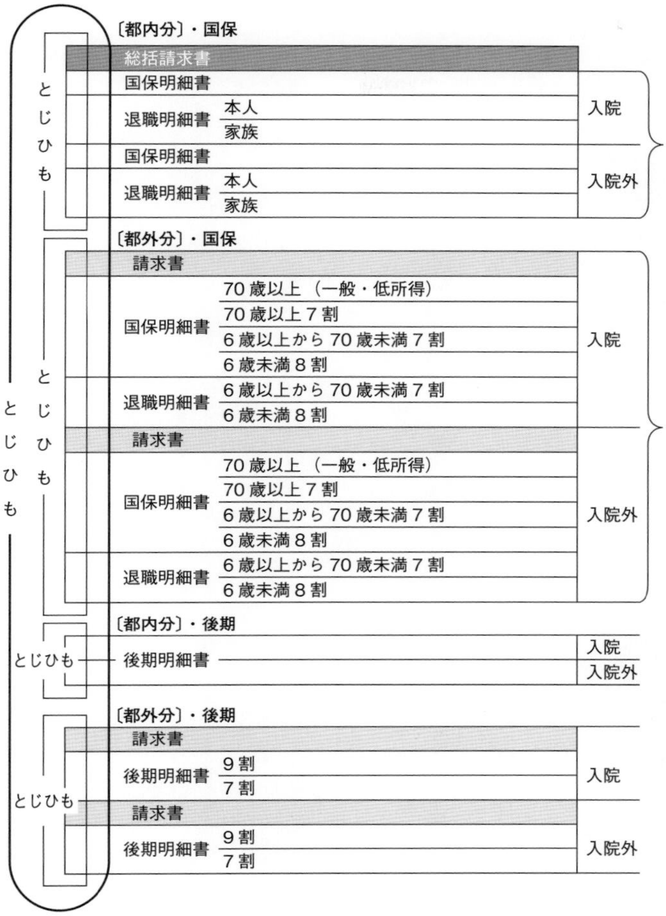

明細書の並べ方
1．「国保分・退職明細書」には高齢受給者を含めて綴じる。
2．「国保分」
①左記種別に大別する。
②さらに併用分と単独分とに分ける。
③上から 133033→138644 の保険者順に編綴して下さい。

（注）
一部負担金割合別にまとめる必要はありません。

都外分に係る明細書の並べ方
①保険者単位
②請求書の記載順
③北海道～沖縄県

「後期分」
①左記種別に大別する。
②さらに併用分と単独分とに分ける。
③上から 39131016→39134218 の順に編綴してください。

①請求書は都道府県単位で作成する。
②都外分に係る明細書の並べ方
ア　広域連合単位
イ　請求書の記載順
ウ　北海道～沖縄県

C　後期高齢者医療広域連合保険者番号一覧表

都道府県名	後期連合保険者番号	都道府県名	後期連合保険者番号	都道府県名	後期連合保険者番号
北海道	39010004	石川	39170006	岡山	39330006
青森	39020003	福井	39180005	広島	39340005
岩手	39030002	山梨	39190004	山口	39350004
宮城	39040001	長野	39200001	徳島	39360003
秋田	39050000	岐阜	39210000	香川	39370002
山形	39060009	静岡	39220009	愛媛	39380001
福島	39070008	愛知	39230008	高知	39390000
茨城	39080007	三重	39240007	福岡	39400007
栃木	39090006	滋賀	39250006	佐賀	39410006
群馬	39100003	京都	39260005	長崎	39420005
埼玉	39110002	大阪	39270004	熊本	39430004
千葉	39120001	兵庫	39280003	大分	39440003
東京	39130000	奈良	39290002	宮崎	39450002
神奈川	39140009	和歌山	39300009	鹿児島	39460001
新潟	39150008	鳥取	39310008	沖縄	39470000
富山	39160007	島根	39320007		

第Ⅱ部
各種公費負担医療制度の実務

公費負担医療等の取扱い上のポイント（再掲）

①保健所等へ患者発生の届出の必要がある場合の届出についての確認
②公費負担医療の取扱い上の契約は済んでいるか。またその内容の確認
③医療証等，受診に係る要件，有効期間等の確認。医療保険と併用の場合は保険証も確認する。
④負担金に関する徴収等およびその内容についての確認
⑤診療報酬等の負担区分，請求方法などの確認
⑥都道府県条例等による助成制度の適用範囲等の確認
（自県外での公費扱いの可否を確認し，自県外で公費扱いが不可の場合は保険扱いとし，一部負担金を徴収。患者が申請することにより，公費助成分は原則として返還されるが償還払いを行わない制度もある）

注　退職者医療（国保）に係る公費負担の関係は，経過措置ですべて一般国民健康保険と公費負担の扱いに準じて取り扱われているが，退職者医療（国保）は2015年３月31日をもって新規加入受付は終了となった。同年４月以降はすでに加入している者が65歳に達するまでは継続できるが，加入者がいなくなれば廃止される。

公費負担医療の事務取扱い等の流れと留意事項（再掲）

1　保健所等への患者発生の届出の必要性を確認する

● 結核等，感染症法で定められた結核等の感染症について届出をする。

2　患者が持参した医療証等の公費負担医療の取扱い契約の確認をする

● 原則的には制度ごとに，各医療機関ごとの契約等の手続きが必要だが医師会単位で一括契約の場合もある。以下の事項について確認する。
ア．各医療機関ごとの手続きが必要なのか。医師会加入医療機関は一括契約なのか。
イ．保険医療機関であれば取扱い可能なのか。
「(39) 後期高齢者」「(53) 措置医療」「国の公害」等
ウ．医療証発行の都道府県内のみで公費併用の扱いになる制度なのか。
（他県の患者が受診した時，又は，自県の患者が県外で受診した時は，公費助成分は原則として償還払いとなる。なお償還を行わない制度もある）

3　持参した医療証等の確認をする

● 複数の医療証等を持参の場合は優先順位（**表５，p. 22**）に従い適用し，それぞれの制度について以下の留意点に基づき取り扱う。
● 有効期限を確認する。
ア．医療証等の有効期限は１～２年である。失効している場合は失効前と同じ内容で旧証が更新されるとは限らないので，新証が交付されるまでは，仮に保険診療扱いにしておくなど注意を要する。
イ．医療証等を申請中で窓口に提示がない場合も仮に保険診療の扱いをするなど注意を要する。医療証等は申請日にさかのぼって交付されるケースが多いが，いつから有効なのか交付された医療証等で確認のうえ，公費負担医療扱いをする。また全疾患が助成の対象になるのかも併せて確認する。
ウ．生活保護法の医療券は毎月更新される。同一人物の医療券であっても，当月の医療券を必ず確認する。なお都道府県によっては毎月交付番号等を変更している。
● 公費負担医療と医療保険の併用の場合は保険証も併せて確認する。

4　一部負担金の有無を確認する

● 一部負担金ありで定率負担の場合は月末まで定率の負担金を徴収する。定額負担の場合は上限額まで徴収する（薬局や他医療機関に受診している場合，それらの金額を合算して上限額とするのか，各医療機関ごとに徴収するのか確認する。なお，一部負担金上限額管理票等を用いる場合もある。)。
● 定められた疾患の医療費のみ公費助成される場合，対象外の医療費は，保険診療扱いとなり，医療保険の一部負担金を徴収する。
● 要注意の制度
「(54) (51) 難病の特定医療・特定疾患」「(52) 小児慢性」「(10) 感染症法（結核適正医療)」「(21) 自立支援医療（精神通院医療)」「(15) 自立支援医療（更生医療)「(38) 肝炎治療特別促進事業」等々

5　請求はレセプトを用いて公費併用として請求するのか，レセプト以外に必要なものはあるのかを確認する

6　編綴方法はどうするのかを確認する（紙レセプトの場合）

7　最近，変更されている点はないかを確認する

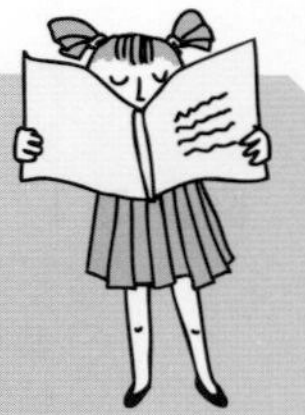

01 感染症予防・医療法

感染症の予防及び感染症の患者に対する医療に関する法律

I　感染症予防・医療法（結核を除く）の取扱い

結核以外の感染症についての取扱いと対策を以下に解説する。なお結核については，本章の「II　結核医療の取扱い」（p. 60）で解説する。

Ⓐ制度のあらましと運営

1．本法の改定経緯と制度の目的

1897年に施行された伝染病予防法をはじめ，その時々において社会防衛を優先に新しい予防対策も加えられたが，新しい感染症も増えるなどの時代の要請に応えるため，「感染症の予防及び感染症の患者に対する医療に関する法律」（以下「感染症法」とする）が1999年４月１日から施行された。

この法律は，感染症の予防および感染症の患者に対する医療に関し必要な措置を定めるとともに，感染症の発生の予防および蔓延の防止を図り，もって公衆衛生の向上および増進を図ることを目的として制定された。

2006年12月にも本法は改定され，結核予防法が廃止された。これに伴い，2007年４月から結核は二類感染症とされ本法で取り扱うことになった。また，感染症患者発生時の届出方法についても変更されている。結核の取扱いについては，本項の後半に掲載した。また，現在の取扱いの概要は**図表1-1**のとおりである。

本法の目的は，感染症の患者の人権に配慮しつつ，新感染症，その他の感染症に迅速かつ的確に対応でき，かつ総合的，計画的に推進されることを法の理念としている。

また，2020年に患者数が激増した新型コロナウイルス感染症は，臨時的特例措置として医療費の一部が助成されていたが，現在は助成されていない。

2．感染症の種類と届出

この法による感染症の区分，傷病名は次のとおりとなっている。

⑴　感染症区分と対象疾患

「感染症」は，①指定感染症，②新感染症，③１類感染症，④２類感染症，⑤３類感染症，⑥４類感染症，⑦５類感染症，⑧新型インフルエンザ等感染症――の８種類に分類されている（**図表1-2**参照）。このほかに，表に示された疾病の疑似症を呈している者，感染症の病原体を保有している者で当該感染症の症状を呈していない無症状病原体保有者の場合がある。

⑵　感染症各区分ごとの届出

《医師の届出》

感染症に関する情報の収集に関する規定として，第12条で医師の届出について定めている。医師は，次に掲げる者を診断したときは，届け出なければならない（**図表1-2**，p. 54）。

①一類感染症の患者，二類感染症，三類感染症，四類感染症または新型インフルエンザ等感染症の患者
無症状病原体保有者
新感染症にかかっていると疑われる者

①に掲げる者を診断したときは，直ちにそ

図表 1-1　感染症法等の概要

- ○ 生物テロや事故による感染症の発生・まん延を防止するための病原体等の管理体制の確立
- ○ 最新の医学的知見に基づく感染症の分類見直し
- ○ 結核を感染症法に位置付けて総合的な対策を実施

- ○ 基本理念：国際的動向をふまえた施策，人権尊重
- ○ 責務規定：医師等の責務規定の充実，病原体等の検査を行っている機関の責務
- ○ 基本指針：病原体等を適正に取り扱う体制の確保に関する事項

○病原体等の規制
- ・病原性，国民の生命及び健康に対する影響に応じて一種病原体等から四種病原体等までに四分類
- ・所持，輸入の禁止，許可届出，基準遵守等の規制

○感染症に関する情報収集・公表
- ・医師・獣医師の届出
- ・積極的疫学調査
- ・慢性感染症に関する情報の収集
- ・発生状況等の情報の公表

○健康診断，就業制限，入院及び医療
- ・健康診断，就業制限
- ・入院勧告・入院措置（必要最小限度の原則，手続きの整備）
- ・入院患者（結核を含む）の医療
- ・結核患者の通院医療

○その他
- ・消毒，交通制限，遮断等
- ・指定動物の輸入禁止，輸入検疫
- ・結核感染動物の対処
- ・コレラ及び黄熱を検疫対象から除外
- ・結核の定期の予防接種を予防接種法に位置付け

の者の氏名，年齢，性別，厚生労働省令で定める事項を最寄りの保健所長を経由して都道府県知事に届け出なければならない。

②厚生労働省令で定める五類感染症の患者（厚生労働省令で定める五類感染症の無症状病原体保有者を含む）

②に掲げる者については７日以内にその者の年齢，性別その他厚生労働省令で定める事項を最寄りの保健所長を経由して都道府県知事に届け出なければならない。

このほか，感染症の発生の状況および動向把握のため，都道府県知事が同意を得て指定した医療機関（指定届出機関）の管理者は，五類感染症のうち厚生労働省令で定める感染症，若しくは二類感染症，三類感染症，四類感染症若しくは五類感染症の疑似症のうち厚生労働省令で定めるものの患者を診断したとき，または死亡した者の死体を検案したときは，指定届出機関の所在地を管轄する都道府県知事に届け出なければならない（法第14条）。

なお，届出，動向の把握，原因の調査等により収集した感染症に関する情報については，分析を行い，感染症の発生の状況，動向及び原因に関する情報並びに当該感染症の予防及び治療に必要な情報を新聞，放送，インターネットその他適切な方法により積極的に公表しなければならないとし，公表に当たり，個人情報の保護に留意しなければならない（法第16条）。

《指定医療機関の届出（定点把握）》

開設者の同意を得て都道府県知事が指定した医療機関の管理者は，厚生労働省令で定める五類感染症の患者を診断したときには，都道府県知事に届け出なければならない。

当該五類感染症および指定届出機関の指定区分は**図表1-3**のとおり（法第14条及び施行規則第６条関係）。

３．疑似症患者および無症状病原体保有者に対するこの法律の適用について

(1)　１類感染症の疑似症患者または２類感染症のうち政令で定めるものの疑似症患者については，それぞれ１類感染症の患者または２類感染症の患者とみなして，この法律を適用する。

(2)　新型インフルエンザ等感染症の疑似症患者であって当該感染症にかかっていると疑うに足りる正当な理由のあるものについては，新型インフルエンザ等感染症の患者とみなして，この法律の規定を適用する。

(3)　１類感染症の無症状病原体保持者または新型インフルエンザ等感染症の無症状病原体保有者については，それぞれについては，１類感染症の患者または新型インフルエンザ等感

図表 1-3　定点把握対象五類感染症および指定届出機関の指定区分

	定点把握対象の五類感染症	指定届出機関の指定区分
一	RSウイルス感染症，咽頭結膜熱，A群溶血性レンサ球菌咽頭炎，感染性胃腸炎，水痘，手足口病，伝染性紅斑，突発性発しん，百日咳，ヘルパンギーナ及び流行性耳下腺炎	診療科名中に小児科を含む病院又は診療所
二	インフルエンザ（鳥インフルエンザ及び新型インフルエンザ等感染症を除く）	診療科名中に内科又は小児科を含む病院又は診療所
三	急性出血性結膜炎，流行性角結膜炎	診療科名に眼科を含む病院又は診療所
四	性器クラミジア感染症，性器ヘルペスウイルス感染症，尖圭コンジローマ及び淋菌感染症	診療科名中に産婦人科若しくは産科若しくは婦人科，医療法施行令第３条の２第１項第１号ハ及ニ⑵の規定より性感染症と組み合わせた名称を診療科名とする診療科又は泌尿器科若しくは皮膚科を含む病院又は診療所
五	クラミジア肺炎（オウム病を除く），細菌性髄膜炎，ペニシリン耐性肺炎球菌感染症，マイコプラズマ肺炎，無菌性髄膜炎，メチシリン耐性黄色ブドウ球菌感染症，薬剤耐性アシネトバクター感染症及び薬剤耐性緑膿菌感染症	患者を300人以上収容する施設を有する病院であって，その診療科名中に内科及び外科を含むもの

染症の患者とみなして，この法律を適用する。

政令で定める疑似症患者を患者とみなす２類感染症は，コレラ，細菌性赤痢，腸チフス，パラチフスとしている。（平成10年12月28日，政令第420号）

4．運営の体制

法制定の目的，理念を効果的に推進するため，感染症対策に関する国および地方公共団体，国民や医師の責務の明確化や，感染症に関する情報の収集公表など施策の円滑な実施のため相互連携を図ることが重視されている。特に感染症患者の人権の保護に配慮することが求められている。

具体的には，厚生労働大臣の定める感染症の予防の総合的な推進のための「基本指針」に基づいて運営される。

5．感染症に関する指定医療機関

新感染症および１，２類感染症，新型インフルエンザ等感染症患者の入院を担当する「指定医療機関」は次のとおり。

⑴　特定感染症指定医療機関

新感染症の所見がある患者，１類・２類感染症の患者の入院を担当させる医療機関で，厚生労働大臣が指定した病院。

⑵　第1種感染症指定医療機関

１類・２類感染症の患者の入院を担当させる医療機関で，都道府県知事が指定した病院。

⑶　第2種感染症指定医療機関

２類感染症の患者，新型インフルエンザ等感染症の患者の入院を担当させる医療機関で，都道府県知事が指定した病院。

感染症患者のうち⑴〜⑵の指定医療機関において対応する場合，新感染症，１類感染症の患者は原則として入院，２類感染症患者は状況に応じて入院することとなる。

３類・４類・５類感染症患者は一般の医療機関において対応する。

公費負担医療の適用の有無は**図表1-4**のとおりである。

6．指定医療機関の義務

指定を受けた医療機関は，感染症指定医療機関療養担当規程（平成11年３月19日，厚生省告示第42号）の定めるところによって，法の規定による感染症の患者の医療を担当することになっている。この規程のなかで主な留意点は次のとおりである。

⑴　感染症の患者の医療は，患者を社会から隔離することそのものではなく，治療および感

図表 1-2　感染症類型別の対象疾患一覧と届出事項

類型	疾病名	対応	届出
新感染症	現在，対象となる感染症は定められていない	原則入院 （入院勧告）	全医療機関の全数届出義務
指定感染症	すでに知られている感染性の疾病（一・二・三類感染症および新型インフルエンザ等感染症を除く）であって政令で定めるもの	一～三類に準ずる扱い	
新型インフルエンザ等感染症（2疾患）	新型インフルエンザ，再興型インフルエンザ	状況に応じて入院 特定業務への就業制限	
一類感染症（7疾患）	エボラ出血熱　クリミア・コンゴ出血熱　痘そう（天然痘）　南米出血熱 ペスト　マールブルグ病　ラッサ熱	原則入院 （入院勧告）	
二類感染症（7疾患）	急性灰白髄炎　結核　ジフテリア　鳥インフルエンザ〔病原体がインフルエンザウイルスA属インフルエンザAウイルスであってその血清亜型が新型インフルエンザ等感染症の病原体に変異するおそれが高いものの血清亜型として政令で定めるもの（H5N1，H7N9）（特定鳥インフルエンザ）〕 重症急性呼吸器症候群（病原体がコロナウイルス属SARSコロナウイルスであるものに限る） 中東呼吸器症候群（病原体がベータコロナウイルス属MERSコロナウイルスであるものに限る）	状況に応じて入院 （入院勧告） 結核 状況に応じて入院または外来	
三類感染症（5疾患）	コレラ　細菌性赤痢　腸管出血性大腸菌感染症　腸チフス　パラチフス	特定業務への就業制限	
四類感染症（44疾患）	E型肝炎 A型肝炎 オムスク出血熱 狂犬病 重症熱性血小板減少症候群（病原体がフレボウイルス属SFTSウイルスであるものに限る） 西部ウマ脳炎 デング熱 ニパウイルス感染症 Bウイルス病 ヘンドラウイルス感染症 野兎病 類鼻疽 ウエストナイル熱 エキノコックス症 回帰熱 コクシジオイデス症 ダニ媒介脳炎 東部ウマ脳炎 日本紅斑熱 鼻疽 発しんチフス ライム病 レジオネラ症 黄熱 キャサヌル森林病 サル痘 炭疽 鳥インフルエンザ〔特定鳥インフルエンザ（H5N1，H7N9）を除く〕 日本脳炎 ブルセラ症 ボツリヌス症 リッサウイルス感染症 レプトスピラ症 オウム病 Q熱 腎症候性出血熱 つつが虫病 ハンタウイルス肺症候群 ベネズエラウマ脳炎 マラリア リフトバレー熱 ロッキー山紅斑熱 チクングニア熱 ジカウイルス感染症	感染源動物の輸入禁止，駆除等	
五類感染症（50疾患）	**（A）全数把握対象（24疾患）** アメーバ赤痢 急性脳炎（ウエストナイル脳炎，西部ウマ脳炎，ダニ媒介脳炎，東部ウマ脳炎，日本脳炎，ベネズエラウマ脳炎及びリフトバレー熱を除く） カルバペネム耐性腸内細菌科細菌感染症 クロイツフェルト・ヤコブ病 後天性免疫不全症候群（エイズ） 侵襲性インフルエンザ菌感染症 侵襲性髄膜炎菌感染症 侵襲性肺炎球菌感染症 水痘（入院例に限る） 梅毒 百日咳 播種性クリプトコックス症 バンコマイシン耐性黄色ブドウ球菌感染症 ウイルス性肝炎（E型肝炎及びA型肝炎を除く） クリプトスポリジウム症 劇症型溶血性レンサ球菌感染症 ジアルジア症 先天性風しん症候群 破傷風 バンコマイシン耐性腸球菌感染症 麻しん 風しん 薬剤耐性アシネトバクター感染症 急性弛緩性麻痺（急性灰白髄炎を除く）	（A）無	
	（B）定点把握対象（26疾患） RSウイルス感染症 A群溶血性レンサ球菌咽頭炎 水痘 伝染性紅斑 ヘルパンギーナ 流行性耳下腺炎 急性出血性結膜炎 性器クラミジア感染症 尖圭コンジローマ クラミジア肺炎（オウム病を除く） ペニシリン耐性肺炎球菌感染症 メチシリン耐性黄色ブドウ球菌感染症 咽頭結膜熱 感染性胃腸炎 手足口病 突発性発しん インフルエンザ（鳥インフルエンザおよび新型インフルエンザ等感染症を除く） 流行性角結膜炎 性器ヘルペスウイルス感染症 淋菌感染症 細菌性髄膜炎（髄膜炎菌，肺炎球菌，インフルエンザ菌を原因として同定された場合を除く） マイコプラズマ肺炎 無菌性髄膜炎 薬剤耐性緑膿菌感染症 感染性胃腸炎（病原体がロタウイルスであるものに限る） 新型コロナウイルス感染症	（B）無	定点観測

注）　表中の疾患は原則として全医療機関報告であるが，五類（B）は定点となっている医療機関のみが報告する。

医療体制（入院担当）	医療費負担	法別番号	届出事項
特定感染症指定医療機関 （厚生労働大臣指定） 注 上記は第1,2種も担当	全額公費負担	29	①～⑪は下欄①，②，及び④～⑫と同じ ⑫ 新感染症と疑われる所見 （診断後直ちに最寄りの保健所へ届出）
			① 当該者の氏名，年齢，性別，住所（当該者が未成年の場合はその保護者の氏名及び住所） ② 当該者の職業 ③ 感染症の名称及び当該者の病状 ④ 診断方法 ⑤ 当該者の所在地 ⑥ 初診年月日及び診断年月日（死体検案年月日及び死亡年月日） ⑦ 病原体に感染したと推定される年月日（感染症の患者にあっては発病したと推定される年月日を含む） ⑧ （推定される）感染原因 ⑨ （推定される）感染経路 ⑩ （推定される）感染地域 ⑪ 診断（検案）した医師の氏名及び住所（病院又は診療所の名称及び所在地） ⑫ その他感染症のまん延の防止及び当該者の医療のために必要と認められる事項 （診断後直ちに最寄りの保健所へ届出）
第2種感染症指定医療機関	医療保険適用（申請により自己負担分は公費負担）	28	
第1種感染症指定医療機関 （都道府県知事指定） 注 上記は第2種も担当	医療保険適用（申請により自己負担分は公費負担）	28	
第2種感染症指定医療機関	同上	28	
指定医療機関	医療保険適用，自己負担ありの場合もある		
一般の医療機関	医療保険適用（自己負担あり）		
同上	同上		
同上	同上		① 当該者の年齢，性別（氏名は不要） ② 感染症の名称及び当該者の病状 ③ 診断方法 ④ 初診年月日及び診断年月日（死体検案年月日及び死亡年月日） ⑤ 病原体に感染したと推定される年月日（感染症の患者にあっては発病したと推定される年月日） ⑥ （推定される）感染原因 ⑦ （推定される）感染経路 ⑧ （推定される）感染地域 ⑨ 診断（検案）した医師の氏名及び住所（病院又は診療所の名称及び所在地） （診断後7日以内に最寄りの保健所へ届出，麻しん・風しんはできるだけ早く届出）
			① 患者又は死亡した者の年齢，性別その他厚生労働省令で定める事項 ※指定届出医療機関のみ （診断又は検案した日の属する週の翌週の月曜日並びに属する月の翌月の初日に都道府県知事へ届出）

染症の蔓延防止を目的としている（第２条）。

(2) 法に基づく入院勧告または入院措置に係る患者の医療を正当な理由がなく拒んではならない（第３条）。

(3) 措置患者等が，やむを得ない事情で診療時間内に受診できないときは，その患者の都合も考慮した時間を定めて診療を行わなければならない（第５条）。

(4) 感染症指定医療機関の指定基準に規定する病室の病床に措置患者等を入院させる（第６条）。

(5) 診療および診療報酬の請求に関する帳簿および書類をその日から３年間保存しなければならない。ただし診療録はその完結の日から５年間とする（第11条）。

(6) 措置患者等について次に該当する事実を知った場合は，速やかに意見を付して，入院勧告または入院措置を行った都道府県知事に通知しなければならない。

①措置患者等が正当な理由なくして診療に関する指導に従わないとき。

②措置患者等が詐欺その他不正な手段により診療を受け，又は受けようとしたとき（第12条）。

７．感染症患者の医療

新感染症を除き，原則的には一般疾病と同様に，まず医療保険を適用し，その基盤の上に公費負担を組み合わせるという保険優先の考え方

図表 1-4　感染症類型ごとの医療体制，医療費負担

類型	対応	届出	医療体制（入院担当）	医療費負担	法別番号
一類感染症	原則入院 （入院勧告） ＊１	全医療機関の全数届出義務	第１種感染症指定医療機関 （都道府県知事指定） 注　上記は第２種も担当	医療保険適用（申請により自己負担分は公費負担）　＊３	28
二類感染症	状況に応じて入院 （入院勧告）　＊１		第２種感染症指定医療機関	医療保険適用（申請により自己負担分は公費負担）　＊３	28
	結核 状況に応じて入院または外来		指定医療機関	医療保険適用，自己負担ありの場合もある	＊４
三類感染症	特定業務への就業制限		一般の医療機関	医療保険適用（自己負担あり）	——
四類感染症	感染源動物の輸入禁止，駆除等		同上	同上	——
五類感染症	（A）無		同上	同上	——
	（B）無	定点観測＊２			
新型インフルエンザ等感染症	状況に応じて入院 特定業務への就業制限	全医療機関・全数届出義務	第２種感染症指定医療機関	医療保険適用（申請により自己負担分は公費負担）　＊３	28
指定感染症	１～３類に準ずる扱い	全医療機関・全数届出義務			——
新感染症	原則入院 （入院勧告） ＊１	全医療機関届出	特定感染症指定医療機関（厚生労働大臣指定） 注　上記は第１，２種も担当	全額公費負担	29

＊１　“入院勧告”に応じない患者については，「措置入院」（知事命令による入院）を行う。
＊２　「指定届出医療機関」が発生状況を届け出る。五類感染症のうち“発生数の多い感染症（26種）”を定点観測する。
＊３　居住地の保健所長を経由して都道府県知事に対して公費負担医療の申請をする。
＊４　結核患者の適正医療（法第37条の２）の法別番号は「10」，入院（法第37条）の法別番号は「11」。詳細は，「結核医療の取り扱い」を参照されたい。

図表 1–5　費用負担区分

区　分	関係条文	費用負担	公費負担
健康診断	法第17，45，61条	国及び都道府県負担	公費適用　国　1/2 都道府県　1/2
新感染症	法第37，46，61条	入院医療；医療保険の適用なし	全額公費　国　3/4 都道府県　1/4 （患者の申請による）
新型インフルエンザ等感染症 1・2類感染症	法第19，20，37，37の2，39～41，44の2～5，61条	入院医療；医療保険適用 （自己負担分について公費負担，結核については外来も公費負担の対象となる）	公費一部適用　国　3/4 都道府県　1/4 （患者の申請による）
3・4・5類感染症	特に規定なし	医療保険適用	公費負担なし

に立っている（**図表1-5**）。

入院患者の医療および医療費用等

(1)　新感染症の所見がある患者，1類および2類感染症の患者は「特定感染症指定医療機関」，1類および2類感染症の患者は「第1種感染症指定医療機関」，2類感染症，新型インフルエンザ等感染症の患者は「第2種感染症指定医療機関」が厚生労働大臣の定めるところによって医療を担当する。

(2)　新感染症患者の医療費については全額公費負担（条件により自己負担がある）となる。

1類・2類感染症患者については医療保険が優先する。すなわち，入院に要する費用については，患者またはその家族からの申請があったときは都道府県が負担するが，医療に関する保険給付の限度分を超えた額については負担をすることを要しない（つまり，高額療養費の給付を受ける）と定めていることから，患者の自己負担分が公費で負担される。

(3)　3類・4類・5類感染症患者については，一般医療機関における保険診療が行われる。

(4)　通院医療については，一般の医療と同様の扱いであり，公費負担はない。

(5)　感染症の医療に係る診療報酬は健康保険の例によるものであり，レセプトの審査，支払いは支払基金または国保連合会で行われる。

新感染症患者および1類・2類感染症患者，新型インフルエンザ等感染症の入院医療に係る費用のうち，自己負担分については，施行規則第20条に定める内容に基づいて作成した申請書を都道府県知事に公費負担分として提出申請する。

Ⓑ医療保険との関係

1．費用負担

感染症患者に係る医療費用（公費負担分を含む）の負担区分は**図表1-5**のとおりである。

公費負担適用例

《新感染症（入院）の場合》

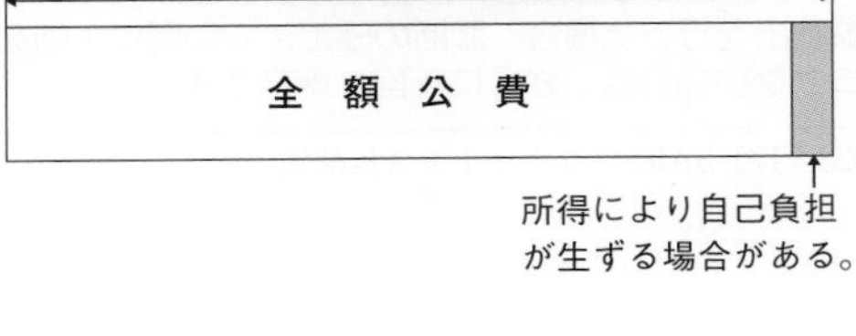

《1，2類感染症（入院）の場合》

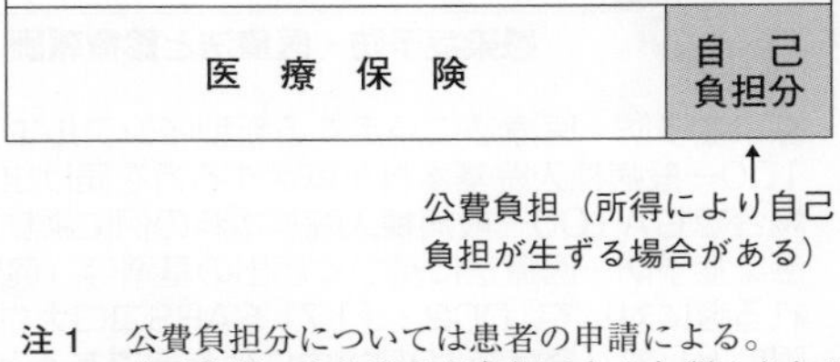

注1　公費負担分については患者の申請による。
　2　自己負担のうち患者が負担できると認められる額は，所得税額に応じた額である。
　3　3類・4類・5類感染症患者には公費負担はない。

２．新感染症について

新感染症に係る対処については，他の感染症とは別に法第45条から第53条までにおいてそれぞれ定めている。

⑴　新感染症に係る健康診断

都道府県知事は，新感染症の蔓延を防止するため必要があると認めるときに，所定の手続きに従って健康診断を行い，または受けさせることを勧告することができる〔１類・２類・３類感染症についても法第17条で同様の（健康診断）を定めている〕。

⑵　新感染症の所見がある者の入院

都道府県知事は，新感染症の蔓延を防止するために必要があると認めるときは，10日以内の期間を定めて特定感染症指定医療機関に入院させ，または入院させるべきことを保護者に勧告することができる。

緊急その他やむを得ない理由があるときは，特定感染症指定医療機関以外の病院であって都道府県知事が適当と認める者を入院させ，または入院を勧告することができる。勧告を受けた者が当該勧告に従わないときは，10日以内の期間を定めて入院させることができる。

これらの入院について，期間経過後に入院を継続する必要があるときは，10日以内の期間を定めて延長を繰り返すことができる。

⑶　新感染症の所見がある者の退院

都道府県知事は，当該入院に係る新感染症を公衆に蔓延させるおそれがないことが確認されたときは退院させなければならない。

また，入院患者から退院の求めがあったときは，当該患者が新感染症を蔓延させるおそれがないかどうかの確認をしなければならない。

３．その他

緊急時の医療の特例として，新感染症，１類・２類感染症患者が指定医療機関以外の病院，診療所に入院したとき，または申請をしないで指定医療機関に入院した場合，その医療に要した費用は療養費で支給を受けることができる。

〈参考〉（関連条文）
第１，２条　法の目的・理念
第３，４，５条　国・地方・国民・医師の責務
第６条　用語の定義
第９，10条　基本指針等・予防計画
第12条　医師の届出
第14条　情報の収集
第17，18条　健康診断・就業制限
第19，22条　入院・退院
第24条　感染症の審査に関する協議会
第27条　消毒等
第37，37条の２，38条　入院患者の医療（結核は通院患者も含む）・指定医療機関
第40条　請求・審査・支払
第45，46条　新感染症関係
第57〜63条　費用負担

ミニコラム　**感染症予防・医療法と診療報酬**

・感染症予防・医療法に規定する新型インフルエンザ等感染症の患者及びその疑似症患者が入院した場合，Ａ100一般病棟入院基本料を算定する旨を届け出ている医療機関においては，当該患者が療養病棟に入院した場合でもＡ100一般病棟入院基本料の例により算定する。
・感染症予防・医療法に基づく届出の基準等（健感発通知）より，SARS感染症の患者であることが強く疑われる者に対して，D023「17」SARSコロナウイルス核酸検出を行った場合，診断の確定までの間に１回を限度として（発症後10日以内に他疾患であるとの診断がつかない場合は，さらに１回）算定できる。

（出典：**『診療点数早見表2024年版』**　A101療養病棟入院基本料，D023「17」SARSコロナウイルス核酸検出）

感染症予防・医療法に係る公費負担の取扱い要領について（結核以外の疾患）

感染症法（平成10年法律第114号）に係る医療の公費負担の取扱いについては，（健医発第455号，平成11. 3. 19，改定：健発第0329009号，平成19. 3. 29）の通知でその取扱い要領を次のように定めている。

1．入院患者に対する公費負担

⑴　公費負担の申請

公費負担の申請権者は，入院勧告または入院措置により入院した患者またはその保護者であること。

当該患者等により作成された申請書（「**参考**」）については，患者の家族等により所得証明書等添付書類を整えたうえで，速やかに患者の居住地を管轄する保健所を経由して勧告保健所に提出する。

⑵　公費負担の決定

勧告保健所は，申請書を受理し，公費負担すべき旨を決定したときは，速やかに申請者に対し，自己負担額を明示して費用負担する旨の決定通知を行うとともに，当該感染症指定医療機関の管理者にこの決定通知の写しを送付する。

なお，その際，併せて公費負担者番号，公費負担受給者番号，公費負担の期間（始期，患者が既に退院している場合には，および終期）を連絡する。

⑶　公費負担医療の範囲

入院期間中に感染症指定医療機関において，当該措置に係る感染症医療以外の医療を受けた場合の医療費については，その医療がその患者にとって緊急に必要であり，措置期間中に受療しない場合には，その感染症の回復に著しい悪影響があることが明らかな場合に限り，公費負担の対象として差し支えない。

⑷　自己負担額の徴収

自己負担額の徴収を行う場合は，都道府県知事等が申請者に請求し，徴収する。

⑸　療養費の支給

緊急やむを得ない理由により，指定医療機関以外の病院または診療所に入院した患者に対しては療養費の支給に関する取扱いとなる。

2．診療報酬の請求

感染症法に基づく感染症指定医療機関の診療報酬請求は，療養の給付および公費負担医療について，費用の請求に関する省令により行われる。

１類感染症等の患者については，医療給付と公費の組み合わせにより，新感染症者については，全額公費負担を基本として請求する。

感染

（参　考）

感染症患者医療費公費負担申請書

年　月　日

感染症の予防及び感染症の患者に対する医療に関する法律（第37条／第37条の２）の規定により医療費公費負担を申請します。

申請者の氏名
申請者の住所
患者との関係

患者の氏名		性別	男・女	生年月日	年　月　日
住　所					
保険者等の種別	健保（本人・家族）国保（一般・退職本人・退職家族）				
	生保（保護受給中・保護申請中）　その他（　　）				
高齢者の医療の確保に関する法律による医療の受給資格	有・無	年　月から			

Ⅱ　結核医療の取扱い

Ⓐ制度のあらまし

結核予防法が廃止されたのに伴い2007年４月から感染症予防医療法により，２類感染症として結核の公費負担医療が行われている。また結核患者発生時には，ただちに届け出る。法の目的にもあるとおり，適正な医療を普及するために行う一般患者に対する医療（法第37条の２），並びに伝染防止の観点から就業制限（法第18条）・入院勧告を行った者に対しての医療（法第37条）の２種類の制度がある。

医療保険の保険給付対象者であるときは，その限度において公費負担はされない。すなわち公費助成対象の医療について，保険給付を含め100分の95まで給付が受けられる。また，法第37条の場合の入院医療費については，全額公費負担が建前であるが，医療保険の規定により医療に関する給付対象者であるときは，その限度において公費負担はされない。さらに患者等の所得割額の年間合算額が56万４千円以下の場合は自己負担額はないが，56万４千円超の場合は，２万円を限度とした自己負担額がある。入院時食事（生活）療養費の自己負担は生じない。

なお，点数包括の診療報酬点数（小児科外来診療料等）については，公費負担の対象外となる。

Ⓑ制度の運営

1．一般患者に対する医療（法第37条の2）

1．公費負担医療の範囲

結核は，長期の療養と多額の医療費を必要とする疾病であり，医療費の保障のない結核患者は安心して医療を受けることが困難な場合が多い。この費用の負担を軽減し，適正な医療を普及するため，省令で定める医療であって，結核の診査に関する協議会の診査を経て，保健所長が承認を決定した者に対し，指定医療機関で受療するために必要な医療費の100分の95（保険給付も含む）を公費負担とすることとしている（ただし，戦傷病者特別援護法の規定により療養を受けることのできる者は除かれる）。

その際，給付される医療の基準が**図表1-6**のように定められている。

保険優先の建前から，100分の95のうち，保険給付の限度において公費負担は行われない。児童福祉法の規定による療育の給付の対象者であるときは，都道府県が費用を負担する限度において，療育の給付は行わない。

公費負担医療の対象となる医療は，次のように規定されている〔ただし第⑴号から第⑷号までに掲げる医療にあっては，厚生労働大臣の定める基準によって行う医療に限る〕。

⑴　化学療法
⑵　外科的療法
⑶　骨関節結核の装具療法
⑷　前⑶号に掲げる医療に必要なエックス線検査，CT検査，結核菌検査，副作用を確認するための検査
⑸　第⑵号および第⑶号に掲げる医療に必要な処置その他の治療
⑹　第⑵号および第⑶号に掲げる医療に必要な病院または診療所への入院（食事の給与および寝具設備を除く）

図表 1-6 結核医療の基準

平成21年１月23日・厚労省告示第16号（直近改正：令３.10.18・厚労省告示第374号）

第１ 結核医療の一般的基準

１ 検査

結核医療を行うに当たり，適正な診断と治療のために行う検査は，次に掲げるとおりとする。

(1) 治療開始時には，結核菌検査（結核菌培養検査を含む。以下同じ）を行い，対象とする病変が結核菌によるものであることを確認するとともに，単純エックス線検査及び必要に応じてCT検査を行う。
　また，結核菌培養検査が陽性の場合には，必ず薬剤感受性検査を行う。

(2) 潜在性結核感染症の診断に当たっては，ツベルクリン反応検査又はリンパ球の菌特異抗原刺激による放出インターフェロンγ試験を実施するとともに，臨床症状の確認やエックス線検査等によって，活動性結核ではないことを確認する。

(3) 治療中は，結核菌検査及びエックス線検査を行い，病状の改善の有無を確認するとともに，副作用の早期発見のために必要な検査を行う。ただし，潜在性結核感染症の治療中は，エックス線検査を行い，発病の有無を確認するとともに，副作用の早期発見のために必要な検査を行う。

２ 治療

結核の治療は，化学療法によることを原則とし，化学療法のみによっては治療の目的を十分に達することができない場合には，外科的療法又は装具療法の実施を検討する。

３ 患者への説明

結核医療を行うに当たっては，患者の社会的状況を十分考慮するとともに，確実な服薬を含めた療養方法及び他者への感染防止の重要性について理解を得るよう患者に対して十分な説明を行う。

第２ 化学療法

１ 化学療法の一般方針

(1) 結核の化学療法は，患者の結核菌が感受性を有する抗結核薬を３剤又は４剤併用して使用することを原則とする。この際，第１の１の(1)の薬剤感受性検査に基づき，有効な抗結核薬の選定に努める。

(2) 化学療法の実施に当たっては，副作用の発現に十分注意し，適切な薬剤の種類及び使用方法を決定する。
　なお，結核以外の疾患の治療のための薬剤を使用している患者については，薬剤の相互作用にも注意を要する。

(3) 受療中の患者に対しては，保健所との連携の下に策定された支援計画に基づき，薬剤を確実に服用するよう十分指導する。

２ 薬剤の種類及び使用方法

(1) 抗結核薬

ア　抗結核薬の種類は，次に掲げるとおりとする。

（ア） INH　イソニアジド
（イ） RFP　リファンピシン
　　　（又はRBT　リファブチン）
（ウ） PZA　ピラジナミド
（エ） SM　硫酸ストレプトマイシン
（オ） EB　エタンブトール
（カ） LVFX　レボフロキサシン
（キ） KM　硫酸カナマイシン
（ク） TH　エチオナミド
（ケ） EVM　硫酸エンビオマイシン
（コ） PAS　パラアミノサリチル酸
（サ） CS　サイクロセリン
（シ） DLM　デラマニド
（ス） BDQ　ベダキリン

イ　抗結核薬の選定における留意事項は，次に掲げるとおりとする。

（ア） RBTは，重篤な副作用又は薬剤の相互作用のためRFPが使用できない場合に，RFPに代えて使用する。ただし，患者の結核菌がRFPに対して耐性を有する場合には，当該結核菌はRBTに対しても耐性を有することが多いため，ほかに使用できる抗結核薬がない場合に限り，十分な検討を経た上で，これを使用する。

（イ） SM，KM及びEVMは，これらのうち２剤以上を併用して使用してはならない。

（ウ） KMとEVMとの間には交叉耐性があるが，その発現特性から，原則としてEVMの使用前にKMを使用する。

ウ　抗結核薬の使用に当たっては，副作用の発現に十分注意し，患者の年齢，体重等の条件を考慮して，適切な種類及び使用方法を決定する。ただし，副作用の発現を理由として抗結核薬の種類の変更を検討する際には，副作用の程度と結核の治療効果の両面から慎重な検討を要する。

(2) 副腎皮質ホルモン剤

結核性髄膜炎，結核性心膜炎等の場合には，抗結核薬と併用して副腎皮質ホルモン剤を使用する。

3　肺結核の化学療法

⑴　薬剤選択の基本的な考え方

ア　治療開始時の薬剤選択

（ア）　初回治療で薬剤耐性結核患者であることが疑われない場合については，次に掲げるとおりとする。

ｉ　PZAを使用できる場合には，まず，INH，RFP及びPZAにSM又はEBを加えた４剤併用療法を２月間行い，その後INH及びRFPの２剤併用療法を４剤併用療法開始時から６月（180日）を経過するまでの間行う。ただし，４剤併用療法を２月間行った後，薬剤感受性検査の結果が不明であって症状の改善が確認できない場合には，薬剤感受性検査の結果が判明するまでの間又は症状の改善が確認されるまでの間，INH及びRFPに加え，SM又はEBを使用する。

なお，INH及びRFPの２剤併用療法については，対面での服薬が確認でき，かつ，患者がHIV感染者ではない等の場合には，間欠療法を実施することができる。

ⅱ　PZAを使用できない場合には，まず，INH及びRFPにSM又はEBを加えた３剤併用療法を２月ないし６月間行い，その後INH及びRFPの２剤併用療法を３剤併用療法開始時から９月（270日）を経過するまでの間行う。

（イ）　初回治療又は再治療で，患者の従前の化学療法歴，薬剤耐性結核患者との接触歴等から薬剤耐性結核患者である可能性が高いと考えられる場合については，２の⑴のアに掲げる順に，患者の結核菌が感受性を有すると想定される抗結核薬を３剤以上選んで併用療法を開始し，薬剤感受性検査の結果が判明した時点で，必要に応じて使用する抗結核薬を変更する。

イ　薬剤感受性検査判明時の薬剤選択

（ア）　INH及びRFPのいずれも使用できる場合については，アの（ア）のｉ及びⅱに掲げるとおりとする。

（イ）　INH又はRFPが使用できない場合（患者の結核菌がINH及びRFPに対して耐性を有する場合を除く）については，使用できない抗結核薬に代えて，２の⑴のアの（ア）から（サ）までに掲げる順に，患者の結核菌が感受性を有すると想定される抗結核薬を４剤以上選んで併用療法を開始し，その後は長期投与が困難な薬剤を除いて治療を継続する。この場合の治療期間については，次に掲げるとおりとする。

ｉ　INHを使用できる場合であってRFPを使用できない場合の治療期間は，PZAの使用の可否を問わず結核菌培養検査が陰性となった後（以下「菌陰性化後」という）18月間とする。

ⅱ　RFPを使用できる場合であってINHを使用できない場合の治療期間は，PZAを使用できる場合にあっては菌陰性化後６月間又は治療開始後９月間のいずれか長い期間，PZAを使用できない場合にあっては菌陰性化後９月間又は治療開始後12月間のいずれか長い期間とする。

ⅲ　INH及びRFPのいずれも使用できない場合であって感受性のある薬剤を３剤以上併用して治療を継続することができる場合の治療期間は，菌陰性化後18月間とする。

（ウ）　患者の結核菌がINH及びRFPに対して耐性を有する場合については，患者の結核菌が感受性を有すると想定される抗結核薬を５剤選んで併用療法を行う。この場合において，薬剤の選択に当たっては，まず，LVFX及びBDQの使用を検討し，その後PZA，EB，CS及びDLMの使用を検討しなければならない。ただし，これらの薬剤から５剤選ぶことが困難な場合には，これらの薬剤に代えてSM，KM，TH，EVM又はPASを使用することもできる。

これらの場合の治療期間は，菌陰性化後18月間とする。

（エ）　結核菌培養検査が陰性である等の薬剤感受性検査の結果を得ることができないと判明した場合については，初回治療で薬剤耐性結核患者であることが疑われない場合にあってはアの（ア）に掲げるとおりとし，初回治療又は再治療で，患者の従前の化学療法歴，薬剤耐性結核患者との接触歴等から薬剤耐性結核患者である可能性が高いと考えられる場合にあっては薬剤感受性結核患者である可能性及び薬剤耐性結核患者である可能性のいずれも考慮して，使用する抗結核薬を決定する。

⑵　治療期間に係る留意事項

ア　治療開始時に症状が著しく重い場合，治療開始時から２月を経ても結核菌培養検査の成績が陰転しない場合，糖尿病，じん肺，HIV感染等の結核の経過に影響を及ぼす疾患を合併する場合又は副腎皮質ホルモン剤若しくは免疫抑制剤を長期にわたり使用している場合には，患者の病状及び経過を考慮して治療期間を３月間延長できる。

イ　再治療の場合には，結核の再発の防止の観点から，治療期間を初回治療の場合よりも３月間延長できる。

⑶　治療効果の判定

治療効果の判定に当たっては，結核菌培養検査の成績を重視することとし，治療開始時から３月以内にエックス線陰影の拡大，胸膜炎の合併，縦隔リンパ節腫脹（しゅちょう）等が認められるとしても，結核菌培養検査の成績が好転しているときは，実施中の化学療法を変更する必要はない。ただし，治療開始後４月間以上，結核菌培養検査が陽性である場合又は菌陰性化後に行った結核菌培養検査において陽性が確認された場合には，直近の結核菌培養検査により検出された結核菌について，必ず薬剤感受性検査を行う。

4 肺外結核の化学療法

肺結核の治療に準じて化学療法を行うが，結核性膿胸，粟粒結核若しくは骨関節結核等の場合又は結核性髄膜炎等中枢神経症状がある場合には，治療期間の延長を個別に検討することも必要である。

5 潜在性結核感染症の化学療法

潜在性結核感染症の治療においては，原則として次の⑴又は⑵に掲げるとおりとする。ただし，INHが使用できない場合又はINHの副作用が予想される場合は，RFP単独療法を４月間行う。

⑴ INHの単独療法を６月間行い，必要に応じて更に３月間行う。

⑵ INH及びRFPの２剤併用療法を３月又は４月間行う。

第３ 外科的療法

1 外科的療法の一般方針

⑴ 結核の治療は，化学療法によることを原則とするが，結核の部位，化学療法の治療効果等から必要があると認められる場合には，外科的療法を行う。

⑵ 外科的療法の実施に際しては，化学療法を併用するとともに，手術の安全確保及び合併症の防止を図るため，薬剤に対して耐性を有する結核菌の発現状況を踏まえ，手術後における有効な抗結核薬の使用が確保されるように留意する。

⑶ 患者の結核菌がINH及びRFPに対して耐性を有する場合の外科的療法の実施に際しては，患者の結核菌が感受性を有すると想定される抗結核薬を複数併用する。

2 肺結核の外科的療法

肺結核については，患者の結核菌が薬剤に対して耐性を有していること等の理由により，化学療法によって結核菌培養検査が陰性となることが期待できない場合若しくは陰性となっても再発の可能性が高い場合又は喀血等の症状が改善しない場合には，外科的療法の実施を検討する。

3 結核性膿胸の外科的療法

急性膿胸については，穿刺排膿術又は閉鎖性排膿術を行う。

慢性膿胸については，全身状態によって治療方針が異なるが，最終的な治癒のためには外科的療法が必要である。その術式としては，膿胸腔縮小術，肺剥皮術，胸膜肺切除術等がある。

4 骨関節結核の外科的療法

骨関節結核については，重篤な合併症がある場合等を除き，外科的療法として病巣廓清・固定術を行う。

5 その他の部位の結核の外科的療法

性器結核，気管支結核，腸結核，結核性心膜炎，胸壁結核，リンパ節結核，泌尿器結核，結核性痔瘻等についても，必要に応じて外科的療法を行う。

第４ 骨関節結核の装具療法

骨関節結核については，局所の安静を保つことにより病巣の治癒を促進するため，又は外科的療法の実施後において局所を固定するため，装具療法を行う。

また，装具療法の実施に際しては，化学療法を併用する。

つまり，結核の治療に要した費用であっても，初診料，再診料，外来管理加算，薬剤情報提供料，特定疾患療養管理料，公費負担医療申請診断書料・協力料等は対象とならない。外科的療法および骨関節結核の装具療法を行うのに必要な病院または診療所への入院する場合の入院基本料は対象となる。具体的な取扱いは，**図表1-7**を参照されたい。

これらの医療については，適正な医療の普及ということから，一定の化学療法および外科的療法を主としたものに限られ，とくに入院については，外科的療法または骨関節結核の装具療法を実施することを前提とした場合だけに認められる。

2．公費負担の申請

公費負担医療を受けるためには，患者またはその保護者等が，結核医療費公費負担申請書（法第37条の２，第37条，**図表1-8**）に医療を受け

図表 1-7　結核一般医療（法第37条の2）の対象となる医療の区分

対象医療○，対象外医療×

	項　　目	対象適否		項　　目	対象適否
診察	初診料	×	検査	上記検査の判断料，採血料	○
	再診料，外来管理加算	×		上記以外の検査（血沈検査を含む）	×
	外来診療料	×	画像	X線検査	○
医学管理	特定疾患療養管理料	×		CT	○
	小児科外来診療料	×	投薬	化学療法	○
	外来栄養食事指導料	×		処方料，特定疾患処方管理加算	○
	薬剤情報提供料	×		調剤料	○
	診療情報提供料	×		処方箋料，特定疾患処方管理加算	○
	傷病手当金意見書交付料	×		調剤技術基本料	○
	療養費同意書交付料	×	注射	注射料	○
	診断書料・協力料	×	処置・手術・入院	外科的療法	○
在宅	在宅時医学総合管理料，施設入居時等医学総合管理料	×		骨関節結核の装具療法	○
				上記療法に必要な処置その他の治療	○
検査	結核菌検査	○		上記療法に必要な入院	○
	副作用を確認するための検査	○	食事	入院時食事療養（生活療養）	×

ようとする医師の作成した診断書および胸部X線直接撮影写真等を添え，患者の住所地を管轄する保健所長を経由して都道府県知事（政令市の長または特別区の長を含む）に提出する。

《申請に必要なもの》

ア．結核医療費公費負担申請書および結核についての医療を受けようとする医師の診断書

イ．X線写真（申請前3カ月以内に撮影されたもの）

（肺結核・粟粒結核・結核性胸膜炎または結核性膿胸であるときは胸部の写真。腎結核・尿管結核または性器結核であるときは造影法による腎・尿管または性器の写真。骨関節結核であるときは骨または関節の写真）

3．公費負担の決定

都道府県知事は，保健所に設置されている感染症診査協議会に対し，申請された医療の適否について諮問をし，その意見により承認または不承認の決定を行う。決定は申請書受理日から1カ月以内であるが，再調査等必要がない場合は，遅くとも半月以内に決定を行うようにする。

公費負担を承認したときは，患者票（**図表1-9**）を交付する。患者はこの患者票を指定医療機関に提示して，公費負担医療を受ける。患者票の有効期間は6カ月を限度と定められているので，さらに継続して医療を受ける必要がある場合または承認された医療内容を変更する場合は再申請が必要である。

図表1-8　結核医療費公費負担申請書

感染症患者医療費公費負担申請書

年　月　日

感染症の予防及び感染症の患者に対する医療に関する法律（第 37 条／第37条の2）の規定により医療費公費負担を申請します。

申請者の氏名

申請者の住所

患者との関係

患者の氏名		性別	男・女	生年月日	年　月　日
住　所					
保険者等の種別	健保（本人・家族）　国保（一般・退職本人・退職家族）				
	生保（保護受給中・保護申請中）　その他（　　　）				
高齢者の医療の確保に関する法律による医療の受給資格	有・無	年　月から			

《申請医療内容の変更》

ア．承認された医療以外の医療が必要になったときは，あらためて公費負担の申請を行うべ

図表 1-9 患者票

患者票　　都道府県（政令市・特別区）　印

公費負担者番号		
公費負担医療の受給者番号		
交付保健所名称及び所在地		
交付年月日		年　月　日
患者	氏名	
	性別 生年月日	男・女　年　月　日
	住所	
被保険者等の別		健保（本人・家族） 国保（一般・退職本人・退職家族） 生保（保護受給中・保護申請中）
高齢者の医療の確保に関する法律による医療の受給資格		有・無
診療報酬		健保の例 高齢医療の例（　年　月から） 協定
結核指定医療機関（病院・診療所）	名称	
	所在地	
有効期間		年　月　日から 年　月　日まで

病名	1　2　3		
医療の種類	A 化学療法	1 抗結核薬 （　）剤 使用	1 薬品名 INH RFP RBT SM EB KM TH EVM PZA PAS CS 2 1のうち局所療法に用いるもの （　）
		2 副腎皮質ホルモン剤	薬品名（　）
	B 外科的療法	1 肺結核	1 肺虚脱療法　2 空洞直達療法 3 肺切除術
		2 結核性膿胸	
		3 骨関節結核	
		4 泌尿器結核	
		5 その他（　）	
	C	骨関節結核の装具療法	
	D	A～Cに必要なX線検査及び菌検査，B又はCに必要な処置，その他の治療	
	E	B又はCに必要な収容	日間（術前　日間～術後　日間）

きものであること。

なお，この申請を行う場合には，患者票を添付させるものとすること。

イ．結核指定医療機関の変更

患者から結核指定医療機関を変更する旨の届出があったときは，患者票を添付させるものとすること。

ウ．住所地の変更

患者が当該都道府県，政令市又は特別区内の他の保健所の管轄区域に住所地を移したときは，結核指定医療機関等の協力を得てその事実を速やかに把握し，当該保健所と連絡を取って，公費負担事務の引継を行うこと。

エ．患者票の返納

公費負担の承認期間が満了したとき又は都道府県，政令市若しくは特別区の区域外に患者が住所地を移したときは，速やかに，患者票を保健所に返納させること。

《緊急やむを得ない理由による療養費の支給（法第42条関係）》

ア．緊急その他やむを得ない理由により，感染症指定医療機関以外の病院若しくは診療所に入院した患者又は結核指定医療機関以外の病院，診療所若しくは薬局で法第37条の２の医療を受けた結核患者に対する療養費の支給に関する取扱いについては，第１又は第２に準ずること。

イ．緊急その他やむを得ない理由により，法第37条第１項の申請をしないで感染症指定医療機関に入院し医療を受けた場合には，退院後，申請をすることができるようになり次第速やかに申請するよう指導すること。また，緊急その他やむを得ない理由により，法第37条の２第１項の申請をしないで結核指定医療機関で同条の医療を受けた場合には，申請をすることができるようになり次第速やかに申請するよう指導すること。なお，これらの場合の療養費の支給に関する取扱いについては，第１又は第２に準ずること。

2．入院勧告（法第37条）

1．公費負担を受ける対象

入所命令は，同居者などへの感染を防止することと治療を行うことを目的として，都道府県知事が，その患者に対して就業を制限，または結核療養所（結核患者の入院施設を有する病院を含む）に入所することを勧告することができる制度である。対象となるのは「結核を他人にまん延させるおそれのある接客業，その他多数の者に相対して接触する業務の従事者」である。

勧告権者は，その患者の住所（居住地）を管轄する保健所長となっている。

2．公費負担医療の範囲

公費負担の対象となる医療内容は次のとおりである。

(1) 診察

(2) 薬剤または治療材料の支給

(3) 医学的処置，手術およびその他の治療

(4) 居宅における療養上の管理およびその療養に伴う世話その他の看護

(5) 病院または診療所への入院およびその療養に伴う世話その他の看護

(6) 移送

(6)については，都道府県知事が必要と認めたものに限られる。

結核医療以外の医療が行われた場合，その医療が患者にとって緊急に必要であり，措置期間中に受療しない場合に，当該感染症の回復に悪影響があることが明らかな場合は公費負担の対象となる。

入院勧告をうけた患者の医療費は，全額公費負担が建前であるが，医療保険の規定により医療に関する給付を受けることができる者であるときは，その限度において公費負担はされない。戦傷病者特別援護法の規定によって医療を受けることができる者，または当該患者並びにその配偶者および患者と生計を一にする絶対的扶養義務者が，その医療費について全部あるいは一部を負担することができると認められるときは，その限度において公費で負担することを要しないとされている。児童福祉法の規定による療育の給付を受けることができる者であるときは，都道府県が費用を負担する限度において療育の給付は行われない。

3．公費負担の申請等

(1) 公費負担の申請権者は，入院勧告又は入院措置により入院した患者又はその保護者。

(2) 公費負担の申請者の負担をできるだけ軽減し，かつ，申請に対する判定の事務を迅速に行うため，次のように取り扱われる。

ア　入院勧告又は入院措置を実施する旨の通知を行った保健所（以下「勧告保健所」という）は，当該患者又はその保護者（以下「当該患者等」という）に対して，医療費の公費負担の制度について説明があり，申請書（**図表1-8**）の作成，提出をする。

イ　患者の病状等やむを得ない事由により，当該患者等が申請書を作成することができない場合には，勧告保健所又は感染症指定医療機関が申請書の作成を代行することができる。

ウ　申請書の記名・押印は，申請者の自署によってこれに代えることができる。

エ　作成された申請書については，患者の家族等により所得証明書等添付書類を整えた上で，速やかに患者の居住地を管轄する保健所（以下「居住地保健所」という）を経由して勧告保健所に提出する。

オ　申請書の提出を受けた居住地保健所は，申請書及び添付書類を確認し，記載内容等に不備がある場合には，申請者に対して必要な修正等が指示される。

カ　申請書の提出を受けた居住地保健所は，速やかに勧告保健所に送付する。

4．公費負担の決定

(1) 勧告保健所から，申請書を受理し，公費負担すべき旨を決定したときに，速やかに，申請者に対し，自己負担額の月額を明示して費用負担する旨の決定通知があり，患者票（**図表1-9**）また感染症指定医療機関の管理者に

当該決定通知の写しが送付される。

なお，その際，併せて公費負担者番号，公費負担受給者番号，公費負担の期間（始期及び終期，患者が既に退院している場合には終期）の連絡がある。

(2) 公費負担は，申請書の受理日にかかわらず，入院勧告等に基づき感染症指定医療機関に入院したときを始期とし，法第22条に基づき退院したときを終期とする。

(3) 勧告保健所は，公費負担の終期が到来したときは，速やかに申請者及び当該感染症指定医療機関に通知することとされている。

《自己負担額の認定》

自己負担額の認定にあたっては，その患者の属する世帯の構成，扶養義務者の範囲，生活保護受給の有無，所得の有無および種類，所得税額等を把握する必要から，申請者は必要な書類の提出を求められたり，関係機関に照会される。しかし実際的には，保険未加入者を除いて，患者自身が負担することはほとんどない。

ⓒ医療保険等との関係

医療保険等と感染症法との関係は，医療保険が優先する扱いであるが，戦傷病者特別援護法については，戦傷病者特別援護法による扱いである。

また，生活保護法（単独）については，感染症法が優先する扱いである。

1．医療保険各法

(1) 一般医療の場合

法第37条の２の規定による公費負担患者である場合には，規則第20条の規定による医療に要した費用の70％が保険者負担の場合，自己負担分30％のうち25％が公費で負担され，残り５％が自己負担となる（**図表 1-10**）。ただし，公費適用外の医療は，保険診療扱い（その医療に要する費用の7/10が保険者負担となり，残り3/10が自己負担）となる。

(2) 入院勧告を受けた場合

患者が，医療保険各法（国民健康保険法を除く）に基づく保険の被保険者であって，法第37条の規定による公費負担の決定と入院勧告を受けた患者であって，定められた医療を受けている場合，原則として全額公費負担が建前であるが，医療保険による給付を受けることができる者であるときは，その給付の限度において公費負担は行われない。したがって一部負担（自己負担を含む）相当額が公費負担の対象となる。

法第37条による入院勧告を受けた患者の自己負担額の認定基準は次のように定められている。

当該患者並びにその配偶者および当該患者と生計を一にする絶対的扶養義務者の市町村民税所得割額〔入院する年度分（入院月が４～６月の場合は前年度分）〕を合算した額を基礎として，

所得割額の合算額（年額）が，

56万４千円以下…自己負担額月額０円

56万４千円超……自己負担額上限月２万円

ただし，入院に要した医療費の額から他の法

ミニコラム　結核医療と診療報酬

結核一般医療（感染症法第37条の２，**図表 1-7**）を受けた患者に対して公費負担申請に必要な診断書を記載した場合，またはその患者の申請手続を保険医療機関が代行した場合には，**B012**傷病手当金意見書交付料に準じて100点が算定できる。また社保の家族を除き申請協力料としてさらに100点算定できる。

また，結核患者の入院（感染症法第37条）に係る感染症法関係の診断書についても，協力料とともに**B012**傷病手当金意見書交付料に準じて，２倍の200点が算定できる。

（出典：**『診療点数早見表』2024年度版**　B012傷病手当金意見書交付料　感染症法公費負担申請に関する費用）

図表 1-10　一般患者（法第37条の２）公費対象部分
被用者保険・被保険者
被用者保険・被扶養者
国保・被保険者

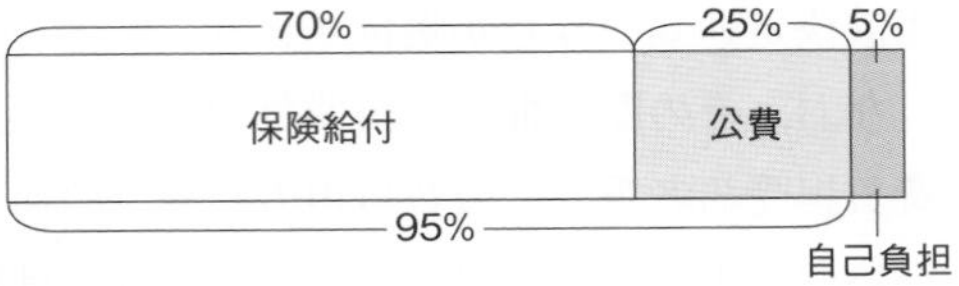

図表 1-11　入院勧告（法第37条）の公費と自己負担

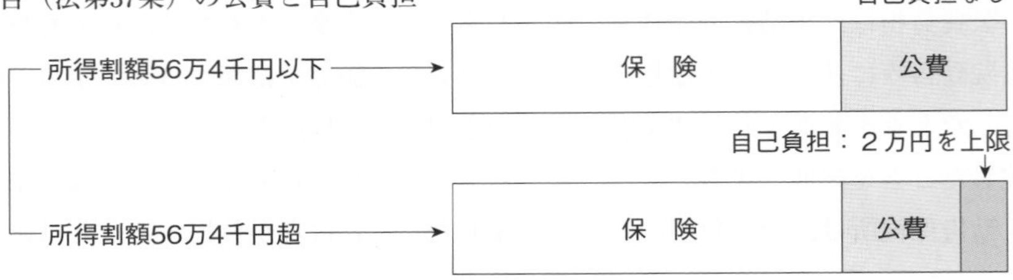

図表 1-12　入院勧告（法第37条）
被用者保険・被保険者
被用者保険・被扶養者
国保・被保険者

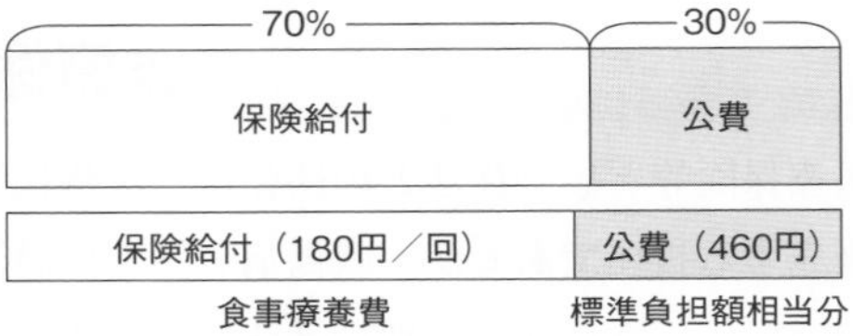

図表 1-13　一般患者（法第37条の２）公費対象部分
生活保護との調整

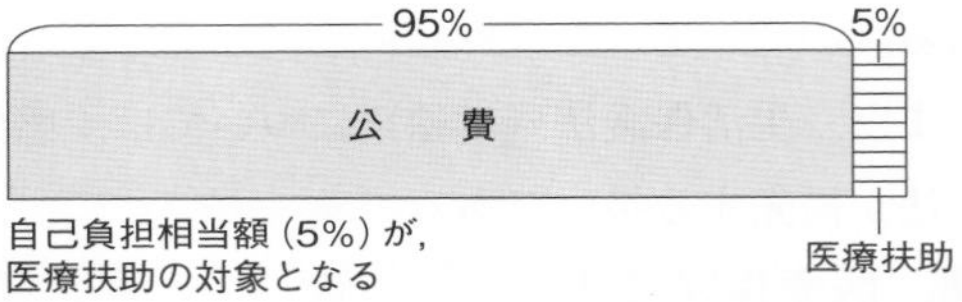

律による給付の額を控除して得た額が２万円に満たない場合はその額（**図表1-11**）。

月の途中での公費負担開始または終了する場合の自己負担金は，日割計算する。この場合において生じた１円未満の端数は切り捨てる。

また食事（生活）療養費の自己負担額も公費負担となる（**図表1-12**）。

2．生活保護法との関係

⑴　入院外医療の場合

生活保護法による医療扶助適用者が，結核による入院外医療を必要とすると認められたときには，他の場合と同様，法第37条の２の公費負担申請の手続きを行う。承認または不承認の決定がなされた後，患者票または通知書の写しによって保健所長から福祉事務所長に通知され，これを審査し医療扶助の決定を行う。承認の場合，感染症法に定める医療は100分の95が感染症法による負担，100分の５が市町村の負担（生活保護による医療扶助）となる（**図表 1-13**）。

⑵　入院医療を必要とする場合

医療扶助適用者で結核による入院医療を必要とし，かつ，法第37条の２の公費負担の対象となる場合は，前記と同様公費負担の申請の手続きを行う。この申請に基づいて入院勧告を出す必要があるかどうかを検討，必要と認められた場合は，入院の日にさかのぼって入院勧告が出される。

入所命令を発しない場合には，法第37条の２の公費負担による承認または不承認の決定に基づいて，⑴と同様の取扱いをされる。

入院勧告が決定した場合は，決定日の前日限りで医療扶助は停止され，全額が感染症法による公費負担となる。

3．後期高齢者医療との関係

⑴　法第37条の2の場合

後期高齢者医療受給者証を持つ患者も，法第

37条の２の規定による公費負担の申請をしなければならない。申請した結果が不承認の場合は，通常の後期高齢者医療（高齢者の医療の確保に関する法律・以下「高齢者医療確保法」）による扱いとなる。

承認された場合，医療に要した費用は，法第39条の調整規定によって，100分の95 の範囲で後期高齢者医療による給付がなされる。残りの５％相当額を限度として自己負担の対象となるが，この額については，医療費の５％と，後期高齢者医療による一部負担金を比較し，低い方の金額をそのつど患者から徴収する。

＊　＊　＊

後期高齢者医療と保険優先の公費負担医療（感染症法など）を併用した場合は，後期高齢者医療による給付分（一部負担額を除いた額）については公費は適用されず，一部負担額についてのみ公費負担の対象となる。ただし，感染症法第37条の２（一般患者に対する医療）については５％の患者負担が規定されているので，その５％を除いた額が公費により給付される。後期高齢者医療の一部負担額が公費の自己負担分５％より少額の場合は，患者は後期高齢者一部負担額のみを負担する。また，健康保険法その他の医療保険各法における70歳以上の者（前期高齢者）の場合は，後期高齢者医療受給対象者と同様の扱いとなっている。

具体的な取扱いは次のとおりである。

(1)　公費対象となる医療費の定率負担金額が高額となる場合，外来・入院ともレセプトごとに一律の公費負担限度額が設けられた（生活保護法以外の制度と高齢者医療の併用の場合も「51 特定疾患」「52 小児慢性疾患」を除き同じ取扱いになる）。

(2)　公費自己負担限度額の患者の所得等による負担区分は，現在一律18,000円である。

(3)　公費負担限度額を超えた金額は，現物給付（医療そのものを給付）となる。

公費負担限度額

①すべての公費負担制度（生活保護，特定疾患，小児慢性疾患を除く）

外来　定率負担のうち　18,000円／月
入院　〃　57,600円／月

②生活保護と社会保険併用時

外来　定率負担のうち　8,000円
入院　〃　15,000円

《後期高齢者一部負担金改正による公費負担の取扱い》（法第37条の２関係）

後期高齢者医療受給対象者に対する一般患者に対する医療費の公費負担の取扱いについては，現行の健康保険法その他医療保険各法と同様，以下の仕組みとなっている。

①37条の２の公費対象部分について，後期高齢者医療受給対象者が同一の月にそれぞれ一の医療機関等について受けた一般患者に対する医療の一部負担金の額が18,000円を超えるときは，当該超える額を高額療養費として支給する。

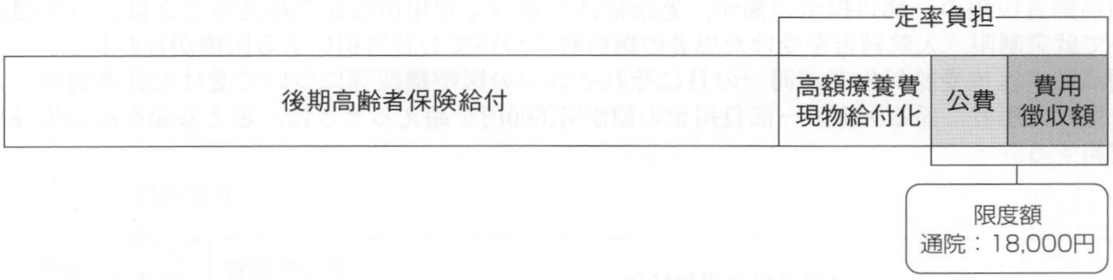

感染

②37条の２の公費対象部分について，感染症法に基づく一部負担額（一般患者に対する医療費の５％）が低所得者の自己負担限度額を上回るときは，当該費用徴収額と低所得者の自己負担限度額との差額を高額療養費として現物給付する。

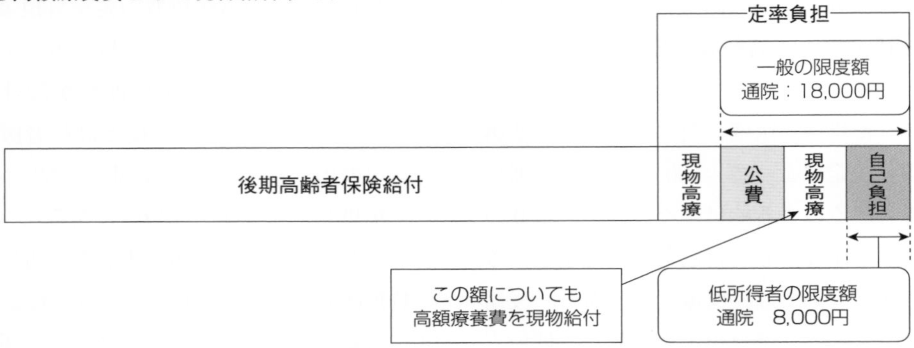

③公費対象の医療とそれ以外の医療はそれぞれ区分して扱う。

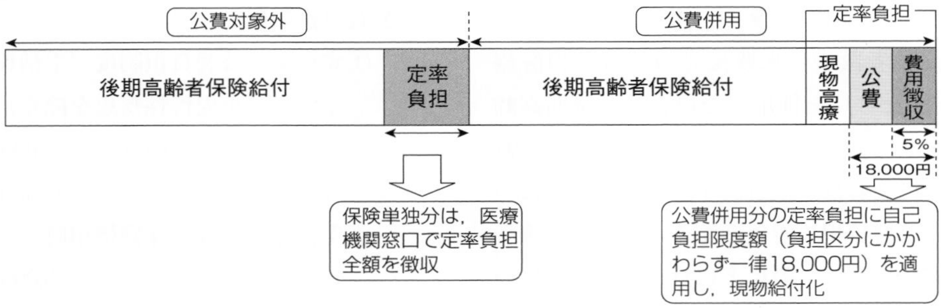

(2)　法第37条の場合

後期高齢者医療受給者証（１割負担）を有する患者が，入院勧告に関する医学的標準に該当する症状の場合には，法第37条の規定による公費負担の申請を行うことになる。法第37条の入院勧告の場合は全額公費負担が原則であるが，後期高齢者医療確保法により医療に関する給付を受けることができる者は，その限度において公費負担は行われない。一部負担金相当額分については公費負担の対象となるが，所得税額に応じた自己負担が課せられる。

《後期高齢者一部負担金改正による公費負担の取扱い》（法第37条関係）

以下の仕組みとなっている。

①後期高齢者医療の一部負担金の額が，感染症法に基づく費用徴収額を超えるときは，当該超過額について就業制限，入院勧告を受けた患者の医療費について公費負担による医療が行われる。
②後期高齢者医療受給対象者が同一の月にそれぞれ一の医療機関等について受けた就業制限，入院勧告を受けた患者に係る医療の一部負担金の額が57,600円を超えるときは，超える額を高額療養費として支給する。

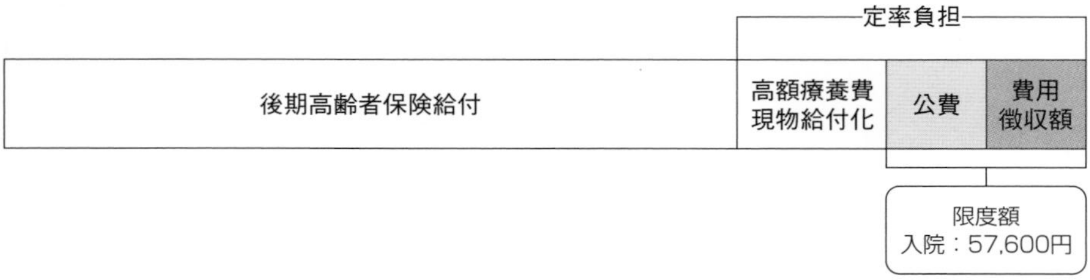

③就業制限，入院勧告を受けた患者に係る医療とそれ以外の医療が同時にあわせて行われる場合はそれぞれ区分して扱うが，医療機関での一部負担金の徴収は，公費併用に係る費用徴収額と保険単独の医療に係る定率負担額とを通算して後期高齢者医療受給者の負担区分に応じた自己負担限度額とされた。

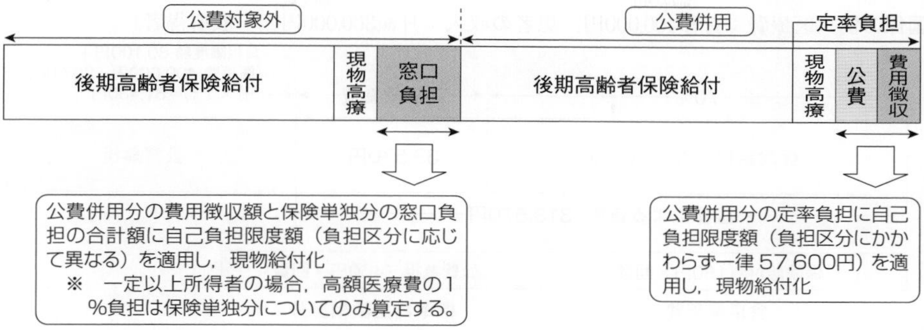

感染症法に基づく，公費負担対象となる医療費の５％が，**低所得者の自己負担限度額（8,000円）を上回るときは**，当該費用徴収額と低所得者の**自己負担限度額（8,000円）との差額**を高額療養費で現物給付する。

8,000円を超えない場合は，通院の**公費負担限度額18,000円**を適用する。

当該患者等の所得割額による自己負担額については前述のとおりである。

所得割額　56万４千円以下　自己負担なし
56万４千円超　自己負担２万円限度

４．児童福祉法との関係

(1)　法第37条の２（一般患者の医療）の規定による公費負担と児童福祉法による療育の給付との関係は，法第37条の２の規定による公費負担が優先する。

児童福祉法の規定による療育の給付を受けることができる患者が，規則第20条の規定による医療を受ける場合には，原則として，法第37条の２との併用になることから，保険者負担70％，感染症法による公費負担25％，残り５％について療育の給付による公費負担となる（**図表1-14**）。

療育の給付については，18歳未満の結核患者で児童福祉法に基づく指定療育機関に入院した場合にのみ適用される。法第39条第３項の規定により，療育の給付については，都道府県が費用の負担をする限度において療育の給付は行わないことになっている。都道府県が負担する分については，医療保険が優先する。

(2)　法第37条による場合も，保険優先によって扱われ，自己負担分に相当する部分が感染症法によって負担されるので，療育の給付は行われない（**図表1-15**）。ただし，当該患者が18歳未満であり，児童福祉法に基づく指定療育機関に入院した場合に限られる。患者の所得課税状況による自己負担に関しては，他の場合と同様である。

図表 1-14　〔法第37条の２〕
37条の２公費対象部分
児童福祉法

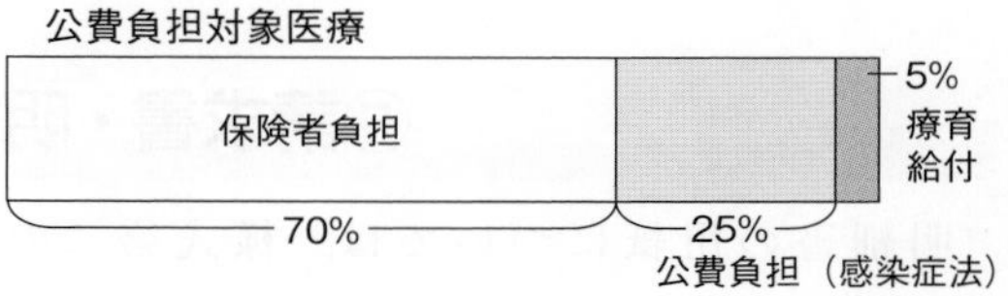

図表 1-15　〔法第37条〕
37条の２公費対象部分
児童福祉法

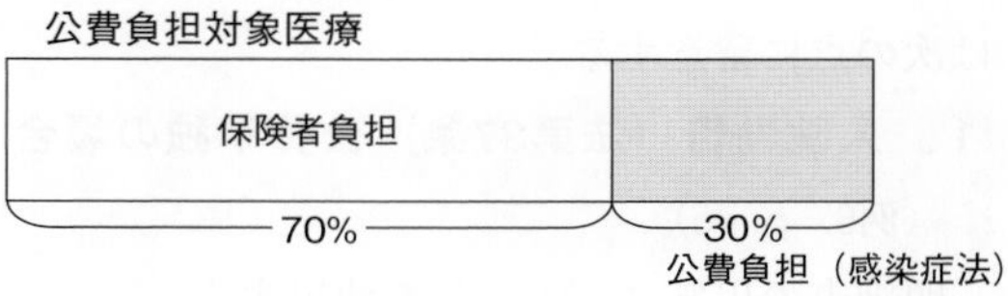

（所得税による自己負担関係は省略）

感染

5．高額療養費の取扱い

高額療養費の取扱いは次の例に示すとおりで，自己負担分の内の限度額までが公費で負担され，それを超える分は高額療養費として保険者が負担する（高額療養費の負担限度額はp. 31）。

国保の例（医療費：月額400,000円，患者の収入：月額300,000円・一般所得者）

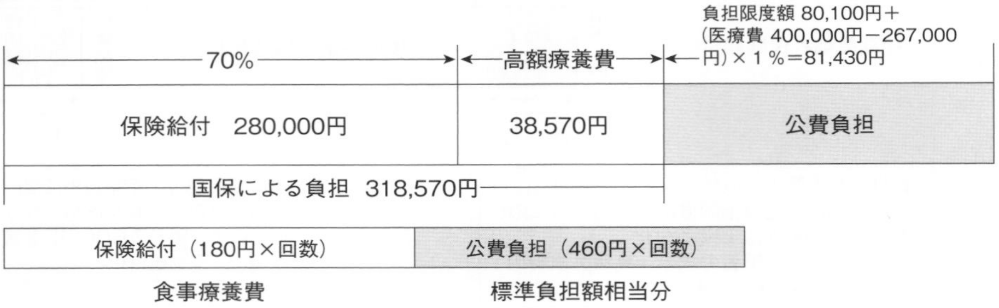

Ⓓ医療機関での取扱い

感染症法による公費負担患者の医療を担当するには，法第38条第２項に基づき厚生労働大臣の定める基準に適合する医療機関が，都道府県知事の指定を受ける。また指定を受けた医療機関は，感染症の患者および新感染症の所見がある者の医療を担当するとともに，厚生労働省令で定めるところにより都道府県知事が行う指導に従わなければならない。

《指定医療機関》

感染症法に基づく医療（結核）を担当するためには，指定医療機関の指定を受けなければならない（法第38条第２項）。指定は，申請に基づいて，都道府県知事が開設者の同意を得て指定することになっている。

Ⓔ診療報酬の取扱い

指定医療機関が診療報酬の請求を行うにあたっては，公費併用明細書を作成し，当該指定医療機関の所在する都道府県の支払基金または国保連合会に提出する。

Ⓕ請求書・明細書の記載要領

明細書の用紙については，様式第二の(一)・入院用又は(二)・入院外用を使用する。

点数算定に関しては，健康保険に関する算定と全く同様であるが，レセプト作成にあたっては次の点に留意する。

1．入院勧告（法第37条）公費単独の場合（例8，p. 75）

明細書の用紙は，入院分を使用する。

ア　基本的事項の確認

公費負担者番号，公費負担医療の受給者番号，傷病名，診療開始日をチェックする。

イ　診療内容の記載

保険診療による記載と全く同様である。

ウ　患者負担額欄

患者の負担額があれば記載する。

2．入院勧告（法第37条）医保（家族）と公費の場合（例9，p. 75）

明細書の用紙は，入院分を使用する。

ア　基本的事項の確認，記載は前述のとおりである。

イ　診療内容の記載

保険診療による記載と同様でよいが，公費分点数の欄に，感染症法関係の点数を再掲する。左側の点数欄と同じ場合は省略してよい。公費分点数を集計する際，誤りを防止するためには再掲しておいたほうがよい。公費分点数の対象となった項目にはアンダーラインを引く。

ウ　診療実日数欄は，この例では医保分と公費分が同日数であるので記載は不要である。

エ　公費分点数欄には，感染症法関係の点数を集計して記入する。

オ　患者負担額（公費分）欄には，自己負担分がある場合に，その額を記入する。

区分		件数	診療実日数	点数	一部負担金（控除額）
公費と医保の併用	12（生保）				
	10（感染症37の2）	6		4,688	

公費と公費の併用	12(生保)				
	10(感染症37の２)				

公費単独	12(生保)				
	11(結核入院)				
	20(精神29)				
③	合計				

入所している指定医療機関で合併症の治療を受けた例で，結核の回復に悪影響があると診断された場合には，公費負担医療の対象となる。

3．一般患者の適正医療（法第37条の2）医保併用の場合（例10，p. 76）

明細書の用紙は，入院外分を使用する。

感染症法の適正医療は，公費負担の対象を，化学療法，外科的療法等の具体的な医療内容として限定しているので，初診料，再診料，特定疾患療養管理料などは助成の対象外である。また，併発症についても対象外となっているので，記載上では，対象医療分点数を，公費分点数欄に再掲する。

公費分点数の対象となった項目にはアンダーラインを引く。

国保の場合も，医保と同様の記載方法である。

4．適正医療（法第37条の2）公費と公費の場合（例11，p. 76）

明細書の用紙は，入院外分を使用する。

記載の方法は，医保と公費（予防法）の場合と同様であるが，レセプトの上部にある公費負担者番号等の欄に，第１公費として感染症法に関する番号等を，第２公費として生活保護法に関する番号等を記入する。

３種の公費負担医療の併用の者〔生活保護法，感染症法（結核），障害者総合支援法〕に係る特例明細書の記載については，**例11**を参照。

以上のほか，医保と３種の公費併用もあるが，実際はほとんど例がなく省略する。

5．請求書の作成（以下の様式抜粋参照）

診療報酬請求書の公費負担分欄の，公費と医保の併用，公費と公費の併用，公費単独のそれぞれの欄に，件数・点数を集計して記載する。法第37条の適用者で負担額のある場合は控除額欄に記載する。なお，医療保険との併用分は，医保の併用欄に他の公費と併せた件数・点数を記載する。

(1)　公費と医保の併用の場合

①「区分」欄の10（感染症37の２）の欄に記入する。

②「件数」欄には，公費負担制度ごとに１件として計上するので，１枚の明細書であっても２件となることがある。

③「点数」欄には，医保と公費負担医療の併用の者に係る明細書の「公費分点数①」欄および「公費分点数②」欄に記載した公費負担医療の請求点数を，公費負担制度ごとに集計して記載する。

⑵　公費と公費の併用の場合

①「区分」欄は，その組合せによって法別番号を記載する。

②「件数」,「点数」欄の記載については，前に述べたとおりである。

⑶　公費単独の場合

①11（結核入院）欄に記載する。

②「件数」欄には，明細書の枚数の合計を記載する。

③「点数」欄には，当該明細書の「合計」欄に記載された点数を合計して記載する。

④「控除」欄には，明細書の「患者負担額」欄に記載された患者負担額を合計して記載する。

⑷　「③合計」欄について

「③合計」欄には，「公費と医保の併用」欄，「公費と公費の併用」欄および「公費単独」欄の「件数」欄に記載した件数を合計して記載する。

〈参考〉　医保と公費の併用

入院外における感染症法（結核）または障害者総合支援法（精神通院）に関する併用の場合には，当該公費に係る患者負担額は「患者負担額（公費分）」の欄に記載することを要しない。

他の場合で一部負担上限額が設定されているときは，医療券等に記入されている患者の負担額（更生決定を要する場合には，更生決定後の金額）を記載する。

Ⓖ介護保険との関連

介護保険法（平成９年法律第123号）の規定により医療に関する給付を受ける者に係る感染症法第37条および第37条の２に規定する結核医療に関する診療報酬は，介護保険の介護給付費の例によるものとする（厚生省告示116号，平12.3.30)。

例 8

診療報酬明細書（医科入院） 年 6 月分

公費負担者番号①	1 1 1 1 0 0 5 3	公費負担医療の受給者番号①	0 0 0 2 0 5 5
保険者番号	0 6 1 3 0 6 5 2	給付割合	10 9 8 7（ ）

1 医科　①社・国　2 公費　3 後期　4 退職　1 単独　②2併　3 3併　①本入　3 六入　5 家入　7 高入一　9 高入7

区分：精神 (結核) 療養
氏名：①男 2女 1明 2大 ③昭 4平 5令 24．．生
職務上の事由：1 職務上 2 下船後3月以内 3 通勤災害

傷病名：(1) 硬化性肺結核　(2)　(3)
診療開始日：(1) 年 12 月 25 日
診療実日数：保険 30 日
省略可

区分		回数等	点数	公費分点数
⑪ 初診	時間外・休日・深夜	回	点	
⑬ 医学管理				
⑭ 在宅				
⑳ 投薬	㉑ 内服	60 単位	240	
	㉒ 屯服	単位		
	㉓ 外用	単位		
	㉔ 調剤	30 日	210	
	㉖ 麻毒	日		
	㉗ 調基		42	
㉚ 注射	㉛ 皮下筋肉内	8 回	496	
	㉜ 静脈内	回		
	㉝ その他	回		
㊵ 処置	薬剤	回		
㊿ 手術麻酔	薬剤	回		
⑥⓪ 検査病理	薬剤 (判)血，微，呼	5 回	557 / 415	
⑦⓪ 画像診断	薬剤	1 回	210	
⑧⓪ その他	薬剤			

入院年月日 年 5 月 2 日
⑨⓪ 入院：(病) 診　90 入院基本料・加算　結15 (補3)　1,301 × 30 日間 39,030
92 特定入院料・その他

摘要：
- ㉑ 6 × 30
- 2 × 30
- ㉛ ○○1g 62 × 8
- ⑥⓪ コンプライアンス測定 135 × 1
- 心電図（12） 130 × 1
- 喀痰・抗酸菌塗抹・分離培養同定2 273 × 1
- 血沈 9 × 1
- ⑦⓪ 胸部X-Pデジタル1回 210 × 1

※高額療養費 円　※公費負担点数 点
⑨⑦ 食事・生活：基準Ⅰ 670円 × 90 回　特別 円 × 回　食堂 円 × 日　環境 円 × 日
基準(生) 円× 回　特別(生) 円× 回　減・免・猶・Ⅰ・Ⅱ・3月超

療養の給付	請求 点	※決定 点	負担金額 円	食事・生活療養 回	請求 円	※決定 円	(標準負担額) 円
保険	41,200			90	60,300		41,400
公費①		※		90	60,300	※	41,400
公費②		※				※	

省略可　記載不要

例 9

診療報酬明細書（医科入院） 年 6 月分

公費負担者番号①	1 1 1 1 0 0 5 3	公費負担医療の受給者番号①	0 0 0 1 3 8 8
保険者番号	0 1 1 3 0 0 1 2	給付割合	10 9 8 7（ ）

1 医科　①社・国　2 公費　3 後期　4 退職　1 単独　②2併　3 3併　1 本入　3 六入　⑤家入　7 高入一　9 高入7

■結核医療以外の医療については，結核回復に悪影響が明らかな場合は公費負担の対象となる（合併症）。本例は除外例として扱った。

区分：精神 (結核) 療養
氏名：1男 ②女 1明 2大 ③昭 4平 5令 30．．生
職務上の事由：1 職務上 2 下船後3月以内 3 通勤災害

傷病名：(1) 肺結核　(2) 胃潰瘍　(3)
診療開始日：(1) 年 2 月 20 日　(2) 年 2 月 25 日
診療実日数：保険 10 日　（省略）

区分		回数等	点数	公費分点数
⑪ 初診	時間外・休日・深夜	回	点	
⑬ 医学管理				
⑭ 在宅				
⑳ 投薬	㉑ 内服	17 単位	79	30
	㉒ 屯服	単位		
	㉓ 外用	単位		
	㉔ 調剤	10 日	70	70
	㉖ 麻毒	日		
	㉗ 調基		42	42
㉚ 注射	㉛ 皮下筋肉内	4 回	204	204
	㉜ 静脈内	回		
	㉝ その他	回		
㊵ 処置	薬剤	回		
㊿ 手術麻酔	薬剤	回		
⑥⓪ 検査病理	薬剤 (判)尿，微	2 回 / 回	246 / 184	209 / 150
⑦⓪ 画像診断	薬剤	2 回 / 1 回	1,382 / 82	210
⑧⓪ その他	薬剤			

入院年月日 年 6 月 21 日
⑨⓪ 入院：(病) 診　90 入院基本料・加算　結15 (補3)　1,501 × 10 日間 15,010　公費分点数 15,010
92 特定入院料・その他

摘要：
- ㉑ 7 × 7
- 3 × 10
- ㉛ ○○1g 51 × 4
- ⑥⓪ 糞便中ヘモグロビン定性 37 × 1
- 喀痰抗酸菌分離培養2 209 × 1
- ⑦⓪ 胸部X-Pデジタル1回 210 × 1
- 胃X-D，X-P／デジタル6回／スポットデジタル4回／電子画像管理加算（造影） 1,172 × 1
- ○○○○120 300ml 82 × 1

※高額療養費 円　※公費負担点数 点
⑨⑦ 食事・生活：基準Ⅰ 670円 × 30 回　特別 円 × 回　食堂 円 × 日　環境 円 × 日
基準(生) 円× 回　特別(生) 円× 回　減・免・猶・Ⅰ・Ⅱ・3月超

療養の給付	請求 点	※決定 点	負担金額 円	食事・生活療養 回	請求 円	※決定 円	(標準負担額) 円
保険	17,299			30	20,100		13,800
公費①	15,925	※		30	20,100	※	13,800
公費②		※				※	

記載不要

※　本書に掲げるレセプト記載例においては，関連事項のみ記載し，その他については省略している。

例10

○ 診療報酬明細書（医科入院外）　年 6 月分　都道府県番号　医療機関コード

1 医科　①社・国　2 公費　3 後期　4 退職　1 単独　② 2併　3 3併　2 本外　4 六外　⑥ 家外　8 高外一　0 高外7　給付割合 10 9 8 7（ ）

保険者番号 0 6 1 3 0 4 4 7

公費負担者番号① 1 0 1 3 1 1 4 2　公費負担医療の受給者番号① 1 1 1 8 4 0 6

公費負担者番号②　公費負担医療の受給者番号②

被保険者証・被保険者手帳等の記号・番号　3 2 0

氏名　1男 ②女 1明 2大 ③昭 4平 5令 25・・生

職務上の事由　1 職務上　2 下船後3月以内　3 通勤災害

特記事項　保険医療機関の所在地及び名称

（150床）

傷病名 (1) 肺結核 (2) 肝硬変 (3)

診療開始日 (1) 年 2 月 5 日 (2) 年 2 月 5 日 (3) 年 月 日　転帰 治ゆ 死亡 中止　診療実日数 保険 4 日　公費① 日　公費② 日

■第1公費の実日数が保険の実日数と異なるときに記入する。

区分	項目		回	点	公費分点数
⑪	初診	時間外・休日・深夜	回		
⑫ 再診	再診	75 × 4	回	300	
	外来管理加算	52 × 4	回	208	
	時間外	×	回		
	休日	×	回		
	深夜	×	回		
⑬	医学管理			174	
⑭ 在宅	往診		回		
	夜間		回		
	深夜・緊急		回		
	在宅患者訪問診療		回		
	その他				
	薬剤				
⑳ 投薬	㉑ 内服 薬剤		63 単位	133	84
	調剤	11 ×	3 回	33	22
	㉒ 屯服 薬剤	×	単位		
	㉓ 外用 薬剤	×	単位		
	調剤	×	回		
	㉔ 処方	42 ×	3 回	126	84
	㉖ 麻毒		回		
	㉗ 調基			14	14
㉚ 注射	㉛ 皮下筋肉内		4 回	268	268
	㉜ 静脈内		回		
	㉝ その他		回		
㊵ 処置			回		
	薬剤			69	
㊿ 手術麻酔			回		
	薬剤				
⑥⓪ 検査病理			6 回	703	609
	薬剤	㊒ 血，生Ⅰ，微		419	150
⑦⓪ 画像診断			1 回	210	210
	薬剤				
⑧⓪ その他	処方せん		回		
	薬剤				

摘要：

⑬ ㊕　87 × 2

㉑　1 × 28
　2 × 28
　7 × 7

㉛ ○○1g　67 × 4

⑥⓪ 喀痰抗酸菌分離培養2　209 × 1
抗酸菌薬剤感受性（4剤以上）　400 × 1
血沈　9 × 1
LAP, AST, ALT　45 × 1
採血料　40 × 1

⑦⓪ 胸部デジタル1回　210 × 1

療養の給付	請求 点	※決定 点	一部負担金額 円
保険	2,588		減額 割(円)免除・支払猶予
公費①	1,441	※	円
公費②	点	※ 点	円

※高額療養費 円　※公費負担点数 点　※公費負担点数 点

例11　生活保護法と感染症法の併用例

○ 診療報酬明細書（医科入院外）　年 月分　都道府県番号　医療機関コード

1 医科　1 社・国　②公費　3 後期　4 退職　1 単独　② 2併　3 3併　2 本外　4 六外　⑥ 家外　8 高外一　0 高外7　給付割合 10 9 8 7（ ）

保険者番号

公費負担者番号① 1 0 ○ ○ ○ ○ ○ ○　公費負担医療の受給者番号① ○ ○ ○ ○ ○ ○ ○

公費負担者番号② 1 2 ○ ○ ○ ○ ○ ○　公費負担医療の受給者番号② ○ ○ ○ ○ ○ ○ ○

被保険者証・被保険者手帳等の記号・番号

氏名　1男 2女 1明 2大 3昭 4平 5令 ・ ・ 生

職務上の事由　1 職務上　2 下船後3月以内　3 通勤災害

特記事項　保険医療機関の所在地及び名称

傷病名 (1) (2) (3)

診療開始日 (1) 年 月 日 (2) 年 月 日 (3) 年 月 日　転帰 治ゆ 死亡 中止　診療実日数 保険 日　公費① 日　公費② 日

■診療分全体について記載する。（生保分）

感染症予防・医療法分実日数

生活保護法分実日数

「感染」と表示する。

■感染症法分の点数を記載する。

区分	項目		回	点	公費分点数
⑪	初診	時間外・休日・深夜	回		感染
⑫ 再診	再診	×	回		
	外来管理加算	×	回		
	時間外	×	回		
	休日	×	回		
	深夜	×	回		
⑬	医学管理				
⑭ 在宅	往診		回		
	夜間		回		
	深夜・緊急		回		
	在宅患者訪問診療		回		
	その他				
	薬剤				
○	○ ○ ○ ○ ○ ○				
○	○ ㉜ ㉝				
㊵ 処置	薬剤		回		
㊿ 手術麻酔	薬剤		回		
⑥⓪ 検査病理	薬剤		回		
⑦⓪ 画像診断	薬剤		回		
⑧⓪ その他	処方せん		回		
	薬剤				

感染症法分

生活保護法分

療養の給付	請求 点	※決定 点	一部負担金額 円
保険			減額 割(円)免除・支払猶予
公費①	点	※ 点	円
公費②	点	※ 点	円

※高額療養費 円　※公費負担点数 点　※公費負担点数 点

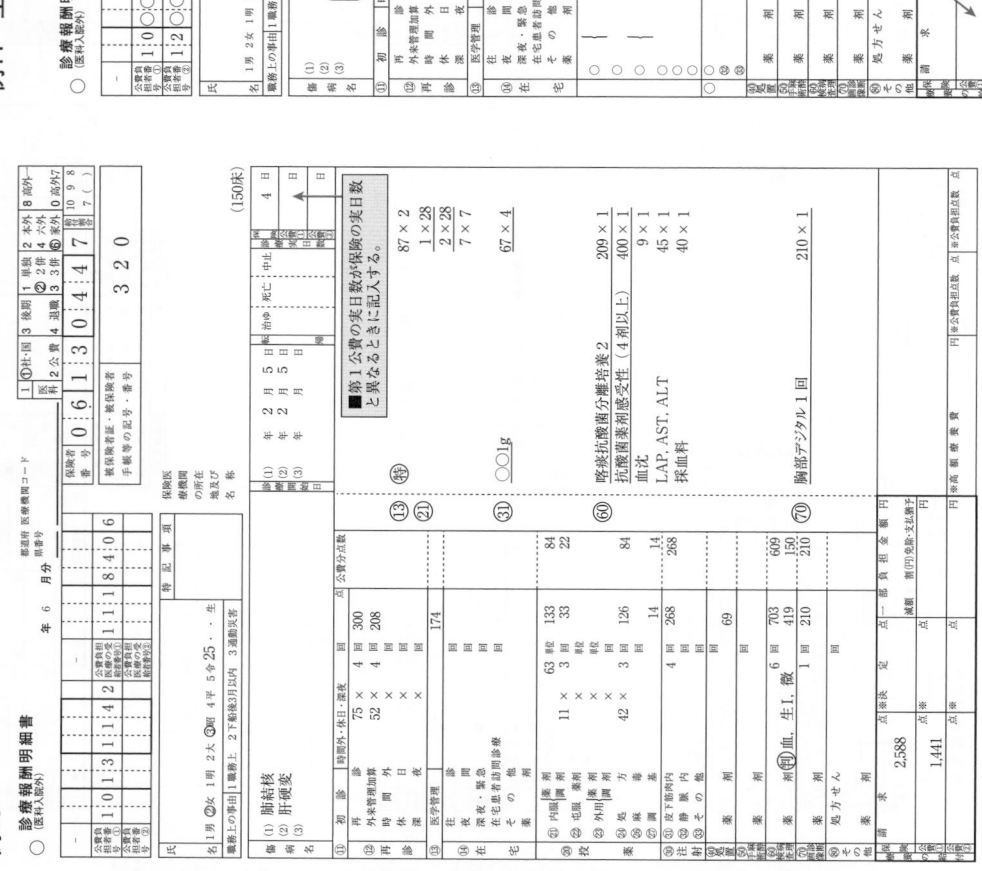

02 生活保護法
（医療扶助）

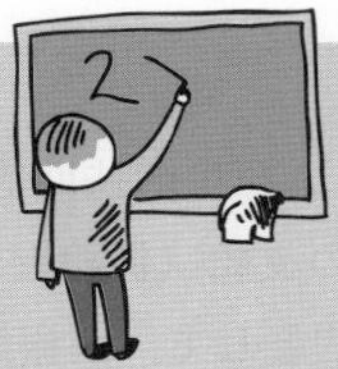

Ⓐ制度のあらまし

憲法第25条には，「すべて国民は，健康で文化的な最低限度の生活を営む権利を有する。国は，すべての生活部面について，社会福祉，社会保障及び公衆衛生の向上及び増進に努めなければならない」と規定されている。生活保護法は，この憲法の理念に基づいて，国が，生活に困窮する国民すべてに対し，困窮の程度に応じて，生活や医療等必要な保護を行い，最低限度の生活を保障するとともに，その自立を助長することを目的としている。

この制度の実施についての基本的原則は，次のとおりである。

(1) 健康で文化的な最低生活を国民の権利として保障するという生存権の保障
(2) 生活保護を受ける原因は，「生活の困窮」という事実だけで，法に定める要件をみたしていれば差別はされないという無差別平等
(3) 質的にいって最低生活の保障であること
(4) この制度による受給者が，早く自立し公私の扶助を受けずに社会生活に対応できるよう自立を助長すること

なお，本制度の医療扶助の対象となっていた中国残留邦人永住帰国者については，永住帰国後の自立支援に関する給付（p. 100）で助成する。公費負担者番号は「25」である。

現在，以上のように運用されているが，2004年以降，厚労省内で生活保護のあり方が検討されてきた。2013年１月に社会保障審議会生活保護基準部会から，今後の「生活保護のあり方」についての報告が出され，その方向に従って医療扶助については，①手続きの厳格化，申請手続きの複雑化，②保護費の引下げ，③就労による自立の促進，④不正受給対策の強化（罰則水準の引上げなど），⑤医療扶助の適正化――等を柱とする法改正が行われた（2014年１月または７月施行）。特に医療扶助では，不正・不適正受給対策，費用の適正化の強化として，「指定医療機関への指導強化」「後発医薬品の使用促進」などがすでに実施されている。なお，法改正以前に指定医療機関になっていても，改正生活保護法により改めて指定医療機関の指定を受けなければ，生活保護の医療や介護は取り扱えない。

医療扶助のあり方は引き続き検討されている。

Ⓑ制度の運営

1．保護の実施機関

保護の実施機関は，都道府県知事，市長（特別区長）および福祉事務所を設置する町村の長であり，その所管区域内に居住地または所在地を有する要保護者に対して保護を決定し，実施する義務を負っている。（法第19条）

東京都においては，保護の決定，実施に関する事務は福祉事務所長に委任されている。

2．保護の種類

保護の種類は，８種の扶助に分けられ，要保護者の必要に応じ，また，最低生活を充足するのに必要とされる限度において，具体的な支給範囲が定められる。

それぞれの扶助は，医療扶助のみの支給（単

給），および生活扶助等１種類または２種以上の扶助の支給（併給）として支給が行われる。支給方法として，医療扶助と介護扶助は現物給付を原則とし，生活，教育，住宅，出産，生業，葬祭の各扶助は金銭給付を原則としている。

ア．生活扶助

食糧費，光熱水費，衣料費等日常生活に必要な費用についての支給

イ．住宅扶助

家賃，補修費等の経費を支給

ウ．教育扶助

教科書，学用品，教材費，給食費等義務教育に必要な経費を支給

エ．医療扶助

指定医療機関において受診した医療費用を，現物で給付する（一部現金給付がある）

オ．介護扶助

要介護者，要支援者に対し，居宅介護，施設介護等を対象として現物給付（原則）を行う。

カ．出産扶助

出産のために必要な経費を支給

キ．生業扶助

生業に必要な資金，器具，資材および技能修得に必要な経費を支給

ク．葬祭扶助

被保護者が死亡した場合，その葬祭を行う者に対し，葬祭の経費を支給

３．保護の決定

保護を必要とする世帯の収入認定額と，年齢別生活基準額等を合算して算出した当該世帯の最低生活費を比較して，収入認定額が最低生活費に満たない場合，その差額が生活扶助として支給される。

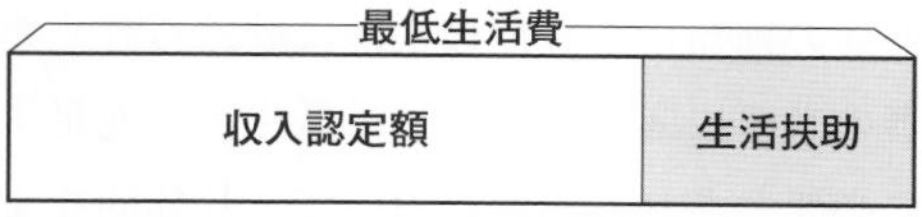

医療扶助の場合

《医療扶助の申請》

生活保護法による医療扶助は申請による保護（申請保護の原則）が前提となっているので，医療扶助を受けたい患者は，福祉事務所等の長に対して保護の申請をする。ただし急迫した状況にある場合は，例外として保護の申請がなくても職種（福祉事務所等の長以外の者）によって行うことがある。

《医療の要否の確認》

医療扶助の実施にあたっては，「検診命令」によって，その健康状態を調査して実施されるもの（医療機関は，検診書および検診料請求書によって処理する）と「医療要否意見書」に基づいて実施されるものの２種類がある。

①申請を受けた福祉事務所等は，医療扶助を行う必要があるか否かを判断する資料とするため医療要否意見書，結核入院要否意見書，精神障害入院要否意見書等の各給付要否意見書を申請者に対し発行し，指定医療機関の意見を聞いて医療の要否を確認する。

②すでに他の保護を受給している場合で，明らかに医療の必要が認められるときには，医療要否意見書を発行せず，保護変更申請書により医療券を発行する。

③保護者の病状等により，医療要否意見書を入院外の場合は数カ月に１回，入院は最大６カ月に１回，提出すればよい場合もある。

《医療扶助の決定》

福祉事務所等は，提出された要否意見書を検討し，医療の要否，他法〔感染症予防・医療法（結核），障害者総合支援法等〕の適用等を確認した上，はじめての要保護者については，その世帯の収入の認定および医療費を除く最低生活費の算定を行い，**図表2-1の例１～３**のように所要医療費概算月額と対比して医療扶助を決定する。

図表 2-1　収入認定額と医療扶助

最低生活基準額	所要医療費

例 1．収入認定額が最低生活基準額以下のとき。

収入認定額	生活扶助	医療扶助	生活扶助と医療扶助の併給

例 2．収入認定額が最低生活基準額と同じとき。

収入認定額	医療扶助	医療扶助の単給

例 3．収入認定額が最低生活基準額を上回るとき。

収入認定額	本人支払額	医療扶助	本人負担額のある医療扶助の単給

例 4．収入認定額が最低生活基準額，所要医療費を上回るとき。

収入認定額	医療扶助の対象とならない。

Ⓒ医療保険等との関係

1．国民健康保険との関係

生活保護法を受給すると，その日から，国民健康保険の被保険者資格は失われるので，医療給付において，国民健康保険法と生活保護法の併用はない。

2．その他の医療保険

その他の医療保険は，生活保護法に優先して適用される。したがって，医療保険の法に定められた自己負担分について，生活保護法が適用されることになるが，収入の認定によってその扶助の内容は異なる。また，その他の公費負担も生活保護に優先する。

Ⓓ医療機関での取扱い

1．医療機関の指定

医療扶助のうち，医療の給付は，厚生労働大臣の指定した国立の医療機関あるいは都道府県知事・指定都市の市長があらかじめ指定した医療機関が行うほか，都道府県知事が認可した医療保護施設に被保護者を委託して行うこととされている。

この指定された医療機関を，「**指定医療機関**」という。法律改定に伴い，2015年７月以降生活保護法の医療を行うのは，指定申請書（**図表2-2**）を提出し，改めて指定を受けている医療機関である。また，６年ごとの指定更新制も導入され，更新申請が必要になった。指定期間は保険医療機関の指定期間と同じとされた。

2．指定医療機関の義務

生活保護法及び中国残留邦人等支援法により指定された医療機関等は，次の事項を守らなくてはならない。

(1)　医療担当義務

(1)　福祉事務所長等から委託を受けた患者について誠実かつ適切にその医療を担当すること。

(2)　指定医療機関医療担当規程の規定に従うこと。本項「(2)　後発医薬品の使用」で詳しく述べるが，生活保護の医療には原則として後発医薬品を使用することとされた。

(3)　生活保護法第52条による診療方針により，医療を担当すること。

(4)　薬局における調剤録には，次の事項を記入

図表2-2　生活保護法による医療機関等指定申請書（東京都の例）

生　活　保　護　法
中国残留邦人等支援法　指定医療機関　指定申請書

新規 ・ 更新	（更新の場合に記入）生活保護法指定期間満了日	年　月　日

業務の種類	(1)医科　(2)歯科　(3)薬局　(4)訪問看護ステーション(※)		
医療機関	フリガナ		
	名称		
	所在地	〒 TEL（　　）　－	
開設者	フリガナ		生年月日
	氏名	＊法人の場合は法人名称	年　月　日　＊法人の場合は記載不要
	住所	〒 ＊法人の場合は主たる事務所の所在地	
管理者または管理薬剤師	フリガナ		生年月日
	氏名		年　月　日
	住所	〒	
健康保険法（又は介護保険法）による指定		<チェック欄>　□ 有（申請中を含む）	
健康保険法による指定	医療機関・薬局・ステーションコード（7けた）	健康保険法による指定期間	
	□□□□□□□	年　月　日から　年　月　日	
介護保険法による指定（訪看のみ）	介護事業者番号（10けた）	介護保険法による指定期間	
	□□□□□□□□□□	年　月　日から　年　月　日	
勤務医等	<チェック欄> □	開設者である保険医若しくは保険薬剤師のみが診療若しくは調剤に従事している，もしくは開設者である保険医若しくは保険薬剤師及びその者と同一の世帯に属する配偶者，直系血族若しくは兄弟姉妹である保険医若しくは保険薬剤師のみが診療若しくは調剤に従事している場合は左のチェック欄にチェック(☑)してください。(※開設者が法人の場合は確認不要)。	

上記のとおり申請します。

年　月　日

東京都知事　殿

福祉事務所収受印

<申請者(開設者)の氏名及び住所>
(法人の場合は主たる事務所の所在地及び法人名称)

〒　－

住所 ＿＿＿＿＿＿＿＿
＊法人の場合は主たる事務所の所在地

氏名 ＿＿＿＿＿＿＿＿
＊法人の場合は法人名称

担当者連絡先　TEL（　　）　－　　担当者氏名：＿＿＿＿

福祉事務所使用欄

誓約書	有 ・ 無	指定年月日	年　月　日
指定についての意見			

※　訪問看護ステーション：生活保護法施行令第4条各号に 掲げる指定訪問看護事業者等が指定訪問看護事業等を行う，訪問看護ステーション等の事業所

《注意事項》

1　この申請書は，東京都知事宛に，**所在地を管轄する福祉事務所を経由**して提出してください。

2　生活保護法による指定医療機関の指定を受けるためには，**健康保険法の指定を受けている必要があります。**

3　申請する場合には，**欠格事由に該当しない旨の誓約書を必ず添付**してください。

4　指定された場合には，東京都告示により公示するほか，指定通知書により通知します。

《記載要領》

1　届出内容は太枠線内に記載してください。

2「業務の種類」欄は，該当するものを○で囲んでください。

3「医療機関」欄には，指定を受けようとする医療機関の名称及び所在地を記入してください。「名称」は，関東信越厚生局が発行する健康保険法の指定通知書（訪問看護ステーション等においては東京都が発行する介護保険法の指定通知書）に記載の名称を記載してください。

4「開設者」欄は，個人開設の場合は開設者の氏名，生年月日及び住所を記載してください。開設者が法人の場合は，「氏名」欄に法人名称を記載し，「住所」欄に法人の主たる事務所の所在地を記載してください。

5「管理者または管理薬剤師」欄は，医科，歯科，訪問看護ステーション等においては管理者について，薬局においては管理薬剤師について，その氏名，生年月日及び住所を記載してください。

6「健康保険法（又は介護保険法）による指定」欄については，指定「有（申請中を含む)」の場合に，チェック(☑)を入れてください。

※　なお，生活保護法の指定を受けるには，すでに健康保険法の指定を受けている必要があります。

7「健康保険法による指定」欄については，関東信越厚生局が発行する直近の健康保険法の指定通知書に記載されている医療機関・薬局・ステーションコード及び指定期間（訪問看護ステーション等においては指定年月日）を記載してください。

8「介護保険法による指定」欄については，訪問看護ステーション等のみ，東京都が発行する直近の介護保険法の指定通知書に記載されている事業所番号及び指定期間を記載してください。

※　訪問看護ステーション等は，「健康保険法の指定」及び「介護保険法の指定」の両方の欄に記載してください。

9　申請者（開設者）の署名欄は，法人の場合は「氏名」欄に法人名称及び代表者職氏名を記載し，「住所」欄に法人の主たる事務所の所在地を記載してください。

「担当者連絡先」，「担当者名」欄については，申請書の記入事項について都からの照会に対応する担当者の連絡先を記入してください。

10　指定日については，原則，**福祉事務所がこの申請書を受理した月の1日**になります。ただし，下記アからウに該当する場合は，指定日の遡及が認められることがあります。

ア　指定医療機関の開設者が変更になった場合で，前開設者の変更と同時に引き続いて開設され，患者が引き続き診療を受けている場合

イ　指定医療機関が移転し，同日付けで新旧医療機関を開設，廃止した場合で，患者が引き続いて診療を受けている場合

ウ　指定医療機関の開設者が個人から法人組織に，又は法人組織から個人に変更になった場合で，患者が引き続いて診療を受けている場合

し保存すること。ただし，この調剤録は，調剤済みとなった処方せん調剤録と同様の事項を記入したものをもって代えることができる。

ア　薬剤師法施行規則第16条に規定する事項

イ　調剤券を発行した福祉事務所名

ウ　当該薬局で調剤した薬剤について処方せんに記載してある用量，既調剤量及び使用期間

エ　当該薬局で調剤した薬剤についての薬剤価格，調剤手数料，請求金額，社会保険負担額，他法負担額及び本人支払額

⑵　後発医薬品の使用

2014年1月からは，生活保護法が改正されて，ジェネリック（後発）医薬品の使用促進が法律上明確化されるなど，医療扶助費抑制のために後発医薬品の使用促進が進められてきた。

さらに，「生活保護法の指定医療機関医療担当規程第6条の変更」や「指定医療機関医療担当規程の一部改正について」（2018年9月28日社援発0928第8号）」が出されて，後発医薬品の使用が原則とされるようになった。

ただし，これらは医師の処方に関する判断を縛るものではない。医学的知見に基づき，先発医薬品の使用が必要であると認められる場合（後発医薬品の使用により不具合が生じる等）は，従来通り，先発医薬品を使用（又は処方）することが可能である。

また，**図表2-3**の「※2」にあるように，「患者が十分に自身の状況を医師等に伝えられず，薬局において，後発医薬品の使用への不安等から必要な服薬が期待できないと認められるような場合等が想定される」場合も，先発医薬品の処方が可能になる。

⑶　診療明細書の交付

生活保護法第7条第2項の新設により，2018年10月から，患者から求めがない場合でも個別の診療報酬の算定項目のわかる明細書を交付することが義務づけられた。ただし，保険単独の場合と同様に，患者から「明細書は不要」との申出があった場合等は，明細書を交付しなくても差し支えない。

⑷　診療報酬に関する義務

(1)　患者について行った医療に対する報酬は，生活保護法第52条並びに昭和34年5月6日付厚生省告示第125号に基づき，所定の請求手続きにより生活保護と支援給付とをわけて請求すること。

(2)　診療内容及び診療報酬の請求について生活保護と支援給付とをわけて知事の審査を受けること。（法第53条第1項）

(3)　知事の行う生活保護又は支援給付の診療報酬額の決定に従うこと。（法第53条第2項）

⑸　指導等に従う義務

(1)　患者の医療について厚生労働大臣又は都道府県知事の行う指導に従うこと。（法第50条第2項）

(2)　厚生労働大臣又は知事が当該職員に行わせる立入検査を受けること。（法第54条第1項，法第84条の4）

⑹　変更の届出等

指定医療機関は，生活保護法施行規則第14条及び第15条の規定に基づき，前表のような事由が生じた場合には，同表に記載されている所定用紙により届出を速やかに行う。

⑺　標示の義務

指定医療機関は，その業務を行う場合の見やすい所に標示〔縦12.5センチ，横5.5センチ程度の硬質材を用い，その中央に「生活保護法指定（医）」と表示する〕を掲示する。**（生活保護法施行規則第13条）**（「2021年3月　東京都生活保護法及び中国残留邦人等支援法指定医療機関のしおり」より作成）

3．取扱い上の留意点

(1)　医療扶助は原則として遡及しないので，患者（福祉事務所）は医療要否意見書（**図表2-4**）をすみやかに提出してもらう。

(2)　指定医療機関は，要否意見書の内容を記入

生保

図表2-3　生活保護医療扶助についての処方・調剤に至るフロー

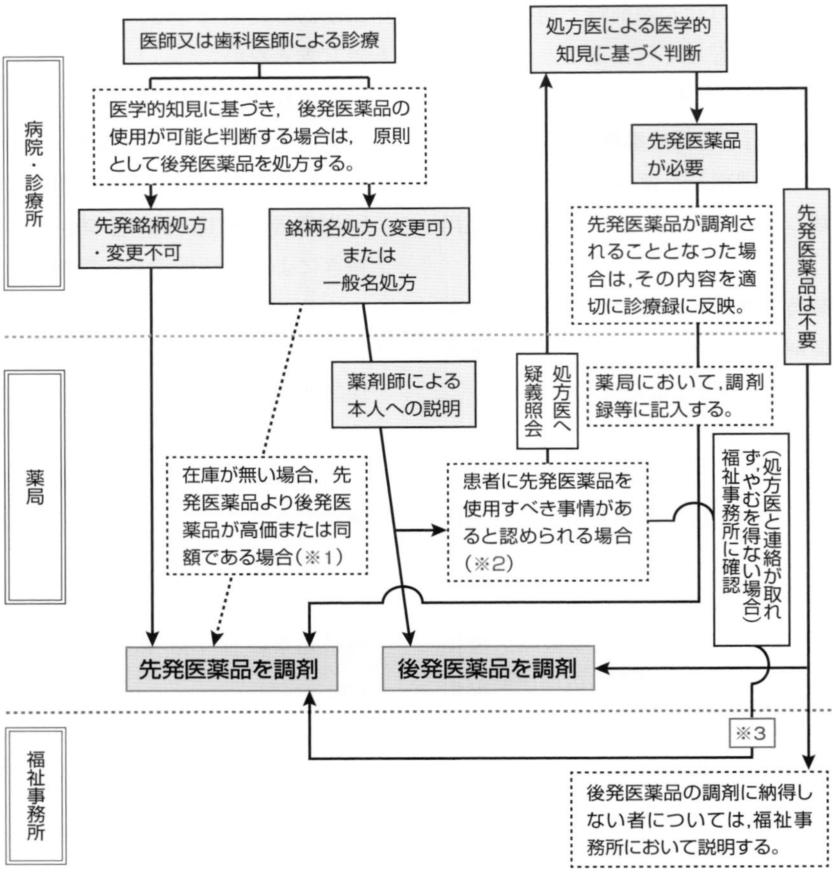

※１　薬局において在庫が無い場合を除く。ただし，その場合，以後は，後発医薬品を調剤できるよう体制整備に努める。

※２　患者が十分に自身の状況を医師等に伝えられず，薬局において，後発医薬品の使用への不安等から必要な服薬が期待できないと認められるような場合等が想定される。

※３　処方医に連絡が取れず，やむを得ない場合は，福祉事務所へ確認し，先発医薬品を調剤することも可能（休日・夜間等福祉事務所にも連絡がとれない場合は，福祉事務所に事後報告でも可）。→薬剤師は速やかに処方医に対し，調剤した薬剤について情報提供を行うとともに，次回の処方内容について確認する。

（東京都福祉保健局ホームページより引用）

してすみやかに福祉事務所へ提出する。

(3)　受給資格の確認は医療券によらなければならない。

(4)　医療券は暦月を単位として発行される（**図表2-5**）。

医療券は，基本的に毎月，患者が申請して医療要否意見書を提出し，更新される。保護者の病状により，医療要否意見書を複数月に１回（入院は最大６カ月に１回）提出すればよいこともある。都道府県によって，月ごとに「交付番号」を変更する等の更新事務が行われている。

(5)　医療券に記載された次の箇所の訂正には，福祉事務所長印が必要である。

ア．患者の氏名，年齢

イ．医療券の有効期限

ウ．医保等他法負担および本人の負担額

エ．患者の委託先（指定医療機関）の変更

(6)　医療券に記載された本人負担額は，医療機関の窓口で徴収する。

(7)　継続医療／医療扶助を受けていた外来患者が引きつづき６カ月（入院は３カ月）を超えて医療を必要とする場合には，第７月分の医療券を発行する前にあらかじめ医療要否意見書の提出を求めることが原則とされ，これによって第７月以降（入院は４カ月以降）の医療扶助継続の要否が検討される。

(8)　生活保護で腎透析を行っている患者については，腎透析は「15　更生医療」から，その他の費用については生活保護から公費助成が行われる。

(9)　生活保護で難病である受給者等の取扱い

「自己負担上限額が０」の生活保護の所得区分の患者が難病の公費助成対象である場合で，医療費と食事療養費または生活療養費が全て難病の対象のケースでは，これらの費用は難病公費負担医療として10割給付されるので，難病単独で請求する。難病の対象外の医療を含む場合には，難病の公費欄には難病の給付対象となる点数を記載し，生活保護に係る公費欄には難病の対象外の点数を記載する。

また生活保護移行防止措置として自己負担上限額の減免を受けた者についても，食事療養標準負担額か生活療養標準負担額分が，難病公費負担医療の支給対象となる場合がある。詳細は各都道府県の担当課に確認されたい。

以上のほか，医療扶助を行う場合，外来治療

図表2–4　医療要否意見書

様式第十三号

（表　面）

医　療　要　否　意　見　書

※　１医科　２歯科	※　１新規　２継続（単・併）	※受　理 年月日	年　月　日

（氏名）　　　（　　歳）
＿＿＿＿＿＿＿＿に係る医療の要否について意見を求めます。
年　月　日
院（所）長 殿
福祉事務所長

傷病名又は部位	(1) (2) (3)	初診年月日	(1)　年　月　日 (2)　〃　〃　〃 (3)　〃　〃　〃	転　帰 （継続のとき記入）	年 月 日 治ゆ / 死亡 / 中止
主要症状及び今後の診療見込	（今後の診療見込に関連する臨床諸検査結果等を記入して下さい。）				

治癒見込期間				概算医療費	(1) 今回診療日以降１か月間	(2) 第２か月目以降６か月目まで	福祉事務所への連絡事項	
	入院外		か月　日間		円 （入院料　円）	円 （入院料　円）		
	入院	期　間	か月　日間					
		（予定）年月日	年　月　日					

上記のとおり（１入院外　２入院）医療を（１要する　２要しない）と認めます。
年　月　日
福祉事務所長　殿
指定医療機関の所在地及び名称
院（所）　長
担当医師　（診療科名）

※嘱託医の意見	

…………（切取線）…………

※発行年月日	年　月　日	診察料・検査料請求書
※受理年月日	年　月　日	年　月　日

福祉事務所長　殿
指定医療機関の所在地及び名称
指定医療機関の長又は開設者氏名
下記のとおり請求します。

この券による診察年月日	年　月　日	※受診者氏名	（　歳）		
請求額	診察料 〃 〃	初・再　点 〃 〃	（検査名）		
	合　計	点 円	※社保等負担額　円	差引計	円

※発行取扱者　㊞

（裏　面）

（注意）

1　この意見書を提出した患者で（１新規）のものは新規に生活保護法による保護を申請している世帯の者ですから診察料等を患者から徴収して下さい。

（２継続）のものは生活保護法による保護を受けている世帯の者ですから診察料等を患者から徴収しないで下さい。

なお，患者に後日医療券が交付された場合には，その医療券に基づき支払基金等あて請求して下さい。

また，この場合，診察料等の徴収額が，その医療券に記載されている「本人支払額」欄の金額を超過している場合には，その超過額を患者に返して下さい。

2　「主要症状及び今後の診療見込」欄において臨床諸検査等の記入を福祉事務所からお願いしたときは，直近の臨床諸検査結果等を記入して下さい。

3　患者が診察（初診，再診，往診）又は検査だけを受けた場合には医療券が交付され ませんので，この請求書によって直接福祉事務所長に請求して下さい。ただし，新規申請の場合は保護の決定を受けたものに限ります。

（記入要領）

1　この意見書は，生活保護法による医療扶助を受けようとするとき又は現に受けてい る医療扶助の停・廃止を行なう場合に必要となる大切な資料でありますので，できるだけ詳しく，かつ，正確に記入して下さい。ただし，結核性疾患及び精神病の傷病による入院医療については別に定める様式により記入していただくことになっております。

2　診断が確定せず，傷病名に疑義がある場合には「傷病名又は部位」欄には○○の疑 いと記入して下さい。

3　「初診年月日」欄には，費用負担関係の如何にかかわらず，その傷病についての初診年月日を記入して下さい。

4　「概算医療費」欄の「(1)今回診療日以降１カ月間」にはこの意見書による診療日以降１カ月間に要する医療費概算額を，「(2)第２カ月目以降６カ月目まで」には，１カ月を超えて診療を必要とするものについて，第２カ月目以降６カ月目までに要する医療費概算額を記入し，（　）内に入院料を再掲して下さい。

なお，２継続で㊥の場合は記入する必要はありません。

5　この意見書を提出した患者が急性期医療の定額払い方式の対象患者（以下「対象患 者」という。）となる場合は，次のように記入して下さい。

(1)「医療券要否意見書」の次に「(医科入院定額支払用)」と記入して下さい。

(2)　既に対象患者として入院している患者から，この意見書が提出された場合，「診療見込期間」欄の「入院期間」には総入院期間を記入し，その下に「残り期間　カ月　日間」と記入して下さい。

(3)「概算医療費」欄の「(1)今回診療日以降１カ月間」には入院時請求額を，「(2)第２カ月目以降６カ月目まで」には概算医療費の総額を記入して下さい。

6　※印欄は福祉事務所で記入します。

図表 2-5　生活保護法医療券・調剤券

生活保護法医療券・調剤券（　　年　　月分）

公費負担者番号		有効期間	日から 日まで
受給者番号		単独・併用別	単独・併用
氏名	（男・女）　年　月　日生		
居住地			
指定医療機関名			
傷病名	(1) (2) (3)	診療別	入院　歯科 入院外　調剤 訪問看護
		本人支払額	円
地区担当員名　　取扱担当者名 福祉事務所長　印			

備考	社会保険	あり（健・共）　なし
	感染症予防及び感染症の患者に対する医療に関する法律第37条の2	あり　なし
	その他	

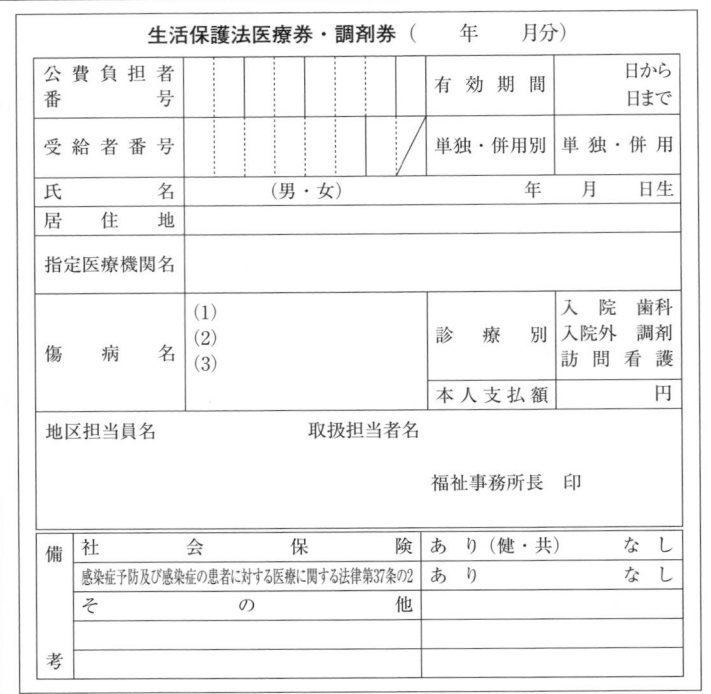

備考　1．この用紙は，A列4番白色紙黒色刷りとすること。
2.「指定医療機関名」欄に指定訪問看護事業者の名称を記入する場合には，訪問看護ステーションの名称も併せて記入すること。

図表 2-6　連絡票

連絡票
（　　　　）

1 医科　2 歯科

○○福祉事務所		地区担当員	
患者	住所		
	氏名	（　歳）男・女	

上記の患者についての医療の要否を連絡します。

月分	要	否
月分	要	否
月分	要	否

年　月　日
指定医療機関所在地・名称

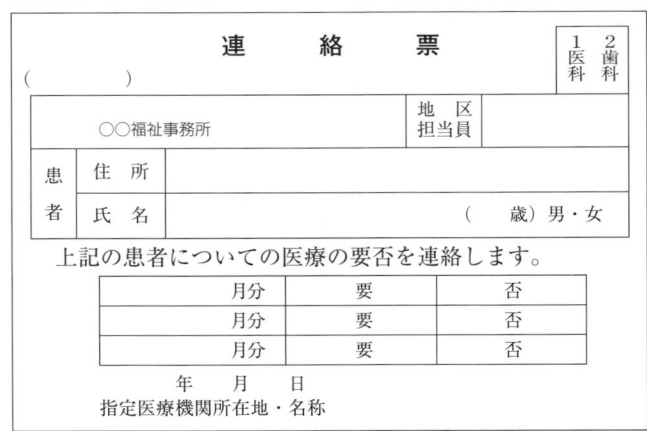

については要否意見書に代わる「連絡票」（**図表2-6**）によって医療機関の意見を聞く簡素化された方法が，東京都ほか，いくつかの府県で実施されている。

なお，生活保護（医療扶助）の取扱いの概要は，**図表2-7**のとおりである。

4．医療扶助の内容

医療扶助の範囲は，次の項目の範囲内で行われる。

①診察

②薬剤または治療材料

③医学的処置，手術およびその他の治療並び

に施術

④居宅における療養上の管理およびその療養に伴う世話その他の看護

⑤病院または診療所への入院およびその療養に伴う世話その他の看護

⑥移送

以上の範囲は，健康保険による療養の給付，療養費の支給の範囲とほぼ同様であるが，まったく同じではない。

最低生活を保障する生活保護法では，医療上必要不可欠のものについては，必要に応じて，たとえば，眼鏡，氷のう，人工肛門受便器等についても支給される。また，健康保険等の支給の範囲を超えている薬剤の投与，処置，手術，治療材料等についても支給される道が開かれている。ただし，この場合は必ず事前に厚生労働大臣または知事と協議し承認を得ることが必要である。

Ⓔ診療報酬の取扱い

指定医療機関が医療扶助による診療を行ったときは，福祉事務所等から発行された所定の医療券を確認し，医療券から診療報酬明細書に必要事項を転記したあと，請求内容を記載し，所定日までに支払基金に提出する（**図表2-7**）。

要否意見書による審査の結果，医療扶助を必要としない場合の「診察料，検査料」については，医療要否意見書（様式第13号）下欄の「診察料・検査料請求書」により福祉事務所に請求することとなる。

図表 2-7　生活保護法（医療扶助）取扱い概要図解

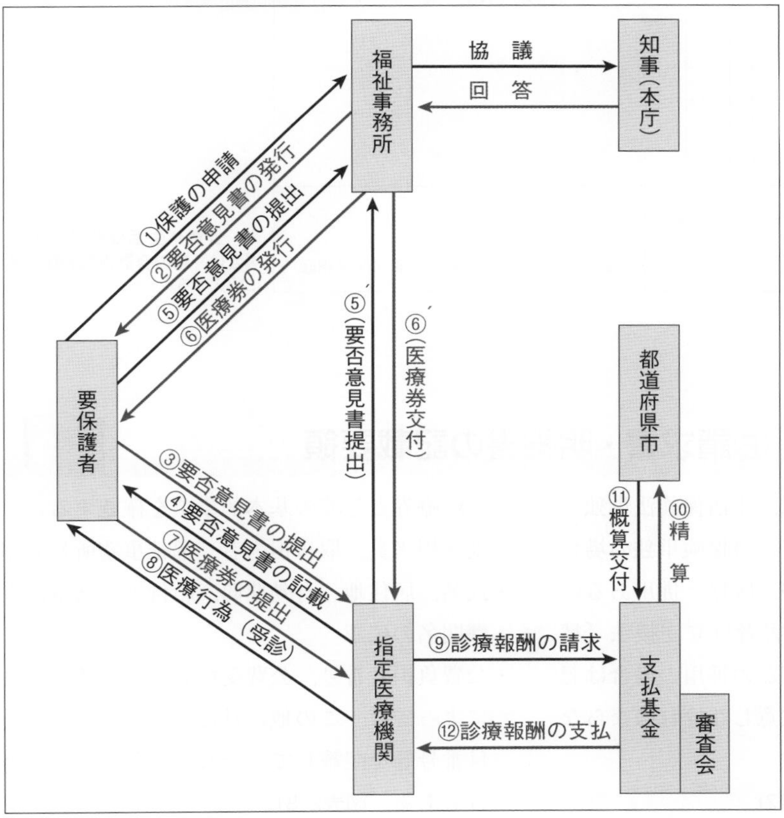

要否意見書は患者または医療機関から提出するが，毎月または要保護者の病状により数カ月～6カ月に1回提出する。また，医療券についても患者に直接交付，または医療機関経由で交付されるケースがあり，それを図にはすべて記載した。

例12　生活保護法単独

○ 診療報酬明細書（医科入院外）　　年　6　月分　都道府県番号　医療機関コード

1 医科	1 社・国	3 後期	① 単独	②本外	8高外一
	②公費	4 退職	2 2併	4 六外	
			3 3併	6 家外	0高外7

公費負担者番号①	1 2 × × × × × ×	公費負担医療の受給者番号①	× × × × × × ×
公費負担者番号②		公費負担医療の受給者番号②	
保険者番号		給付割合	10 9 8 7（ ）
被保険者証・被保険者手帳等の記号・番号			

氏名	1男 ②女　1明 2大 ③昭 4平 5令 28・・生	特記事項
職務上の事由	1 職務上　2 下船後3月以内　3 通勤災害	

保険医療機関の所在地及び名称

傷病名	診療開始日	転帰	診療実日数
(1) 左乳腺腫瘍	(1)　年　6　月　5　日	治ゆ　死亡　中止	保険　日
(2) 上気道炎	(2)　年　6　月　5　日		公費①　4　日
(3)	(3)　年　月　日		公費②　日

区分	項目			点数	公費分点数
⑪ 初診	時間外・休日・深夜	1	回	291 点	
⑫ 再診	再診	75 × 3	回	225	
	外来管理加算	52 × 3	回	156	
	時間外	×	回		
	休日	×	回		
	深夜	×	回		
⑬ 医学管理					
⑭ 在宅	往診		回		
	夜間		回		
	深夜・緊急		回		
	在宅患者訪問診療		回		
	その他				
	薬剤				
⑳ 投薬	㉑ 内服 薬剤	56	単位	728	❶
	㉑ 内服 調剤	11 × 4	回	44	
	㉒ 屯服 薬剤		単位		
	㉓ 外用 薬剤		単位		
	㉓ 外用 調剤	×	回		
	㉔ 処方	42 × 4	回	168	
	㉖ 麻毒		回		
	㉗ 調基			14	
㉚ 注射	㉛ 皮下筋肉内		回		
	㉜ 静脈内		回		
	㉝ その他		回		
㊵ 処置	薬剤		回		
㊿ 手術麻酔	薬剤		回		
60 検査病理		1	回	37	
	薬剤　㊌ 尿			34	
70 画像診断	薬剤		回		
80 その他	処方せん		回		
	薬剤				

摘要欄：

⑪		
㉑		20 × 28
		6 × 28
60	尿沈渣（鏡検法）（外迅検）	37 × 1

療養の給付	請求　点	※決定　点	一部負担金額　円
保険	❶′		減額　割(円)免除・支払猶予
公費①	1,697　点	※　点	円
公費②	点	※　点	円

※高額療養費　円　※公費負担点数　点　※公費負担点数　点

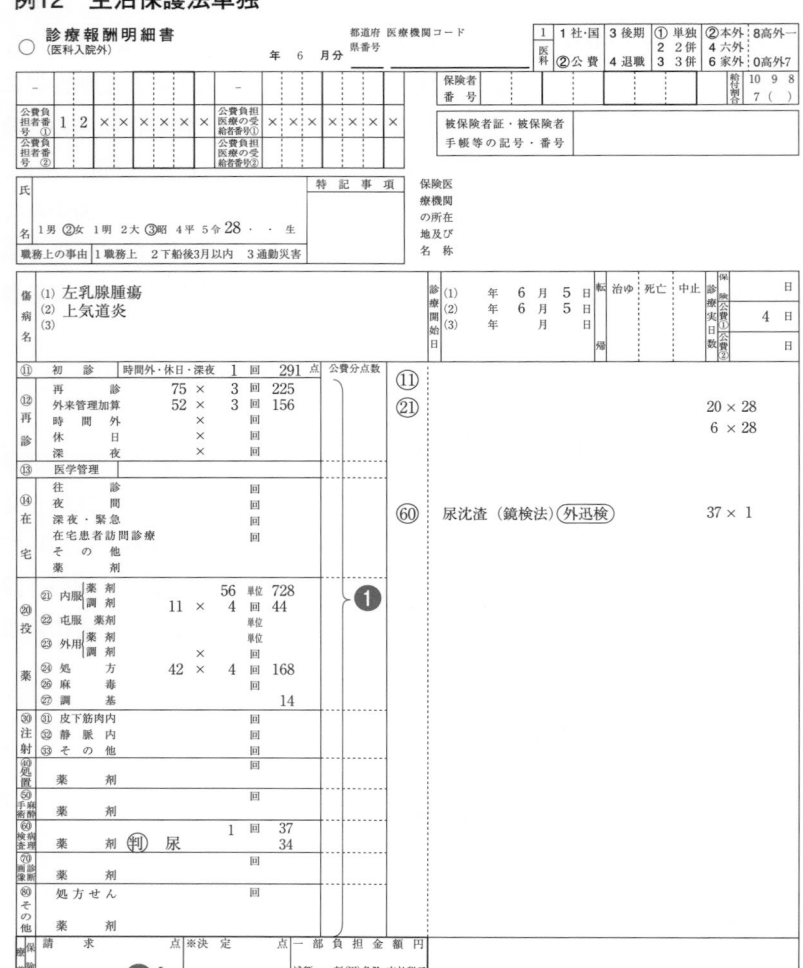

※　公費が生活保護法のみの場合は，❶の合計点数を❶′欄に記入する。

Ⓕ請求書・明細書の記載要領

明細書の記載については，生活保護法単独の場合，公費負担単独として社会保険単独の場合とほぼ同様の記載でよいが，医保と併用あるいは，感染症法（結核），障害者自立支援法〔精神（通院）〕，更生医療などとの併用の場合は記載方法も一部異なるので注意しなければならない。

1．生保単独の場合（例12）

(1)　医療券としての基本的事項を確認する。

- 地区担当員，取扱担当者，福祉事務所長の印。
- 氏名，居住地，有効期間，給付別，指定医療機関名の確認。
- 公費負担者番号，公費受給者番号の確認（県によっては，この他に月ごとに変更される交付番号等を記載して，それを確認している場合もある，図表2-8）。

⑵　診療内容等の記載

医療保険の場合と同様の記載でよいが，実日数と療養の給付（合計）欄は「公費①」欄に記載する。

⑶　一部負担金額欄

本人支払額のある医療扶助単給の場合，医療券交付の際記入されることになっているが，例としてはきわめて少ない。記載のある場合，その額を「一部負担金額」の「公費①」欄に記載する。

⑷　受給者番号の受給者区分の６ケタ（**図表2–8**）は，各公費負担医療の受給者ごとに公費負担医療主管行政庁または公費負担医療機関が定める。なお，東京都の場合，交付番号は下記の表のように正確に記載する。

2．医療保険と併用の場合（例13，p. 88）

⑴　医療券としての基本的事項（医療券が何月のものか，患者氏名等）を確認する。

⑵　診療内容（行為別記載欄）の記載にあたっては，用紙上に公費分点数としての記載欄が設けてあるが，公費負担分（生保医療）点数が医保診療の点数と同じである場合は，公費分点数欄の記載は不要である。

⑶　患者負担額

明細書の下部にある「一部負担金額・公費①」の欄は，公費負担医療の受給者またはその扶養義務者が負担すべき額で医療券等に決定された額が記入されている。

3．医保と2種の公費併用の場合（例14，p. 89）

医療保険と２種の公費〔医保と生保と感染症（結核）等〕が併用された場合である。

⑴　法別番号及び制度の略称表（p. 21）による区分

併用分レセプトについては，「法別番号及び制度の略称表」の掲載順位に従って，氏名欄の上に第１公費負担番号（８ケタ枠）と７ケタの公費医療の受給者番号を，下段中央部に第２公費負担番号と公費医療受給者番号を記入する。

⑵　診療内容の記載

医保診療分点数を明細書左側部分に記載，右側の公費分点数欄にそれぞれの公費分点数を記載する。

4．医保と3種の公費の場合（例15，p. 90）

まれではあるが，医療保険と生活保護法，感染症法，障害者総合支援法という診療内容のケースがあるが，この場合，**例15**に示したように記載する。

5．公費と公費の併用の場合（例16，p. 91）

生活保護法と障害者自立支援法（精神）による医療の場合，生活保護法と感染症法による医療の場合はこの例に該当する。

⑴「法別番号及び制度の略称表」（p. 21）による記載事項は前に述べたとおりであるが，保険者番号等医保に係る部分は空欄となる。

⑵　診療内容の記載

レセプトの左側に診療分全部（生保分）を記載する。公費分点数欄には，生保分と異なるそれぞれの公費を再掲の形で記入する。

⑶　患者負担額（公費分）は前に述べたとおりである。

⑷　３法併用の場合は**例17**（p. 92）参照。

図表2–8　明細書の留意事項

公費負担受給者番号の構成

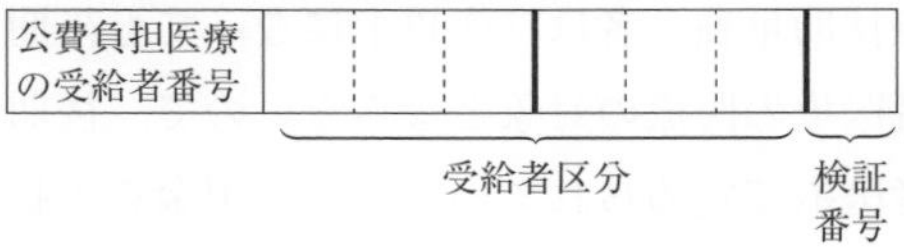

生活保護レセプト交付番号の記載方法（東京都）

電子レセプト	DPC以外	コメントレコードで入力
	DPC	出来高情報のコメントレコードで入力
レセコン紙レセプト	レセプト（DPC以外）	レセプト摘要欄に入力
	DPC	出来高情報欄に入力する
手書きレセプト	レセプト摘要欄に手書きで記入する。	

例13　医療保険＋生活保護法

診療報酬明細書（医科入院外）　　生活保護

年　6　月分　　都道府県番号　医療機関コード

1 医科　1 社・国　2 公費　3 後期　4 退職　1 単独　2 2併　3 3併　2 本外　4 六外　6 家外　8 高外一　0 高外7

公費負担者番号①	1 2 1 3 2 7 1 8
公費負担医療の受給者番号①	0 0 8 0 4 1 4
公費負担者番号②	
公費負担医療の受給者番号②	

保険者番号　××××××××　給付割合　10 9 8 7（ ）

被保険者証・被保険者手帳等の記号・番号　××××

医療保険

氏名　1男 ②女　1明 2大 ③昭 4平 5令 24・・生

職務上の事由　1 職務上　2 下船後3月以内　3 通勤災害

特記事項

保険医療機関の所在地及び名称　150床

傷病名	診療開始日	転帰	診療実日数
(1) 高血圧症	(1) 年 2月 20日	治ゆ　死亡　中止	保険 2日
(2) 冠不全	(2) 年 2月 20日		公費① 日
(3)	(3) 年 月 日		公費② 日

区分	項目	回数等	点
⑪ 初診	時間外・休日・深夜	回	
⑫ 再診	再診	75 × 2 回	150
	外来管理加算	52 × 2 回	104
	時間外	× 回	
	休日	× 回	
	深夜	× 回	
⑬ 医学管理			174
⑭ 在宅	往診	回	
	夜間	回	
	深夜・緊急	回	
	在宅患者訪問診療	回	
	その他		
	薬剤		
⑳ 投薬	㉑ 内服 薬剤	28 単位	308
	㉑ 内服 調剤	11 × 2 回	22
	㉒ 屯服 薬剤	単位	
	㉓ 外用 薬剤	単位	
	㉓ 外用 調剤	× 回	
	㉔ 処方	42 × 2 回	84
	㉖ 麻毒	回	
	㉗ 調基		14
㉚ 注射	㉛ 皮下筋肉内	回	
	㉜ 静脈内	回	
	㉝ その他	回	
㊵ 処置	薬剤	回	
㊿ 手術・麻酔	薬剤	回	
60 検査・病理	薬剤	回	
70 画像診断	薬剤	1 回	210
80 その他	処方せん	回	
	薬剤		

公費分点数　❶

⑬	㊕　87 × 2
㉑	11 × 28
⑦⓪	胸部X-Pデジタル１回，電子画像管理加算　210 × 1

療養の給付	請求 点	※決定 点	一部負担金額 円
保険	❶´ 1,066		減額 割(円)免除・支払猶予
公費①	点	※ 点	円
公費②	点	※ 点	円

※高額療養費　円　※公費負担点数　点　※公費負担点数　点

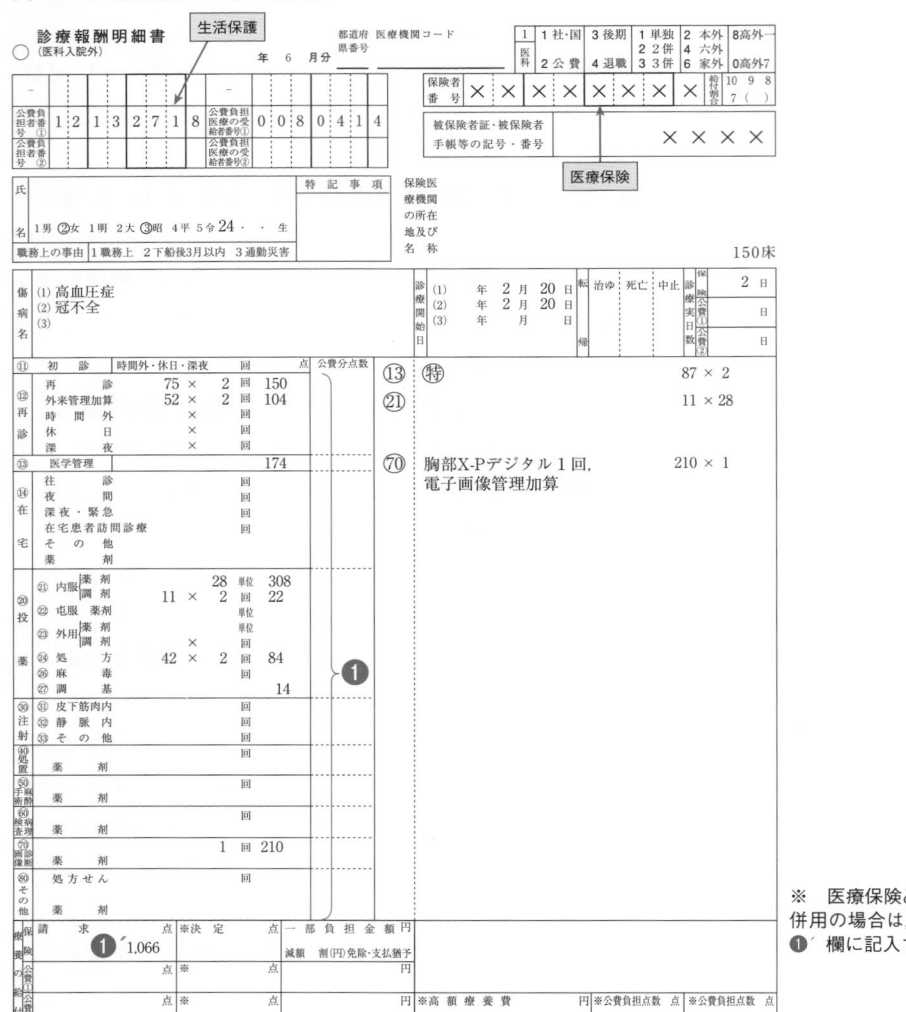

※　医療保険と生活保護法の併用の場合は，❶の合計点を❶´欄に記入する。

6．後期高齢者医療の場合

医療扶助単独の者は75歳以上になっても後期高齢者医療の医療の対象とならないので，後期高齢者医療で定められている一部負担金を支払う義務はない。したがって生保単独の場合と同じ扱いである。ただし，この場合も75歳以上の者は後期高齢者のみが算定対象となっている点数があれば算定する。

75歳以上の場合も，公費負担医療と医療保険各法による診療報酬請求の例による扱いとなる（医療保険と併用の場合に同じ）。

医療扶助受給者のうち，75歳以上の者および高齢者医療確保法施行令（平成19年政令第318号）別表に定める程度の障害がある65歳以上の者に係る診療報酬は，後期高齢者医療の例によることとなっている。この場合，医療券上(後保)と表示し交付される。

7．請求書の作成（生活保護法の請求は医療保険の請求書の所定の欄に記載する）

診療報酬請求書の用紙のうち，公費負担分の欄の，公費と医保の併用，公費と公費の併用，公費単独のそれぞれの欄に，件数・点数・控除

例 14　医療保険＋生活保護法＋感染症法（または障害者総合支援法）

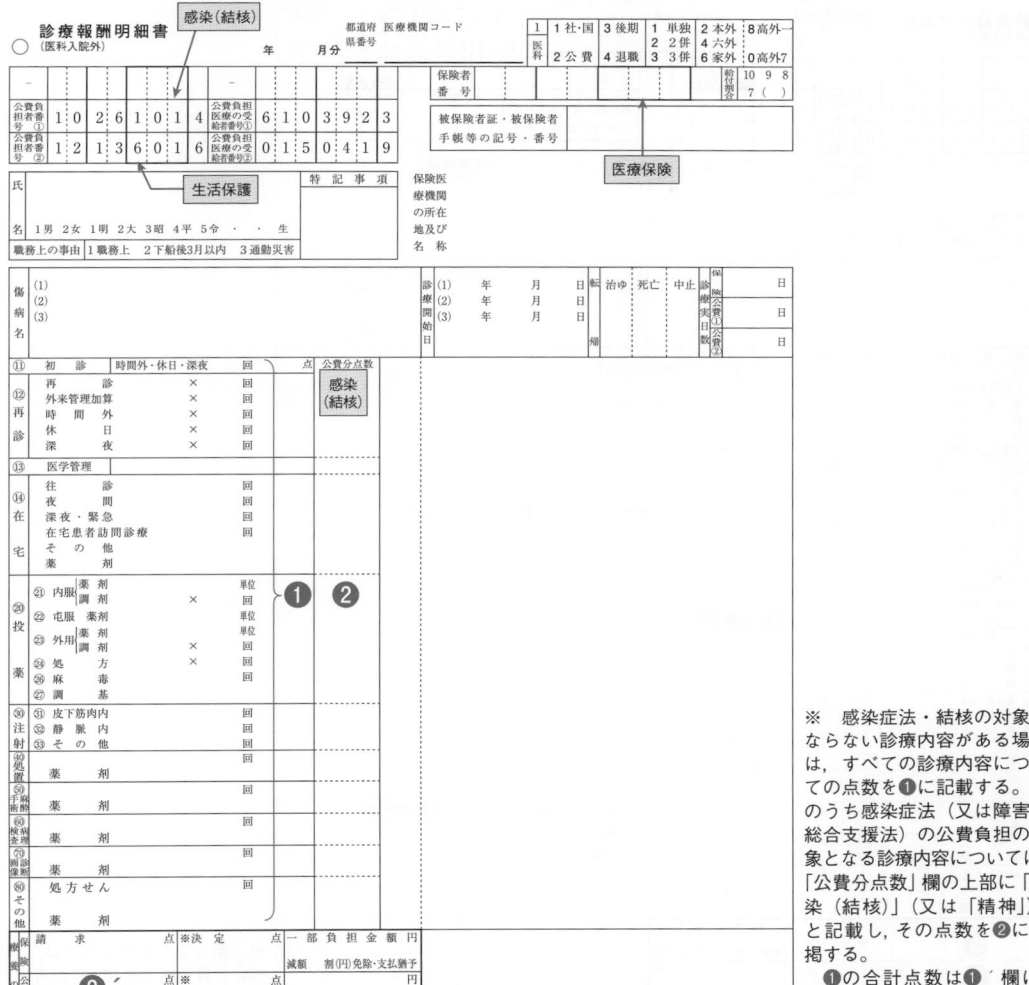

※　感染症法・結核の対象とならない診療内容がある場合は，すべての診療内容についての点数を❶に記載する。そのうち感染症法（又は障害者総合支援法）の公費負担の対象となる診療内容については，「公費分点数」欄の上部に「感染（結核）」（又は「精神」）と記載し，その点数を❷に再掲する。

❶の合計点数は❶´欄に，❷の合計点数は❷´欄に記載する。

額を集計して記載する。医療保険と併用の場合は医療保険分の医保と公費の併用欄にも記載する。

(1)　公費と医保の併用の場合

区　分		件数	診療実日数	点数	一部負担金（控除額）
公費と医保の併用	12(生保)	1		12,368	
	10(感染症37の2)				

ア　「区分」欄の12（生保）の欄に記入する。

イ　「件数」欄には，公費負担制度ごとに１件として計上するので，１枚の明細書であっても２件以上となることがある。

ウ　「点数」欄には，医保と公費負担医療の併用の者に係る明細書の「公費分点数①」欄および「公費分点数②」欄に記載した公費負担医療の請求点数を，公費負担医療制度ごとに集計して記載する。

エ　「控除額」欄には，当該明細書の「患者負担額（公費分）」欄に記載されている金額を公費負担医療制度ごとに合計して記載する。

例15　医療保険＋生活保護法＋感染症法＋障害者総合支援法（精神）

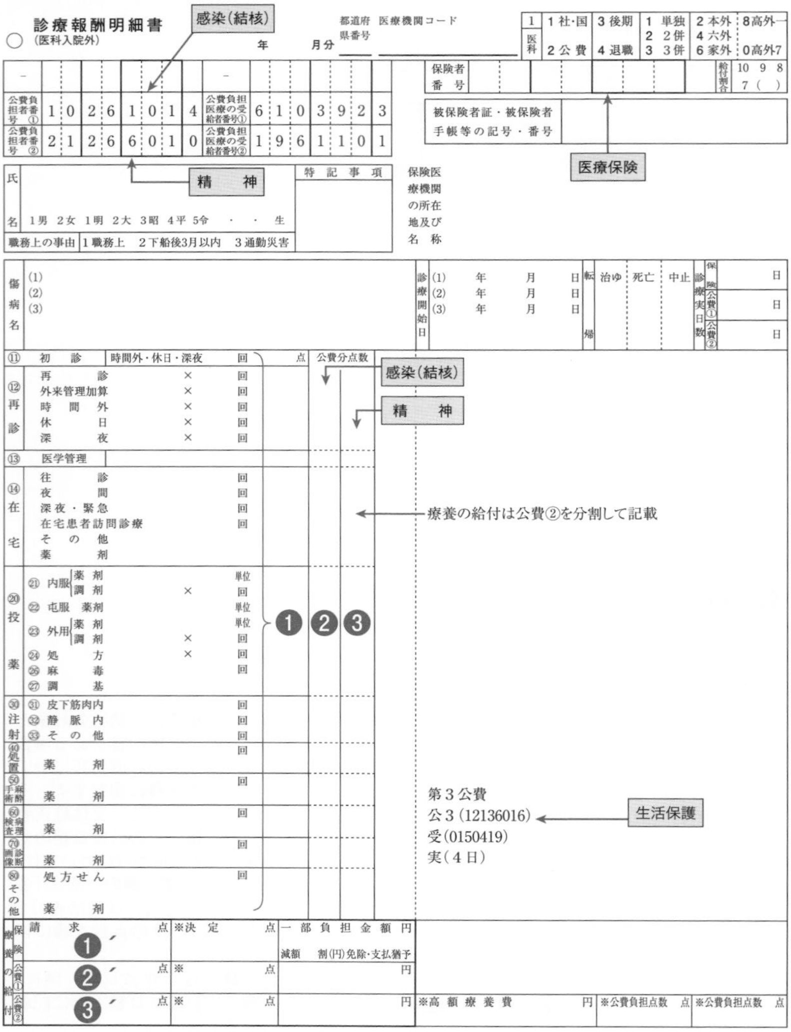

※　第３公費がある場合は，摘要欄に公費負担者番号，受給者番号，診療実日数を記載例のように記載する。

(2)　公費と公費の併用の場合

ア　「区分」欄は，その組合せによって法別番号を記載する。

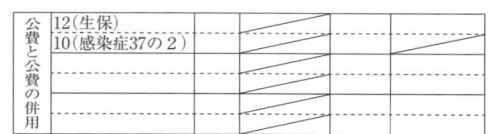

公費と公費の併用	12（生保）				
	10（感染症37の２）				

イ　「件数」，「点数」，「控除」欄の記載については，前に述べたとおりである。

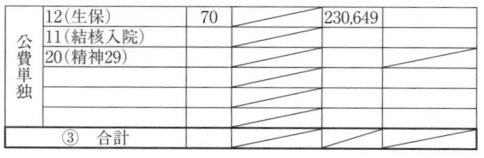

(3)　公費単独の場合

ア　12（生保）欄に記載する。

公費単独	12（生保）	70		230,649	
	11（結核入院）				
	20（精神29）				
③　合計					

イ　「件数」欄には，公費負担医療制度ごとに明細書の枚数の合計を記載する。

ウ　「点数」欄には，明細書の「合計」欄に記

例16　生活保護法＋障害者総合支援法（精神通院）

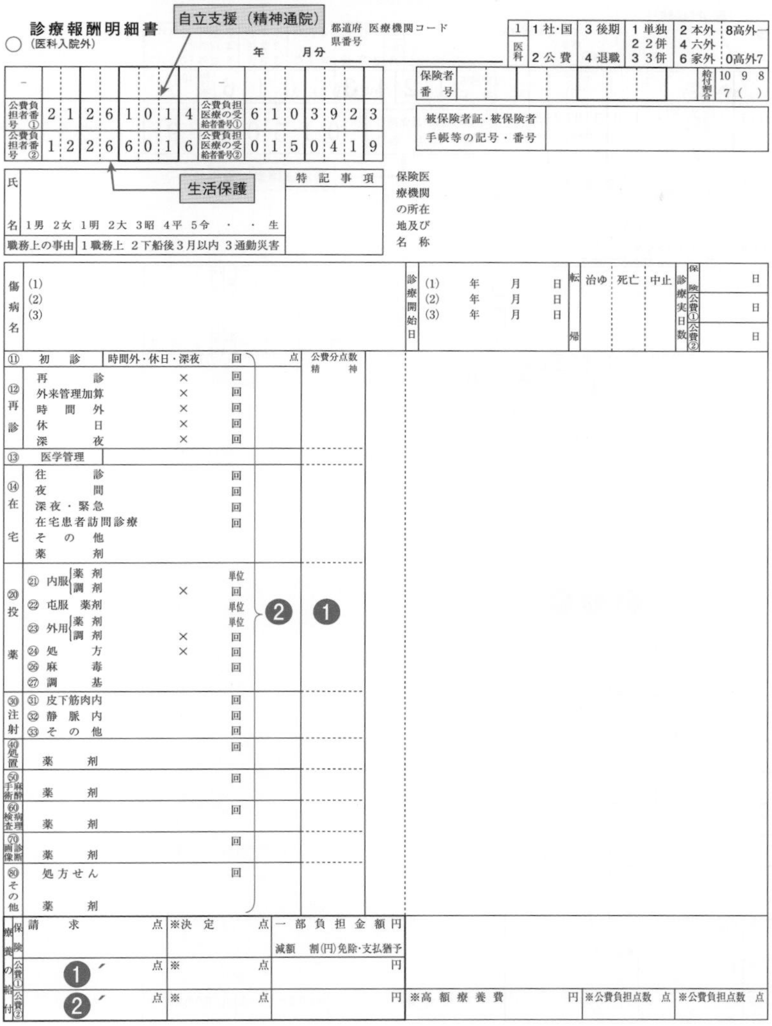

※　障害者総合支援法の対象とならない診療内容がある場合は，すべての診療内容についての点数を❷に記載する。そのうち障害者総合支援法の公費負担の対象となる診療内容については，「公費分点数」欄の上部に「精神」と記載し，その点数を❶に再掲する。
　❶の合計点数は❶′欄に，❷−❶の点数を❷′欄に記載する。

載された点数を合計して記載する。

エ　「控除」欄には，明細書の「患者負担額」欄に記載された患者負担額を合計して記載する。

(4)　「③合計」欄について

「③合計」欄には，「公費と医保の併用」欄，「公費と公費の併用」欄および「公費単独」欄の「件数」欄に記載した件数を合計して記載する。

8．高齢者医療確保法との関係

生活保護法による被保護者で，医療保険に加入していない場合は，高齢者医療確保法による後期高齢者医療の対象とならないので後期高齢者以外の患者と同様の取り扱いとなる。

ただし被保護者が75歳以上の場合は，生保単独の場合であっても，後期高齢者の点数があれば算定し，「特記事項」欄に(後保)と記載する。また，70歳以上75歳未満の者が被用者保険に加入している場合は，前期高齢者（高齢受給者）として，一部負担金については生活保護から公

例17　生活保護法＋感染症法＋障害者総合支援法（精神）

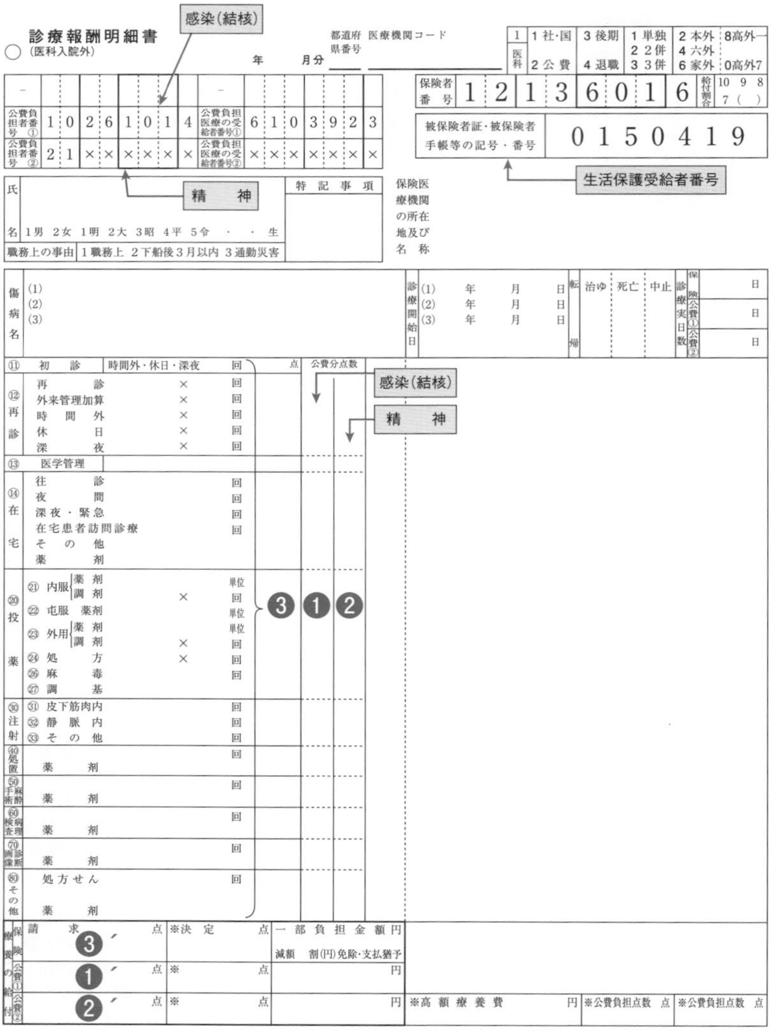

費負担される。したがって（後保）の記載はしない。この場合は，第１公費の公費負担番号は「12」を，生保が負担する一部負担金は，患者負担額（公費分）欄に記載する。このことは，入院時一部負担金と入院時食事療養費に係る標準負担額についても同様である。

生活保護法（医療扶助－被用者保険加入の場合）前期高齢者例

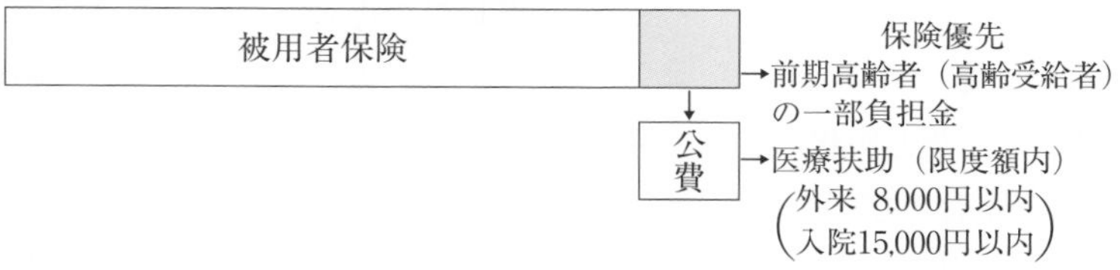

生活保護法による診療報酬請求の留意点

⑴有効な医療券であることを確認し，その際受給者番号や交付番号（東京都等）の変更の有無についても確認する。

⑵医療券等は，診療報酬請求月の翌月から１年間は保管する（資格確認の照会などのため）。

180日超入院の場合の公費扱い

入院の必要性が低い生活保護の患者の180日超入院（入院基本料算定患者を除く）の場合，保険外併用療養費扱いとなり，特別の料金を徴収することとなる。この料金については，真にやむを得ず入院を続けざるを得ない場合には，所定の手続きを経たうえで，自己負担部分が公費で給付される（平成14年３月27日社援発第0327028号，「療養病棟等に180日を超えて入院している患者の取扱いについて」）。

生活保護法に基づく介護扶助について（法別番号「12」）

1．65歳以上の者及び40歳以上65歳未満の者の取扱い

医療保険に加入している者は，生活保護受給者も介護保険の被保険者になり，その費用は，介護保険で9割が給付され，残りの1割（本人負担分）について生活保護の介護扶助が給付される。

2．40歳以上65歳未満の者の取扱い

医療保険に加入していない生活保護受給者については，介護保険の被保険者ではないが，介護が必要になれば生活保護法の介護扶助で10割を給付する。

3．施設介護サービスの利用者負担

自己負担（1割）＋食費・居住費負担額は，介護扶助が負担し，日常生活費は，生活扶助として支給される。

4．被保険者の保険料

生活扶助に介護保険料を加算して支給される。

5．介護の給付

原則として現物給付となる。

6．事業所の指定について

生活保護受給者が介護サービスを受けることができるのは，生活保護法に基づく指定を受けた事業所や施設に限られるので，生活保護受給者にサービスを提供するには，生活保護法に基づく指定を受ける必要がある。

7．請求方法

介護給付明細書により，国保連合会へ請求する。

Ⓖ中国残留邦人等の円滑な帰国の促進及び永住帰国後の自立の支援に関する法律に規定する医療支援給付

日本に永住帰国した中国残留邦人・樺太残留邦人およびその世帯に，支援・相談員，自立指導員，自立支援通訳等を派遣し，地域社会への定着，早期自立を支援する援護制度である。

中国残留邦人等の円滑な帰国の促進及び永住帰国後の自立の支援に関する法律が改正され，中国残留邦人等の老後の生活安定を図るため，平成20年4月から新たな支援給付制度が実施された。中国残留邦人等で一定の要件を満たす場合，次の①～③と**図表2–9**で示した医療支援給付が受けられる。

①老齢基礎年金の満額支給

②老齢基礎年金の満額支給による対応を補完する生活支援

③地域社会における生活支援等

図表 2-9　中国残留邦人等に対する医療支援（法別番号 25）

項　目	内　容
概要	中国残留邦人等の老後の生活の安定を図るための支援制度である。
支援給付対象者	①本邦に永住帰国した中国残留邦人（樺太残留邦人を含む）で，世帯の収入が一定の基準に満たない者であり，次のいずれの要件も満たす者（特定中国残留邦人等という）及びその配偶者。 ・1911（明治44）年4月2日以降に生まれた者 ・1946（昭和21）年12月31日以前に生まれた者（ただし特例あり） ・永住帰国した日から引き続き1年以上日本に住所を有している者 ・1961（昭和36）年4月1日以降に初めて永住帰国した者 ②支援給付を受けている中国残留邦人等が死亡後の配偶者 ③支援給付に係る改正法施行前に60歳以上で死亡した特定中国残留邦人等の配偶者で，法施行の際現に生活保護を受けている者
医療支援給付の方法	生活保護法の例により実施することとされており，基本的には生活保護法による医療扶助と同様の給付内容，方式（医療券による現物給付方式）となる。
公費負担番号，新規に対象となる者	当該制度の公費負担者番号は「25」である。 少数ではあるが新たに対象となる者もいる。
生活保護の医療扶助との相違点	生活保護の医療扶助の場合は医療機関の選定は福祉事務所が行い，医療券は原則として本人に対し発行される。それに対して患者の希望により医療支援給付は医療機関を選定し，医療券は福祉事務所と医療機関の間で直接送付・提出される。つまり医療支援給付では患者は医療機関に医療券を持参しない。このため国において支援給付受給中であることが確認できる「本人確認証」が発行されているので，医療機関窓口ではそれを確認する。
取り扱い医療機関	2008年3月31日において生活保護法による指定医療機関は残留邦人等支援給付についても指定を受けたとみなされるため届出は不要である。2008年4月1日以降，新たに指定を受ける場合は，生活保護と残留邦人等支援法の指定の手続きを併せて行う。

Ⓗ医療機関への指導の実施要領

2013年12月に「生活保護法の一部を改正する法律（平成25年法律第104号）」が公布され2014年7月より施行された。これにより生活保護の指定医療機関に対する指導や検査（医療保険の監査に当たる）等の取扱いを定めた「生活保護法による医療扶助運営要領について」等が2014年4月に変更された。

医療扶助についての指導は，全医療機関を対象に「一般指導」と「個別指導」が行われていた。改定後の運営要綱の一般指導は，生活保護法の規定を広く周知するための広報等を目的に講習会や文書配布を行うという記述は変わらない。しかし，都道府県によってはこれまでの広報に加えて集団指導が開始された。

また，これまでは個別指導として，医療給付に関する事務と診療状況について懇談，指導を行い，必要に応じて患者の受診状況等を調査できるものとされていた。しかし改定後の運営基準では，①生活保護医療費の抑制と，②不正請求防止を目的として，指導のほかに検査（医療保険の監査）の規定が設けられたり，個別指導の事後措置に「再指導」や「要検査（要監査）」が設けられるなど，医療保険の指導，監査の考え方が導入され，厳格化が図られた（**図表2-10，図表2-11**）。

都道府県ごとに実施状況は異なるので，ここでは東京都の指導を例示する。

東京都では一般指導の一環として，講習会形式の集団指導が行われている。医療機関数が多いため，3～4年間に1回の頻度で指定医療機関への集団指導を実施している。また個別指導は以前は病院を対象に行われていたが，2012年頃から中止されていた診療所への個別指導が行われるようになり，年々指導件数が増加している。その概要は**図表2-12**のとおりである。その他の府県の状況はそれぞれ異なるので各府県に確認されたい。

図表 2-10 個別指導（都道府県等単独・共同指導）

※下線部は医療保険の個別指導の相違する事項，（ ）内は著者注

目的

指定医療機関に対する指導は，被保護者に対する援助の充実と自立助長に資するため，法による医療の給付が適正に行われるよう制度の趣旨，医療扶助に関する事務取扱等の周知徹底を図る。

指導の形態

対象の指定医療機関において個別に面接懇談方式により行う。ただし，必要に応じ，指定医療機関の管理者又はその他の関係者を一定の場所に集合させて行っても差し支えない。指導には以下の２つがある。

①厚生労働大臣又は都道府県知事が単独で行う指導（いわゆる「個別指導」）

②厚生労働大臣又は都道府県知事が共同で行う指導（共同指導）

対象医療機関

次に掲げる事項について，対象となる医療機関を一定の計画に基づいて選定する。

個別に内容審査した上で，選定する。

a　社会保険診療報酬支払基金，実施期間，被保護者等から診療内容又は診療報酬の請求その他医療扶助の実施に関する情報の提供があり，個別指導が必要と認められた指定医療機関（支払基金等からの情報提供）

b　個別指導の結果，再度個別指導を行うことが必要と認められた指定医療機関又は個別指導において改善を求めたにもかかわらず，改善が認められない指定医療機関（再指導）

c　検査の結果，一定期間経過後に個別指導が必要と認められた指定医療機関〔検査（監査）後の指導〕

d　社会保険診療報酬支払基金から提供される被保護者に係る診療報酬請求データ又は電子レセプトの分析結果等を活用して得られる指定医療機関の特徴〔例えば請求全体に占める被保護者に関する請求割合が高い，被保護者以外と比較して被保護者の診療報酬明細書（調剤報酬明細書を含む）の１件あたりの平均請求点数が高い，被保護者の県外受診の割合が高い等〕を総合的に勘案し，個別に内容審査をした上で個別指導が必要と認められる指定医療機関（高点数または県外受診の患者が多い）

e　その他，特に個別指導が必要と認められる指定医療機関

※１．共同指導：上記により選定された指定医療機関の中から，その内容等を勘案し，共同指導を実施することが必要な指定医療機関を選定する。

※２．選定上の留意点：指導対象となる指定医療機関の選定にあたっては，指導にあたる職員（以下「指導担当者」という）のみでなく複数の構成員からなる合議体において決定するなど，組織的に公正な選定を行うものとすること。

指導の方法・事後措置等

（ア）　実施通知

指導対象の指定医療機関に通知する。

なお，共同指導を実施する場合には，当該通知に厚生労働大臣及び都道府県知事が共同で行うことを明記する。

a　個別指導の目的，b　個別指導の日時及び場所，c　出席者，d　準備すべき書類等

（イ）　指導方法

個別指導は，被保護者の医療給付に関する事務及び診療状況等について診療録その他の帳簿書類等を閲覧するとともに，関係者から説明を求め，面接懇談方式で行う。<u>なお，個別指導を行う前に，被保護者から受療状況等の聴取が必要と考えられるときは，福祉事務所の協力を得ながら速やかに聴取を行い，その結果を基に当該指定医療機関の指導を行う。</u>

（ウ）　指導後の措置等

a　再指導

個別指導において，適正を欠く取扱いが疑われ，再度指導を行わなければ改善の要否が判断できない場合には，当該指定医療機関に再指導を行うこと。なお，この場合，被保護者から受療状況等の聴取が必要と考えられるときは，福祉事務所の協力を得ながら速やかに聴取を行い，その結果をもとに当該指定医療機関の再指導を行う。

b　要検査

個別指導の結果，下記「検査の選定対象」に定める検査対象の選定項目に該当すると判断した場合には，後日，速やかに検査を行うこと。

なお，指導中に診療内容又は診療報酬の請求について，明らかに不正又は著しい不当を確認した場合には，個別指導を中止し，直ちに検査を行うことができるものであること。

c　指導結果の通知等

個別指導の結果，改善を要する事項が認められた場合又は診療報酬について過誤による調整を要すると

認められた場合には，後日，文書によってその旨の通知を行うものとすること。
d　報告書の提出
都道府県知事は，当該指定医療機関に対して，文書で通知した事項について，文書（改善報告書）により報告を求めること。
（エ）　実施上の留意点
a　指導の実施に際しては，つとめて診療に支障のない日時を選ぶこと。また，必要に応じ，関係団体との連絡調整（指導方針に係る協議，指導時の立会依頼など）を行い運営の円滑を期すること。
b　実施時期の決定にあたっては，地方厚生（支）局及び衛生関係部局の行う指導計画等との調整を図ること。
c　指導担当者は，公正かつ親切丁寧な態度を保持すること。

「生活保護法改正法の施行に係る医療扶助関係通知について」（平26.4.25社援保発0425第8号）の別添1より

図表2-11　生活保護の検査（監査）

1．指定医療機関に対する検査

⑴　目的
指定医療機関に対する検査は，被保護者にかかる診療内容および診療報酬の請求の適否を調査して診療方針を徹底せしめ，もって医療扶助の適正な実施を図ることを目的とすること。
⑵　検査対象の選定
検査は，次のいずれかに該当する場合に，厚生労働大臣又は都道府県知事が行うものとすること。ただし，法第84条の4第1項に該当すると認められる場合には，厚生労働大臣又は都道府県知事が共同で行うことを検討すること。
ア　診療内容に不正又は著しい不当があったことを疑うに足りる理由があるとき。
イ　診療報酬の請求に不正又は著しい不当があったことを疑うに足りる理由があるとき。
ウ　度重なる個別指導によっても診療内容又は診療報酬の請求に改善が見られないとき。
エ　正当な理由がなく個別指導を拒否したとき。
⑶　検査方法等
ア　実施通知
厚生労働大臣又は都道府県知事は，検査対象となる指定医療機関を決定したときは，あらかじめ次に掲げる事項を文書により当該指定医療機関に通知する。
なお，厚生労働大臣及び都道府県知事が共同で検査を実施する場合には，当該通知にその旨を明記する。
（ア）　検査の根拠規定及び目的，（イ）　検査の日時及び場所，（ウ）　出席者，（エ）　準備すべき書類等
イ　検査の内容及び方法
検査は，被保護者の診療内容及び診療報酬請求の適否その他医療扶助の実施に関して，診療報酬明細書（調剤報酬明細書を含む）と診療録（調剤録を含む）その他の帳簿書類の場合，設備等の調査により実地に行うものとする。なお，必要に応じ被保護者についての調査をあわせて行うものとする。
ウ　実施上の留意点
（ア）　検査の実施に際しては，つとめて診療に支障のない日時を選ぶこと。また，必要に応じ，関係団体との連絡調整（検査方針に係る協議，検査時の立会依頼など）を行い運営の円滑を期する。
（イ）　実施時期の決定にあたっては，地方厚生（支）局及び衛生関係部局の行う監査計画等との調整を図る。
（ウ）　検査にあたる職員は，公正かつ親切丁寧な態度を保持する。

2．検査後の措置等

⑴　検査結果の通知及び報告書の提出
ア　検査の結果は，後日，文書によってその旨の通知を行うものとすること。
イ　厚生労働大臣又は都道府県知事は，当該指定医療機関に対して，改善を要すると認められた通知事項については，文書により報告を求めるものとする。
⑵　行政上の措置
ア　指定取消，効力停止
都道府県知事は，指定医療機関が次のいずれかに該当したときは，その指定の取消しを行う。ただし，指定の取消しの処分に該当する医療機関の機能，事案の内容等を総合的に勘案し，医療扶助のための医療の確保を図るため特に必要と認められる場合は，期間を定めてその指定の全部若しくは一部の効力停止を行うことができるものとする。
（ア）　故意に不正又は不当な診療を行ったもの。
（イ）　故意に不正又は不当な診療報酬の請求を行ったもの。
（ウ）　重大な過失により，不正又は不当な診療をしばしば行ったもの。
（エ）　重大な過失により，不正又は不当な診療報酬の請求をしばしば行ったもの。

イ　戒告

都道府県知事は，法による指定医療機関が次のいずれかに該当したときは，戒告の処置を行うこと。

（ア）　重大な過失により不正又は不当な診療を行ったもの

（イ）　重大な過失により不正又は不当な診療報酬の請求を行ったもの。

（ウ）　軽微な過失により，不正又は不当な診療をしばしば行ったもの。

（エ）　軽微な過失により，不正又は不当な診療報酬の請求をしばしば行ったもの。

ウ　注意

都道府県知事は，法による指定医療機関が次のいずれかに該当したときは，注意の処置を行うこと。

（ア）　軽微な過失により不正又は不当な診療を行ったもの

（イ）　軽微な過失により不正又は不当な診療報酬の請求を行ったもの。

(3)　聴聞等

検査の結果，当該指定医療機関が指定の取消又は期間を定めてその指定の全部若しくは一部の効力停止の処分に該当すると認められる場合には，検査後，指定の取消等の処分予定者に対して，行政手続法（平成５年法律第88号）の規定に基づき聴聞又は弁明の機会の付与を行わなければならないこと。

(4)　経済上の措置

ア　都道府県知事は，検査の結果，診療及び診療報酬の請求に関し不正又は不当の事実が認められ，これに係る返還金が生じた場合には，すみやかに支払基金に連絡し，当該指定医療機関に支払う予定の診療報酬額からこれを控除させるよう措置すること。ただし，当該指定医療機関に翌月以降において控除すべき診療報酬がない場合は，これを保護の実施機関に直接返還させるよう措置すること。

イ　（略）

ウ　指定の取消しの処分を行った場合，又は期間を定めてその指定の全部若しくは一部の効力停止の処分を行った場合には，原則として，法律第78条第２項の規定により返還額に100分の40を乗じて得た額も保護の実施機関に支払わせるよう措置すること。

(5)　厚生労働大臣への通知

都道府県知事は，指定医療機関について指定の取消しの処分を行った場合，又は期間を定めてその指定の全部若しくは一部の効力停止の処分を行った場合において，健康保険法（大正11年法律第70号）第80条各号のいずれかに該当すると疑うに足りる事実があるときは，法第83条の２に基づき厚生労働大臣に対し，その事実を通知すること。

「生活保護法改正法の施行に係る医療扶助関係通知について」（平26.４.25社援保発0425第８号）別添１より

図表 2-12　東京都の生活保護の指導と検査

（2024年４月現在）

1　指導

(1)　目的

指定医療機関に対する指導は，被保護者に対する援助の充実と自立助長に資するため，法による医療の給付が適正に行われるよう制度の趣旨，医療扶助に関する事務取扱等の周知徹底を図ることを目的とする。

(2)　形態

指導の形態は，一般指導と個別指導の２種である。

ア　一般指導

一般指導は，都道府県知事が，法並びにこれに基づく命令，告示及び通知に定める事項について，その周知徹底を図るため，講習会，広報，文書等の方法により行うものとすること。

イ　個別指導

個別指導は，厚生労働大臣又は都道府県知事が次のいずれかにより，指導の対象となる指定医療機関において個別に面接懇談方式により行うものとすること。ただし，必要に応じ，指定医療機関の管理者又はその他の関係者を一定の場所に集合させて行っても差し支えないこと。

（ア）　厚生労働大臣又は都道府県知事が単独で行う指導

（イ）　厚生労働大臣及び都道府県知事が共同で行う指導

(3)　方法

ア　一般指導

周知徹底を図る内容に応じ，以下の方法等により行う。

a　講習会方式による講習・講演

b　全ての指定医療機関に対する広報及び関係機関，関係団体等を通じた周知

c　新規指定医療機関に対する制度理解のための文書配布

（著者注）　一般指導の一環として全指定医療機関を対象に集団指導が開始され，３～４年ごとに指定医療機関への集団指導が実施される。

イ　個別指導

個別指導は，被保護者の医療給付に関する事務及び診療状況等について診療録その他の帳簿書類等を閲覧するとともに，関係者から説明を求め，面接懇談方式で行います。なお，個別指導を行う前に，被

保護者から受療状況等の聴取が必要と考えられるときは，福祉事務所の協力を得ながら速やかに聴取を行い，その結果を基に当該指定医療機関の指導を行う。

（著者注） 改定後の運営要綱では個別指導の事後措置として，適性を欠く取り扱いが疑われ，再度指導を行わなければ改善の要否が判断できない場合に「再指導」，不正や著しい不当が疑われる場合に「要検査」の考え方が導入された。2017年４月現在，東京都では再指導や再検査に該当する医療機関はほとんどない状況で，「改善報告書」の提出，その後経過観察を行い，個別指導は終了となることが多い。

東京における生活保護の指導と保険診療の指導――主な違い

	生活保護の指導	保険診療の個別指導
通知送付	概ね７週間前	概ね１カ月前
実施場所	医療機関内	指定された会場
点検されるカルテ等	20件前後（当日指定）（※１）	30件（指導４日前に20件，前日に10件指定）
自主返還	当日指摘分のみ	全患者について指定される１年間分
指導医療機関数	再指導，要検査（監査），経過観察終了（※２）	概ね良好，経過観察，再指導，要監査

※１　医療扶助の事務としておおむね半年～１年分の医療要否意見書（写）（治療材料，移送，おむつの要否状況含む），医療券の点検も行われる。
※２　改善報告書を提出することで指導は完結する。

２　検査

⑴　**目的**

指定医療機関に対する検査は，被保護者にかかる診療内容および診療報酬の請求の適否を調査して診療方針を徹底せしめ，もって医療扶助の適正な実施を図ることを目的としている。

⑵　**方法**

検査は，被保護者の診療内容及び診療報酬請求の適否その他医療扶助の実施に関して，診療報酬明細書（調剤報酬明細書を含む）と診療録（調剤録を含む）その他の帳簿書類の照合，設備等の調査により実地に行う。なお，必要に応じ被保護者についての調査をあわせて行う。

⑶　**その他の取り扱い**

上記１及び２に定めるところは，中国残留邦人等支援法も同様の取り扱いとなる。

（「東京都　生活保護法及び中国残留邦人等支援法　指定医療機関のしおり（2021年３月）」より作成）

ミニコラム　生活保護法と診療報酬

生活保護受給者でなくても，生活が著しく困難となった場合に一部負担金を減額・免除する制度がある。保険者が認定するもので，以下の両方に該当する場合が対象となる。
①　入院療養を受ける被保険者の属する世帯
②　世帯主（組合員）及び被保険者の収入が生活保護法で規定する生活保護基準以下であり，かつ，預貯金が生活保護基準の３箇月以下である世帯

（出典：『**診療点数早見表2024年版**』　保発通知「一部負担金の徴収猶予及び減免並びに保険医療機関等の一部負担金の取扱いについて」）

03 戦傷病者特別援護法
（療養の給付，更生医療）

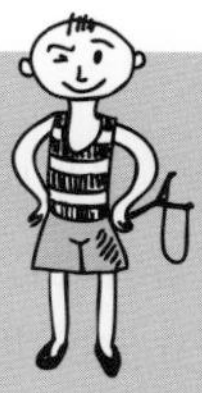

Ⓐ制度のあらまし

昭和20年８月の終戦に至るまでの大戦に参加した軍人軍属で公務上傷病を負った戦傷病者に対し，国家補償の精神に基づき療養の給付等の援護を行うことを目的として，「戦傷病者特別援護法」が昭和38年に制定された。

この法律により全額国庫負担で療養の給付および更生医療の給付が行われている。

1．給付の対象者

戦傷病者とは，軍人軍属等であった者で，「戦傷病者手帳交付請求書」（**図表3-1**）を提出し，戦傷病者手帳の交付を受けている者である。

療養の給付の対象となる者は，公務上の傷病について療養の必要な戦傷病者であり，更生医療の給付対象者は，公務上の傷病によって，別に定められた程度の視覚障害，聴覚障害，言語機能障害，中枢神経障害または肢体不自由の状態にあって，更生のため医療を必要とする戦傷病者である。

2．援護の種類

戦傷病者手帳の交付を受けている者で，厚生労働大臣が必要と認めた場合には次の各種の援護を受けることができる。

- 療養の給付
- 療養手当の支給
- 葬祭費の支給
- 更生医療の給付
- 補装具の支給および修理
- 国立保養所への収容
- 法に規定する鉄道および連絡船への乗車および乗船についての無賃取扱い

⑴ 療養の給付（法第10条）

療養の必要があると認定された公務上の傷病（公務との間に相当因果関係の認められる傷病）およびこれと因果関係のある併発症について，当該の戦傷病者が，療養券（**図表3-2**）の交付を受け，厚生労働大臣の指定する医療機関において療養の給付を受ける。

緊急その他やむを得ない理由がある場合に限り，指定外の医療機関でも療養券によって療養を受け，療養費の支払いを受けることができる。

給付の期間は戦傷病者の当該認定に係る公務上の傷病については，政令で定める期間（政令第８条で当分の間を定めている）となっている。

ただし精神疾患等の治療について，この法の適用を受ける場合は，精神保健福祉法または障害者総合支援法（精神）による公費負担との併用は認められていない。

なお，療養券に記載されている事項のうち，医療機関の変更，療養期間の延長等の変更，入院・入院外療養の変更をする場合は，「療養給付内容変更請求書」（様式第５号）のほか「現症証明書」（様式第３号）を添え申請する。

⑵ 療養手当の支給（法第18条）

引き続き１年以上，病院または診療所に入院し，療養の給付を受けている者（恩給受給者を除く）に対し，その者の請求によって手当を支給する。

⑶ 葬祭費の支給（法第19条）

療養の給付を受けている者が受給期間中に死亡した場合，その葬祭を行う者に対して支給する。

⑷ 更生医療の給付（法第20条）

公務上の傷病による障害者で，更生のための医療（主に手術）を受ける必要があると認定された者が，更生医療券（図表3-3）の交付を受けて，障害者総合支援法第54条第２項に規定する指定自立支援法医療機関において療養給付を行う。厚生労働大臣は，更生医療の給付が困難であると認めるときは，更生医療の給付に代えて，更生医療に要する費用を支給することができる。

(5) 補装具の支給および修理（法第21条）

公務上の傷病による障害者に対し，その請求により補装具を支給し，または修理する。

補装具の支給，修理に代えてその費用が支給されることもある。

(6) 国立保養所への収容（法第22条）

公務上の傷病により重度の障害のある戦傷病者で，入所の必要があると認められた者は国立保養所に入ることができる。

３．療養の給付の範囲

給付の範囲は次のとおりである（法第11条）。

①診察
②薬剤または治療材料の支給
③医学的処置，手術およびその他の治療並びに施術
④居宅における療養上の管理およびその療養に伴う世話その他の看護
⑤病院または診療所への入院およびその療養に伴う世話その他の看護
⑥移送

４．更生医療の給付（法第20条関係）

法第20条に規定する政令で定める身体障害の状態は次のとおりである（施行令第９条）。

①視覚障害
②聴覚又は平衡機能の障害
③音声機能，言語機能又はそしゃく機能
④肢体不自由
⑤中枢神経機能障害
⑥心臓，じん臓，呼吸器，ぼうこう若しくは直腸又は小腸の機能の障害

図表３-１　戦傷病者手帳交付請求書

様式第１号（第１条関係）

戦傷病者手帳交付請求書					
ふりがな		明治 大正　年　月　日生 昭和		もとの身分等	
氏　名					
本　籍	（　　　）	現住所			
公務上の傷病名					
障害の有無	有・無	障害名			
療養の要否	要・否	療養を必要とする傷病名			
療養を受けようとする医療機関の所在地及び名称		療養を必要とする期間	年　月　日から 年　月　日まで （入院 入院外）		
傷病恩給等の裁定状況	受給 有 無	種別　法	等級　項・款・目症 級　級	無期 有期（　年　月まで） 一時金	
身体障害者手帳番号等	No.	第　級			

戦傷病者特別援護法第４条の規定により戦傷病者手帳を交付されたく，関係書類を添えて請求します。

年　月　日

氏　　　名 ㊞

都道府県知事　　殿

注意
1　本籍欄の（　）内には，退職時の本籍を記載してください。
2　障害の有無欄，療養の要否欄及び傷病恩給等の裁定状況欄は，該当する文字を○でかこんでください。
3　傷病恩給等の裁定状況欄のうち，種別欄には，根拠法令を記載し，等級欄の無期，有期，一時金の別は該当する文字を○でかこみ，有期の場合は，その終期を記載してください。
4　最下欄の請求者の氏名を自署により記載する場合は，押印は必要ありません。

備考　この用紙は，日本工業規格A列４番とすること。

Ⓑ医療保険等との関係

１．療養の給付（図表3-4）

指定医療機関においては，公務上と認定された傷病およびその併発症に係る治療について，戦傷病者特別援護法が優先適用され，治療費全額が給付され，患者の負担はない。

ただし，公務上の傷病と関係のない傷病についての診療には，医療保険のみが適用される。

一般医療機関においては，療養費払いの取扱いとなるため，一時患者が負担する。

ただし，この場合でも，当該者が療養券にあ

図表 3-2 療養券

様式第3号(1)(第6条関係)

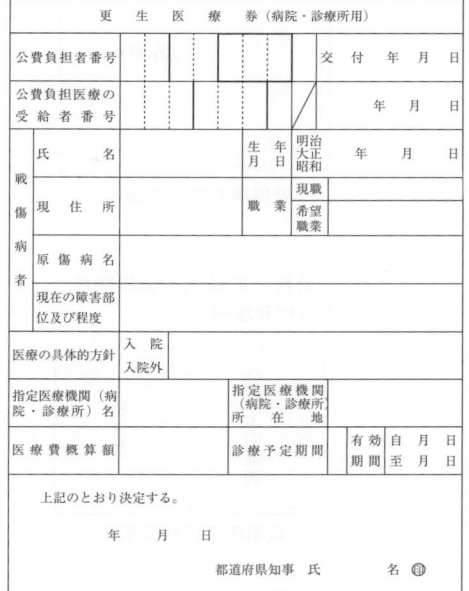

療 養 券（病院・診療所用）					
公費負担者番号				認 定 年 月 日	
公費負担医療の受給者番号				年 月 日	
戦傷病者	氏 名		生年月日	明治 大正 昭和 年 月 日	
	現住所				
療養を必要とする傷病名					
療養を認める期 間	令和 年 月 日から 令和 年 月 日まで （入院 入院外）				
療養を受けようとする医療機関（病院・診療所）	所在地				
	名 称				
上記のとおり決定する。 年 月 日 都道府県知事 氏 名 ㊞					

注意

1 この処分に不服があるときは，この処分の通知を受けた日の翌日から起算して60日以内に，厚生労働大臣に対して不服申立てをすることができます。

2 この処分の取消しの訴えは，この処分の通知を受けた日の翌日から起算して6か月以内に，都道府県を被告として（訴訟において都道府県を代表とする者は都道府県知事）提起することができます（なお，処分の通知を受けた日から6か月以内であっても，処分の日から1年を経過すると処分の取消しの訴えを提起することができなくなります。）。ただし，処分の通知を受けた日の翌日から起算して60日以内に不服申立てをした場合には，処分の取消しの訴えは，その不服申立てに対する裁決又は決定の送達を受けた日の翌日から起算して6か月以内に提起しなければならないこととされています。

備考 この用紙は，日本工業規格A列4番とすること。

図表 3-3 更生医療券

様式第14号(1)(第13条関係)

更 生 医 療 券（病院・診療所用）						
公費負担者番号				交 付 年 月 日		
公費負担医療の受給者番号				年 月 日		
戦傷病者	氏 名		生年月日	明治 大正 昭和 年 月 日		
	現 住 所		職 業	現職		
				希望職業		
	原 傷 病 名					
	現在の障害部位及び程度					
医療の具体的方針	入 院					
	入院外					
指定医療機関（病院・診療所）名		指定医療機関（病院・診療所）所 在 地				
医 療 費 概 算 額		診 療 予 定 期 間		有効期間	自 月 日	
					至 月 日	
上記のとおり決定する。 年 月 日 都道府県知事 氏 名 ㊞						

注意

1 この処分に不服があるときは，この処分の通知を受けた日の翌日から起算して60日以内に，厚生労働大臣に対して不服申立てをすることができます。

2 この処分の取消しの訴えは，この処分の通知を受けた日の翌日から起算して6か月以内に，都道府県を被告として（訴訟において都道府県を代表する者は都道府県知事）提起することができます（なお，処分の通知を受けた日から6か月以内であっても，処分の日から1年を経過すると処分の取消しの訴えを提起することができなくなります）。ただし，処分の通知を受けた日の翌日から起算して60日以内に不服申立てをした場合には，処分の取消しの訴えは，その不服申立てに対する裁決又は決定の送達を受けた日の翌日から起算して6か月以内に提起しなければならないこととされています。

備考 この用紙は，日本工業規格A列4番とすること。

わせて請求受領の権限を医療機関に委任した場合は，指定医療機関と同様の扱いとなり負担をしなくてもよいことになる。

2．更生医療

指定医療機関においては，全額更生医療で給付される。

Ⓒ医療機関での取扱い

1．指定医療機関

療養の給付は厚生労働大臣の指定する医療機関で，主に国立病院，国立療養所となっている。

更生医療の給付は厚生労働大臣が，障害者総合支援法第54条第2項に規定する指定自立支援医療機関に委託して行われる。

2．指定医療機関の義務

いずれの指定医療機関も，厚生労働大臣の行う指導に従い，懇切丁寧に担当しなければならないとされている。

3．受診のための手続き

指定医療機関は，療養の給付を行うにあたっ

図表３-４　戦傷病者特別援護法の給付の割合

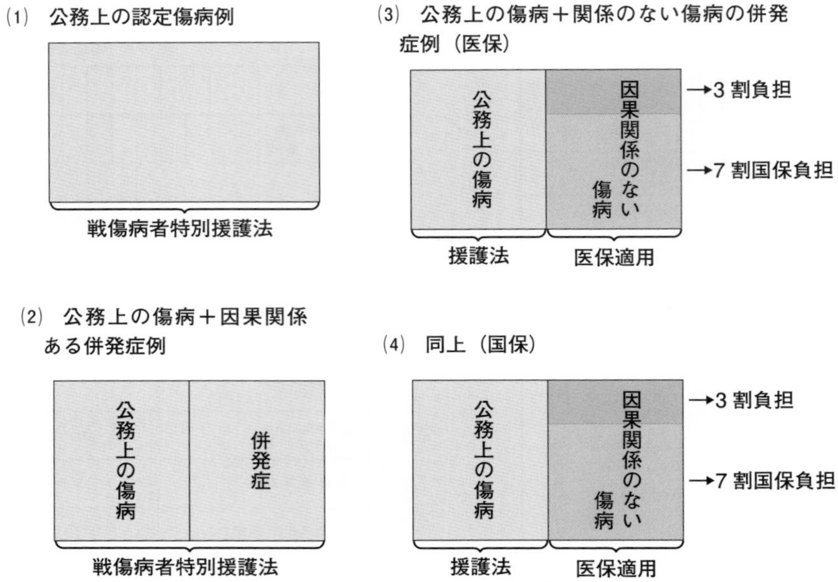

て，療養券の提出を受け，傷病名を確認する。

また，更生医療の場合は，更生医療券の提出を受け，その内容を確認する。

４．診療の方針と診療報酬

診療の方針および診療報酬は，健康保険の例によるものとされている。

Ⓓ診療報酬の取扱い

療養の給付および更生医療の給付に係る診療報酬の請求は，健康保険法と公費負担医療に関する省令の定めるところに基づいて取り扱うこととされている。入院時食事（生活）療養費に係る自己負担はない。

請求先は，当該医療機関の所在する都道府県の支払基金もしくは国保連合会あてである。

非指定医療機関が扱った場合は，療養費支給請求書に診療報酬明細書を添付（各２部），さらに委任状をつけ，都道府県の主管部課へ直接請求する（この場合の明細書は，援護法用の指定のものを使用する）。

法別番号は次のとおりである。

		法別番号
戦傷病者特別援護法	療養の給付（法第10条関係）	13
	更生医療（法第20条関係）	14

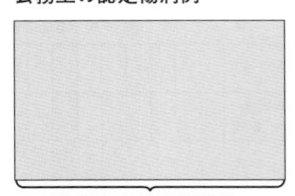

1．明細書の記載要領

《公費単独の場合》

公務上と認定された傷病およびこれと因果関係のある併発症のみの診療の場合が該当する。公費単独として記載するが，公費負担者番号，公費負担医療の受給者番号は誤りがないように十分注意する。

《公費と医保の併用の場合》

併用とは，認定傷病以外の疾病に対し保険を使用した場合であり，医保と公費の併用として明細書を作成するが，公費負担者番号，受給者番号に誤りがないように注意することは，公費単独の場合と同様であり，記載の要領は，他の公費負担医療の場合と同様である。

2．請求書の作成

《公費と医保の併用の場合》

区分		療養の給付				食事療養・生活療養			
		件数	診療実日数	点数	一部負担金（控除額）	件数	回数	金額	標準負担額
公費と医保の併用	12(生保)								
	10(感染症37の２)								
	13(援10)								

⑴「区分」欄の「13（援10）」の欄を作成し，そこに記入する。

⑵「件数」欄には，公費負担分件数を記入する。

⑶「点数」欄には，医保と公費負担医療の併用表示に係る明細書の「公費分点数」欄に記載した公費負担医療の請求点数を集計して記載する。

《公費単独の場合》

区分									
公費単独	12(生保)								
	11(結核入院)								
	20(精神29)								
	13(援10)								
③ 合計									

⑴「区分」欄の「13（援10）」欄を作成し，そこに記載する。

⑵「件数」欄には，当該明細書の枚数の合計を記載する。

⑶「点数」欄には，当該明細書の「合計」欄に記載された点数を合計して記載する。

《「③合計」欄について》

「③合計」欄には，「公費と医保の併用」欄，「公費と公費の併用」欄，「公費単独」欄の「件数」欄に記載した件数を合計して記載する。

〈参考〉 戦傷病者特別援護法の公費負担医療を受けるための手続方法

- 戦傷病者手帳の交付請求
- 療養券の交付申請 → 療養の給付請求 〔手帳及び医師の意見書（診断書）を提示〕 ┐
- 療養費の支給請求 ┘—都道府県主管課
- 更生医療券の交付申請（更生医療給付請求書，手帳等を提示） ┐
- 補装具の支給請求 ┘—福祉事務所—都道府県主管課

04 難病（特定）医療費助成制度

難病医療助成制度の取扱い・患者負担の取扱い例とレセプト記載

原因が不明であって治療方法が確立していない疾病のうち，特定疾患（難病）については，患者数が少なく治療がきわめて困難で，医療費も高額であることから，この特定疾患難病に関する医療の確立，普及を図るとともに，患者の医療費の負担軽減を図ることを目的として特定医療費助成制度（以下「難病医療費助成制度」）が実施されている。

これまで**特定疾患治療研究事業実施要綱**の一部改正が行われ，平成10年には定額の一部負担が導入されていたが，その後，所得と治療状況に応じた段階的な一部負担（低所得者については全額公費）に改正され，平成15年10月１日から実施された。ただし，重症患者は引き続き全額公費負担が継続されている（平成15年６月18日健発0618001号）。

また，厚労省の「新たな難治性疾患対策の在り方検討チーム」等において，今後の医療費助成や患者の自己負担の在り方等が検討され，**2015年１月から「難病の患者に対する医療等に関する法律」（平成26年法律50号，以下「難病法」）が施行**された。それにより対象疾患の拡大，重症者への一部負担金の導入等が実施された。さらに2017年４月，2018年４月，2019年７月とで合計27疾患が追加され，７疾患について疾患の表示名等が変更された。なお，特定疾患治療研究事業の公費助成を受けていた患者については，新制度への移行に関する経過措置として３年間に限り患者負担が軽減されていたが，2017年12月をもって終了し，当該患者の患者負担はその他の患者と同額になった。対象疾患の追加などその後の動向については『月刊／保険診療』（医学通信社）等を参照されたい。

指定を受けて難病患者を診る医療機関に必要とされる対応は**図表4–1**のとおりである。なお，都道府県によっては独自の取扱いを定めているので，具体的な取扱いは各都道府県ホームページ，担当課で確認されたい。また他府県で認定を受けている患者の取扱い，指定医療機関，指定医への指導等については本項の末尾（p. 117以降）に掲載したので参照されたい。

難病のために一定以上の障害を有する患者の障害福祉サービスが，障害者総合支援法により開始されている。この件については，「９　障害者総合支援法」を参照されたい（p. 156）。

１．実施主体

実施主体は都道府県とする。

２．医療費助成制度の概要について

難病法に基づく新たな医療費（特定医療費）助成制度の概要は以下のとおりである。

⑴　難病（特定）医療費の支給対象者

難病医療費の支給対象となる者は，指定難病にかかっていると認められる者であって，次のいずれかに該当する場合で，医療受給者証を所持している者である。さらに2023年10月から，公費負担医療は「公費負担医療の申請日」から，『主治医が「重症化時点」と認めた日』にさかのぼって適用される（さかのぼる期間は原則として申請日から１カ月，やむを得ない理由があるときは最長３カ月まで）

①　病状の程度について，厚生労働大臣が厚生科学審議会の意見を聴いて定める程度（個々

図表 4–1　難病患者の事務取り扱いのポイント　（2024年４月現在）

１．指定医療機関，指定の手続き

⑴　**指定医療機関**：難病の公費負担医療を扱うには医療機関ごとに指定手続が必要。なお指定医がいなくても指定医療機関の指定を受けて難病医療は行える。

⑵　**指定医・協力指定医**：診断書（臨床調査票）を記載するには指定医または協力指定医の指定を受けなければならない。なお，協力難病指定医については更新の診断書のみ作成可能。

２．患者の認定手続き

対象疾患の認定基準で認定手続きを行った患者のみ，受給者証が交付され，公費助成の対象になる。受給者証の有効期限は１年間であり，１年ごとに認定更新が必要である。

３．助成開始日

難病指定による診断日等

４．受付・新制度の新たな公費番号の受給者証確認

「公費番号　54」：国の制度の認定患者（「51」の認定の患者を除く）

「公費番号　51」：スモン等の患者

５．患者負担金

⑴　医療機関，保険薬局，訪問看護ステーションで，２割（１割負担の者は１割）の負担金を定められた負担上限額まで徴収，負担上限額は自己負担限度額管理票で管理する。食事療養の負担金は別途負担となる。

６．請求方法・その他

⑴　公費併用のレセプトを作成し，支払基金または国保連合会に請求する。

⑵　患者ごとに指定された指定医療機関のみが公費負担医療を取り扱うことができるとされているが，現在は難病の指定医療機関であれば全国どこの医療機関でも受診ができて，公費負担医療の取り扱いがされている。

⑶　受診時に受給者証を提示しなかった場合は，原則として公費助成分の償還払いは行わない。

の指定難病の特性に応じ，日常生活又は社会生活に支障があると医学的に判断される程度）である者であること。

②　①に該当しない軽症者であっても，支給認定の申請のあった月以前の12月以内に医療費総額が33,330円を超える月数が３月以上ある者であること。

《参考１：「指定難病」とは》

難病（発病の機構が明らかでなく，かつ，治療方法が確立していない希少な疾病であって，当該疾病にかかることにより長期にわたり療養を必要とすることとなるもの）のうち，難病の患者数が人口のおおむね千分の一程度に相当する数に達せず，かつ，難病の診断に関し客観的な指標による一定の基準が定まっているものである。さらに，難病患者の置かれている状況からみて当該難病の患者に良質かつ適切な医療の確保を図る必要性が高いものとして，厚生労働大臣が厚生科学審議会の意見を聴いて指定するものを指定難病という（**図表4–2**）。

対象疾患は2015年７月に306疾患に増やされたがそれ以降も追加と名称変更が行われ，**図表4–2**のように，341疾患となっている。

《参考２：「難病（特定）医療」とは》

指定難病の患者に対し，指定医療機関が行う医療であって，指定難病および指定難病に付随して発生する傷病に関する医療をいう。

⑵　自己負担割合

医療保険の患者負担割合が３割の者は，負担割合が２割に軽減される。なお，医療保険の患者負担割合が２割の者や後期高齢者で１割の者のほか，介護保険についても患者負担割合が１割の場合は，各制度の負担割合が適用される。

⑶　自己負担上限額

所得〔市町村民税（所得割）の課税の額〕や治療状況に応じて自己負担上限額（負担上限月額）が設定されている。上限額に入院・入院外の区別がなく，また，複数の指定医療機関，薬局，訪問看護ステーション等で支払われた自己負担をすべて合算した上で自己負担上限額を適

図表４-２　指定難病一覧

病名（番号）
【あ】
アイカルディ症候群（135）
アイザックス症候群（119）
ＩｇＡ腎症（66）
ＩｇＧ４関連疾患（300）
亜急性硬化性全脳炎（24）
悪性関節リウマチ（46）
アジソン病（83）
アッシャー症候群（303）
アトピー性脊髄炎（116）
アペール症候群（182）
アラジール症候群（297）
α_1−アンチトリプシン欠乏症（231）
アルポート症候群（218）
アレキサンダー病（131）
アンジェルマン症候群（201）
アントレー・ビクスラー症候群（184）
イソ吉草酸血症（247）
一次性ネフローゼ症候群（222）
一次性膜性増殖性糸球体腎炎（223）
１ｐ３６欠失症候群（197）
遺伝性自己炎症疾患（325）
遺伝性ジストニア（120）
遺伝性周期性四肢麻痺（115）
遺伝性膵炎（298）
遺伝性鉄芽球性貧血（286）
ＶＡＴＥＲ症候群（173）
ウィーバー症候群（175）
ウィリアムズ症候群（179）
ウィルソン病（171）
ウエスト症候群（145）
ウェルナー症候群（191）
ウォルフラム症候群（233）
ウルリッヒ病（29）
ＨＴＲＡ１関連脳小血管病（123）
ＨＴＬＶ−１関連脊髄症（26）
ＡＴＲ−Ｘ症候群（180）
エーラス・ダンロス症候群（168）
エプスタイン症候群（287）
エプスタイン病（217）
エマヌエル症候群（204）
ＭＥＣＰ２重複症候群（339）
遠位型ミオパチー（30）
黄色靭帯骨化症（68）
黄斑ジストロフィー（301）
大田原症候群（146）
オクシピタル・ホーン症候群（170）
オスラー病（227）
オリーブ橋小脳萎縮症（17）
【か】
カーニー複合（232）
海馬硬化を伴う内側側頭葉てんかん（141）
潰瘍性大腸炎（97）
下垂体性ＡＤＨ分泌異常症（72）
下垂体性ゴナドトロピン分泌亢進症（76）
下垂体性成長ホルモン分泌亢進症（77）
下垂体性ＴＳＨ分泌亢進症（73）
下垂体性ＰＲＬ分泌亢進症（74）
下垂体前葉機能低下症（78）
家族性高コレステロール血症（ホモ接合体）（79）
家族性地中海熱（266）
家族性低βリポタンパク血症１（ホモ接合体）（336）
家族性良性慢性天疱瘡（161）
カナバン病（307）
化膿性無菌性関節炎・壊疽性膿皮症・アクネ症候群（269）
歌舞伎症候群（187）
ガラクトース−１−リン酸ウリジルトランスフェラーゼ欠損症（258）
カルニチン回路異常症（316）
肝型糖原病（257）
間質性膀胱炎（ハンナ型）（226）
環状２０番染色体症候群（150）
完全大血管転位症（209）
眼皮膚白皮症（164）
偽性副甲状腺機能低下症（236）
ギャロウェイ・モワト症候群（219）
球脊髄性筋萎縮症（1）
急速進行性糸球体腎炎（220）
強直性脊椎炎（271）
巨細胞性動脈炎（41）
巨大静脈奇形（頚部口腔咽頭びまん性病変）（279）
巨大動静脈奇形（頚部顔面又は四肢病変）（280）
巨大膀胱短小結腸腸管蠕動不全症（100）
巨大リンパ管奇形（頚部顔面病変）（278）
筋萎縮性側索硬化症（2）
筋型糖原病（256）
筋ジストロフィー（113）
クッシング病（75）
クリオピリン関連周期熱症候群（106）
クリッペル・トレノネー・ウェーバー症候群（281）
クルーゾン症候群（181）
グルコーストランスポーター１欠損症（248）
グルタル酸血症１型（249）
グルタル酸血症２型（250）
クロイツフェルト・ヤコブ病（23）
クロウ・深瀬症候群（16）
クローン病（96）
クロンカイト・カナダ症候群（289）
痙攣重積型（二相性）急性脳症（129）
劇症肝炎（難治性肝炎のうち劇症肝炎）
平成26年12月31日以前に認定されている方は，平成27年1月以降も医療費助成が受けられます。
結節性硬化症（158）
結節性多発動脈炎（42）
血栓性血小板減少性紫斑病（64）
ゲルストマン・ストロイスラー・シャインカー病（23）
限局性皮質異形成（137）
原発性高カイロミクロン血症（262）
原発性硬化性胆管炎（94）
原発性抗リン脂質抗体症候群（48）
原発性側索硬化症（4）
原発性胆汁性胆管炎（93）
原発性免疫不全症候群（65）
顕微鏡的多発血管炎（43）
高ＩｇＤ症候群（267）
好酸球性消化管疾患（98）
・新生児−乳児食物蛋白誘発胃腸炎
好酸球性多発血管炎性肉芽腫症（45）
好酸球性副鼻腔炎（306）
抗糸球体基底膜腎炎（221）
後縦靭帯骨化症（69）
甲状腺ホルモン不応症（80）
拘束型心筋症（59）
高チロシン血症１型（241）
高チロシン血症２型（242）
高チロシン血症３型（243）
後天性赤芽球癆（283）
広範脊柱管狭窄症（70）
膠様滴状角膜ジストロフィー（332）
コケイン症候群（192）
コステロ症候群（104）
骨形成不全症（274）
５ｐ欠失症候群（199）
コフィン・シリス症候群（185）
コフィン・ローリー 症候群（176）
混合性結合組織病（52）
【さ】
鰓耳腎症候群（190）
再生不良性貧血（60）
再発性多発軟骨炎（55）
左心低形成症候群（211）
サルコイドーシス（84）
三尖弁閉鎖症（212）
三頭酵素欠損症（317）
ＣＦＣ症候群（103）
シェーグレン症候群（53）
色素性乾皮症（159）
自己貪食空胞性ミオパチー（32）
自己免疫性肝炎（95）
自己免疫性後天性凝固因子欠乏症（288）
自己免疫性溶血性貧血（61）
シトステロール血症（260）
シトリン欠損症（318）
紫斑病性腎炎（224）
脂肪萎縮症（265）
シャイ・ドレーガー症候群（17）
若年性特発性関節炎（107）
若年発症型両側性感音難聴（304）
シャルコー・マリー・トゥース病（10）
重症急性膵炎
平成26年12月31日以前に認定されている方は，平成27年1月以降も医療費助成が受けられます。
重症筋無力症（11）
修正大血管転位症（208）
ジュベール症候群関連疾患（177）
シュワルツ・ヤンペル症候群（33）
徐波睡眠期持続性棘徐波を示すてんかん性脳症（154）
神経細胞移動異常症（138）

※括弧内の数字は指定難病の告示番号。番号のない青色文字の疾病は，特定疾患治療研究事業の対象疾病です。
※青色下線は2024年４月から新たに対象になったものと名称が変更されたものです。

病名（番号）
神経軸索スフェロイド形成を伴う遺伝性びまん性白質脳症（125）
神経線維腫症Ⅰ型（34）
神経線維腫症Ⅱ型（34）
神経有棘赤血球症（9）
進行性核上性麻痺（5）
進行性家族性肝内胆汁うっ滞症（338）
進行性骨化性線維異形成症（272）
進行性多巣性白質脳症（25）
進行性白質脳症（308）
進行性ミオクローヌスてんかん（309）
心室中隔欠損を伴う肺動脈閉鎖症（214）
心室中隔欠損を伴わない肺動脈閉鎖症（213）
スタージ・ウェーバー症候群（157）
スティーヴンス・ジョンソン症候群（38）
スミス・マギニス症候群（202）
スモン 平成27年1月以降も現行の医療費助成制度の対象となります。
脆弱Ｘ症候群（206）
脆弱Ｘ症候群関連疾患（205）
成人発症スチル病（54）
脊髄空洞症（117）
脊髄小脳変性症（多系統萎縮症を除く）（18）
脊髄髄膜瘤（118）
脊髄性筋萎縮症（3）
セピアプテリン還元酵素（ＳＲ）欠損症（319）
前眼部形成異常（328）
線条体黒質変性症（17）
全身性アミロイドーシス（28）
全身性エリテマトーデス（49）
全身性強皮症（51）
先天異常症候群（310）
先天性横隔膜ヘルニア（294）
先天性核上性球麻痺（132）
先天性気管狭窄症/先天性声門下狭窄症（330）
先天性魚鱗癬（160）
先天性筋無力症候群（12）
先天性グリコシルホスファチジルイノシトール（ＧＰＩ）欠損症（320）
先天性三尖弁狭窄症（311）
先天性腎性尿崩症（225）
先天性赤血球形成異常性貧血（282）
先天性僧帽弁狭窄症（312）
先天性大脳白質形成不全症（139）
先天性肺静脈狭窄症（313）
先天性副腎低形成症（82）
先天性副腎皮質酵素欠損症（81）
先天性ミオパチー（111）
先天性無痛無汗症（130）
先天性葉酸吸収不全（253）
前頭側頭葉変性症（127）
線毛機能不全症候群（カルタゲナー症候群を含む）（340）
早期ミオクロニー脳症（147）
総動脈幹遺残症（207）
総排泄腔遺残（293）
総排泄腔外反症（292）
ソトス症候群（194）

病名（番号）
【た】
第14番染色体父親性ダイソミー症候群（200）
ダイアモンド・ブラックファン貧血（284）
大脳皮質基底核変性症（7）
大理石骨病（326）
高安動脈炎（40）
多系統萎縮症（17）
(1)線条体黒質変性症（17）
(2)オリーブ橋小脳萎縮症（17）
(3)シャイ・ドレーガー症候群（17）
タナトフォリック骨異形成症（275）
多発血管炎性肉芽腫症（44）
多発性硬化症/視神経脊髄炎（13）
多発性嚢胞腎（67）
多脾症候群（188）
タンジール病（261）
単心室症（210）
弾性線維性仮性黄色腫（166）
胆道閉鎖症（296）
致死性家族性不眠症（23）
遅発性内リンパ水腫（305）
チャージ症候群（105）
中隔視神経形成異常症/ドモルシア症候群（134）
中毒性表皮壊死症（39）
腸管神経節細胞僅少症（101）
ＴＲＰＶ４異常症（341）
ＴＮＦ受容体関連周期性症候群（108）
低ホスファターゼ症（172）
天疱瘡（35）
特発性拡張型心筋症（57）
特発性間質性肺炎（85）
特発性基底核石灰化症（27）
特発性血小板減少性紫斑病（63）
特発性血栓症（遺伝性血栓性素因によるものに限る）（327）
特発性大腿骨頭壊死症（71）
特発性多中心性キャッスルマン病（331）
特発性門脈圧亢進症（92）
特発性後天性全身性無汗症（163）
ドラベ症候群（140）
【な】
中條・西村症候群（268）
那須・ハコラ病（174）
軟骨無形成症（276）
難治性肝炎のうち劇症肝炎 平成26年12月31日以前に認定されている方は，平成27年1月以降も医療費助成が受けられます。
難治頻回部分発作重積型急性脳炎（153）
22ｑ11．2欠失症候群（203）
乳幼児肝巨大血管腫（295）
尿素サイクル異常症（251）
ヌーナン症候群（195）
ネイルパテラ症候群（爪膝蓋骨症候群）/ＬＭＸ１Ｂ関連腎症（315）
ネフロン癆（335）
脳クレアチン欠乏症候群（334）
脳腱黄色腫症（263）
脳内鉄沈着神経変性症（121）

病名（番号）
脳表ヘモジデリン沈着症（122）
膿疱性乾癬（汎発型）（37）
嚢胞性線維症（299）
【は】
パーキンソン病（6）
バージャー病（47）
ＶＡＴＥＲ症候群（173）
肺静脈閉塞症/肺毛細血管腫症（87）
肺動脈性肺高血圧症（86）
肺胞蛋白症（自己免疫性又は先天性）（229）
肺胞低換気症候群（230）
ハッチンソン・ギルフォード症候群（333）
バッド・キアリ症候群（91）
ハンチントン病（8）
ＰＣＤＨ１９関連症候群（152）
非ケトーシス型高グリシン血症（321）
肥厚性皮膚骨膜症（165）
非ジストロフィー性ミオトニー症候群（114）
皮質下梗塞と白質脳症を伴う常染色体優性脳動脈症（124）
肥大型心筋症（58）
ビタミンＤ依存性くる病/骨軟化症（239）
ビタミンＤ抵抗性くる病/骨軟化症（238）
左肺動脈右肺動脈起始症（314）
ビッカースタッフ脳幹脳炎（128）
非典型溶血性尿毒症症候群（109）
非特異性多発性小腸潰瘍症（290）
皮膚筋炎/多発性筋炎（50）
表皮水疱症（36）
ヒルシュスプルング病（全結腸型又は小腸型）（291）
ファイファー症候群（183）
ファロー四徴症（215）
ファンコニ貧血（285）
封入体筋炎（15）
フェニルケトン尿症（240）
複合カルボキシラーゼ欠損症（255）
副甲状腺機能低下症（235）
副腎白質ジストロフィー（20）
副腎皮質刺激ホルモン不応症（237）
ブラウ症候群（110）
プラダー・ウィリ症候群（193）
プリオン病（23）
(1)クロイツフェルト・ヤコブ病（23）
(2)ゲルストマン・ストロイスラー・シャインカー病（23）
(3)致死性家族性不眠症（23）
プリオン病（ヒト由来乾燥硬膜移植によるクロイツフェルト・ヤコブ病に限る）
プロピオン酸血症（245）
閉塞性細気管支炎（228）
β－ケトチオラーゼ欠損症（322）
ベーチェット病（56）
ベスレムミオパチー（31）
ペリー病（126）
ペルオキシソーム病（副腎白質ジストロフィーを除く）（234）
片側巨脳症（136）
片側痙攣・片麻痺・てんかん症候群（149）

病名（番号）	病名（番号）	病名（番号）
芳香族L－アミノ酸脱炭酸酵素欠損症（323）	無虹彩症（329）	ラスムッセン脳炎（151）
発作性夜間ヘモグロビン尿症（62）	無脾症候群（189）	ランドウ・クレフナー症候群（155）
ホモシスチン尿症（337）	無βリポタンパク血症（264）	リジン尿性蛋白不耐症（252）
ポルフィリン症（254）	メープルシロップ尿症（244）	両大血管右室起始症（216）
【ま】	メチルグルタコン酸尿症（324）	リンパ脈管筋腫症（89）
マリネスコ・シェーグレン症候群（112）	メチルマロン酸血症（246）	リンパ管腫症／ゴーハム病（277）
マルファン症候群／ロイス・ディーツ症候群（167）	メビウス症候群（133）	類天疱瘡（後天性表皮水疱症を含む）（162）
慢性炎症性脱髄性多発神経炎／多巣性運動ニューロパチー（14）	メンケス病（169）	ルビンシュタイン・テイビ症候群（102）
慢性血栓塞栓性肺高血圧症（88）	網膜色素変性症（90）	レーベル遺伝性視神経症（302）
慢性再発性多発性骨髄炎（270）	もやもや病（22）	レシチンコレステロールアシルトランスフェラーゼ欠損症（259）
慢性特発性偽性腸閉塞症（99）	モワット・ウィルソン症候群（178）	レット症候群（156）
ミオクロニー欠神てんかん（142）	【や】	レノックス・ガストー症候群（144）
ミオクロニー脱力発作を伴うてんかん（143）	ヤング・シンプソン症候群（196）	ロスムンド・トムソン症候群（186）
ミトコンドリア病（21）	遊走性焦点発作を伴う乳児てんかん（148）	肋骨異常を伴う先天性側弯症（273）
	4p欠失症候群（198）	
	【ら】	
	ライソゾーム病（19）	

図表 4–3　難病法に基づく特定医療費の自己負担上限額

階層区分	階層区分の基準	一　般	高額かつ長期※1	人工呼吸器等装着者※2
生活保護	—	0円	0円	0円
低所得Ⅰ	市町村民税非課税（～年収80万）	2,500円	2,500円	1,000円
低所得Ⅱ	市町村民税非課税（～年収160万）	5,000円	5,000円	
一般所得Ⅰ	市町村民税課税以上～約7.1万円（～年収370万）	10,000円	5,000円	
一般所得Ⅱ	市町村民税～約25.1万円（～年収810万）	20,000円	10,000円	
上位所得	市町村民税約25.1万円～（年収810万～）	30,000円	20,000円	
入院時の食費	食事（生活）療養標準負担額を自己負担			

注1）※1の「高額かつ長期」とは新規患者のうち「一般所得Ⅰ」,「一般所得Ⅱ」,「上位所得」の受診者であって，医療費総額が5万円を超えた月数が申請を行った月以前の12月以内に既に6月以上ある者が該当する。
注2）※2の「人工呼吸器等装着者」とは支給認定を受けた指定難病により，継続して常時，人工呼吸器その他生命維持管理装置を装着する必要があり，かつ，日常生活動作が著しく制限されている者に該当する旨の都道府県による認定を受けた者。
注3）同一世帯内に難病の特定医療費及び小児慢性特定疾病の医療費の給付の対象者がいる場合は，当該世帯内の対象患者を勘案して自己負担上限額の按分が行われるため，上記とは異なる自己負担上限額が受給者証に記載される場合がある。
注4）入院時の食事の負担金は2016年4月以降，医療保険においては引き上げられているが，本制度の患者は据え置かれている。

用する（**図表4-3**）。「高額かつ長期」「人工呼吸器等装着者」については**図表4-3**の注1，注2を参照されたい。なお入院時の食費（食事・生活療養費・標準負担額）は別途負担となる。

(4)　入院時の食費等

入院時食事療養費に係る食事療養標準負担額及び入院時生活療養費に係る生活療養標準負担額については，患者負担とする。ただし，入院時生活療養費の場合，難病患者の認定を受けた患者（病状の程度が，厚生労働大臣が厚生科学審議会の意見を聴いて定める程度の指定難病の患者）の生活療養標準負担額は，2015年1月現在の入院時食事療養標準負担額と同額（1食260円）となったが，2016年4月と2018年4月の負担額の引上げは適用されず，260円に据え置かれた（居住費の自己負担はなし）。

3．指定医療機関窓口での自己負担徴収等に係る取扱い

図表 4-4　特定医療費（指定難病）受給者証

別紙様式第２号（表面）

特定医療費（指定難病）受給者証					
公費負担者番号	5 4 0 1 5 0 1				
特定医療費受給者番号	0 0 1 1 2 3				
受診者 フリガナ	コウロウ　ジロウ	性　別	生　年　月　日		
受診者 氏　名	厚労　二郎	男・女	明治・大正・昭和・平成 ○○年　×月　△日		
受診者 フリガナ	トウキョウトチヨダクカスミガセキ				
受診者 住　所	東京都千代田区霞ヶ関○－○－×				
受診者 保険者（※１）	○○△△組合				
受診者 被保険者証の記号及び番号（※２）	123456	適用区分	ウ		
病　名	○○○病				
保護者（受診者が１８歳未満の場合記入）	フリガナ	コウロウ　タロウ	続柄		
	氏　名	厚労　太郎	父		
	フリガナ	トウキョウトチヨダクカスミガセキ			
	住　所	東京都千代田区霞ヶ関○－○－×			
指定医療機関名 病院・診療所	○○○病院	所　在　地	東京都千代田区霞ヶ関○－○－×		
指定医療機関名 薬　局	□□薬局	所　在　地	東京都千代田区霞ヶ関○－○－×		
指定医療機関名 訪問看護事業者等	△△事業所	所　在　地	東京都千代田区霞ヶ関○－○－×		
負担 自己負担上限額	月　額　１０，０００　円	階層区分	一般所得ウ		
負担 人工呼吸器等装着	該当　・　非該当	高額かつ長期	該当　・　非該当		
負担 軽症高額該当	該当　・　非該当	重症患者認定	該当　・　非該当		
負担 受診者と同じ世帯内にいる指定難病又は小児慢性特定疾病の医療費助成の対象患者	有　・　無				
有効期間	○○年○月○日　から	○○年○○月○○日　まで			
上記のとおり認定する。 平成○○年○○月○○日	○○○○都道府県知事　印				

※１　後期高齢者医療広域連合を含む
※２　後期高齢者医療制度においては被保険者番号
※３　2021年４月以降に申請された受給者証について，「指定医療機関名」欄の記載を「各都道府県または政令都市の指定する医療機関」にする都道府県がある

(1)　難病医療費の受給者に対しては，都道府県により医療受給者証（**図表4-4**，以下「受給者証」）が発行される。患者は指定医療機関のうち，あらかじめ受診する指定医療機関等を定めて受診するが，受給者証に難病患者が受診する指定医療機関・保険薬局・訪問看護ステーションが記載される。（注：指定医療機関等について，実際に治療を受けている医療機関ではなく「○○県の指定医療機関」と記載している都道府県がある。また患者ごとに指定された医療機関に受診することになっているが，指定医療機関であれば，全国のどこの医療機関でも受診ができる）

(2)　受給者証の公費負担者番号の法別番号は「54」，実施機関番号（公費負担者番号５桁目から７桁目）は2018年１月からは基本的に「601」の１種類（**図表4-5**）となった。なお，難病法の事務を行う指定都市の実施機関番号は「700番台」または「800番台」になる。

図表 4-5　公費負担者番号

	法別（２ケタ）	都道府県番号（２ケタ）	実施機関番号（３ケタ）	検証番号（1ケタ）
公費負担者番号の構成	□□	□□	□□□	□
難病	※法別番号は「54」となる。 ※実施機関番号は601となる。 ※スモン等の医療費助成については特定疾患診療研究事業の予算事業とされているため，法別番号51のままとなる。なお，都道府県ごとの指定難病がある場合は都道府県の取扱いによる。			

※「51」のスモン等とは：①スモン，②難治性の肝炎のうち劇症肝炎，③重症急性膵炎，④プリオン病（ヒト由来乾燥硬膜移植によるクロイツフェルト・ヤコブ病に限る）が対象。

さらに引き続き特定治療研究事業の一環として公費負担医療が行われるのは①スモン，②難治性の肝炎のうち劇症肝炎（更新のみ，新規申請不可），③重症急性膵炎（更新のみ，新規申請不可），④プリオン病（ヒト由来乾燥硬膜移植によるクロイツフェルト・ヤコブ病に限る）である。

〈注〉2024年４月現在の指定都市（20都市）
札幌市，仙台市，さいたま市，千葉市，川崎市，横浜市，相模原市，新潟市，静岡市，浜松市，名古屋市，京都市，大阪市，堺市，神戸市，岡山市，広島市，北九州市，福岡市，熊本市

(3)　受給者証の自己負担上限額の記載欄には，所得や治療の状況に応じて設定された月の自己負担上限額が記載される。

(4)　難病の公費医療費においては，指定医療機関・保険薬局・訪問看護ステーションの入院・入院外の自己負担金を合算して自己負担上限額まで負担する。これに伴い，支給認定の際に都道府県から患者に対して受給者証に加えて自己負担上限額管理票（**図表4-6**，以下「管理票」）が発行される。患者は指定医療機関を受診する際に管理票を受給者証と併せて指定医療機関の窓口に提示する。

(5)　難病法に基づく公費負担医療は，医療保険の医療費の患者負担割合が３割負担の者（70

図表 4-6　自己負担上限額管理票

別紙3

別紙様式第３号

特 定 医 療 費（ 指 定 難 病 ）

○○年○月分 自己負担上限額管理票

受診者名	厚労　二郎	受給者番号	０ ０ １ １ ２ ３

月間自己負担上限額　　１０，０００円

日　付	指定医療機関名	医療費総額（10割分）	自己負担額	自己負担の累積額（月額）	徴収印
○月　○日	○○○病院	10,000円	2,000円	2,000円	印
○月　○日	□□薬局	15,000円	3,000円	5,000円	印
○月　○日	○○○病院	10,000円	2,000円	7,000円	印
○月　○日	□□薬局	10,000円	2,000円	9,000円	印
○月　○日	○○○病院	15,000円	1,000円	10,000円	印
○月　○日	○○○病院	10,000円			
○月　○日	□□薬局	5,000円			
月　日					
月　日					
月　日					

上記のとおり，当月の自己負担上限額に達しました。

日　付	指定医療機関名	確認印
○月　○日	○○○病院	印

歳未満及び70歳以上で上位所得・現役並み所得者）について２割負担に軽減する制度であり，所得に応じて月額の自己負担上限額が設定されている。医療費の２割が自己負担上限額を超えない場合は，医療費の２割分を徴収することとなる。

(6)　後期高齢者で一般・低所得者については，窓口負担が１割となることから，自己負担上限額に達するまでは，医療費総額の１割を徴収し，徴収額を管理票に記載する。

(7)　同一世帯内に複数の難病の特定医療費又は小児慢性特定疾病の医療費の給付の対象患者がいる場合，世帯内の対象患者を勘案して自己負担上限額を按分することから，該当する者については，難病法で定められている自己負担上限額とは異なる額が受給者証に記載されている。

(8)　複数の指定医療機関等を受診した場合，患者が負担した医療機関，保険薬局，訪問看護ステーションの自己負担額をすべて合算した上で自己負担上限額を適用する。自己負担上限額は，入院・入院外を問わず合算する。

(9)　自己負担上限額管理票の提出を受けた指定医療機関は，当該患者より自己負担を徴収した際に日付，指定医療機関名，医療費総額（10割分），自己負担額，自己負担の累積額（月額）を記載し，自己負担額徴収欄に押印する。

なお，医療費総額については，特定（難病）医療に係る診療とそれ以外の診療とに分かれる場合，管理票には特定（難病）医療に係る医療費の総額のみを記載する。

また，患者からの自己負担の徴収は，原則として，指定医療機関を受診した日に行うことから，管理票への記載も受診した日に行うが，在宅患者や訪問看護サービス等において，利用した日の翌月に利用料を徴収する場合には，利用した月の自己負担の累積額が上限額を超過していないことを確認したうえで，患者から徴収し，当該額を管理票に記載する。

(10)　患者から徴収した額に10円未満の端数がある場合には，四捨五入した額を自己負担額の欄に記載する。

(11)　自己負担の累積額（月額）が自己負担上限額に達した際には，所定欄に日付，医療機関名，確認印を押印する。自己負担上限額に達した患者は当月末までは自己負担を徴収しないこととなるが，医療費総額については「高額かつ長期」等の確認に使用するため，患者からの申し出があった場合など，必要に応じ

図表 4-7　「54 難病」「51 特定疾患」「52 小児慢性疾患」の費用区分

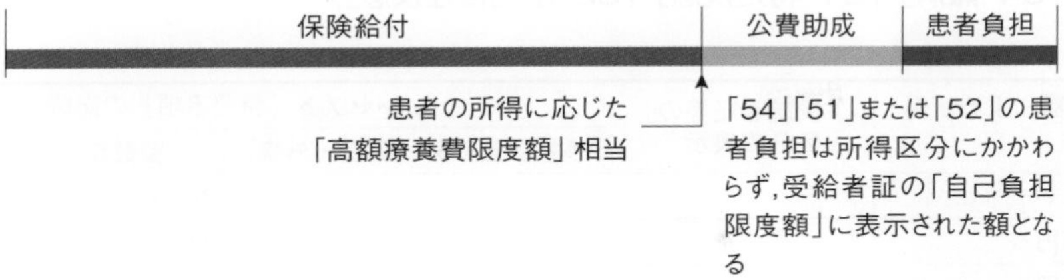

て自己負担上限額に達した後も５万円まで管理票に記載する。

⑿　食事（生活）療養の負担金

・基本的な取扱い

入院時の食事療養標準負担額又は生活療養標準負担額〔以下「食事（生活）療養標準負担額」〕を徴収した場合，患者負担額は，管理票には記載しないこと。

・低所得者の負担軽減

2015年７月から低所得者の負担額も定められ，具体的な取扱いは以下のようになる。

医療受給者証適用区分や限度額適用・標準負担額減額認定証等で所得状況を確認して，食事（生活）療養標準負担額（p. 33）を徴収する。

⒀　他の公費医療との併用の場合

他の公費併用の場合は，公費負担優先順位（**表5**，p. 22）に従って適用していく。併用する制度によっては難病医療の負担金がいったん生じても，それを別の公費医療で助成が可能であれば，さらに助成するという考え方である。この場合も難病負担金（相当額）を自己負担限度額管理票に記載する。

具体的な事例として難病（公費番号：54等）と東京都のマル障医療（公費番号：80，負担金なしの場合）の併用では難病が優先適用され，いったん自己負担金が生じるので自己負担限度額管理票に記載する。しかし難病の負担金と難病以外の医療費の自己負担金はマル障医療から助成されるので患者からは徴収しなくてもよい。

⒁　難病医療に係る医療保険の給付（**図表4-7**，医療保険と公費の費用負担の分岐点のことで患者の患者負担金については影響しない）については，通常の高額療養費に準じて，患者ごとの所得区分別の自己負担限度額が適用されるため，受給者証に記載されている高額療養費の所得区分（階層区分）をレセプトの特記事項の欄に記載する。なお，記載する所得区分の略号は，「診療報酬請求等の記載要領等について」（昭和51年８月７日保険発第82号）に基づいて記載する（**図表4-8**）。

ただし，都道府県が保険者に対して行う所得区分の照会等の結果を待たずに受給者証を交付することも認めている。この場合レセプトの特記事項欄は基本的に空欄でよい（p. 32）。この場合の「保険給付」と「患者負担金・公費負担分」の分岐点は以下のとおりである。

①70歳未満の者　80,100円＋（医療費－267,000円）×１％

②70歳以上の者（入院療養）57,600円

③70歳以上の者（外来療養）18,000円

なお，70歳以上の現役並み所得者（高齢受給者証又は後期高齢者医療受給者に負担割合「３割」の記載がある者）と，医療機関に限度額適用認定証又は限度額適用・標準負担額減額認定証を受給者証と併せて提出した患者については，受給者証の適用区分欄が空欄であっても，当該限度額認定証等に記載されている所得区分を適用する（レセプトの特記事項欄に記載する）。70歳以上の現役並み所得者のレセプトの特記事項を空欄で提出した場合に返戻されることがあるので留意されたい。

図表4-8　所得区分とレセプト特記事項記載事項（「54 難病」「51 特定疾患」「52 小児慢性疾患」）

《70歳未満》

標準報酬月額による所得区分	受給者証等の区分の表示	レセプト「特記事項」の記載	
		多数該当以外（入院・外来）	多数該当（入院のみ）
83万円以上※	ア	26　区ア	31　多ア
53万～79万円※	イ	27　区イ	32　多イ
28万～50万円※	ウ	28　区ウ	33　多ウ
26万円以下※	エ	29　区エ	34　多エ
低所得者（住民税非課税）	オ	30　区オ	35　多オ

《70歳以上》（「54 難病」「51 特定疾患」のみ）

所得区分	被保険者証・限度額認定証の表示	受給者証等の区分表示	レセプト「特記事項」の記載	
			多数該当以外（入院・外来）	多数該当（入院のみ）
83万円以上※	３割負担の被保険者証のみ提示	Ⅵ	26　区ア	31　多ア
53万～79万円※	現役Ⅱ又は現役並みⅡ	Ⅴ	27　区イ	32　多イ
28万～50万円※	現役Ⅰ又は現役並みⅠ	Ⅳ	28　区ウ	33　多ウ
26万円以下※	２割または１割負担被保険者証のみ提示	Ⅲ	29　区エ	34　多エ
低所得者（住民税非課税）	低所得Ⅰ又はⅡ	Ⅰ又はⅡ	30　区オ	—

注）表中の※印は標準報酬月額

4．生活保護受給者等の取扱い

(1)　生活保護受給者が難病医療費の支給を受ける場合，療養の給付と食事（生活）療養が全て難病医療の対象となるものである場合には，これらの費用は難病公費医療費として10割給付されるので，難病公費医療費単独の請求とする。難病医療の対象外の医療を含む場合には，難病医療費に係る公費欄には難病医療費の給付対象となる点数（金額）を記載し，生活保護に係る公費欄には難病医療費の対象とならない点数（金額）を記載する。

(2)　また，生活保護移行防止措置により自己負担上限額が「０円」と記されている医療受給者証を所持している者のうち，食事（生活）療養費負担額分が難病医療費の支給対象外となる場合があることに留意すること。

5．自己負担上限額管理票と診療報酬請求について

また請求事務例などを以下に掲載するので参照されたい。

自己負担上限額管理票の記載例は**例18**，外来レセプトの記載例は**例19～21**，入院レセプトの記載事例は**例22**である。

レセプト記載例で示している事例のほか，診療報酬の請求にあたっては「診療報酬請求等の記載要領等について」（昭和51年８月７日保険発第82号）に基づいて記載する。また他法併用（難病と東京都のマル障医療の併用）は**例23**のとおりである。

(1)「療養の給付」欄について

難病医療費に係る公費欄の負担金額（自己負担額）については必ず記載する。なお，負担上限月額に達しない場合は円単位で記載する。

(2)「食事・生活療養費」欄について

食事（生活）療養標準負担額については，難病医療費の給付対象外であるため，公費①の標準負担額の欄に「０」を記載することになる。

6．その他

難病医療の受給者で，在宅療養の患者について，月末にならないと請求点数が確定しない場合は，レセプト請求に間に合うように月末または翌月初めまでに，自己負担金の徴収，自己負担上限額管理票の記載をしても差し支えない。

なお，参考までに，「難病医療・小児慢性特定疾病の指定医療機関・指定医申請方法等（**図表4-9**）」，「難病指定医指定申請における専門医リスト（**図表4-10**）」，「指定医療費助成制度における『指定医の要件』と作成可能な診断書（**図表4-11**）」，「難病指定医・協力指定医の指定番号（**図表4-12**）」を掲載する。また「難病医療・小児慢性特定疾病の指定医療機関申請更新・都道府県による監督・指定取消し等について，以下の〔参考〕として掲載するので参照されたい。

〈参考〉指定医療機関と指定医，指定医療機関への監督

制度改定により，前述のように指定医療機関と指定医は難病法の実施に伴い改めて指定を受けることとされた（**図表4-10**）。また，指定医が記載できる診断書の種類は**図表4-11**，難病指定医の指定番号は**図表4-12**のとおりである。難病の診断書（臨床調査票）に指定医の番号（**図表4-12**）を記載して，「指定医」または「協力指定医」であることを確認する仕組みになっている。指定の有効期間は５年間である。

さらに難病法への移行に伴い，患者が不正に公費負担医療費の支給を受けた場合，その者に返還を求めることが可能である。一方，医療機関に対しては前述のように指定医療機関に指定更新制の考え方が導入された。指定の有効期間は６年間である。有効期間経過後に医療機関の指定更新手続きが必要か否かについては未定である。

その他に「医療機関への監督」の仕組みも導入された。具体的な取扱い通知等は出されていないが，「医療機関に対する監督」について「都道府県知事は必要があるときは指定医療機関の開設者等に対し，報告や診療録等の提出等を命じ，出頭を求め，または職員に，関係者に対し質問をさせ，診療録等につき検査させることができる」としている。また「指定の取消し」については，「都道府県知事は以下の事由に該当する場合等には，指定医療機関の指定を取り消し，又は期間を定めて指定の全部又は一部の効力を停止することができる」とされている。取消しの事由には「診療方針等に違反したとき」「特定医療費（難病の医療費）を不正請求したとき」などが挙げられている。

また指定医にも５年ごとの指定更新性が導入され，更新時に規定を遵守しているかチェックがかかるようになっている。しかし，指定医療機関，指定医に対する指導等についての運用方法は未定で，厳格に扱われるのか不明である。　（2014年６月10日「厚労省・新たな難病対策に関する都道府県担当者会議」資料等より）

例18　自己負担上限額管理票記載例

自己負担額の累積額が10,000円のため，負担上限月額に達しており，患者の自己負担は生じない。負担上限額に達した後に指定医療機関を受診した場合は，上限額管理票に記載しなくてもよいが，医療費が高額で自己負担金軽減の対象になる可能性がある場合など必要に応じて医療費総額を記載する。

○入院外医療費6500点
○難病（特定）医療費　70歳未満　一般所得ウ：負担上限額10,000円

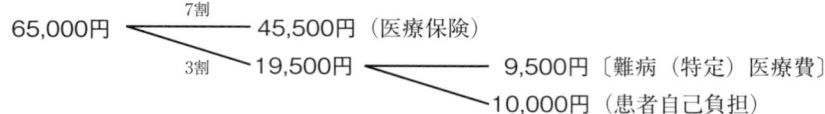

65,000円 ─7割─ 45,500円（医療保険）
　　　　 ─3割─ 19,500円 ── 9,500円〔難病（特定）医療費〕
　　　　　　　　　　　　 ── 10,000円（患者自己負担）

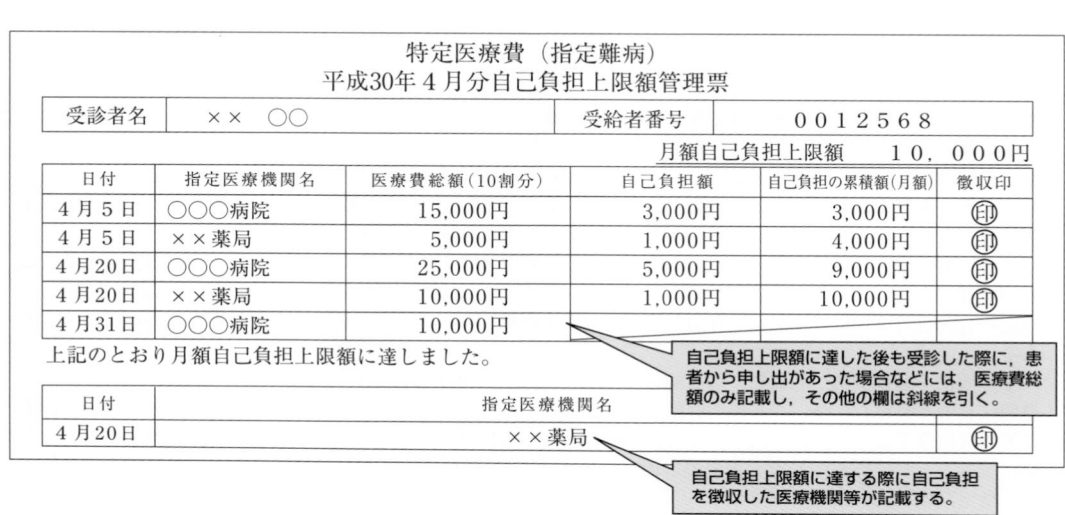

特定医療費（指定難病）
平成30年４月分自己負担上限額管理票

受診者名	××　○○	受給者番号	００１２５６８

月額自己負担上限額　　１０，０００円

日付	指定医療機関名	医療費総額（10割分）	自己負担額	自己負担の累積額（月額）	徴収印
４月５日	○○○病院	15,000円	3,000円	3,000円	印
４月５日	××薬局	5,000円	1,000円	4,000円	印
４月20日	○○○病院	25,000円	5,000円	9,000円	印
４月20日	××薬局	10,000円	1,000円	10,000円	印
４月31日	○○○病院	10,000円			

上記のとおり月額自己負担上限額に達しました。

日付	指定医療機関名	
４月20日	××薬局	印

自己負担上限額に達した後も受診した際に，患者から申し出があった場合などには，医療費総額のみ記載し，その他の欄は斜線を引く。

自己負担上限額に達する際に自己負担を徴収した医療機関等が記載する。

例19　一般の健康保険の加入者（３割負担）入院外の場合

○入院外医療費　5,000点
○難病（特定）医療費（低所得者Ⅰ；負担上限月額2,500円）

【療養の給付の請求】
・医療保険　　**50,000円×７割＝35,000円**
・難病（特定）医療費　　**50,000円×３割－2,500円（公費①）＝12,500円**
・患者自己負担額　　**2,500円**

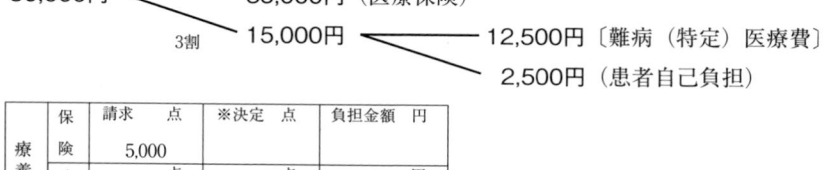

50,000円 ─7割─ 35,000円（医療保険）
　　　　 ─3割─ 15,000円 ── 12,500円〔難病（特定）医療費〕
　　　　　　　　　　　　 ── 2,500円（患者自己負担）

療養の給付		請求　点	※決定　点	負担金額　円			
	保険	5,000					
	公費①	点	点	円 2,500			
	公費②				※高額療養費　円	※公費負担点数　点	※公費負担点数　点

例20　70～74歳の者（２割負担）入院外の場合

○入院外医療費　5,000点
○難病（特定）医療費（低所得者Ⅰ；負担上限月額2,500円）

【療養の給付の請求】
- 医療保険　**50,000円×８割＝40,000円**
- 高額療養　**50,000円×２割－8,000円＝2,000円**
- 難病（特定）医療費　**8,000円－2,500円（公費①）＝5,500円**
- 患者自己負担額　**2,500円**

療養の給付		請求　点	※決定　点	負担金額　円			
	保険	5,000		8,000			
	公費①	点	点	円 2,500			
	公費②				※高額療養費　円	※公費負担点数　点	※公費負担点数　点

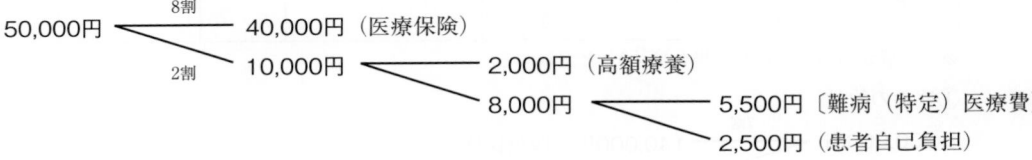

50,000円
　8割 → 40,000円（医療保険）
　2割 → 10,000円
　　→ 2,000円（高額療養）
　　→ 8,000円
　　　→ 5,500円〔難病（特定）医療費〕
　　　→ 2,500円（患者自己負担）

例21　後期高齢者医療の加入者（１割負担）入院外の場合

○入院外医療費　5,000点
○難病（特定）医療費（低所得者Ⅰ；負担上限月額2,500円）

【療養の給付の請求】
- 医療保険　**50,000円×９割＝45,000円**
- 難病（特定）医療費　**50,000円×１割－2,500円（公費①）＝2,500円**
- 患者自己負担額　**2,500円**

療養の給付		請求　点	※決定　点	負担金額　円			
	保険	5,000					
	公費①	点	点	円 2,500			
	公費②				※高額療養費　円	※公費負担点数　点	※公費負担点数　点

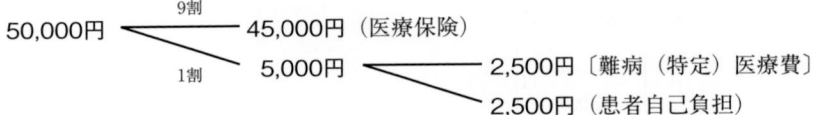

50,000円
　9割 → 45,000円（医療保険）
　1割 → 5,000円
　　→ 2,500円〔難病（特定）医療費〕
　　→ 2,500円（患者自己負担）

例22　入院の場合

○入院医療費　20,000点
○難病（特定）医療費（所得区分　イ；負担上限月額　20,000円）
○入院日数　15日
○一般の健康保険加入者（３割負担）

難病

【療養の給付の請求】
①療養の給付
・医療保険　**200,000円×7割＝140,000円**
・難病（特定）医療費　**200,000円×3割－20,000円（公費①）＝40,000円**
・患者自己負担額　**20,000円**
②入院時食事療養費
・医療保険　**28,800円－11,700円＝17,100円**
・患者自己負担額　**11,700円**

入院時食事療養費の食事療養標準負担額については，難病（特定）医療の給付対象外であるため，公費欄の食事療養に関する請求と標準負担額の欄に「０」を記載する。

療養の給付		請求　点	※決定　点	負担金額　円	食事・生活療養費		回	請求　円	※決定　円	（標準負担額）　円
	保険	20,000				保険	45	28,800		11,700
	公費①	点	点	円 20,000		公費①	回 0	円 0	円	円 0
	公費②	点	点	円		公費②	回	円	円	円

※　公費からの給付なしの場合は「0」と記載する。

①療養の給付

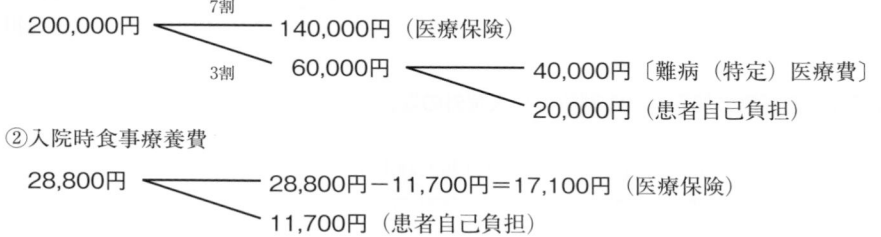

200,000円 ―7割→ 140,000円（医療保険）
　　　　　―3割→ 60,000円 → 40,000円〔難病（特定）医療費〕
　　　　　　　　　　　　　→ 20,000円（患者自己負担）

②入院時食事療養費

28,800円 → 28,800円－11,700円＝17,100円（医療保険）
　　　　 → 11,700円（患者自己負担）

例23　保険，難病と東京都のマル障（一部負担なし）併用の場合のレセプト記載例

公費分点数が生じない場合で自己負担上限が5000円の場合

公費負担者番号①	5	4	1	3	×	×	×	×	公費負担医療の受給者番号①	×	×	×	×	×	×	×
公費負担者番号②	8	0	1	3	7	×	×	×	公費負担医療の受給者番号②	×	×	×	×	×	×	×

療養の給付		請求　点	※決定　点	一部負担金　円
	保険	4,000		
	公費①	点	※　点	円 5,000
	公費②	点	※　点	円

※　保険者番号欄は省略
※　難病の一部負担金は「80マル障医療」から助成されるので窓口徴収の必要はないが，自己負担上限額管理票とレセプトの「療養の給付（合計）」欄の「公費①の一部負担金」欄には難病の一部負担相当額を記載する。

図表４−９　難病医療・小児慢性特定疾病の指定医療機関・指定医申請方法等（東京都の例）

<table>
<tr><th></th><th></th><th>難病</th><th>小児慢性特定疾病</th></tr>
<tr><td rowspan="4">指定医療機関</td><td>指定要件</td><td colspan="2">・保険医療機関であること
・「指定医療機関の指定取消し５年以内」などの欠格事項（難病は法14条の２／小児慢性特定疾患は法19条の９第２項に定める欠格事項）に該当していないこと</td></tr>
<tr><td>責務</td><td colspan="2">・指定医療機関の診療方針は健康保険の診療方針の例によるほか，指定医療機関は，難病または小児慢性特定疾病医療費助成に関し，良質かつ適切な医療を行わなければならない
・指定医療機関は，難病または小児慢性特定疾病医療費助成に係る実施に関し，知事の指導を受けなければならない</td></tr>
<tr><td>申請手続き</td><td>「難病医療費助成指定医療機関指定申請書」を担当課に提出</td><td>「指定小児慢性特定疾病医療機関指定申請書」を担当課に提出</td></tr>
<tr><td>申請後の取扱い</td><td colspan="2">指定後，東京都から申請者宛に指定通知が送付される。指定を行った医療機関等の名称，所在地等を東京都が公示。指定の有効期間は６年間。</td></tr>
<tr><td rowspan="8">指定医</td><td>指定医の要件</td><td colspan="2">以下の①②の要件を満たした上で，③または④のどちらかを満たすこと
①診断または治療に５年以上従事した経験を有すること
②診断書を作成するのに必要な知識と技能を有すること
③学会が認定する専門医の資格を有すること※１
④指定難病の診断および治療に従事した経験があり，今後，知事が行う研修を受けること※２
※１　専門医のリストは図表4−10参照
※２　研修は，内容が決まり次第，各都道府県のホームページに掲載予定</td></tr>
<tr><td>協力難病指定医の要件</td><td>以下の⑤⑥⑦の要件を満たすこと
⑤診断または治療に５年以上従事した経験を有すること
⑥診断書を作成するのに必要な知識と技能を有すること
⑦知事が行う研修を修了したこと
※１　⑥⑦の内容は，難病指定医の②④の内容とは異なる。詳細は各都道府県または指定都市の担当課に確認する</td><td></td></tr>
<tr><td rowspan="2">職務</td><td colspan="2">支給認定に必要な医療意見書を作成すること</td></tr>
<tr><td>患者のデータ，治療方法等の情報収集に協力する。</td><td>①患者データ（医療意見書の内容）を登録管理システムに登録する
②小児慢性特定疾病の治療方法，小児慢性特定疾病児童等の健全な育成に資する調査および研究の推進に協力する</td></tr>
<tr><td>有効期間</td><td colspan="2">指定の日から５年間</td></tr>
<tr><td>責務</td><td colspan="2">①指定医は，５年ごとに更新が必要。
※今回指定を受けた研修資格による指定医は，2017年３月31日までに研修を修了させる必要あり。
②申請内容に変更があったときは，変更のあった事項およびその年月日を，東京都知事に届け出る必要あり。</td></tr>
<tr><td rowspan="2">留意事項</td><td colspan="2">指定後，各都道府県から申請者宛に指定通知が送付される。指定を行った後，主たる勤務先医療機関および氏名等を各都道府県が公表。研修や変更届などの事務手続きは，今後，各都道府県のホームページ等参照。</td></tr>
<tr><td></td><td>患者データの登録管理システムへの登録等は各都道府県が管理</td></tr>
<tr><td>共通</td><td>申請書等提出先問合せ</td><td>厚生労働省・各都道府県難病医療費助成担当課</td><td>厚生労働省・各都道府県小児慢性特定疾病医療費助成担当課</td></tr>
</table>

注１　指定医以外が作成した医療意見書は認められない。
注２　指定医療機関と指定医の指定申請は随時受付をしているが，指定手続き完了まで数ヵ月要することもあるので留意されたい。難病の指定医療機関等の申請は，都道府県または指定都市（p. 109）にて，小児慢性疾病は都道府県または指定都市，中核市（福島市，川口市，八尾市，明石市，鳥取市，松江市）にて行う。

図表 4-10　難病指定医指定申請における専門医リスト

認定機関	専門医の資格
日本内科学会	総合内科専門医
日本小児科学会	小児科専門医
日本皮膚科学会	皮膚科専門医
日本精神神経学会	精神科専門医
日本外科学会	外科専門医
日本整形外科学会	整形外科専門医
日本産科婦人科学会	産婦人科専門医
日本眼科学会	眼科専門医
日本耳鼻咽喉科学会	耳鼻咽喉科専門医
日本泌尿器科学会	泌尿器科専門医
日本脳神経外科学会	脳神経外科専門医
日本医学放射線学会	放射線科専門医
日本麻酔科学会	麻酔科専門医
日本病理学会	病理専門医
日本臨床検査医学会	臨床検査専門医
日本救急医学会	救急科専門医
日本形成外科学会	形成外科専門医
日本リハビリテーション医学会	リハビリテーション科専門医
日本消化器病学会	消化器病専門医
日本循環器学会	循環器専門医
日本呼吸器学会	呼吸器専門医
日本血液学会	血液専門医
日本内分泌学会	内分泌代謝科（内科・小児科・産婦人科）専門医
日本糖尿病学会	糖尿病専門医
日本腎臓学会	腎臓専門医
日本肝臓学会	肝臓専門医
日本アレルギー学会	アレルギー専門医
日本感染症学会	感染症専門医
日本老年医学会	老年病専門医
日本神経学会	神経内科専門医
日本消化器外科学会	消化器外科専門医
日本胸部外科学会	呼吸器外科専門医
日本呼吸器外科学会	
日本胸部外科学会	心臓血管外科専門医
日本心臓血管外科学会	
日本血管外科学会	
日本小児外科学会	小児外科専門医
日本リウマチ学会	リウマチ専門医
日本小児循環器学会	小児循環器専門医
日本小児神経学会	小児神経専門医
日本小児血液・がん学会	小児血液・がん専門医
日本周産期・新生児医学会	周産期（新生児）専門医
	周産期（母体・胎児）専門医
日本婦人科腫瘍学会	婦人科腫瘍専門医
日本生殖医学会	生殖医療専門医
日本頭頸部外科学会	頭頸部がん専門医
日本放射線腫瘍学会	放射線治療専門医
日本医学放射線学会	
日本医学放射線学会	放射線診断専門医
日本手外科学会	手外科専門医
日本脊髄外科学会	脊椎脊髄外科専門医
日本脊椎脊髄病学会	
日本集中治療医学会	集中治療専門医
日本消化器内視鏡学会	消化器内視鏡専門医
日本専門医機構	上記の全て

※　小児慢性疾病指定医の専門医リストは厚労省や都道府県のホームページで確認されたい。

図表 4-11　難病医療費助成制度における「指定医の要件」と作成可能な診断書

	要件	診断書作成	
		新規	更新
難病法における難病指定医(※)および児童福祉法における小児慢性特定疾病の指定医	①診断または治療に５年以上従事した経験があり，申請時点にて，関係学会の専門医の資格を有している ②診断または治療に5年以上従事した経験があり，１～２日程度の研修を修了している。	○	○
難病法における協力難病指定医	③診断または治療に５年以上従事した経験があり，１～２時間程度の研修を修了している。	×	○

※　上記の指定医の指定は５年ごとの更新制とする。
2014年８月19日「難病及び小児慢性特定疾病の新たな医療費助成制度に係る説明資料」から作成

図表 4-12　難病指定医・協力指定医の指定医番号

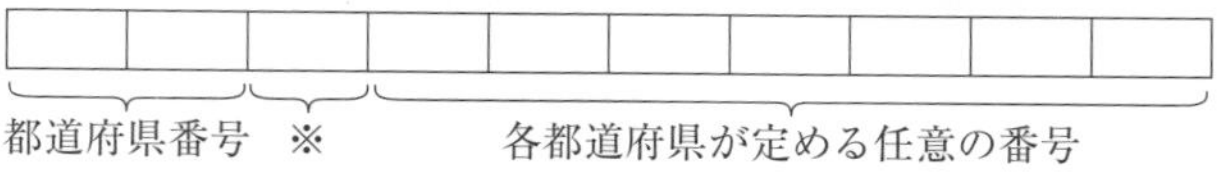

※３ケタ目は指定医区分で以下のような記号が用いられる。S：専門医資格を有する難病指定医，T：研修を受けた難病指定医，P：経過的特例による難病指定医，C：協力難病指定医

05 児童福祉法
（療育の給付・療育医療，小児慢性特定疾病医療）

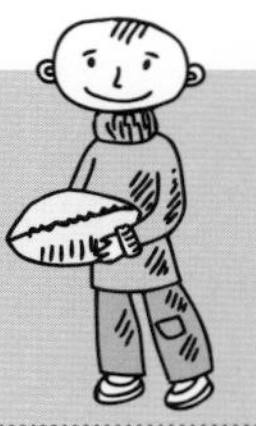

Ⓐ制度のあらまし

この法律は18歳未満の児童を対象とし，児童の福祉を保障するための理念を定めている。

「**すべて国民は，児童が心身ともに健やかに生まれ，かつ育成されるよう努めなければならない**」（第１条），「**すべて児童は，ひとしくその生活を保障され，愛護されなければならない**」（第１条第２項）

児童は次の社会を担うものであり，将来のわが国の発展のためにもその健全な育成は重要であるので，行政機関は，児童の保護者とともに，また国民の協力のもとに，児童を心身ともに健やかに育成する責任と，心身障害の発生の防止に努めなければならないとしている。

１．療育の給付（法第20条）

結核に罹っている児童に対し，その医療のみだけでなく，入院中の教育面，生活面の支援についても必要な措置としての給付が行われる。入院治療等は厚生労働大臣の指定医療機関（指定療育機関という）で行われる（法別番号17）。

２．小児慢性特定疾病医療支援（法第21条の５）

現在は平成26年10月１日法律第202号による一部改正によって，良質かつ適切な小児慢性疾病医療支援の実施その他疾病児童の健全な育成を図るための措置として，小児慢性特定疾病に関する医療の給付（法別番号52）等の基本的な方針を定め，実施されることになった。

児童福祉の保障中，医療機関と特に関連のあるものは，療育の給付に関する規定および小児慢性特定疾病医療支援である。

障害者自立支援法（平成17年法律第123号）の制定により，「育成医療」および補装具の交付は障害者の日常生活及び社会生活を総合的に支援するための法律（障害者総合支援法）に移行されている。

３．障害児入所医療費の支給（法第24条の20関係）

都道府県は，入所給付決定に係る障害児が指定障害児入所施設等（病院その他厚生労働省令で定める施設に限る）から障害児入所支援のうち治療に係るものを受けたときは，厚生労働省令で定めるところにより，当該障害児入所医療に要した費用について，障害児入所医療費が支給される（法別番号79）。

４．児童福祉法の運用

1．知的障害児施設，知的障害児通園施設，盲ろうあ児施設，肢体不自由児施設，重症心身障害児施設について，入所による支援を行う施設を障害児入所施設に，通所による支援を行う施設を児童発達支援センターにそれぞれ一元化して運用している（第６条の２第２項関係）。
2．障害児通所支援として，児童発達支援，医療型児童発達支援，放課後等デイサービス，保育所等訪問支援を創設した（第６条の２）。

Ⓑ制度の運営（給付の内容）

１．療育医療（法別番号17）

給付の対象となる児童は，骨関節結核その他の結核に罹患しているもので，医師が入院を必要と認めた者である。また，その治療に長期間を要することから，療育に併せて学習の援助を行うため，病院に入院させて療育の給付を行うこととしている。

2．小児慢性特定疾病に関する医療費助成等（法別番号52）

児童福祉法第21条の５により公費負担医療が行われている。小児慢性特定疾病の治療方法に関する研究等に資する医療の給付として行われていたが，2015年１月から法改定により医療費助成の考え方に変更された。その後も助成対象疾患の追加や，表示名の変更が行われている。なお，助成対象は満20歳までである。

また，小児慢性特定疾病医療費助成における負担限度額は，保険薬局，訪問看護ステーションの負担金を合算して，５段階の所得区分に応じて設定される。また，「保険給付」と「自己負担・公費負担分」の費用区分（p. 32）は，患者の所得区分による高額療養費を適用して，健康保険における自己負担限度額相当額までを公費と自己負担分で負担し，それを超えた部分は健康保険から給付する。

©療育医療（法別番号：17）

療育医療の給付については，医療保険各法が優先されるので，医療保険による給付額を控除した額（一部負担金等）が児童福祉法による公費負担の適用対象となる。また保護者に経済的負担能力のある場合は，公費負担費用の一部を自己負担する。この負担金はその世帯の所得税額，前年度市町村民税額に基づいて決定される。なお，東京都の場合，腎臓障害および心臓障害については，都が負担することとなっている。

1．申請の手続き

児童の保護者が所定の関係書類を添付して，児童の居住地を管轄する保健所長に提示する。保健所長は内容の可否を審査のうえ決定し，可とする場合は，「療育券」を申請者に交付する。

2．給付の内容

(1) 療育の給付は，医療並びに学習および療養生活に必要な物品の支給とする。

(2) 医療の給付は次に掲げるとおり。

一　診療

二　薬剤又は治療材料の支給

三　医学的処置，手術およびその他の治療ならびに施術

四　病院または診療所への入院およびその診療に伴う世話その他の看護

五　移送

3．担当する医療機関

厚生労働大臣または都道府県知事が指定する病院，「指定医療機関」が担当する。

4．指定医療機関の診療方針および診療報酬

診療方針，診療報酬は，健康保険の診療方針および診療報酬の例による。

5．負担割合

健保家族等で，高額療養費の支給制度の支給要件に該当する部分は保険により給付される（例A，B）。

健保家族の場合

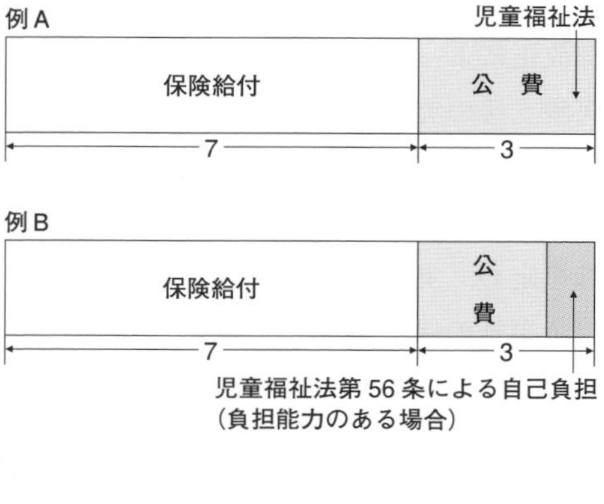

6．感染症法（結核）との関係

療育の給付を受ける児童が感染症法第37条の

２に該当する場合は，該当医療の100分の95が保険給付と感染症法によって負担され，残りの５％が児童福祉法によって負担される（負担能力のある場合は自己負担金が生じる）。

感染症法第37条の適用を受ける場合は，保険が優先し，自己負担分について感染症法が適用される。この場合当該患者と生計を一にする絶対的扶養義務者の前年分の所得税が147万円を超える場合は，２万円を限度としての自己負担がある。

第 37 条の 2 の場合

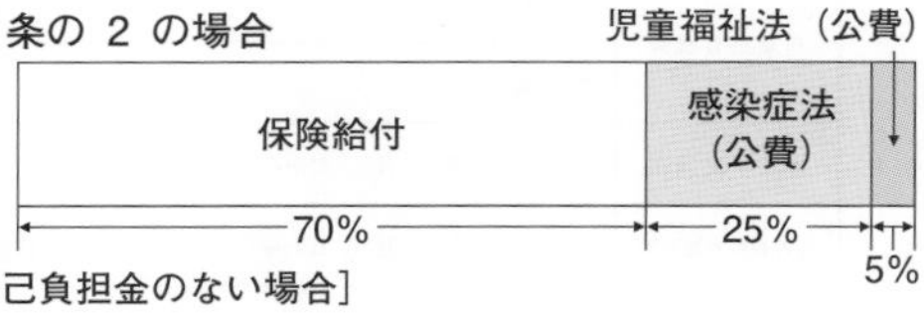

［自己負担金のない場合］

第 37 条の場合

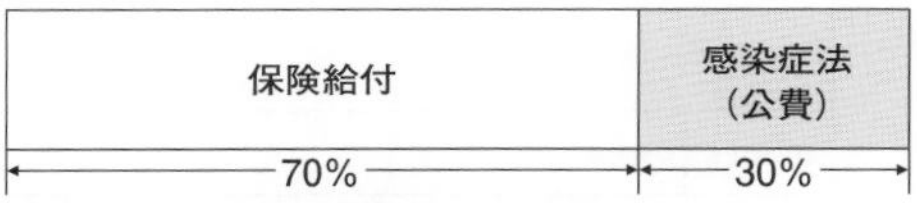

［所得税 147 万円以下自己負担なしの場合］

7．医療機関の取扱い

療育医療機関は児童福祉法の定めるところによって指定を受けなければならない。

〈注〉 医療機関の指定に関する条文
指定療育医療機関→法第 20 条第４項，第６項

(1) 医療機関の責務

指定医療機関は，児童福祉法およびこれに基づく命令の定めるところによるほか，指定療育医療機関医療担当規程の定めるところにより懇切丁寧にこの医療を担当しなければならないとされている。

担当規程のうち主なものは，

①医療券による診療を求められたときは，正当な事由がなく拒んではならない。

②療育券の有効期間を確認する。

③診療時間については，身体障害児にあっては，事情によって患者の都合も配慮した時間を定めて診療する。また，結核児童が義務教育を受けやすいように，診療時間等について適正な措置を講じなければならないとされている。

(2) 取扱い上の留意点

①患者が申請書（**図表5-1**）を提出することにより療育券（**図表5-2**）が交付される。医療機関では「療育券」と「被保険者証」の提出を求め内容を確認する（療育医療の流れは**図表5-3**参照）。

②「療育券」に記載された「有効期限」を変更しようとするときは，「継続協議書」によってあらかじめ知事の承認を得ておくことが必要である。

8．診療報酬請求の取扱い

診療報酬は，併用する保険のそれぞれの公費併用診療報酬明細書として，公費負担者番号，受給者番号，診療内容等を記入し，支払基金または国保団体連合会あてに請求する。

診療費の算定については，健康保険法の規程による療養に要する費用の額の算定方法に準じて算定する。入院時食事療養費に係る自己負担はない。

保険併用がなされない場合は，公費単独として，明細書を作成し支払基金に請求する。

(1) 自己負担額の取扱い

療育医療の費用は，都道府県の支弁であるが，法第56条で支弁をした都道府県は本人または保護義務者の負担能力に応じて，その費用の全部またはその一部を徴収することができると定めている。したがってその世帯の総合所得税額により自己負担がある。

療育医療に自己負担額がある場合は，行政機関が直接扶養義務者から徴収するので，医療機関としては徴収しない。

(2) 明細書の記載要領

医療保険各法が優先するので，医保と公費の併用表示明細書に記載する。

療育医療は結核罹患者が対象になっているので感染症法が適用されるが，この場合感染症法

図表 5–1　療育給付申請書

様式例第２号

療育給付申請書							
本人	ふりがな 氏名		男・女	生年月日	年　月　日		
	居住地						
扶義務養者	ふりがな 氏名		本人との続柄		職業		
	居住地						
被保険者証等の記号及び番号			保険者等の名称				
希望する指定療育機関の名称及び所在地							
備考							
別紙関係書類を添えて上記のとおり療育の給付を申請します。 申請者住所 本人との続柄 申請者氏名（自署もしくは記名押印） 年　月　日 都道府県知事 指定都市市長　殿 中核市市長							
申請受付年月日		進達年月日		決定年月日			
特記事項							

図表 5–2　療育券

療育券					
公費負担者番号				交付年月日	
公費負担医療の受給者番号				年　月　日	
被保険者証等の記号及び番号			保険者等の名称		
受療者	氏名				
	生年月日	昭和 平成　年　月　日		男・女	
申請者	氏名				
	生年月日	明治 大正 昭和　年　月　日	受療者との続柄		
	住所		職業		
指定療育機関	名称				
	所在地				
診療予定期間	年　月　日から　年　月　日まで				
この券の有効期間	年　月　日から　年　月　日まで				
上記のとおり決定する。 年　月　日 都道府県知事 （市長） 氏名　㊞					
経由責任者	保健所長　氏名　㊞				

が優先するため，感染症法による承認の治療内容が第１公費としての扱いとなり，療育医療は第２公費の扱いとなる。

すなわち，「医保と２種の公費併用」の扱いである（**例24**）。

第１公費の感染症法分のみを「公費分点数」欄に記載し，第２公費の療育医療分は医保と同点数であるから省略して差し支えない。摘要欄の感染症法対象項目にはアンダーラインを引く。「請求点数欄」の「公費分点数①」欄には感染症法分を，「公費分点数②」欄には療育医療分（医保分に同じ）を記載する。この欄は医保と同点数の場合省略してもよいが，請求書作成時のため記入しておいたほうがよい。

診療実日数の公費①は医保の実日数と異なる場合に記載する。

(3)　請求書の記載要領

区分		療養の給付 件数	診療実日数	点数	一部負担金（控除額）	食事療養・生活療養 件数	日数	金額	準備負担額
公費と医保の併用	12（生保）								
	10（感37の２）								
	17（療育）								

療育医療は，「公費負担分」欄の「公費と医保の併用」欄に記載する。

療育医療の場合，感染症法と２種の公費負担医療であるから，１枚の明細書であっても件数としては各１件合計２件として数えられる。

点数欄には，明細書の「公費分点数①」欄お

図表5-3　療育医療図解

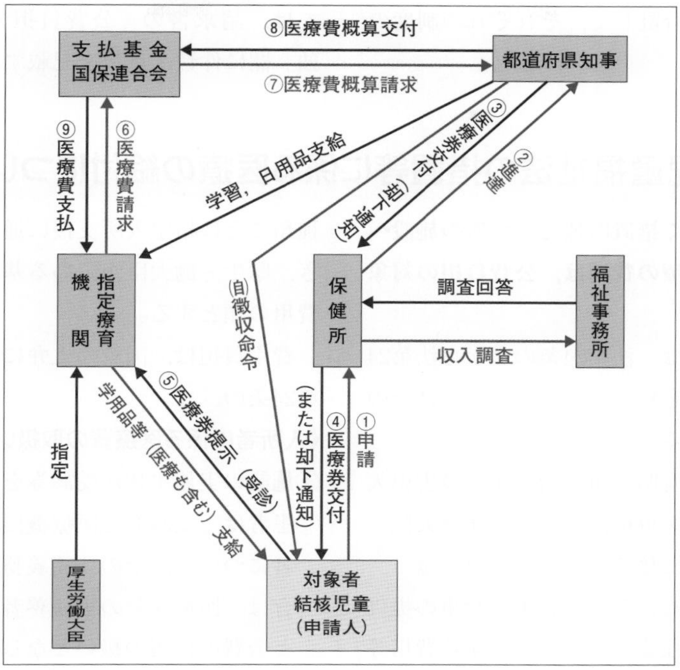

例24　療育医療請求例

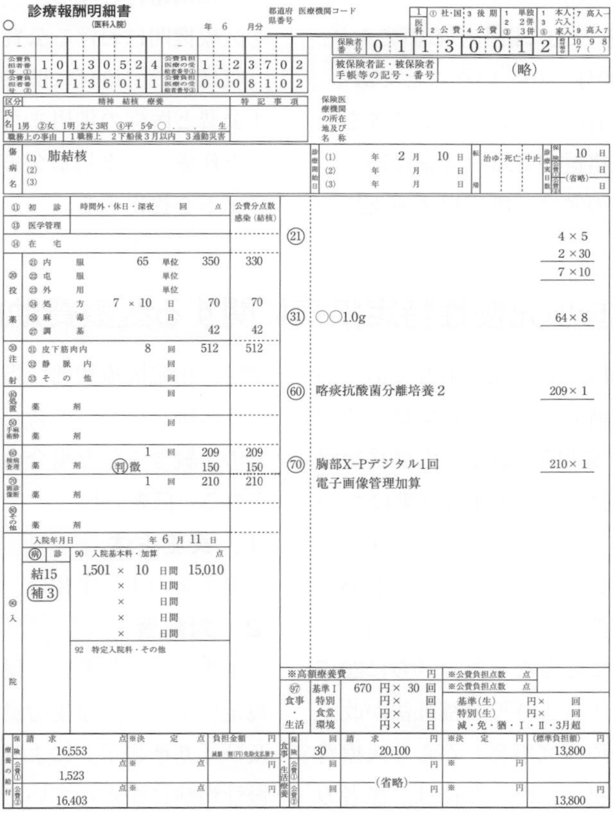

よび「公費分点数②」欄に記載した点数を，公費負担制度ごとに合計して，それぞれの制度の該当欄に記載する。

公費単独としてレセプトを作成した分については，請求書の「公費負担分」欄の「公費単独」欄に件数・点数を記載する。

Ⓓ児童福祉法の措置等に係る医療の給付について

当該法律に基づく措置医療として次の施設への入所者に係る医療の費用は，公費負担の対象となっている。

それぞれの要件は，法第24条の２から法第24条の23にわたって定めているが，ここではその要点のみを記載する。

⑴ 対象は，都道府県知事が指定する障害児入所施設又は指定医療機関への入所又は入院。

⑵ 指定入所支援に係る給付および負担金

この指定入所支援に要した費用〔食事の提供に要する費用，居住または滞在に要する費用等（「入所特定費用」という）を除く〕について，障害児入所給付費が支給される。

この給付額は100分の90に相当する額であり，自己負担が残りの100分の10ということである。当該給付決定の保護者の家計による影響等を考慮して，負担の軽減措置がある（詳細は略）。

障害児入所給付費の額は，障害児入所支援の種類ごとに指定入所支援に通常要する費用につき，厚生労働大臣が定める基準により算定した費用の額とする。

費用負担は，国庫の支弁により行われる（法第24条の二）。

《入所者に係る医療費の取扱い》

①施設の実施主体が受診券を交付する。

②患者は，受診券を医療機関に提出する。入所者について，その扶養義務を負う者がいる場合は，医療保険の被扶養者として，医療保険と公費の併用の扱いとなる。扶養義務者のいない場合は，国保の資格適用除外として，公費10割給付となる。

③医療機関における公費に係る一部負担金の徴収はない（給付に関する法別番号は「53」）。

④公費と医保の併用または公費単独のレセプトを作成し，支払基金または国保連合会にレセプトを提出する。

Ⓔ小児慢性特定疾病に関する医療費助成

小児慢性特定疾病医療費助成の前身である小児慢性特定疾患治療研究事業については，昭和49年５月14日厚生省発児第128号厚生事務次官通知「小児慢性特定疾患治療研究事業について」により実施されてきたが，児童福祉法の一部を改正する法律が公布されたことで，2005年４月１日からこの事業は，法律に基づく制度として施行実施されることとなった。さらに2015年（平成27年）１月１日より児童福祉法が改定され，本制度は「治療研究事業」から「医療費助成」の考え方に変更された。今後は，患者の認定，指定医療機関，指定医（診断書の記載を行う医師）について新たな基準で認定または指定の手続きをした場合のみ医療費の助成が受けられる（**図表5-4**）。

１．実施主体

本事業の実施主体は，都道府県となっている。

２．対象者

本事業の対象者は，児童福祉法第21条の５の規定に基づき，厚生労働大臣が定める慢性疾患及び「基準告示」により厚生労働大臣が定める慢性疾病にかかっている20歳未満の者で，医療

図表 5-4　小児慢性特定疾病（法別番号：52）の事務取り扱い

1．医療費助成の対象者　定められた基準で認定手続きを行った患者のみ，公費助成の対象になる。

2．診療可能な医療機関　受給者証に記載された指定医療機関。指定を受けていない医療機関が診療した場合は保険診療の取り扱いのみとなり，公費助成分の償還払いも受けられない。

3．受給者証の確認　受給者番号を確認する。また，受給者証が有効期間内であることや，適用区分（患者の高額療養費の所得区分），負担上限月額等を確認する。

4．患者負担

(1)　医療機関，保険薬局，訪問看護ステーションで，２割の負担金を定められた月額の自己負担上限月額まで徴収する。

(2)　患者負担の上限額は，一部負担金を徴収した日ごとに，「自己負担限度額管理票」に記載して管理する。また上限月額に達した場合は当月末まで負担金の徴収は行わないが，医療費総額については，更新時に新たな自己負担上限額を算定する根拠となるため，自己負担上限額に達した後も自己負担上限額管理票への記載をすることが望ましい。

(3)　食事療養の標準負担額は別途徴収する。標準負担額の半額を徴収する。なお，標準負担額は2016年４月以降引き上げられているが，小児慢性疾患の患者は１食260円に据置きとなっていて，その半額を徴収する。

5．請求事務・レセプト記載方法

(1)　公費の一部負担金を記載した上で，公費併用のレセプトを作成し，支払基金または国保連合会に請求する。

(2)　受給者証に記載されている適用区分（患者の高額療養費の所得区分）をレセプトの特記事項の欄に記載する。

6．その他　詳細は各都道府県担当課に確認されたい。また追加通知が出されて取り扱いが変更されることもあるので，注意が必要である。

図表 5-5　小児慢性特定疾病の対象疾病群

16 疾患群（845 疾患）と疾患数内訳
1．悪性新生物（白血病，悪性リンパ腫，神経芽腫　等）
2．慢性腎疾患（ネフローゼ症候群，慢性糸球体腎炎　等）
3．慢性呼吸器疾患（気管支喘息，気道狭窄　等）
4．慢性心疾患（ファロー四徴症，単心症　等）
5．内分泌疾患（成長ホルモン分泌不全性低身長症　等）
6．膠原病（若年性特発性関節炎　等）
7．糖尿病（１型糖尿病，２型糖尿病，その他の糖尿病　等）
8．先天性代謝異常（アミノ酸代謝異常，脂質代謝異常症　等）
9．血液疾患（血友病　等）
10．免疫疾患（複合免疫不全症　等）
11．神経・筋疾患（先天性ミオパチー，多発性硬化症　等）
12．慢性消化器疾患（胆道閉鎖症，自己免疫性膵炎　等）
13．染色体又は遺伝子に変化を伴う症候群（ダウン症候群　等）
14．皮膚疾患（表皮水疱症，色素性乾皮症　等）
15．骨系統疾患（軟骨無形成症，軟骨低形成症　等）
16．脈管系疾患（巨大静脈奇形，リンパ管腫　等）

2014 年 7 月 30 日「第 15 回小児科慢性特定疾患児への支援の在り方に関する専門委員会」資料から作成。具体的な疾患名は厚労省のホームページ等で確認されたい。

図表5-6　小児慢性特定疾病医療受診券交付申請書

（別紙様式例1）

東京都

（区市町村記入欄（事項を○で囲む）
（新規・更新・病変・病追・その他（　　））
受給者番号 □□□□□□□

小児慢性特定疾病医療費支給認定申請書兼同意書

受診者	ふりがな		性別	生年月日	
	氏名		男・女	年　月　日生（満　歳）	
	住所	〒□□□-□□□□	電話番号	（　　）	
		東京都　区郡市町村　丁目　番　号			
		団地 荘 マンション　号　様方			
保険	種類	協会・船員・日雇・組合・共済・国保・生保	（退職被保険者）	本人・家族	
	記号		番号		保険者番号
病名		1	2	3	
自己負担限度額に関する特例（※）	該当する場合，当該項目に○をつけてください。	重症申請	人工呼吸器等装着	高額かつ長期	世帯内按分
受診医療機関	名称		名称		
	所在地		所在地		
	名称		名称		
	所在地		所在地		
申請者	ふりがな		続柄		
	氏名		父・母・その他（　　）		
	住所	1　受診者の住所・電話番号と同じ場合は左の数字に○をつけ，異なる場合は下欄に記入してください。			
		〒□□□-□□□□	電話番号	（　　）	
		東京都　区郡市町村　丁目　番　号			
		団地 荘 マンション　号　様方			

（※）○重症申請…重症認定基準を満たしている ○人工呼吸器装着…人工呼吸器等を装着している　○高額かつ長期…医療費総額が５万円／月(医療保険の２割負担の場合,医療費の自己負担が１万円／月)を超える月が年間６回以上ある　○世帯内按分…医療保険上の世帯内に小児慢性特定疾病又は難病の認定受給者がいる

同意のお願いを別紙「小児慢性特定疾病医療費支給認定を申請される方へ」に記載しておりますので，趣旨を御理解のうえ，下記の欄に☑を入れてください。

私は，本申請書に添付した意見書に記載された検査結果等を治療研究基礎資料として厚生労働省に提供することについて	□ 同意します。 □ 同意しません。

〔注1〕意見書の使用に当たっては，プライバシーの保護に十分配慮し，研究以外の目的には一切使用されることはありません。
〔注2〕同意の有無が医療費支給認定の認定・非認定に影響することはありません。

私は，上記疾病の医療費支給認定を受けたいので，関係書類を添えて申請します。

年　月　日

申請者氏名

東京都知事　殿

区市町村受付印

東京都使用欄					
重症申請	所得階層	同一世帯内	高額長期	重症認定	人工呼吸器等
有					

図表 5-7　小児慢性特定疾病重症患者の認定基準

① 全疾患に関して，次に掲げる症状の状態のうち 1 つ以上がおおむね 6 カ月以上継続する（小児慢性特定疾病に起因するものに限る）と認められる場合

対象部位	症　状　の　状　態
眼	眼の機能に著しい障害を有するもの（視力の良い方の眼の視力が 0.03 以下のもの又は視力が良い方の眼の視力が 0.04 かつ他方の眼の視力が手動弁以下のもの）
聴　　器	聴覚機能に著しい障害を有するもの（両耳の聴力レベルが 100 デシベル以上のもの）
上　　肢	両上肢の機能に著しい障害を有するもの（両上肢の用を全く廃したもの）
	両上肢の全ての指の機能に著しい障害を有するもの（両上肢の全ての指を基部から欠いているもの又は両上肢の全ての指の機能を全く廃したもの）
	一上肢の機能に著しい障害を有するもの（一上肢を上腕の２分の１以上で欠くもの又は一上肢の用を全く廃したもの）
下　　肢	両下肢の機能に著しい障害を有するもの（両下肢の用を全く廃したもの）
	両下肢を足関節以上で欠くもの
体幹・脊柱	１歳以上の児童において，体幹の機能に座っていることができない程度又は立ち上がることができない程度の障害を有するもの（１歳以上の児童において，腰掛け，正座，あぐら若しくは横座りのいずれもできないもの又は臥位若しくは座位から自力のみで立ち上がれず，他人，柱，杖，その他の器物の介護若しくは補助によりはじめて立ち上がることができる程度の障害を有するもの）
肢体の機能	身体の機能の障害又は長期にわたる安静を必要とする病状が，上記（眼の項及び補聴器の項を除く）の症状の状態と同程度以上と認められる状態で，日常生活の用を弁ずることを不能ならしめる程度のもの（一上肢及び一下肢の用を全く廃したもの又は四肢の機能に相当程度の障害を残すもの）

② ①に該当しない場合であって，次に掲げる治療状況等の状態にあると認められる場合

疾　患　群	該　当　項　目
悪性新生物	移転又は再発があり，濃厚な治療を行っているもの
慢性腎疾患	血液透析又は腹膜透析（CAPD，持続携帯腹膜透析を含む）を行っているもの
慢性呼吸器疾患	気管切開管理又は挿管を行っているもの
慢性心疾患	人工呼吸管理又は酸素療法を行っているもの
先天性代謝異常	発達指数若しくは知能指数が 20 以下，又は１歳以上の児童において寝たきりのもの
神経・筋疾患	発達指数若しくは知能指数が 20 以下，又は１歳以上の児童において寝たきりのもの
慢性消化器疾患	気管切開管理又は挿管を行っているもの，３月以上常時中心静脈栄養を必要としているもの又は肝不全状態にあるもの
染色体又は遺伝子に変化を伴う症候群	この表の他の項の治療状況等の状態に該当するもの
皮膚疾患	発達・知能指数が20以下であるもの又は１歳以上の児童において寝たきりのもの
骨系統疾患	気管切開管理若しくは挿管を行っているもの又は１歳以上の児童において寝たきりのもの
脈管系疾患	気管切開管理若しくは挿管を行っているもの又は１歳以上の児童において寝たきりのもの

受給者証を所持している者である。さらに2023年10月から，公費負担医療は現行の「公費負担医療の申請日」から，『主治医が「重症化時点」と認めた日』にさかのぼって適用される予定である。詳細は今後の通知や『月刊／保険診療』等を参照されたい。

3．告示による対象疾患群

悪性新生物，慢性腎疾患，慢性呼吸器疾患，慢性心疾患，内分泌疾患，膠原病，糖尿病，先天性代謝異常，血液疾患，免疫疾患，神経・筋疾患，慢性消化器疾患，先天性異常症候群，皮膚疾患群，骨系統疾患，脈管系疾患の16疾患群（図表5-5）。毎年追加等の変更がされているが，具体的な対象疾患は厚労省のホームページ等で確認されたい。

4．対象者の認定

当該者の申請により，都道府県が設置する小児慢性特定疾患対策協議会において，基準告示に従い適正に認定する。

5．実施方法

(1) 医療給付の申請

医療の給付を受けようとする保護者からの申請に基づき行う。

申請者は，小児慢性特定疾病医療費支給認定

図表5-8 小児慢性疾病重症患者の認定申請書兼診断書

「申請書」欄は申請者が，「診断書」欄は担当医師が記入してください

小児慢性疾患重症患者認定申請書（申請者が記入してください）

東京都知事　殿

関係書類を添えて重症患者認定を申請します。

年　月　日

申請者住所

氏名

患者氏名

医療券の受給者番号

（新規申請の場合は記入不要です）

生年月日　　年　月　日

疾病名

患者さんの状態について該当する番号を○で囲んでください。1，2に該当する場合はその対象部位も記入してください。

1　重症患者認定基準の対象である（部位）＿＿＿＿＿に著しい障害を有し，身体障害1・2級・障害者年金1級の認定を受けている。（1に街頭の場合は，身体障害者手帳1・2級の写し又は障害者年金証書1級の写しを添付してください。この場合は「診断書」欄に担当医師が記入する必要がありません）

2　重症患者認定基準の対象である（部位）＿＿＿＿＿に著しい障害を有し，身体障害1・2級，障害者年金1級と同程度の状態である。（2に該当の場合は，「診断書」欄の必要事項を担当医師が記入してください）

3　上記疾病により，その属する疾患群の重症患者認定基準の項目に該当する場合（3に該当の場合は，「診断書」欄の必要事項を担当医師が記入してください。ただし，新規又は更新申請と同時に本申請を行なう場合で小児慢性疾患医療意見書に必要事項の記入がある場合は，「診断書」欄に担当医師が記入する必要がありません）

図表5-9 小児慢性特定疾病の医療受給者証

別紙様式第4号

小 児 慢 性 特 定 疾 病 医 療 受 給 者 証

公費負担番号					
受給者番号					
受診者	ふりがな		性別	生年月日	
	氏名		男・女	年　月　日	
	ふりがな				
	住所				
	保険者				
	被保険者証の記号及び番号		確認欄		
保護者	ふりがな			続柄	
	氏名				
	ふりがな				
	住所		電話番号		
疾病名，疾患群名は疾患群番号					
指定医療機関名	病院・診療所		所在地		連絡先診療科名
	薬局		所在地		連絡先診療科名
	訪問看護事業者等		所在地		連絡先診療科名
負担	自己負担上限月額	月額　円	階層区分		
	人工呼吸器等装着	該当・非該当	高額かつ長期	該当・非該当	
			重症患者認定	該当・非該当	
	同一世帯内にいる指定難病患者又は医療費支給認定にかかる小児慢性特定疾病児童等		有・無		
有効期間	年　月　日　から　年　月　日　まで				

適用区分確認欄

上記のとおり認定する。

年　月　日　知事（市町村長）　印

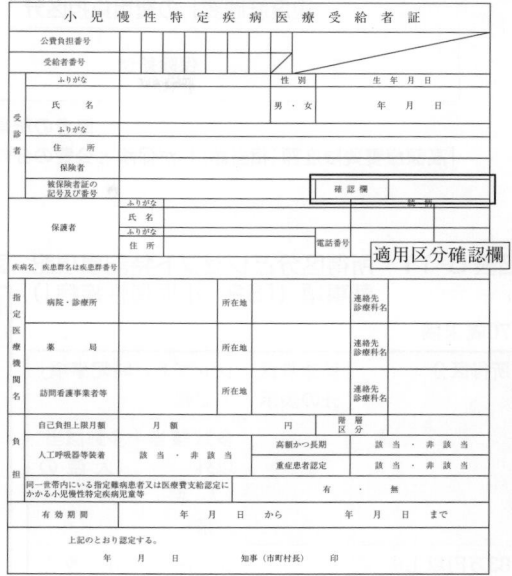

付申請書兼同意書に次の書類を添えて都道府県知事に申請する（**図表5-6**）。

《添付書類》

①医療意見書，②児童の属する世帯の住民票の写し，③世帯調書等

《重症患者の申請》

「重症患者」の認定を受けようとする場合は，重症者の認定基準（**図表5-7**）に該当することを確認したうえで，重症患者認定申請書に診断書（**図表5-8**）を添えて都道府県知事等に申請する。

《人工呼吸器等装着者の申請》

人工呼吸器等装着者の認定基準を満たす旨を記載した診断書

(2) 受給者証の交付と有効期間

都道府県知事は，対象患者を認定したときは，一部負担額の有無に応じて定められた受給者証（**図表5-9**）を申請者に交付する。

有効期間は原則として申請書の受理日から1年以内。

重症患者の認定の効力は，当該患者の受診券の有効期間内に限られる。

引き続き重症患者の認定を受けようとする場合は，受診券の更新に合わせて重症患者の認定を受けなければならない。さらに2009年から受診券に「所得区分（適用区分）」欄が設けられた。

(3) 高額療養費と「54 特定疾患」または「52 小児慢性疾病」の費用負担区分

当月の医療費が高くなり，高額療養費に該当する場合，保険給付と公費助成分の分岐点は，患者の所得区分に応じた額になる（**図表5-10**）。この場合，所得区分が受給者証（**図表5-9**）に表示されるので，それに対応する記載事項（**図表5-11**）をレセプトの特記事項に記載する。

(4) 一部負担額

医療機関，保険薬局及び訪問看護ステーションの一部負担額を合算して負担上限額（**図表5-12**）まで徴収する。一部負担金の上限は「自己負担上限額管理票」（**図表5-13**）で管理し，上限額に達した後は月末まで一部負担金を徴収しない。

図表 5-10 「52 小児慢性疾病」または「54 難病」，「51 特定疾患」「86 肝がん・重度肝硬変」の費用負担区分

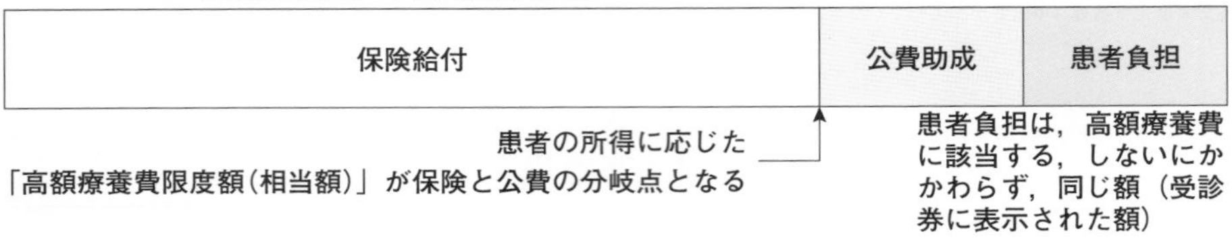
保険給付
公費助成
患者負担
患者の所得に応じた
「高額療養費限度額（相当額）」が保険と公費の分岐点となる
患者負担は，高額療養費に該当する，しないにかかわらず，同じ額（受診券に表示された額）

図表 5-11 所得区分とレセプト特記事項記載事項（「52 小児慢性疾病」）

〈70歳未満〉

所得区分	受診券区分の表示	レセプト「特記事項」の記載 多数該当以外（入院・外来）	レセプト「特記事項」の記載 多数該当（入院のみ）
83万円以上※	ア	26 区ア	31 多ア
53万～79万円※	イ	27 区イ	32 多イ
28万～50万円※	ウ	28 区ウ	33 多ウ
26万円以下※	エ	29 区エ	34 多エ
低所得者（住民税非課税）	オ	30 区オ	35 多オ

注）表中の※印は標準報酬月額

図表 5-12 小児特定慢性疾病自己負担限度額

階層区分			自己負担限度額（患者負担割合2割，外来＋全入院） 原則 一般	重症 ※1	人工呼吸器等装着者
Ⅰ	生活保護法の被保護世帯		0		0
Ⅱ	市町村民税又は特別区民税が非課税の世帯	低所得Ⅰ（保護者所得80万円以下）	1,250		500
Ⅲ		低所得Ⅱ（保護者所得80万円超）	2,500		
Ⅳ	一般所得Ⅰ：市町村民税又は特別区民税課税以上約7.1万円未満の世帯		5,000	2,500	
Ⅴ	一般所得Ⅱ：市町村民税又は特別区民税課税約7.1万円以上約25.1万円未満の世帯		10,000	5,000	
Ⅵ	上位所得：市町村民税又は特別区民税課税約25.1万円以上の世帯		15,000	10,000	
入院時の食費※2			1/2 自己負担		

※1 重症：高額な医療が長期的に継続する者〔医療費総額が5万円／月（例えば医療保険の2割負担の場合，医療費の自己負担が1万円／月）を超える月が年間6回以上ある場合〕

※2 入院時の食事の負担額は，2016年4月以降医療保険においては引き上げられているが，本制度の患者は据え置かれている。低所得者を除き，患者の負担金は1食260円の1/2の額を徴収する。低所得の負担額は，1食210円又は160円（低所得者Ⅱ），100円（低所得者Ⅰ）の1/2を徴収する。

①小児慢性特定疾病児日常生活用具給付事業

本事業は定められた実施要綱（平成17年2月21日雇児発第0221002号）に基づき実施される。

ア．給付の申請等：日常生活用具給付申請書に，小児慢性特定疾患医療受診券の写しを添えて申請する。給付が決定されたときは，「給付券」が交付される（**図表5-14**）。

イ．実施主体：特別区を含む市町村

ウ．給付の対象者：小児慢性特定疾患児

エ．用具の種目：車いす，特殊寝台，入浴補助具等

（イおよびウは**図表5-15**のとおり）

オ．用具の給付：業者に委託して行われる。

カ．費用の負担：対象者の扶養義務者は，その収入の状況に応じて用具の給付に要する費用の一部を負担する。扶養義務者が負担する額の基準は，昭和62年7月29日厚生省発児第119号厚生事務次官通知「身体障害児援護及び結核児童療育費の国庫負担について」に定める補装具の例により算定する。

キ．国は別に定めるところにより補助する（法第53条の2）。

②療育指導費

疾患児等を養育していた者等による相談事業。

(5) 受給者証の有効期間

同一患者につき原則として1年以内とする。ただし，必要と認められる場合には，その期間を延長することができる。

図 5-13 自己負担上限額管理票

年　月分　自己負担上限額管理票					
受診者名			受給者番号		
自己負担上限月額　　円（円）					
日付	（指定）医療機関名	医療費介護サービス費総額(10割分)	自己負担額・利用者負担額	自己負担の累積額（月額）	徴収印
上記のとおり自己負担上限月額に達しました。					
日付	（指定）医療機関名				確認印

図表 5-14 日常生活用具給付券

別紙様式例4の(1)

日常生活用具給付券							
①給付番号	第　号		②給付券発行年月日	年　月　日			
③対象者氏名			④生年月日	年　月　日生（　歳）			
⑤居住地							
⑥保護者氏名			⑦対象者との続柄				
⑧給付する用具名（型式規模等）		⑨価格	円	⑩扶養義務者が支払うべき額	円	⑪公費負担額	円
⑫納入業者名			⑬納入業者の住所	（電話）			
⑭この券の有効期限	受給者が業者に提示する期限	年　月　日		業者の公費支払請求期限	年　月　日		
上記のとおり決定する。　年　月　日　市町村長　（印）							
⑮業者の納付した日	年　月　日	⑯扶養義務者より受領した額	円	⑰受領業者名及び年月日	（印）年　月　日		
⑱用具受領保護者名	（印）	⑲検収者	職名 氏名　（印）				
⑳その他特記事項							

（注） 本表は，①～⑭，⑲は市町村，⑮～⑰は納付した業者が記入すること。⑱は保護者が記入すること。

〈参考〉 指定医療機関と指定医，指定医療機関への監督

指定医療機関と指定医は2015年の制度改定に伴い，新たな小児慢性特定疾病制度の実施に伴い改めて指定を受けることとされた（**図表4-9**，p. 117）。また指定医と記載ができる診断書の種類は**図表4-11**（p. 118）のとおりである。

さらに新制度への移行に伴い，医療機関に対して前述のように指定医療機関に指定更新制の考え方が導入された。指定の有効期限は6年間である。有効期間経過後に医療機関の指定更新手続きが必要か否かについては未定である。その他に「医療機関への監督」の仕組みも導入された。具体的な取り扱い通知等は出されていないが，「医療機関に対する監督」として「都道府県知事は必要があるときは指定医療機関の開設者等に対し，報告や診療録等の提出等を命じ，出頭を求めまたは職員に，関係者に対し質問をさせ，診療録等につき検査させることができる」としている。また「指定の取り消し」として「都道府県知事は以下の事由に該当する場合等には，指定医療機関の指定を取り消し，又は期間を定めて指定の全部又は一部の効力を停止することができる」とされている。取り消しの事由には「診療方針等に違反したとき」「小児慢性特定疾病医療費を不正請求したとき」などがあげられている。

また指定医にも5年ごとの指定更新制が導入され，更新時に規定を遵守しているか否かのチェックはかかるような考え方になっている。しかし，運用方法が厳格に扱われるのかどうかは不明である。（2014年6月10日「厚労省・新たな難病対策に関する都道府県担当者会議」資料等より）

図表5-15　日常生活用具の種目一覧

種目	対象者	性　能　等
便器	常時介助を要する者	小児慢性特定疾患児が容易に使用し得るもの（手すりをつけることができる）。
特殊マット	寝たきりの状態にある者	褥瘡の防止又は失禁等による汚染又は損耗を防止できる機能を有するもの。
特殊便器	上肢機能に障害のある者	足踏みペダルにて温水温風を出し得るもの。ただし，取り替えにあたり住宅改修を伴うものを除く。
特殊寝台	寝たきりの状態にある者	腕，脚等の訓練のできる器具を付帯し，原則として使用者の頭部及び脚部の傾斜角度を個別に調整できる機能を有するもの。
歩行支援用具	下肢が不自由な者	おおむね次のような性能を有する手すり，スロープ，歩行器等であること。 ア　小児慢性特定疾患児の身体機能の状態を十分踏まえたものであって，必要な強度と安定性を有するもの。 イ　転倒予防，立ち上がり動作の補助，移乗動作の補助，段差解消等の用具となるもの。
入浴補助用具	入浴に介助を要する者	入浴時の移動，座位の保持，浴槽への入水等を補助が可，小児慢性特定疾患児又は介助者が容易に使用し得るもの。
特殊尿器	自力で排尿できない者	尿が自動的に吸引されるもので，小児慢性特定疾病患児又は介助者が容易に使用し得るもの。
体位変換器	寝たきりの状態にある者	介助者が小児慢性特定疾患児の体位を変換させるのに容易に使用し得るもの。
車いす	下肢が不自由な者	小児慢性特定疾患児の身体機能を十分踏まえたものであって，必要な強度と安定性を有するもの。
頭部保護帽	発作等により頻繁に転倒する者	転倒の衝撃から頭部を保護できるもの。
電気式たん吸引器	呼吸器機能に障害のある者	小児慢性特定疾患児又は介助者が容易に使用し得るもの。
クールベスト	体温調節が著しく難しい者	疾病の症状に合わせて体温調節できるもの。
紫外線カットクリーム	紫外線に対する防御機能が著しく欠けて，がんや神経障害を起こすことがある者	紫外線をカットできるもの。
ネブライザー	呼吸器機能に障害のある者	小児慢性特定疾患児又は介助者が容易に使用し得るもの。
パルスオキシメーター	人工呼吸器の装着が必要な者	呼吸状態を継続的にモニタリングすることが可能な機能を有し，介助者等が容易に使用し得るもの。
ストーマ装具（消化器系）	人工肛門を造設した者	小児慢性特定疾病児童等又は介助者が容易に使用し得るもの。
ストーマ装具（尿路系）	人工膀胱を造設した者	小児慢性特定疾病児童等又は介助者が容易に使用し得るもの。
人工鼻	人工呼吸器の装着又は気管切開が必要な者	小児慢性特定疾病児童等又は介助者が容易に使用し得るもの。

06 原子爆弾被爆者に対する援護に関する法律
（認定疾病医療，一般疾病医療）

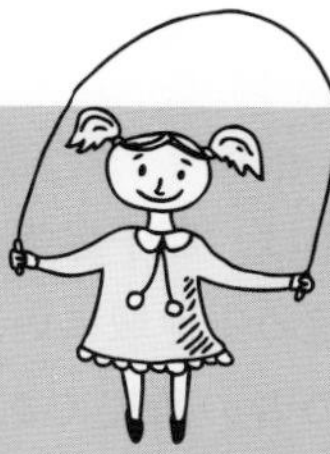

Ⓐ制度のあらまし

昭和20年８月，原子爆弾に被爆した人々に対して，その健康の保持と福祉の向上のため，昭和32年に「原子爆弾被爆者の医療等に関する法律」が制定され援護施策が講じられてきたが，被爆後50年の平成６年12月に前記法律を廃止し，「原子爆弾被爆者に対する援護に関する法律」（以下，原爆援護法と略す）が新たに制定された。

この法制定の趣旨を明らかにするため，次のような前文が設けられた。

「核兵器の究極的廃絶に向けての決意を新たにし，原子爆弾の惨禍が繰り返されることのないよう，恒久の平和を念願するとともに，国の責任において，原子爆弾の投下の結果として生じた放射能に起因する健康被害が他の戦争被害とは異なる特殊の被害であることにかんがみ，高齢化の進行している被害者に対する保健，医療及び福祉にわたる総合的な援護対策を講じ，国として原子爆弾による死没者の尊い犠牲を銘記するため，この法律を制定するものである」

援護の具体的対策には次のようなものがある。

①健康管理，②医療，③手当等の支給，④福祉事業

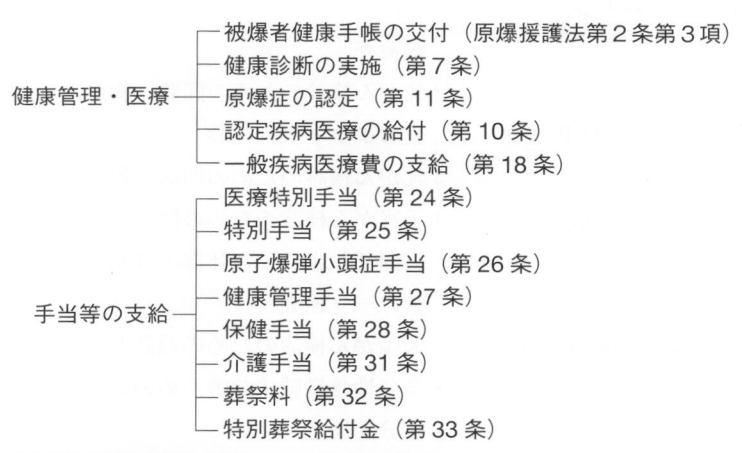

- 健康管理・医療
  - 被爆者健康手帳の交付（原爆援護法第２条第３項）
  - 健康診断の実施（第７条）
  - 原爆症の認定（第 11 条）
  - 認定疾病医療の給付（第 10 条）
  - 一般疾病医療費の支給（第 18 条）
- 手当等の支給
  - 医療特別手当（第 24 条）
  - 特別手当（第 25 条）
  - 原子爆弾小頭症手当（第 26 条）
  - 健康管理手当（第 27 条）
  - 保健手当（第 28 条）
  - 介護手当（第 31 条）
  - 葬祭料（第 32 条）
  - 特別葬祭給付金（第 33 条）

１．被爆者の範囲

次のいずれかに該当する者に対し，都道府県知事（広島市，長崎市にあっては市長）から被爆者健康手帳の交付を受けた者が被爆者とされる。

①原爆が投下された際，当時の広島市内，長崎市内およびこれらに隣接する一定地域内で直接被爆した者

②原爆投下後２週間以内に政令で定める区域（爆心地から約２kmの範囲）内に立ち入った者

③救護活動に従事するなど，原爆が投下された際，またはその後身体に原爆放射能の影響を受けるような事情下にあった者

④その当時①，②，③に該当する者の胎児であった者

２．健康診断受診者証の交付

知事は，原子爆弾が投下された際，政令で定める地域にいた者，またはその当時その者の胎児であった者は，「健康診断受診者証」の交付を受け，健康診断を受けることができる。

3．健康管理医療

(1) 健康診断

被爆者及び健康診断受診者証の交付をうけた者は，都道府県知事の行う健康診断を毎年，定期的に２回，申請により２回を限度として受けることができる。

健康診断時の一般検査の項目は次のとおりとなっている。

①視診，問診，聴診，打診および触診による検査
②赤血球沈降速度検査
③血球計算（赤血球，白血球）
④血色素検査
⑤尿検査（蛋白，糖，ウロビリノーゲン，潜血反応）
⑥血圧測定
⑦肝機能検査（AST，ALT，ZTT，ALP）（医師が必要と認めた場合に行う。）
⑧心電図検査，胸部Ｘ線検査等（⑧は東京都の追加項目）

以上の一般検査を行った結果，さらに精密な検査を必要とする者に対し，次の範囲内で精密検査が行われる。

①骨髄造血像検査等の血液の検査
②肝臓機能検査等の内臓の検査
③関節機能検査等の運動器の検査
④眼底検査等の視器の検査
⑤胸部Ｘ線撮影検査等のＸ線検査
⑥その他必要な検査

また，年１回を限度として，被爆者の申請により行うものに係る一般検査として次のような項目が定められている。（昭63. 5）

①胃がん検診のための問診および胃部エックス線検査
②肺がん検診のための問診，胸部エックス線検査および喀痰細胞診
③乳がん検診のための問診，視診および触診
④子宮がん検診のための問診，視診，内診，子宮頸部および子宮体部の細胞診並びにコルポスコープ検査
⑤大腸がん検診のための問診および便潜血検査
⑥多発性骨髄腫検診のための問診および血清蛋白分画検査

健康診断は，健康診断委託医療機関で実施される。

図表６-１　原爆医療図解

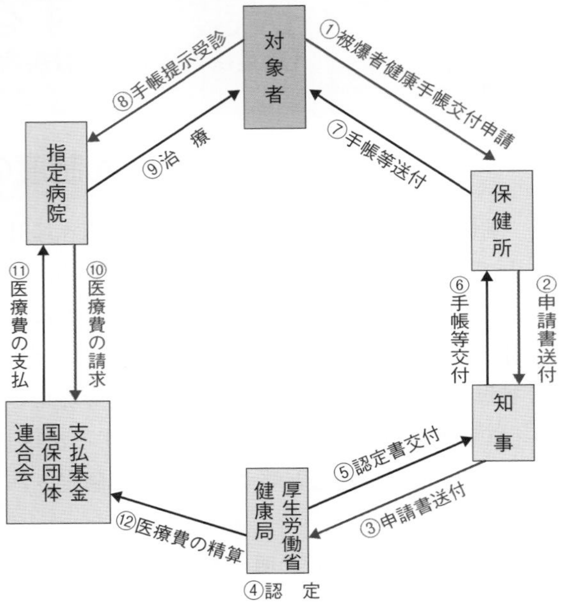

(2) 医療の給付

この法によって行われる医療の給付，受給の手続は**図表6-1**のとおりであり，対象者には被爆者健康手帳（**図表6-2**）が交付される。認定疾病医療の給付制度と，一般疾病医療費の支給制度の２種がある。

《認定疾病医療の給付》

図表 6-2 被爆者健康手帳

様式第二号（第二条関係） （表 紙）

公費負担者番号	
公費負担医療の受給者番号	

（手帳番号）

被 爆 者 健 康 手 帳

氏 名

（1ページ）

公費負担者番号		都道府県知事（市長）印
公費負担医療の受給者番号		

都 道 府 県 （市）

ふりがな 氏 名		男・女	明治 大正 年 月 日生 昭和
被爆時の年 齢	満 歳		
居 住 地 （現在地）	都道府県 区市郡 町村 番地		
交 付 年月日	年 月 日		

厚生労働大臣の認定を受けた認定被爆者を対象とし，その者の認定疾病の治療のために必要な医療を給付する制度であり，厚生労働大臣の指定する医療機関において全額国費によって現物支給される。やむを得ない理由によって指定外の医療機関で診療を受けた場合は医療費の支給がなされる。

《一般疾病医療費の支給》

被爆者の負傷または疾病に対して医療費が支給されるが，都道府県知事の指定する被爆者一般疾病医療機関での医療は現物給付であり，やむを得ない理由で他の医療機関で受診した場合は医療費が支給される。対象疾病は，ほぼすべての負傷または疾病であるが，認定疾病，遺伝性疾病，先天性疾病，被爆以前にかかった精神病および軽度のむし歯等は除外される。

医療に要した費用については，医療保険を適用し，その際生じた自己負担額の相当額について一般疾病医療費の支給が行われる。

第10条の認定疾病および第18条の一般疾病の対象となる医療の範囲は，健康保険法にいう療養の給付の範囲と同様で，次のようになっている。

①診療

②薬剤または治療材料の支給

③医学的処置，手術およびその他の治療並びに施術

④居宅における療養上の管理およびその療養に伴う世話その他の看護

⑤病院または診療所への入院およびその療養に伴う世話その他の看護

⑥移送

4．手当等の支給

(1) 医療特別手当

認定被爆者であって，設定に係る負傷または疾病の状態にあるものに対して支給される。

(2) 特別手当

認定被爆者に対して支給される。

(3) 原子爆弾小頭症手当

被爆者であって，原爆の放射能の影響による小頭症の患者であるものに支給される。

(4) 健康管理手当

被爆者であって，造血機能障害，肝臓機能障害等を伴う疾病に罹っているものに対して支給

図表 6–3　認定申請書

様式第五号（第十二条関係）

認　定　申　請　書

氏　　　名		性別		生年月日	
居　住　地	郵便番号　　電話番号　（　）				
被爆者健康手帳の番号					
負傷又は疾病の名称					
被爆時の状況（入市の状況を含む。）（※1）					
被爆直後の症状及びその後の健康状態の概要（※2）					
医療の給付を受けようとする指定医療機関	名称及び所在地				
	訪問看護ステーション等の名称及び所在地				

原子爆弾被爆者に対する援護に関する法律第11条第1項の規定により，認定を受けたく，関係書類を添えて申請します。

年　　月　　日

申請者　氏　　　　　名㊞

厚生労働大臣　殿

（※1）被爆をした地点及びその周囲の状況について記載してください。
被爆後の入市がある場合には，入市日，入市の時刻，入市経路及びその後の行動，滞在時間等を記載してください。
なお，被爆者健康手帳の記載を参考に記載し，その写しを添付して下さい。

（※2）被爆直後の症状や被爆時以降現在までの健康状態の変化等について記載してください。
医療を受けていたり様々な調査を受けていたことにより，客観的な資料がある場合には，併せて添付してください。

備考　分量が多い場合には別紙で記載しても差し支えないこと。
訪問看護ステーション等の名称及び所在地については，医療の給付を受けようとする指定医療機関が指定訪問看護事業者又は指定居宅サービス事業者（訪問看護）であるときのみ記入すること。

図表 6–4　原爆症認定書

公費負担者番号								
公費負担医療の受給者番号								

認　定　書

氏　名

明治
大正　　年　　月　　日生（男・女）
昭和

認定傷病名

原子爆弾被爆者に対する援護に関する法律（平成6年法律第117号）第11条第1項の規定により，上記のとおり認定する。

年　　月　　日

厚生労働大臣　　印

される。

⑸　保健手当

被爆者のうち，爆心地から２kmの区域内に在ったもの，またはその当時その者の胎児であったものに支給される。

⑹　介護手当

被爆者であって，一定の精神上・身体上の障害により費用を支出して介護を受けているものまたは家族の介護を受けているものに対して支給される。

⑺　葬祭料

被爆者が死亡したとき，その葬祭を行う者に対して支給される。

※　手当の内容は都道府県により異なる。

5．原爆症の認定（法第10条・第11条関係）

厚生労働大臣は，認定申請書（**図表6–3**）を提出した被爆者のうち，次の疾病に該当し，現に医療を必要とする状態にあると認められる者に対し，原爆援護法の規定に基づき認定（原爆症の認定）を行い，認定書（**図表6–4**）を交付する。この認定を受けた被爆者を「認定被爆者」という。

⑴　対象になる負傷または疾病

①原爆の直接の傷害作用によって起きた負傷または疾病について現に医療を要する状態にある場合

②当該疾病が直接原爆の放射能によって起きたものでないときは，その者の治ゆ能力が原爆の放射能の影響を受けているため遷延している疾病について現に医療を要する状態にある場合

⑵　今まで認定された主な疾病

①造血機能障害（再生不良性貧血，白血球減少

症など）

②悪性新生物（白血病，肺がん，皮膚がん，甲状腺がんなど）

③肝機能障害

④原爆白内障

⑤熱傷瘢痕

⑥近距離早期胎内被爆症候群

Ⓑ医療保険等との関係

1．認定疾病医療

認定疾病医療の給付制度は，認定被爆者を対象に必要な医療を給付する制度であって，厚生労働大臣の指定する医療機関において全額公費によって行われるので，医療保険は適用されないが公費の請求は医療保険のレセプトによって行う。

2．一般疾病医療

一般疾病医療費の支給制度は被爆者を対象とし，ほとんどすべての負傷疾病の医療に適用されるが，その医療費については，健康保険法に定められた算定方法の例により算定した総医療費から医療保険による給付額を控除した額（自己負担分に相当する額）について，一般疾病医療費の給付が行われる。

3．一般疾病医療の一部負担金について

医療保険と併用の場合，診療を受けた際に支払う一部負担金（３割相当額）については，被爆者一般疾病医療費として公費で負担される。（法第18条）

4．一般疾病医療の医療費の給付区分

⑴　保険適用の場合

給付割合（一般疾病医療）

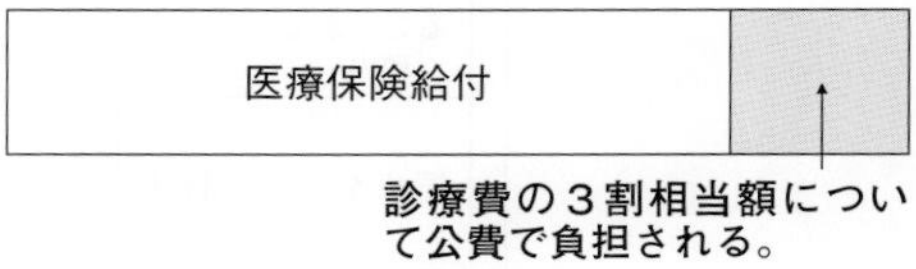
医療保険給付
診療費の３割相当額について公費で負担される。

⑵　保険給付のない場合

《生活保護法受給者》

生活保護法による被保護者については，福祉事務所長の被保護証明によって，医療費の全額が一般疾病医療費として支給される。

《保険未加入の場合》

国民健康保険加入者と同一の計算による総医療費の３割が一般疾病医療費として支給される。あとの７割相当額は被爆者本人の負担となる。

Ⓒ医療機関の取扱い

認定疾病医療の指定医療機関は少ないので，一般疾病医療を中心に解説する。

1．被爆者一般疾病医療機関の指定

被爆者の一般疾病医療機関は，被爆者に代わって一般疾病医療費に相当する額を国に請求する医療機関であり，開設者の申請に基づいて知事が指定する。

指定を受けるには，保険医療機関であることが要件である。なお，指定医療機関は，医療を行うにあたって，都道府県知事の行う指導に従わなければならないと義務づけられている。

2．受付の際の手続き

指定医療機関は，診療の際，被爆者健康手帳と厚生労働大臣の認定書を確認して，それぞれの番号を診療録に記載する。

また保険証の提出を求め，被爆者であることと，一般疾病医療費の支給割合を確認する。被爆者健康手帳については，他府県知事が交付したものでも取り扱うことができる。

3．非指定の保険医療機関の場合

図表 6-5　一般疾病医療費支給申請書

様式第八号（第二十六条関係）

一般疾病医療費支給申請書

氏　　　名		性別		生年月日	
居　住　地	郵便番号　　　　電話番号　（　）				
負傷又は疾病の名称		医療に要した費用	円		
併用できる医療保険等の種類	健　保・国　保（一般退職者）その他（　　）本人・被扶養者	医療に要した費用のうち自己負担額分	円		
被爆者健康手帳の交付年月日及び番号	年　月　日	公費負担者番号			
		公費負担医療の受給者番号			
被爆者一般疾病医療機関から医療を受けることができなかった理由					
医療を受けた機関	年　月　日から　　年　月　日まで（入　院　日／入院外　日）				
医療を受けた機関	名称及び所在地	（被爆者一般疾病医療機関・その他）			
	訪問看護ステーション等の名称及び所在地				
移送等にあっては，その区間等					
支払希望機関	（振込・送金）				

原子爆弾被爆者に対する援護に関する法律第18条の規定により，一般疾病医療費の支給を受けたく，関係書類を添えて申請します。

年　月　日

申請者　氏　　　名㊞

都道府県知事　　殿

備考　訪問看護ステーション等の名称及び所在地については，医療を受けた機関が指定訪問看護事業者又は指定居宅サービス事業者（訪問看護）であるときのみ記入すること。

一般の保険医療機関と同様に取り扱い，医療保険の自己負担分については被爆者から徴収し，被爆者は，「一般疾病医療費支給申請書」（**図表6-5**）に請求明細書を添え都道府県知事に支給申請を行う。この場合，受領権限の委任を受けて，保険医療機関がその手続きを代行できる。

4．一般疾病医療費の支給制限

一般疾病医療費の支給には次のような制限がある。（法第22条，第23条）

(1)　自己の犯罪行為または故意に負傷しまたは疾病にかかったときは，当該負傷または疾病に係る一般疾病医療費の支給は行わない。

(2)　闘争，泥酔または著しい不行跡により，または重大な過失により負傷しまたは疾病にかかった時は，当該負傷または疾病に係る一般疾病医療費の支給は，その全部または一部を行わないことができる。

(3)　重大な過失により負傷し，若しくは疾病にかかったとき，または正当な理由がなくて療養に関する指示に従わなかったときは，当該負傷または疾病に係る一般疾病医療費の支給はその全部または一部を行わないことができる。

また，一部負担金等の費用が発生したときの領収書や支給申請書は**図表6–6**として掲載した。詳細は担当課に確認されたい。

5．指定医療機関担当規程

指定医療機関は，この規程の定めるところによって被爆者の医療を担当しなければならない。

規程のうち主なものは，

第２条関係：被爆者手帳を提示する被爆者の診療を正当な理由がなく拒んではならない。

第３条関係：被爆者の提示する認定書および被爆者手帳が真正であることを確かめなければならない。

第４条関係：被爆者が，やむを得ない事情により，その診療時間に診療を受けることができないときは，その者のために便宜な時間を定めて診療を行わなければならない。

第７条関係：指定医療機関は，被爆者に関する診療録を健康保険の例によって記載しなければならない。

Ⓓ診療報酬の取扱い

厚生労働大臣の指定する医療機関（認定疾病医療）および都道府県知事の指定する被爆者一般疾病医療機関における取扱いは健康保険の場合と同様である。

法別番号は，以下のとおり。

原子爆弾被爆者に対する援護に関する法律

	法別番号
認定疾病医療（法第10条関係）	18
一般疾病医療（法第18条関係）	19

1．明細書の記載要領

1．認定疾病医療

認定疾病医療のみの場合は，保険は適用されず全額公費により給付されるので，明細書は公費単独の表示をして記載する（**例25**）。

2．一般疾病医療

一般疾病医療については，それぞれの医療保険について，所定の表示に従って診療報酬明細書に記載することになる（**例26，27**）。

⑴　保険を併用しない場合

被爆者が，生活保護受給者や国保に加入できない地域の外国人等のため保険給付ができないときは，一般疾病医療費が10割給付となるので，明細書に公費単独の表示をして支払基金へ請求する。

⑵　保険未加入者等の場合

保険証を提出しない，または未加入者等の場合の一般疾病医療費については医療費の３割のみを請求することとなるが，公費単独明細書に10割請求の場合と同様に記載して支払基金に請求する。この場合「自己負担７割」と明記する。

3．認定医療と一般疾病医療のある場合

両制度を併用する場合は，認定医療を第１公費，一般疾病医療を第２公費として扱う（**例28**）ことは他の公費医療の場合と同様であるが，とくに取扱い件数の多い広島県等では，便宜上それぞれ別のレセプトに（法別18と19に分けて）記載し提出している。その場合は１枚が公費単独，１枚が医保併用の表示をしたものを使用し，一般疾病医療のレセプトに認定医療も受診中であることを付記する。

4．高齢者医療確保法との関係

原子爆弾被爆者の中の認定疾病の医療の給付を受ける者については，その性格上全額公費負担が適用されるので，高齢者医療確保法でも特別の扱いはない。

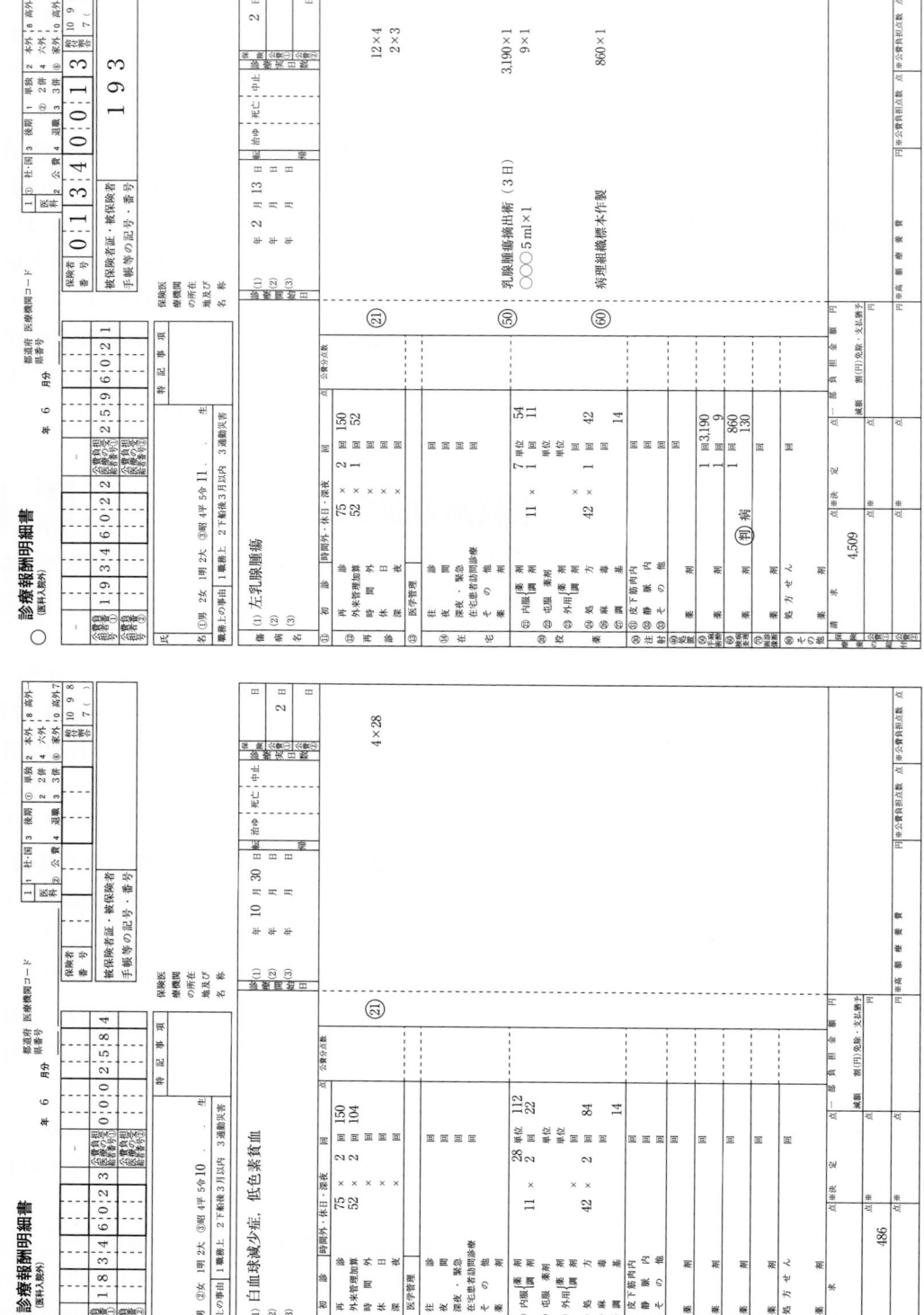

例25

診療報酬明細書（医科入院外）

年 6 月分

都道府県番号　医療機関コード

1 医科　1 社・国　3 後期　① 単独　2 本外　8 高外一
② 公費　4 退職　2 2併　4 六外
3 3併　⑥ 家外　0 高外7

給付割合 10 9 8 7（ ）

- 公費負担者番号①: 1 8 3 4 6 0 2 3
- 公費負担医療の受給者番号①: 0 0 0 2 5 8 4
- 公費負担者番号②:
- 公費負担医療の受給者番号②:
- 保険者番号:
- 被保険者証・被保険者手帳等の記号・番号:

氏名: 1男 ②女 1明 2大 ③昭 4平 5令10 . . 生

職務上の事由: 1 職務上 2 下船後 3 月以内 3 通勤災害

特記事項

保険医療機関の所在地及び名称

傷病名: (1) 白血球減少症，低色素貧血 (2) (3)

診療開始日: (1) 年 10 月 30 日 (2) 年 月 日 (3) 年 月 日

転帰: 治ゆ　死亡　中止

診療実日数: 保険 日　公費① 2 日　公費② 日

- ⑪ 初診　時間外・休日・深夜　回　点
- ⑫ 再診　再診 75 × 2 回 150
- 外来管理加算 52 × 2 回 104
- 時間外 × 回
- 休日 × 回
- 深夜 × 回
- ⑬ 医学管理
- ⑭ 在宅　往診 回　夜間 回　深夜・緊急 回　在宅患者訪問診療 回　その他　薬剤
- ⑳ 投薬
  - ㉑ 内服 薬剤 28 単位 112
  - 調剤 11 × 2 回 22
  - ㉒ 屯服 薬剤 単位
  - ㉓ 外用 薬剤 単位　調剤 × 回
  - ㉔ 処方 42 × 2 回 84
  - ㉖ 麻毒 回
  - ㉗ 調基 14
- ㉚ 注射　㉛ 皮下筋肉内 回　㉜ 静脈内 回　㉝ その他 回
- ㊵ 処置 回　薬剤
- (50) 手術麻酔 回　薬剤
- (60) 検査病理 回　薬剤
- (70) 画像診断 回　薬剤
- (80) その他　処方せん 回　薬剤

公費分点数

㉑ 4×28

療養の給付	請求 点	※決定 点	一部負担金額 円
保険			減額 割(円)免除・支払猶予
公費①	486		円
公費②			円

※高額療養費 円　※公費負担点数 点　※公費負担点数 点

例26

診療報酬明細書（医科入院外）

年 6 月分

都道府県番号　医療機関コード

1 医科　① 社・国　3 後期　1 単独　2 本外　8 高外一
2 公費　4 退職　② 2併　4 六外
3 3併　⑥ 家外　0 高外7

給付割合 10 9 8 7（ ）

- 公費負担者番号①: 1 9 3 4 6 0 2 2
- 公費負担医療の受給者番号①: 2 5 9 6 0 2 1
- 公費負担者番号②:
- 公費負担医療の受給者番号②:
- 保険者番号: 0 1 3 4 0 0 1 3
- 被保険者証・被保険者手帳等の記号・番号: 1 9 3

氏名: ①男 2女 1明 2大 ③昭 4平 5令11 . . 生

職務上の事由: 1 職務上 2 下船後 3 月以内 3 通勤災害

特記事項

保険医療機関の所在地及び名称

傷病名: (1) 左乳腺腫瘍 (2) (3)

診療開始日: (1) 年 2 月 13 日 (2) 年 月 日 (3) 年 月 日

転帰: 治ゆ　死亡　中止

診療実日数: 保険 2 日　公費① 日　公費② 日

- ⑪ 初診　時間外・休日・深夜　回　点
- ⑫ 再診　再診 75 × 2 回 150
- 外来管理加算 52 × 1 回 52
- 時間外 × 回
- 休日 × 回
- 深夜 × 回
- ⑬ 医学管理
- ⑭ 在宅　往診 回　夜間 回　深夜・緊急 回　在宅患者訪問診療 回　その他　薬剤
- ⑳ 投薬
  - ㉑ 内服 薬剤 7 単位 54
  - 調剤 11 × 1 回 11
  - ㉒ 屯服 薬剤 単位
  - ㉓ 外用 薬剤 単位　調剤 × 回
  - ㉔ 処方 42 × 1 回 42
  - ㉖ 麻毒 回
  - ㉗ 調基 14
- ㉚ 注射　㉛ 皮下筋肉内 回　㉜ 静脈内 回　㉝ その他 回
- ㊵ 処置 回　薬剤
- (50) 手術麻酔 1 回 3,190　薬剤 1 回 9
- (60) 検査病理 1 回 860　薬剤 ㊫病 130
- (70) 画像診断 回　薬剤
- (80) その他　処方せん 回　薬剤

公費分点数

㉑ 12×4
2×3

(50) 乳腺腫瘍摘出術（3日） 3,190×1
○○○5 ml×1 9×1

(60) 病理組織標本作製 860×1

療養の給付	請求 点	※決定 点	一部負担金額 円
保険	4,509		減額 割(円)免除・支払猶予
公費①			円
公費②			円

※高額療養費 円　※公費負担点数 点　※公費負担点数 点

一般疾病医療については，保険給付優先の措置がとられているので，これと同様の考え方から後期高齢者医療によって給付されるが，後期高齢者医療の一部負担金については，国家補償的見地から公費で負担される。

原則的には，該当者がいったん医療機関の窓口で支払い，その領収書を付して，一部負担金相当額の支給を申請することになる（一般疾病医療機関外）。

診療報酬明細書は，通常の後期高齢者単独と同様の記載をしたうえで，公費負担者番号等必要事項も記載する。なお，「認定疾病医療」及び，「一般疾病医療」に係る入院時食事（生活）療養費の自己負担はない。

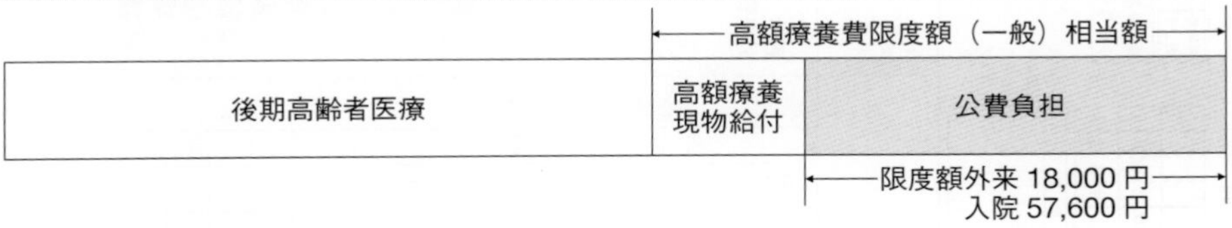

保険優先の公費負担医療で，一部負担金が公費による限度額を超えている場合，高額療養の現物給付となる。

2．請求書の記載要領

1）認定疾病の場合は全額公費負担であるので，公費単独の場合の記載となる。一般疾病医療の場合でも，生活保護受給者は，公費単独の扱いとなるので，請求書も公費単独欄に記載する。

公費単独	12　(生保)				
	11(結核入院)				
	20　(精神29)				
	18(原爆認定)				
②　合計					

(1)「区分」欄に「18（原爆認定)」を記入する。

(2)「件数」欄には，該当明細書の枚数を件数として合計数に記載する。

(3)「点数」欄には，当該明細書の合計欄に記載された点数を集計して記載する。

2）公費と医保の併用分についての記載

(1)「区分」欄に「19」を記入する。

(2)「件数」欄には，併用の公費負担件数を記載する。

(3)「点数」欄には，医保と公費負担医療の併用に係る明細書の「公費分点数」欄に記載した公費負担医療の請求点数を集計して記載する。

区　分		件数	診療実日数	点数	一部負担金（控除額）
公費と医保の併用	12(生保)				
	10(感37の2)				
	32(精)				
	19(原爆)				

3）認定疾病と一般疾病のある場合は，認定疾病を公費単独の欄に，一般疾病を公費と医保の併用欄に記載する。

4）「②合計」欄には，「公費と医保の併用」欄，「公費単独」欄の「件数」欄に記載した件数を合計して記載するが，法別公費1種を1件として集計する。

原爆

例27

診療報酬明細書（医科入院外）

年 6 月分　都道府県番号　医療機関コード

1 医科	1 社・国　3 後期　① 単独　2 本外　8 高外一
	② 公費　4 退職　2 2併　4 六外
	3 3併　⑥ 家外　0 高外7
給付割合	10 9 8 7（ ）
公費負担者番号①	1 8 3 4 6 0 2 2
公費負担医療の受給者番号①	3 1 1 9 3 2 8
公費負担者番号②	
公費負担医療の受給者番号②	
保険者番号	
被保険者証・被保険者手帳等の記号・番号	

氏名　1男 ②女　1明 2大 ③昭 4平 5令 12 . . 生

職務上の事由　1 職務上　2 下船後3月以内　3 通勤災害

特記事項

保険医療機関の所在地及び名称

傷病名	診療開始日	転帰	診療実日数
(1) 感冒	(1) 年 5 月 31 日	治ゆ・死亡・中止	保険　日
(2)	(2) 年 月 日		公費①　1 日
(3)	(3) 年 月 日		公費②　日

区分	項目		点	公費分点数
⑪ 初診	時間外・休日・深夜　回			
⑫ 再診	再診	75 × 1 回	75	
	外来管理加算	52 × 1 回	52	
	時間外	× 回		
	休日	× 回		
	深夜	× 回		
⑬ 医学管理				
⑭ 在宅	往診	回		
	夜間	回		
	深夜・緊急	回		
	在宅患者訪問診療	回		
	その他			
	薬剤			
⑳ 投薬	㉑ 内服 薬剤	4 単位	40	
	㉑ 内服 調剤	11 × 1 回	11	
	㉒ 屯服 薬剤	単位		
	㉓ 外用 薬剤	単位		
	㉓ 外用 調剤	× 回		
	㉕ 処方	42 × 1 回	42	
	㉖ 麻毒	回		
	㉗ 調基		14	
㉚ 注射	㉛ 皮下筋肉内	回		
	㉜ 静脈内	回		
	㉝ その他	回		
㊵ 処置	薬剤	回		
㊿ 手術麻酔	薬剤	回		
60 検査病理	薬剤	回		
70 画像診断	薬剤	1 回	210	
80 その他	処方せん	回		
	薬剤			

摘要		
㉑		10×4
⑳	胸部X-Pデジタル1回 電子画像管理加算	210×1

療養の給付	請求 点	※決定 点	一部負担金額 円
保険			減額 割（円）免除・支払猶予
公費①	444		円
公費②			円

※高額療養費 円　※公費負担点数 点　※公費負担点数 点

例28

診療報酬明細書（医科入院外）

年 6 月分　都道府県番号　医療機関コード

1 医科	① 社・国　3 後期　1 単独　② 本外　8 高外一
	2 公費　4 退職　2 2併　4 六外
	③ 3併　6 家外　0 高外7
給付割合	10 9 8 7（ ）
公費負担者番号①	1 8 3 4 6 0 2 3
公費負担医療の受給者番号①	0 0 0 2 5 8 4
公費負担者番号②	1 9 3 4 6 0 2 2
公費負担医療の受給者番号②	3 1 1 9 3 2 8
保険者番号	3 3 3 4 0 0 1 7
被保険者証・被保険者手帳等の記号・番号	3 4 5

氏名　1男 2女　1明 2大 3昭 4平 5令 . . 生

職務上の事由　1 職務上　2 下船後3月以内　3 通勤災害

特記事項

保険医療機関の所在地及び名称

傷病名	診療開始日	転帰	診療実日数
(1) 白血球減少症，低色素貧血	(1) 年 10 月 30 日	治ゆ・死亡・中止	保険　2 日
(2) 高血圧症，胆のう炎	(2) 年 2 月 8 日		公費①　日
(3)	(3) 年 月 日		公費②　日

区分	項目		点	公費分点数（公費①）	公費分点数（公費②）
⑪ 初診	時間外・休日・深夜　回				
⑫ 再診	再診	75 × 2 回	150	150	
	外来管理加算	52 × 2 回	104	104	
	時間外	× 回			
	休日	× 回			
	深夜	× 回			
⑬ 医学管理					
⑭ 在宅	往診	回			
	夜間	回			
	深夜・緊急	回			
	在宅患者訪問診療	回			
	その他				
	薬剤				
⑳ 投薬	㉑ 内服 薬剤	56 単位	476	112	364
	㉑ 内服 調剤	11 × 2 回	22	22	
	㉒ 屯服 薬剤	単位			
	㉓ 外用 薬剤	単位			
	㉓ 外用 調剤	× 回			
	㉕ 処方	42 × 2 回	84	84	
	㉖ 麻毒	回			
	㉗ 調基		14	14	
㉚ 注射	㉛ 皮下筋肉内	回			
	㉜ 静脈内	回			
	㉝ その他	回			
㊵ 処置	薬剤	回			
㊿ 手術麻酔	薬剤	回			
60 検査病理	薬剤	1 回	130		130
70 画像診断	薬剤	回			
80 その他	処方せん	回			
	薬剤				

摘要		
	再診 外来管理	75×2 52×2
㉑		13×28 4×28
⑥⓪	心電図（12）	130×1

《編注》
① 公費分点数欄を２分割し，左に第１公費分（認定医療），右に第２公費分（一般疾病医療）の点数を記載する。
②認定医療分を明確にするため対象項目にアンダーラインを引く。
③診療実日数の「公費①」「公費②」欄は，医保分日数と異なる場合に記入する。
④請求点数はそれぞれに分けて記載する。

療養の給付	請求 点	※決定 点	一部負担金額 円
保険	980		減額 割（円）免除・支払猶予
公費①	486		円
公費②	494		円

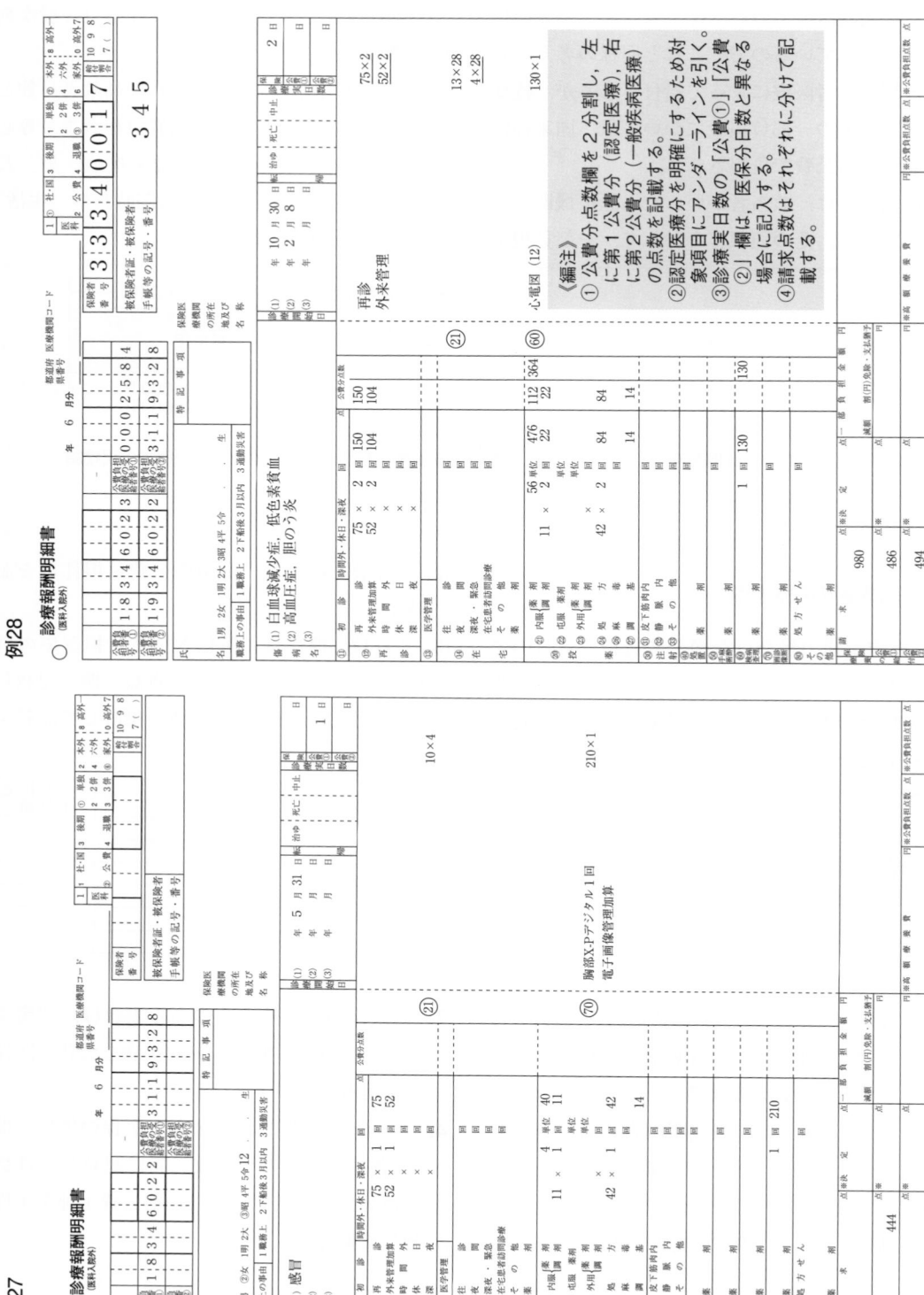

※高額療養費 円　※公費負担点数 点　※公費負担点数 点

図表 6-6　一部負担金相当額支給申請書・一部負担金領収書

医療機関で記入してもらってください

被用者保険本人
後期高齢者医療 一部負担金領収書

患者氏名　　　　　　　　殿

領収金額	万	千	百	十	円

ただし｛平成　年　月分　（外来）／平成　年　月　日から　日分（入院）｝の

一部負担金

上記のとおり領収しました。

年　月　日

住所
医療機関名　名称
氏名　㊞

（注　記）

1. この領収書は，原子爆弾被爆者（被爆者健康手帳の交付を受けている方）で，被用者保険の本人である方又は高齢者医療確保法により医療を受ける方に対し，一部負担金を支給するためのものです。
2. 一部負担金は，上記の方々が，一般疾病の治療を受けた場合に支給するものです。
3. 医療機関の所定の領収書を発行していただける場合は，お手数ですが，入院日数を記入して下さい。

申請者が記入してください

年　月　日

東京都知事 殿

一部負担金相当額支給申請書

金　額　　　　　　円

上記金額の支給を申請します。

ふりがな 氏　名	㊞	住　所	東京都　　電話（　）
生年月日	明治・大正・昭和　年　月　日生	被爆者健康手帳（受給者）番号	
高齢者の医療確保に関する法律の医療受給者証の番号を記入して下さい		区市町村番号	
		受給者番号	
※被爆者一般疾病医療機関から医療を受けることができなかった理由			
支払希望金融機関	銀行・信用金庫・信用組合・農協　店	預金種別	普通・当座
		口座番号	
	郵便局		
備　考	※の欄は，被爆者一般疾病医療機関以外の医療機関で受診した場合に記入してください。		

〈参考〉

(1) 請求書については，食事（生活）療養に係る部分を省略した。なお後期高齢者被爆は，現在，国保連合会に提出しているので，請求書の記載方法は各都道府県国保連合会にて確認いただきたい。

(2) 東京都の場合は，東京都原子爆弾被爆者等の援護に関する条例によって，原子爆弾の被爆者の子に対する医療費の助成（法別番号「82」），健康診断に要する費用の給付が行われている。

3．保険未加入の場合

医療機関で医療費の全額を払うが，その後「一部負担金領収書」「一部負担金相当額支給申請書」（**図表6-6**）を提出して償還払いを受ける。

07 精神保健及び精神障害者福祉に関する法律（入院）

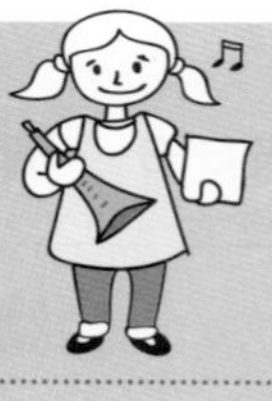

Ⓐ制度のあらまし

この法律（以下，精神保健福祉法と略す）は，精神障害者等の医療および保護を行い，その社会復帰の促進およびその自立と社会経済活動への参加の促進のために必要な援助を行い，並びに精神障害者の発生の予防，その他国民の精神的健康の保持および増進に努めることにより，精神障害者の福祉の増進および国民の精神保健の向上を図ることを目的として制定されたものである。

この法律ができたことによって，精神障害者の人権尊重の見地から，私宅監置制度は廃止され，精神保健指定医の制度がとられた。また精神障害者の範囲を精神病者だけでなく，知的障害者，精神病質者等にまで拡大するなど，精神障害者を隔離するだけでなく，さらに進んで，精神障害者の発生予防に努めることにより，国民の精神衛生の向上をめざす精神衛生対策の発展が期されることになった。

この法律で「精神障害者」とは，統合失調症，精神作用物質による急性中毒またはその依存症，知的障害，精神病質その他の精神疾患を有する者をいう。

なお，適正な精神医療の確保を目的として，1999（平成11）年６月に法の一部改正が行われた（施行は2000年４月１日）。その主な点は，①精神障害者の人権に配慮した事項，②保護者の義務に関連する事項，③精神障害者の保健福祉に関する事項等である。本書はそれに沿って記述している。

わが国で精神障害者が医療保障を受ける場合は，主に次の**図表7-1**に示すいずれかの制度による給付を受けるわけであるが，この法律で，入院の場合の公費負担医療を行っている。

都道府県は，医療および保護の徹底を期すため，精神科病院を設置する義務が課せられているが，財政上の理由等で設置できない場合があるので，代わる施設として指定病院の制度がある。精神障害者に治療を受けさせるとともに，精神障害者の財産上の利益を保護する義務が課せられている（任意入院者，通院継続者を除く）。

図表７－１

精神障害者→ 入院の医療保障を受けるとき
1. 精神保健及び精神障害者福祉に関する法律＝公費負担
2. 生活保護法＝医療扶助
3. 医療保険制度

精神保健及び精神障害者福祉に関する法律
↓
家族等→精神障害者——→精神科病院←——都道府県知事（指定）
入院精神保健関係施設

Ⓑ制度の運営

精神保健に関する行政機関の窓口は都道府県の精神保健福祉担当課や保健所等であり，取り扱う精神保健業務は医療保護関係（申請，届出，判定等），精神保健に関する相談訪問指導，衛生教育等，精神障害の発生，予防，医療保護および一般国民の精神的健康の保持向上といった広い範囲に及んでいる。そのほか都道府県ごとに技術的中枢機関として精神保健福祉センターが設けられており，精神保健福祉に関する相談指導，知識の普及，調査研究，関係機関への技術援助並びに関係職員等に対する研修等を行っている。

このほか，精神保健に関する事項を調査審議させるため地方精神保健福祉審議会が設置されている（**図表7-2，7-3**）。

精神障害者は，法により精神科病院または他の法律に定められた施設（生活保護法による救護施設，児童福祉法による障害児入所施設を指す）以外には入院させてはならないことになっている。

入院の方法には，「任意入院」「入院措置」「緊急措置入院」「医療保護入院」「応急入院」がある（**図表7-4**）。

「任意入院」の場合，精神科病院の管理者は，精神障害者を入院させる場合においては，本人の同意に基づいて入院が行われるように努めなければならない旨の規定（法第22条の３）がある。

１．入院措置（法第29条）

一般からの申請や警察官等の通報・届出により，２名以上の指定医が診察した結果，その者が精神障害者であり，入院させなければその精神障害のために自傷他害のおそれがあると一致した場合には，都道府県知事が強制的に国および都道府県立精神科病院または指定病院に入院させることができる制度であって，入院に要する費用は保険優先の公費で負担される。

ただし，都道府県知事は，本人または扶養義務者が一定以上の所得があり，医療費の負担能力があると認められるときは，その医療費の全部または一部を徴収できるとされている（この点に関しては医療保険との関係のところで述べる）。

図表 7-2

厚生科学審議会	①　厚生労働省の設置機関 ②　厚生労働大臣の諮問に答えるほか，精神障害に関する原因の除去 ③　診察，治療方法の改善，発生，予防その他の事項に関し厚生労働大臣に意見を具申する。
地方精神保健福祉審議会	①　都道府県知事の附属機関 ②　都道府県知事の諮問に答えるほか，精神衛生に関する事項だけに対し都道府県知事に意見を具申する。

図表 7-3　制度図解（参考）

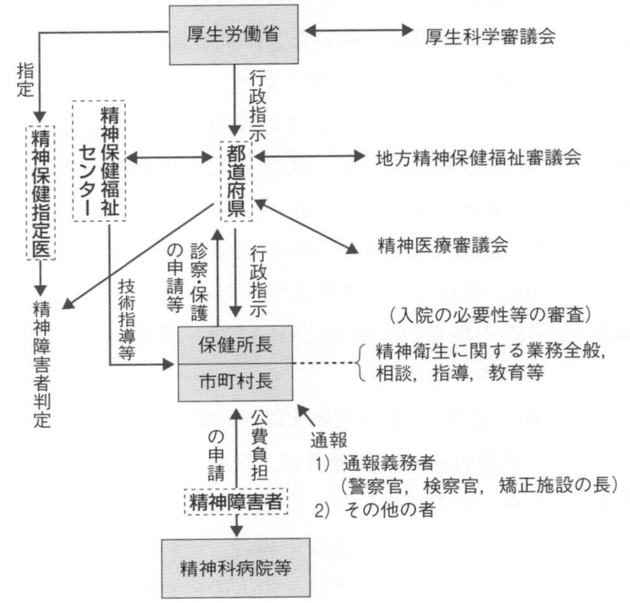

図表 7-4　精神保健及び精神障害者福祉に関する法律と医療機関

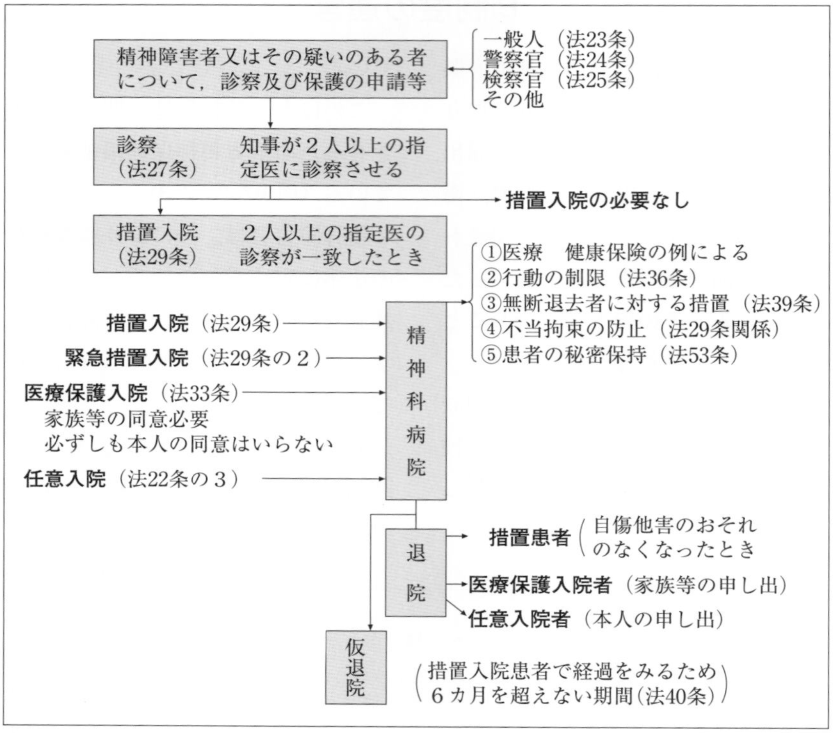

２．緊急措置入院（法第29条の２）

精神障害者またはその疑いのある者について，その処置が急を要し，措置入院のために必要な手続をとることができない場合で，指定医の診察の結果，自傷他害のおそれが著しいと認めたときは，都道府県知事は，その者を指定病院等に入院させることができる。

この措置をとった都道府県知事は，すみやかに，その者について措置入院とするかどうかを決定しなければならない。本規定による入院の期間は，72時間を超えることができない。

この場合の医療費については措置入院の場合と同様に取り扱われる。

３．医療保護入院（法第33条）

精神科病院の管理者は，次に掲げる者について精神保健指定医１名の判定とともに，家族等（配偶者，親権者，扶養義務者，後見人または保佐人）の同意があれば，本人の同意がなくても，その者を４週間に限り入院させることができる。さらに，障害者総合支援法の改定により，2023年４月から家族等の同意がない場合でも市町村長の同意があれば入院可能とされました（精神保健福祉法第33条３による）。

1）指定医による診察の結果，精神障害者であり，かつ，医療および保護のため入院の必要がある者であって，任意入院が行われる状態にないと判定された者
2）法第34条第１項（医療保護入院のための移送）の規定により移送された者

この場合の医療費については，公費負担の対象とされない。

４．応急入院（法第33条の４）

精神科病院の管理者は，医療及び保護の依頼があった者について，急速を要し，家族等の同意を得ることができない場合，その者が次に該当する者であるときは，本人の同意がなくても，

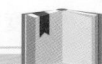

72時間に限りその者を入院させられる。この場合の医療費は公費負担の対象とされない。

1）指定医の診察の結果，精神障害者であり，かつ，直ちに入院させなければその者の医療及び保護を図るうえで著しく支障がある者であって，当該精神障害のために任意入院の規定による入院が行われる状態にないと判定された者

2）第34条第３項（急速を要し保護者の同意を得ることができない場合）の規定により移送された者

この法に規定する精神病棟の管理者は，緊急その他やむを得ない理由があるときは，指定医に代えて特定医師（＊）に診療を行わせることができる。この場合において診察の結果，その者が精神障害者であり，かつ直ちに入院させなければその者の医療および保護を図るうえで，著しく支障がある者であって，任意の入院が行われる状態にないと判断されたときは，本人の同意がなくても，12時間を限りその者を入院させることができる（法第33条の４第２項関係）。

＊ 特定医師とは，医師法に定める臨床研修修了者であって，登録を受けており，厚生労働省令で定める基準に該当する者，指定医とは異なる。

5．任意入院（法第22条の３）

法改正によって自由入院を法制化したもので，精神科病院の管理者はその入院に際し，任意入院者に対して退院等の請求に関することなどを書面で知らせ，自ら入院する旨を記載した書面を受けなければならないことなどを定めている。

診療報酬については一般の入院と同様の扱いとなる。

精神科病院の管理者は任意入院者から退院の申し出があった場合には，その者を退院させなければならない（法第22条の４第２項）。

©医療保険等との関係

1．費用の調整と負担割合（医療保険併用の場合）

医療保険制度の中では，被保険者等が精神障害によって医療を受ける場合，当然給付の対象となるが，本法による公費負担もあるので，二者間の調整が必要となる。

⑴ 措置入院

措置入院の場合は，強制的な措置であるところから，原則として全額公費負担が建前であるが，医療保険（社保・国保）による給付を受けることができる者であるときは，その給付の限度において公費負担は行われない。したがって一部負担（自己負担を含む）相当額が公費負担の対象となる。

措置入院患者の自己負担額は次のように定められている。

当該患者並びにその配偶者及び当該患者と生計を一にする扶養義務者の市町村民税所得割額〔入院する年度分（入院月が４～６月の場合は前年度分）〕を合算した額を基礎として，

所得割額の合算額（年額）

56万4千円以下	**自己負担額月額０円**
56万4千円超	**２万円**

（ただし，措置入院に要した医療費の額から他の法律による給付の額を控除して得た額が２万円に満たない場合はその額）

月の途中での公費負担開始または終了する場

［措置入院］ 自己負担：必要に応じ費用徴収

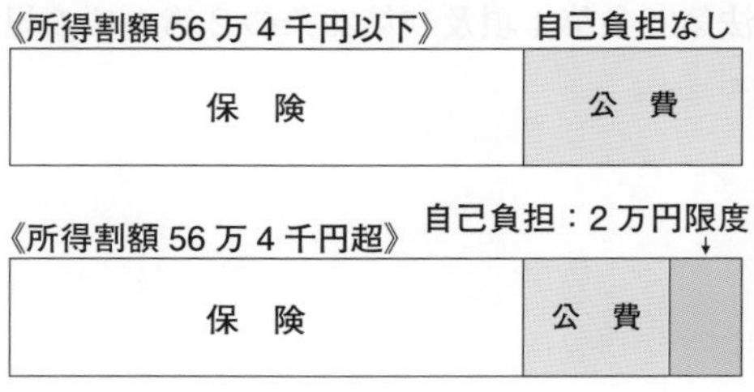
《所得割額 56 万 4 千円以下》
自己負担なし
保 険
公 費
《所得割額 56 万 4 千円超》
自己負担：2 万円限度
保 険
公 費

精神

合の自己負担金は日割計算によって行う。この場合に生じた１円未満の端数は切り捨てる。

⑵　緊急措置入院

緊急措置入院の場合の医療費についても，措置入院の場合と同様に扱われる。

⑶　その他の入院

医療保護入院，応急入院とも公費負担の対象とされていない。

２．高齢者医療確保法による場合

高齢者医療確保法による医療の場合も，他の医療保険各法による療養の給付優先による扱いと同様である。

後期高齢者医療対象者（前期高齢者も同じ）に対する公費負担医療併用の取扱いについては，医療保険各法による一般患者と同様の仕組みである。

公費対象となる医療費の定率負担が高額となる場合，外来・入院ともレセプトごとに一律の公費負担限度額が設けられた。

この限度額の負担区分はなく，入院57,600円となっている。

公費負担限度額を超えた分は，高額療養費等の現物給付となる。

生活保護等の低所得者の公費負担限度額は，外来定率負担のうち8,000円，入院定率負担のうち15,000円となっている。

公費負担は次の範囲で行われる。

定率負担（公費負担限度額）－（法に基づく自己負担分）

法に基づく患者負担が，低所得者の限度額を超える場合は，その差額が現物給付される。

措置入院等

法第29条第１項及び第29条の２第１項の規定により入院させた者の入院に要する費用は，都道府県知事が負担することになっている。

ただし，他の法律による医療に関する給付との調整の規定により，他の法による給付がある場合，その限度において負担しないことと，受療者およびその扶養義務者に負担能力のある場合は，費用の全部または一部を徴収することができることになっている。

①高齢者医療確保法に基づく一部負担金の額が，精神保健福祉法に基づく費用徴収額を超えるときは，当該超える額について公費負担による医療が行われる。

②後期高齢者医療受給対象者が同一の月に一の医療機関について受けた措置入院患者に係る医療費の一部負担金の額が57,600円を超えるときは，その超えた額を高額療養費として支給する（ケース１）。

③措置入院患者に係る医療とそれ以外の医療が同時に併せて行われる場合，それぞれ区分して扱うが，医療機関での一部負担金の徴収は，公費併用に係る費用徴収額と保険単独の医療に係る定率負担額とを合算して後期高齢者医療受給者の負担区分に応じた自己負担限度額とされた（ケース２）。

措置入院者に対する費用徴収額は，従来通り，所得税147万円を超える者についてのみ月２万円を限度として徴収される。

3．高額療養費の取扱い

高額療養費の取扱いは次の例に示すとおりで，自己負担分のうちの限度額が公費で負担され，それを超える分は高額療養費として保険者が負担する（ケース３）。

ケース１　一部負担の額が57,600円を超えるとき

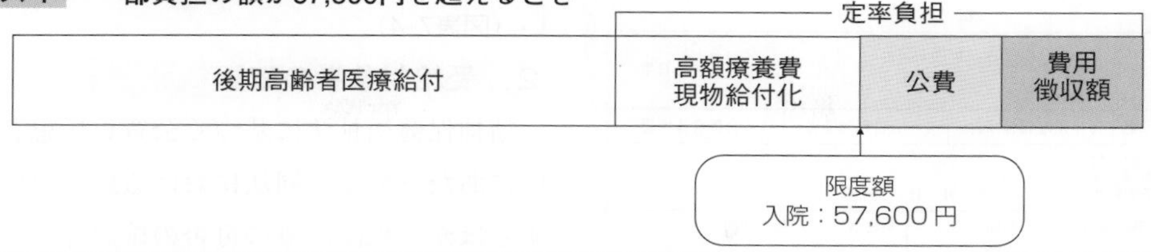

ケース２　措置入院の医療と他の医療が同時に行われる場合

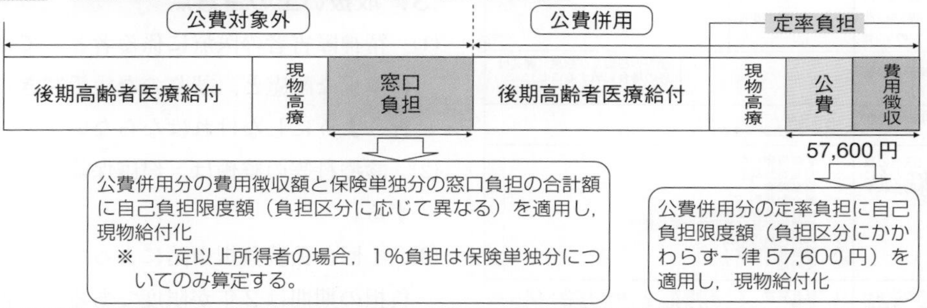

ケース３　高額医療費の取扱い

国保の例（医療費：所得区分「ウ」の場合，月額400,000円，患者の収入：月額300,000円）

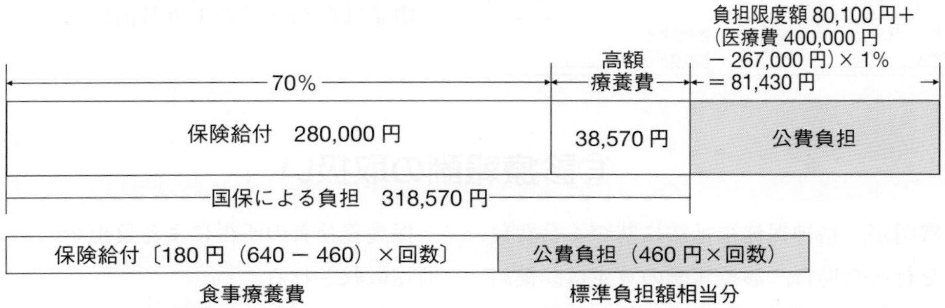

※　2015年４月１日以前から2016年４月１日まで継続して精神病床に入院して，精神病床に引き続き入院している患者については，標準負担額が260円に据え置かれている。

Ⓓ医療機関の取扱い

精神障害者の医療（公費の入院医療）を行う医療機関には，第19条の７によって義務づけられている都道府県立精神科病院のほか，同じく第19条の８による，都道府県が設置する精神科病院に代わる施設としての「指定病院」があり，患者を入院させることができるのは，以上のほか，生活保護法による救護施設，児童福祉法による知的障害者施設，知的障害者福祉法による知的障害者援護施設等に限られている。なお，障害者総合支援法の精神通院医療については，一般保険機関等も指定を受ければ担当することができる。

１．医療機関の責務

精神障害者の医療を担当するにあたっては，健康保険法の例による診療方針，その他の療養担当規則を守る義務があり，また，厚生労働大臣の定める診療取扱い手続きに従って，懇切ていねいな診療を行い，公費負担の申請等の手続

図表 7-5　意見書

意 見 書

別記様式第三号

氏　名 住　所			年　月　日生
診　断　病　名	1　主な精神障害	2　合併精神障害	3　合併身体疾患
治療計画	通　院　間　隔 治　療　の　順　序 治療の予定期間　自　　年　月　日　　至　　年　月　日		
治療の種類（該当の数字を○でかこむこと）	1　薬　物　療　法	1　初回 2　継続 3　再	薬物名　　使用期間
	2　痙 れ ん 療 法 3　駆 梅 療 法 4　精 神 療 法 5　そ　の　他	1初　2継　3再 1初　2継　3再 1初　2継　3再	
予定している検査の種類と回数			検査の種類及び結果（継又は再の場合記載すること） 年　月　日
発病前の状況現病症及び既往の医療	（推定発病　　年　　月） （精神障害と診断された　　年　　月）		
現在の状態像（該当の数字を○でかこむとともに（　）内に具体的症状を書き入れること。）	1　緊張病症状群（　　） 2　幻覚妄想状態（　　） 3　情意鈍麻（　　） 4　躁うつ状態（　　） 5　痙れん及び意識障害（　　） 6　知能障害及び器質的欠陥状態（　　） 7　人格の病的状態（　　） 8　嗜癖及び中毒（　　） 9　その他（　　）		
身体状態（該当の数字を○でかこむこと。3麻痺及び7梅毒反応については，同時に（　）内の該当の記号を○でかこみ，8その他については同時に（　）内に具体的状態を書き入れること。）	1　瞳孔異常　2　言語障害　3　麻痺（ア全・イ片） 4　失調　5　錐体外路障害　6　失禁 7　梅毒反応（ア血液　イ脳脊髄液） 8　その他		
備　　考			
年　月　日 医療機関の所在地		医師の氏名　　印 医療機関の名称	

きについても，十分な援助をしなければならない（図表7-4）。

2．受給対象者の確認

精神保健福祉法に基づく公費負担患者の取扱いにあたっては，同法における患者票の確認をするほか，保険診療の可否の確認等，受給対象者としての確認が必要である。

3．取扱い上の留意点

(1)　精神障害者の医療に係る者としては，とくに慎重な配慮と，誤りのない手続き，処理を行うようにしなければならない。

(2)　診療科等の整備は，健康保険法の扱いに準ずる。

(3)　1回の公費負担申請によって行われる公費負担の期間は2年が限度であるが，再申請ができる。申請書には担当医療機関の医師の意見書（図表7-5）の添付が必要とされる。再申請は期間満了の1カ月前にする。

Ⓔ診療報酬の取扱い

医療機関が，精神保健福祉法に基づく公費負担医療を行った場合，診療報酬の算定は，健康保険法の例によることとされている。

措置入院（法別番号20）

給付の内容は，入院医療費全額。保険優先。保護義務者の所得による負担金のある場合は，別途徴収される。

窓口では，措置患者収容依頼書（措置決定年月日，番号記載）を確認する。

Ⓕ請求書・明細書の記載要領

1．明細書の記載

明細書の記載は，公費単独表示とし，医保と同様に記載する。法29条による扱いは入院のみであるから，外来分はない。点数算定に関しては，健康保険に関する算定と全く同様である（以下同様）。また請求と支払の流れは**図表7-6**のとおり。

公費負担者番号，公費負担医療の受給者番号は，措置患者入院依頼書で確認して記載する（措置入院公費単独例　**例29**）。

被用者保険（本人，被扶養者），医保とも公費併用レセプトに記載する。公費分点数欄への記載は省略してもよい。

例29

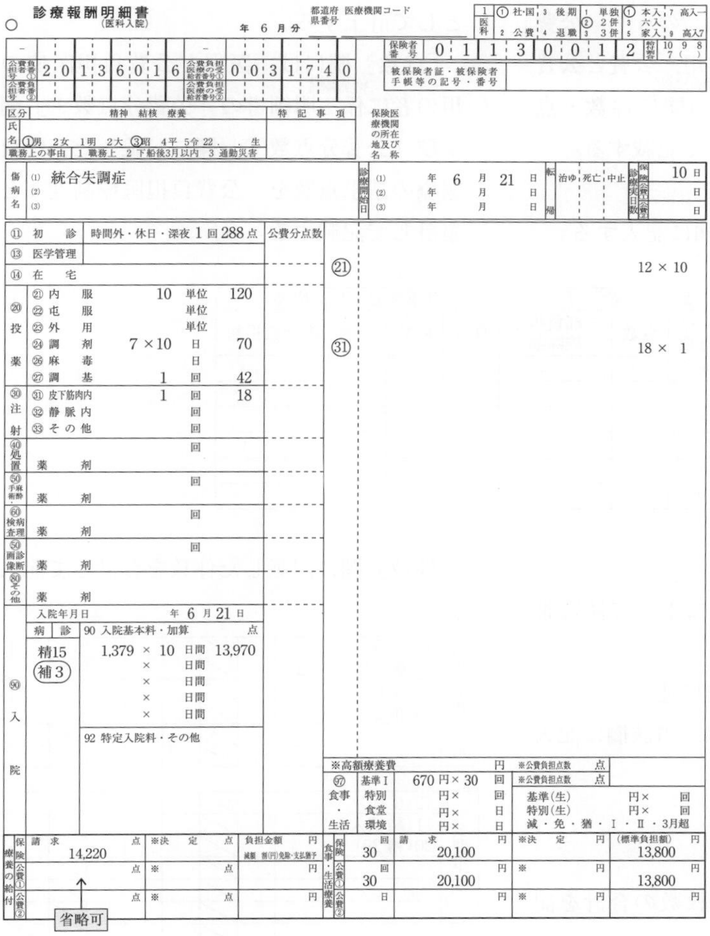
診療報酬明細書（医科入院）
年 6 月分
都道府県番号　医療機関コード
1 医科　① 社・国　2 公費　3 後期　4 退職　1 単独　② 2併　3 3併　① 本入　3 六入　5 家入　7 高入一　9 高入7
保険者番号　0 1 1 3 0 0 1 2　給付割合 10 9 8 7（ ）
公費負担者番号①　2 0 1 3 6 0 1 6　公費負担医療の受給者番号①　0 0 3 1 7 4 0
公費負担者番号②　公費負担医療の受給者番号②
被保険者証・被保険者手帳等の記号・番号
区分　精神　結核　療養　特記事項
氏名　①男　2女　1明　2大　③昭　4平　5令 22．．生
職務上の事由　1 職務上　2 下船後3月以内　3 通勤災害
保険医療機関の所在地及び名称
傷病名 (1) 統合失調症 (2) (3)
診療開始日 (1) 年 6 月 21 日 (2) 年 月 日 (3) 年 月 日
転帰　治ゆ　死亡　中止
診療実日数　保険 10 日　公費① 日　公費② 日
⑪ 初診　時間外・休日・深夜 1 回 288 点　公費分点数
⑬ 医学管理
⑭ 在宅
⑳ 投薬　㉑ 内服 10 単位 120　㉒ 屯服 単位　㉓ 外用 単位　㉔ 調剤 7 × 10 日 70　㉖ 麻毒 日　㉗ 調基 1 回 42
㉚ 注射　㉛ 皮下筋肉内 1 回 18　㉜ 静脈内 回　㉝ その他 回
㊵ 処置　回　薬剤
(50) 手術麻酔　回　薬剤
(60) 検査病理　回　薬剤
(50) 画像診断　回　薬剤
(80) その他　薬剤
(90) 入院　入院年月日 年 6 月 21 日
病　診　精15　補3
90 入院基本料・加算 点　1,379 × 10 日間 13,970　× 日間　× 日間　× 日間　× 日間
92 特定入院料・その他
㉑ 12 × 10
㉛ 18 × 1
※高額療養費 円　※公費負担点数 点　※公費負担点数 点
(97) 食事・生活　基準Ⅰ 670 円 × 30 回　特別 円 × 回　食堂 円 × 日　環境 円 × 日
基準(生) 円 × 回　特別(生) 円 × 回　減・免・猶・Ⅰ・Ⅱ・3月超
療養の給付　保険　請求 14,220 点　※決定 点　負担金額 円　減額 割(円)免除・支払猶予
公費①　点　※ 点　円
公費②　点　※ 点　円
省略可
食事・生活療養　保険 30 回　請求 20,100 円　※決定 円　(標準負担額) 13,800 円
公費① 30 回　20,100 円　※ 円　13,800 円
公費② 日　円　※ 円　円

注1．「診療開始日」の記載について
　生活保護法による医療を受けていた者が，月の途中から精神保健福祉法による医療を受ける場合，摘要欄にその開始日を記載する。
2．特例的に，生活保護法，感染症法および精神保健福祉法の3種の公費負担医療の併用の場合があるが，この場合は，生活保護法に係る公費負担者番号・受給者番号は，保険者番号・記号・番号等の欄に記載し，感染症法に係る分を第1公費，精神保健福祉法に係る分を第2公費の該当欄に記載する。
　診療費に関する記載は，生活保護法分を医療保険と同様にして扱い，他を第1公費分，第2公費分として取り扱うこととなる。

図表 7-6　診療報酬の請求と支払い

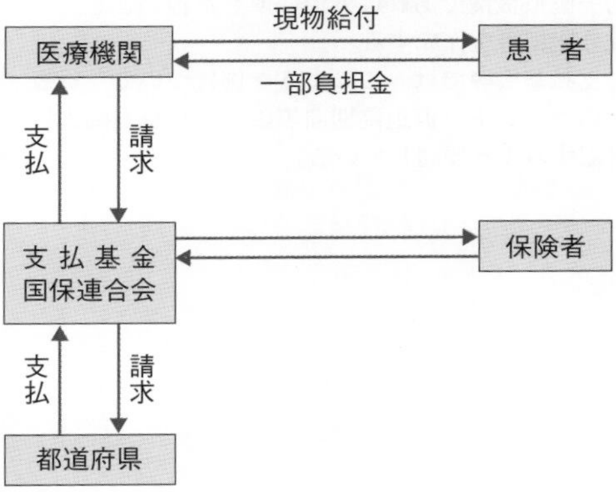

生活保護法と精神保健福祉法による医療の場合等，公費と公費による例は次のように扱うこととなる。

ア　「法別番号及び制度の略称表」（p. 21）による記載事項は，前に述べたとおりである。

イ　診療内容の記載については，レセプトの左側に診療内容の全部を記載する。公費分点数欄には法ごとの公費分点数を再掲の形で記入する。請求の流れは**図表7-4**のとおりである。

以上のほか，医保と2種の公費併用は，実際にはほとんどみられないので省略する。

2. 請求書の作成

診療報酬請求書の用紙（p. 44）のうち，公費負担分の欄の，公費と医保の併用，公費と公費の併用，公費単独のそれぞれの欄に件数・点数・控除額（あれば）を集計して記載する。

(1) 公費と医保の併用の場合

(1) 「区分」欄の20（精29）の欄に記入する。

(2) 「件数」欄には，公費負担制度ごとに1件として計上する。

(3) 「点数」欄には，医保と公費負担医療の併用の者に係る明細書の「公費分点数①」欄および「公費分点数②」欄に記載した公費負担医療の請求点数を，公費負担医療制度ごとに集計して記載する。

区分		療養の給付				食事療養・生活療養			
		件数	診療実日数	点数	一部負担金（控除額）	件数	回数	金額	準備負担額
公費と医保の併用	12（生保）								
	10（感染症37の2）								
	20（精29）								

(2) 公費と公費の併用の場合

(1) 「区分」欄は，その組合せによって法別番号を記載する。

(2) 件数，点数欄の記載は，前に述べたとおりである。控除額のある場合は，当該欄に記入する。

(3) 公費単独の場合

(1) 20（精29）欄に記載する。

(2) 「件数」欄には，明細書の枚数の合計を記載する。

(3) 「点数」欄には，当該明細書の「合計」欄に記載された点数を集計して記載する。

(4) 「控除」欄には，当該明細書の「患者負担額」欄に記載された患者負担額を合計して記載する。

(4) 「③合計」欄について

「③合計」欄には，「公費と医保の併用」欄，「公費と公費の併用」欄および「公費単独」欄の「件数」欄に記載した件数を合計して記入する。

公費と公費の併用	12（生保）								
	10（感染症37の2）								
	12（生保）								
	20（精29）								

公費単独	12（生保）								
	11（結核入院）								
	20（精29）								
③	合計								

〈参考〉 措置入院患者の仮退院における請求

措置入院患者の法第40条による仮退院の場合の請求については，法的には措置解除ではないので，同一医療機関であれば外泊に準じた扱いとし，入院分明細書を作成する。

支払基金等では，このような例について，行政庁のコメント（仮退院期間等の実態）を明細書に付記するよう要請している。

08 心神喪失等の状態で重大な他害行為を行った者の医療及び観察等に関する法律
（心神喪失者医療）

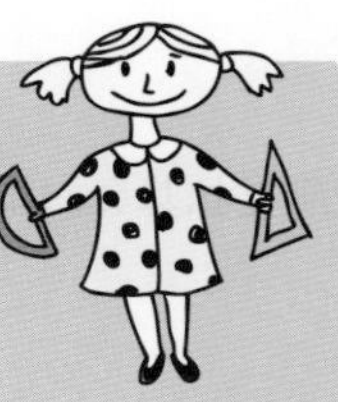

Ⓐ法の目的

この法律は，心神喪失等の状態で重大な犯罪行為（他害行為）を行った者が，心神喪失などを理由に刑事責任能力がないとして，不起訴・無罪となった精神障害者に対し，その適切な処遇を決定するための手続き等を定めている。継続的かつ適切な医療並びにその確保のために必要な観察および指導を行うことによって，その病状の改善およびこれに伴う同様の行為の再発の防止を図り，その社会復帰を促進することを目的としている。

また，この法律による処遇に携わる者は，この法律の目的を踏まえ，心神喪失等の状態で重大な他害行為を行った者が円滑に社会復帰をすることができるように努めなければならない。

具体的には，裁判所がこの法の対象となる犯罪行為を対象者が行ったか，心神喪失・心神耗弱者かを判断したうえで裁判官と精神科医（精神保健審判員）との合議により入院・退院等の処遇を決定する。

入院の場合，裁判所は６カ月ごとに入院治療継続や退院許可について再審査をする。通院の場合，保護観察所による精神保健観察のもとで通院医療を受けることになる。

この法にいう，「対象行為」，「対象者」，「指定医療機関」等については，第２条に定義として定められている。

Ⓑ本法と医療機関

１．指定医療機関

この法律による指定医療機関とは，指定入院医療機関および指定通院医療機関をいう。

定められた法（第42条第１項等）の決定を受けた者の入院の医療を担当させる医療機関として，厚生労働大臣の指定した病院および法の決定を受けた者の通院医療を担当させる医療機関として，厚生労働大臣が指定した病院もしくは診療所をいう（法第２条関係）。

（指定医療機関の指定等は，法第16・17・18条に定めている）

２．医療の実施

医療の実施はこの法に定められた医療を受けさせるために入院させる旨の決定をされた者，入院によらない医療を受けさせる旨の決定をされた者に対し，その精神障害の特性に応じ，円滑な社会復帰を促進するために必要な医療を行わなければならないと定めている。

この医療は指定医療機関に委託して行う。

⑴ 医療の範囲

医療の範囲は，健康保険法第63条第１項に定める内容と同じ（移送も含む）。

⑵ 指定医療機関の責務

厚生労働大臣の定めるところにより担当し，その指導に従わなければならない。

⑶ 診療方針および診療報酬（法第83条，第84条）

指定医療機関の診療方針および診療報酬は，健康保険の診療方針および診療報酬の例によると定めている。この規定によることができないときは，厚生労働大臣の定めるところによる。

診療報酬に関する審査，支払は社会保険診療報酬支払基金および国民健康保険団体連合会その他厚生労働省で定める者において行われる。

©公費負担医療について

本法に規定する医療は，法第16・17・18条に定める指定医療機関において行われる。

1．公費負担の対象者および医療の範囲について

(1) 公費負担の対象者

法第42条第1項第1号もしくは第2号，第51条第1項第2号または，第61条第1項第1号の決定を受けた者。

〈注〉法第42条：入院または入院によらない医療を受けさせるための決定。
法第51条：退院の許可または入院継続の確認の決定。
法第61条：社会復帰を促進するための入院等の決定。

(2) 公費負担の医療の範囲

公費負担の行われる医療の範囲は，精神障害および当該疾病に起因した疾病に罹患した場合の合併症に対して，対象者の医療を実施するために選定された指定入院医療機関，またはその連携する医療機関もしくは選定された指定通院医療機関で行われる医療とする。

2．公費負担番号の設定について

各地方厚生局ごとに公費番号が定められる。公費負担番号，各地方厚生局管轄地域は図表8−1のとおり。

3．医療に要する費用の額および診療報酬の請求等

(1) 医療に要する費用の額

法第83条第2項の規定により医療に要する費用の額の算定方法（平成17年厚生労働省告示第365号）に基づき算定する。

なお，当該点数表に定められていない診療を行った場合には，健康保険の診療方針および療養に要する費用の額の算定方法の例による。

医療観察診療報酬点数表は，「第1章：基本診療料」，「第2章：医療観察精神科専門療法」，「第3章：特定治療料」で構成されており，「第1章：基本診療料」，「第2章：医療観察精神専

図表8−1　公費負担者番号

保険者名	法別	府県	実施機関	検証	管轄区域
北海道厚生局	30	01	100	1	北海道
東北厚生局	30	04	100	8	青森県，岩手県，宮城県，秋田県，山形県，福島県
関東信越厚生局	30	11	100	9	茨城県，栃木県，群馬県，埼玉県，千葉県，東京都，神奈川県，新潟県，山梨県，長野県
東海北陸厚生局	30	23	100	5	富山県，石川県，岐阜県，静岡県，愛知県，三重県
近畿厚生局	30	27	100	1	福井県，滋賀県，京都府，大阪府，兵庫県，奈良県，和歌山県
中国四国厚生局	30	34	100	2	鳥取県，島根県，岡山県，広島県，山口県，徳島県，香川県，愛媛県，高知県
九州厚生局	30	40	100	4	福岡県，佐賀県，長崎県，熊本県，大分県，宮崎県，鹿児島県，沖縄県

門療法」に係る施設基準は厚生労働省令第366号で定められている（内容略）。

１点単価は10円，算定した額に１円未満の端数があるときはその端数は切り捨てて算定する。

(2) 対象者が受けた医療についてその指定医療機関の請求

療養の給付および公費負担医療に関する費用の請求に関する省令（昭和51年厚生省令第36号）および訪問看護療養費及び公費負担医療に関する費用の請求に関する省令（平成４年厚生省令第５号）の定めるところにより，支払基金に請求する。

公費負担医療の範囲外の医療が行われた場合には，同一のレセプトでは請求せず，別のレセプトで請求する。

請求書の送付先は，支払基金，国保連合会である。

〈注〉法第81条：医療の実施に関して，医療の範囲等を定めている。
法第82条：指定医療機関の責務を定めている。
法第83条：診療方針および診療報酬について定めている。
第１項　健康保険の例による
第２項　厚生労働大臣の定めるところによる

法第83条第２項の規定による医療に要する費用の請求に関する医療観察診療報酬明細書の記載要領については，平成17年８月２日障精発0802005号に定められている。

「負担金額」および「一部負担金額」は発生しないため記載する必要がない。

指定医療機関が費用を請求するときは，請求省令（昭和51年厚生省令第36号）等の定めるところによる。

指定入院医療機関の設置，運営等に関する費用はすべて国の負担によって行われる。

〈関連通知〉
- 医療観察診療報酬明細書等の記載要領について（平成17年８月２日障精発0802005号）
- 基本診療料および医療観察精神科専門療法の施設基準およびその届け出に関する手続きの取扱いについて（平成17年８月２日障精発0802003号）
- 診療方針及び医療による療養に要する費用の額の算定方法の施行に伴う実施上の留意事項について（平成17年８月２日障精発0802001号）
- 法の規定による医療に要する費用の額の算定方法について（平成17年８月２日障精発0802002号）

〈参考〉

図表 8-2　入院医療の給付対象の範囲

精神疾患（主病）に係る療養

○入院料等
- 入院基本料
- 入院時食事療養費等
- その他

○精神科専門療法
- 入院精神療法（個別・集団）
- 精神科作業療法
- 入院時生活技能訓練療法
- その他

○検査・処置等
- 投薬料
- 医学管理料
- 薬剤管理指導料
- 注射料
- 処置料等
- 精神科電気痙攣療法
- その他

精神疾患（主病）に係る合併症・行動障害等に係る療養

○合併症・副作用（因果関係が明らかなもの）
- 便通異常（便秘）
- 続発性パーキンソン症候群
- 不整脈
- イレウス
- 脱水症
- 電解質異常
- ビタミン異常
- 悪性症候群
- 神経因性膀胱
- 甲状腺機能障害
- その他，因果関係が明らかなもの

○行動の障害（因果関係が明らかなもの）
- 胃炎（薬剤性胃炎）
- 胃・十二指腸潰瘍（薬剤性胃・十二指腸潰瘍）
- 肝機能障害（薬剤性肝炎・肝機能障害）
- 貧血（薬剤性貧血及びその他の血球減少症）
- 皮疹（薬疹）
- 打撲・骨折等の外傷
- 破傷風
- 創傷部感染
- その他，因果関係が明らかなもの

処遇開始 → 処遇終了

入院時検査として想定されるもの

1．**血液検査**
①血液形態・機能検査
A. 末梢血液一般検査
B. 末梢血液像
C. ヘモグロビン$A1_c$
②血液生化学検査
A. 肝機能
B. 腎機能
C. 電解質
D. 栄養状態（脂質・蛋白質等）
E. 貧血（Fe）
（A～E：20項目程度）
F. 糖
G. 甲状腺機能　3～5項目
③免疫学的検査
A. 血液型
④感染症検査
A. B型肝炎抗原（HBs抗原）
B. HCV抗体価測定
C. HIV抗体
D. 梅毒脂質抗原使用検査（定性）
E. TPHA試験（定性）
⑤検体検査判断料
2．**尿検査**
①尿中一般物質定性半定量検査
3．**心電図（12誘導・判読料を含む）**
4．**画像診断**
①胸部単純X線写真
②基本X線診断料

副作用等の管理に必要な検査として定期的に実施が想定されるもの

1．**血液検査**
①血液形態・機能検査
A. 末梢血液一般検査
②血液生化学検査
A. 肝機能
B. 腎機能
C. 電解質
D. 栄養状態（脂質・蛋白質等）
E. 貧血（Fe）
（A～E：8～9項目程度）
F. 糖
G. 甲状腺機能　3～5項目
③炎症反応
④検体検査判断料
2．**尿検査**
①尿中一般物質定性半定量検査
3．**心電図（6誘導・判読料を含む）**
4．**画像診断**
①胸部単純X線写真
②基本X線診断料

※上記以外は，医療保険等で給付

〈参考〉

図表 8-3 通院医療の給付対象の範囲

入院処遇からの移行

※入院から通院へ移行する者は，通院時の検査は行わず，入院医療機関からの情報提供で対応

直接通院処遇

※直接通院処遇となる者は，初回のみ入院時の検査と同等の検査を実施

精神疾患（主病）に係る療養　※当該通院医療機関に限る

○初・再診料，外来診療料等
- 在宅時医学総合管理料

○精神科専門療法（通院）
- 通院精神療法（個別・集団）
- 精神科作業療法
- 標準型精神分析療法
- 心身医学療法
- 精神科訪問看護・指導料
- その他

○投薬等
- 投薬料
- 医学管理料
- 薬剤情報提供料
- 注射料
- 処置料等
- その他

精神疾患(主病)に係る合併症・行動障害等に係る療養　※当該通院医療機関に限る

○合併症・副作用（因果関係が明らかなもの）
- 便通異常（便秘）
- 続発性パーキンソン症候群
- 不整脈
- イレウス
- 脱水症
- 電解質異常
- ビタミン異常
- 悪性症候群
- 神経因性膀胱
- 甲状腺機能障害
- その他，因果関係が明らかなもの

○行動の障害（因果関係が明らかなもの）
- 胃炎（薬剤性胃炎）
- 胃・十二指腸潰瘍(薬剤性胃・十二指腸潰瘍)
- 肝機能障害（薬剤性肝炎・肝機能障害）
- 貧血（薬剤性貧血及びその他の血球減少症）
- 打撲・骨折等の外傷
- 創傷部感染
- 破傷風
- 皮疹（薬疹）
- その他，因果関係が明らかなもの

処遇開始 → 処遇終了

副作用等の管理に必要な検査として定期的に実施が想定されるもの

1．血液検査
　①血液形態・機能検査
　　A．末梢血液一般検査
　②血液生化学検査
　　A．肝機能
　　B．腎機能
　　C．電解質
　　D．栄養状態（脂質・蛋白質等）
　　E．貧血（Fe）
　　（A～E：8～9項目程度）
　　F．糖
　　G．甲状腺機能
　　（3～5項目）
　③炎症反応
　④検体検査判断料
2．尿検査
　①尿中一般物質定性半定量検査
3．心電図（6誘導・判読料を含む）
4．画像診断
　①胸部単純X線写真
　②基本X線診断料

※上記以外は，医療保険等で給付

09 障害者総合支援法

（障害者の日常生活及び社会生活を総合的に支援するための法律）
（育成医療，更生医療，精神通院医療）

Ⓐ法の概要

「障害者自立支援法」が2006年４月に制定され，身体障害者と知的障害者，精神障害者についての様々な支援が行われてきた。本制度は，障害者基本法の基本的理念に則り，障害者および障害児がその有する能力および適性に応じ，自立した日常生活または社会生活を営むことができるように，必要な障害福祉サービスに係る給付その他支援を行い，障害の有無にかかわらず安心して暮らすことができる地域社会の実現を目的としている。2013年４月より，名称が「障害者の日常生活及び社会生活を総合的に支援するための法律」と変更された。この変更点については，「K　障害を伴う難病患者への障害福祉サービス」として掲載したので参照されたい（p. 184）。

法律の内容，医療費助成等（概要）は以下のとおり。

1．自立支援給付（法第２章関係）

給付対象の一覧は**図表9–1～9–3**のとおり。

⑴　対象者の審査判定業務

障害程度区分および支給要否決定に関する審査判定業務を行わせるため，市町村に介護給付費等の支給に関する審議会を置く（第15条関係）。

⑵　支給の決定等

①介護費等の支給を受けようとする障害者または障害児の保護者は，市町村に申請し，介護給付費等を支給する旨の決定を受けなければならない（法第19条第１項および第20条関係）。

②市町村は，障害程度区分に関する審査および判定の結果に基づき，障害程度区分の認定を行う（法第21条関係）。

③市町村は支給要否の決定を行う（法第22条関係）。

⑶　介護給付費，訓練等給付費の支給

①市町村は，支給決定障害者等が支給決定の有効期間内において，都道府県知事が指定する指定障害者福祉サービス事業者，障害者支援施設から，指定障害福祉サービスを受けたときは，介護給付費，訓練等給付金を支給する（法第29条第１項関係）。

②介護給付費または訓練等給付費の額は，その費用につき厚生労働大臣が定める基準により算定した費用の額の100分の90に相当する額とする（法第29条第３項）。

⑷　自立支援医療費

①自立支援医療費の支給を受けようとする障害者または障害者の保護者は，市町村等の支給する旨の認定を受けなければならない（法第52条関係）。

②市町村等は，支給決定を受けた障害者等が，都道府県知事が指定する「指定自立支援医療機関」から自立支援を受けたときは，自立支援医療費を支給する。指定要件は**図表9–12，9–13**（p. 167）のとおりである（第59条関係）。

⑸　補装具費の支給

市町村は，補装具の購入または修理を必要とする者であると認めるときは，（当該者等またはその世帯員の所得が政令で定める基準であるときを除く）当該補装具の購入または修理に要した費用について，補装具費を支給する（法第76条関係）。

＊生活支援事業，障害福祉計画などについては省略。

図表9-1　自立支援給付一覧

①介護給付費，特例介護給付費（法第28条）
　①の具体的障害福祉サービス
　　居宅介護
　　重度訪問介護
　　行動援護
　　療養介護（医療に係るものを除く）
　　生活介護
　　児童デイサービス
　　短期入所
　　重度障害者包括支援
　　共同生活介護
　　施設入所支援
②訓練等給付費，特例訓練等給付費（法第28条）
　②の具体的障害福祉サービス
　　自立支援
　　就労移行支援
　　就労継続支援
　　共同生活援助
③特定障害者特別給付費（法第34条），特例特定障害者特別給付費（第35条）
④地域相談支援給付費（法第51条の14），特例地域相談支援給付費（第51条の15）
⑤計画相談支援給付費（法第51条の17），特例計画相談支援給付費（第51条の18）
⑥自立支援医療費（法第52条），療養介護医療費（第70条），基準該当療養介護医療費（第71条）
⑦補装具費（法第76条）
⑧高額障害福祉サービス等給付費の支給（法第76条の2）

2．費用について

⑴　市町村の支弁（法第92条）

次の費用は市町村の支弁とする。

①障害者福祉サービス費（介護給付費など）の支給に要する費用
②相談支援給付費等
③自立支援医療費，療養介護医療費など
④補装具の支給に関する費用
⑤高額障害福祉サービス等給付費の支給に要する費用
⑥市町村が行う地域生活支援事業に要する費用

⑵　都道府県の支弁（法第93条，94条）

次の費用は都道府県の支弁とする。

①自立支援医療費の支給に要する費用
②都道府県が行う地域生活支援事業に要する費用

市町村，都道府県が支弁する費用について，都道府県，国は別の定めにより負担する。

③都道府県の負担および補助

・都道府県は，障害福祉サービス費，高額障害福祉サービス費等負担対象額，自立支援医療費等および補装具費の100分の25を負担する（法第94条第1項関係）。
・都道府県は予算の範囲内で，市町村の地域生活支援事業に要する費用の100分の25以内を補助することができる（法第94条第2項関係）。

④国の負担および補助

・国は，障害福祉サービス費等負担対象額，自立支援医療費等および補装具費の100分の50を負担する（法第95条第1項関係）。
・国は予算の範囲内で，地域生活支援事業に要する費用等の100分の50以内を補助することができる（法第95条第2項）。

Ⓑ法の主要なしくみ

⑴　身体，知的，精神の3障害に共通するサービスを一元化して提供する（**図表9-4**）。

⑵　障害者自立支援法施行以前の児童福祉法に定める育成医療，身体障害者福祉法に定める更生医療，精神保健福祉法に定める通院医療などを再編して自立支援医療制度として提供する（法第5条第18項の政令で定める自立支援医療の種類は，育成医療，更生医療，精神通院医療とする−と施行令第1条で定めている）。

⑶　医療を含む障害者・障害児等の自立支援サービスの利用では，低所得者に配慮しつつ，原則として利用者に1割の自己負担を求めている。

図表 9-2 自立支援医療（育成医療，法別16）の対象となる医療の例

疾患群	疾病名
視覚障害	眼瞼欠損，眼瞼外反症，眼球癒着，斜視，瞳孔閉鎖症，牛眼，トラコーマ，眼瞼内反症，兎眼症，眼瞼下垂症，角膜白斑，先天性白内障，網膜硝子体出血，先天性緑内障
聴覚，平衡機能障害	外耳奇形，感音系難聴，中耳奇形，慢性中耳炎
音声，言語そしゃく機能障害	喉頭腫瘍，口蓋裂，唇顎口蓋裂
肢体不自由	先天性股関節脱臼，斜頚，拘縮，切断及び離断，クル病，骨髄炎，各種関節炎，大腿四頭筋拘縮症，内外反足，顔面奇形，O脚，分娩麻痺，変形治癒骨折，不良肢位強直，弾撥膝，ペルテス病，先天性側彎症，病的脱臼
心臓機能障害	心室中隔欠損症，ファロー四徴症，心内膜床欠損症，肺動脈狭窄症，心房中隔欠損症，動脈管開存症，大血管転位症（手術をするものに限る。ただし，心移植後の抗免疫療法は対象）
腎臓機能障害	慢性腎不全（人工透析療法，腎移植手術及び移植後の抗免疫療法に限る）
呼吸器，ぼうこう，直腸，小腸機能障害及び先天性の内臓機能障害	食道閉鎖症，巨大結腸症，胆道閉鎖症，腸回転異常症，巨大臍帯ヘルニア，二分脊椎，腸閉鎖症，肛門閉鎖症，尿道上・下裂，横隔膜ヘルニア，脳炎，硬膜下水腫，膀胱腫瘍，直腸腫瘍（手術するものに限る。ただし，小腸機能障害については，中心静脈栄養法及びこれに伴う医療は対象になる）
肝臓機能障害	慢性肝不全（肝臓移植と肝移植後の抗免疫療法に限る）
免疫機能障害	HIV感染

図表 9-3 自立支援医療（更生医療，法別15）の対象となる医療の例

障害区分	原因疾患等	医療内容等
視覚障害	角膜混濁 白内障 網膜はく離 瞳孔閉鎖症	角膜移植術 水晶体摘出術 網膜はく離手術 虹彩切除術
聴覚・平衡機能障害	外耳性難聴，内耳性難聴 鼓膜穿孔 慢性中耳炎	外耳道形成術，人工内耳手術 穿孔閉鎖術 鼓室形成術，人工鼓膜
音声・言語・そしゃく機能障害	口蓋裂，兎唇等 唇顎口蓋裂 外傷性等の発音構語障害 精神性ショック等により生じた機能性言語障害	口蓋形成術，口唇形成術 歯科矯正治療 形成術 薬物療法，心理療法
肢体不自由	麻痺障害 変形性関節症，慢性関節リウマチ 関節拘縮，関節強直	理学療法，作業療法，言語療法，装具療法，骨切り術，人工関節置換術，機能訓練，関節授動術，関節形成術，義肢装着のため切断端形成術
心臓機能障害	先天性心疾患 心臓弁膜症 後天性心疾患 心筋梗塞，狭心症	心房，心室中隔欠損閉鎖術 弁置換術，弁形成術，弁移植術 ペースメーカー植込術 大動脈冠動脈バイパス術 心臓移植術（抗免疫療法含む）
腎臓機能障害	慢性腎不全	人工透析療法，腎移植術（抗免疫療法含む）
小腸機能障害	小腸大量切除 小腸疾患による小腸機能不全	中心静脈栄養法，中心静脈カテーテル留置に関連した合併症に対する医療
肝臓機能障害	慢性肝不全	肝臓移植術（抗免疫療法含む）
免疫機能障害	HIV感染	抗HIV療法（薬物療法），免疫調整療法

ⓒ制度の内容

障害者総合支援法では，自立支援給付として，障害福祉サービスについての給付費の支給，心身の障害の状態の維持，改善を図る自立支援医療についての自立支援医療費の支給等が行われる。

広い意味では，国・都道府県・市町村がその費用を支弁するという，公費負担による福祉政策である。ただし一部自己負担金が設定され，患者にとっては大きな負担となっている場合もある。

本書では，この法に定める給付の全般について記述することはできないので，特に医療とのかかわりがある自立支援医療について記載することとした。

1．自立支援医療とは

法第５条第23項で，この法律において「自立支援医療」とは，障害者等につき，その心身の障害の状態の軽減を図り，自立した日常生活または社会生活を営むために必要な医療であって，政令で定めるものをいう。施行令で自立支援医療を次のように定めている（施行令第１条関係）。

⑴ 障害児（身体に障害のある18歳未満の者）の健全な育成を図るため，当該障害児に対して行われる生活能力を得るために必要な医療（育成医療という）。対象疾患等は**図表9–2**参照。

⑵ 身体障害者福祉法第４条に規定する18歳以上の身体障害者の自立と社会経済活動への促進を図るため，当該身体障害者に対して行われるその更生のために必要な医療（更生医療という）。対象疾患は**図表9–3**参照。

⑶ 精神障害の適正な医療の普及を図るため，精神保健および精神障害者福祉に関する法律第５条に規定する精神障害者に対し，当該障害者が病院または診療所に入院することなく行われる精神障害の医療（精神通院医療）。

公費の対象範囲は**図表9–4，9–5**を参照。

2．自立支援医療費の支給認定（法第52条関係）

自立支援医療費の支給を受けようとする障害者または障害児の保護者は，市町村等の「支給認定」を受けなければならない。

⑴ 市町村等に申請を行う

支給認定に係る要件として，市町村民税に係る政令で定める基準がある。

なお精神通院医療申請書の有効期間が２年に延長されている。診断書の提出頻度も利用者の負担軽減の観点から，自立支援医療以前の精神通院医療時と同様に２年に一度の提出とされた。しかし，所得状況の確認などのために受給者証の有効期限は１年以内のままで１年ごとの継続申請が必要となる。

⑵ 医療受給者証の交付

支給認定の有効期間，指定自立支援医療機関の名称，その他省令で定める事項を記載した「自立支援医療受給者証」を交付する（法第54条第３項）。受給者証の見本は**図表9–6，9–7，9–8**のとおり。

3．自立支援医療費の支給（法第58条第３項関係）

⑴ 自立支援医療費の額は，健康保険の療養に要する費用の額〔食事（生活）療養を除く〕の算定方法の例により算定した額について健康保険の保険給付をした残額から，医療費の100分の10（自立支援の自己負担額）を差し引いた額となる。

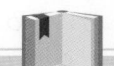

ただし，合計額の100分の10に相当する額が，当該認定者の家計に与える影響，障害の状態，その他の事情を斟酌して政令で定める額（負担上限額）は，医療の種類ごとに支給認定障害者等の区分に応じて，法第35条の各

号に定める額とする。

(2) 食事（生活）療養は保険給付されるが，標準負担額は自己負担。ただし，標準負担額を負担すると，生活保護となる所得状況の場合のみ，標準負担相当額を支給する（生活保護移行防止措置）。

(1)＋(2)が自立支援医療費の額となる。

したがって，減額措置に該当しない場合は，自立支援医療費の１割が自己負担となる。

なお，負担上限額は，支給認定にかかる障害者等及び支給認定基準世帯員が被保護者または要保護者であって省令で定めるものに該当する場合は０円であるほか，特別区民税，市町村民税等の省令で定めるものの要件により，2,500円，5,000円，高額治療継続者の場合の5,000円，10,000円，20,000円と，５段階の区分がある（**図表9–9，p. 164**）。また，参考までに障害者福祉サービスの負担上限月額も掲載する（**図表9–10，p. 164**）。なお，2009年４月から「重度かつ継続」で市町村民税23万5,000円以上の者の負担割合と上限額を見直すこととされていたが，経過措置が2018年４月以降も延長され，2024年３月までは従前の額に据置きとされた。

４．患者が２カ所以上の医療機関を受診した場合の負担限度の上限管理

負担額は患者単位で管理することとされており，自己負担上限月額のある患者については，受給者証とともに「自己負担上限管理票」を確認する。取扱い上の留意点は以下のとおりである。

(1) 自己負担上限月額は，患者単位で自立支援医療の種類ごとに設定されている。同一患者が更生医療（育成医療）と精神通院医療とを同一月に受けた場合は，それぞれの種類ごとに自己負担上限月額が適用され，異なる種類間では合算を行わない。

(2) 月の途中に転居により公費負担番号が変更になった場合でも，自己負担上限月額は公費負担番号ごとになるので，それぞれで自己負担上限月額まで徴収する。

(3) 指定医療機関は提示された「自己負担上限管理票」に一診療ごとに，徴収した自己負担額とその月の累積額を記載し管理する。累積額が自己負担上限月額に達した場合は，管理票の所定欄にその旨を記載する。

特に複数の指定医療機関に受診する場合や，院外処方の指定医療機関においては指定自立支援保険薬局との間で自己負担上限月額の管理を行い，その範囲内で一部負担金を徴収するので注意が必要である。

※自己負担額を助成する制度を設けている市町村においては，徴収しなかった自己負担額についても徴収したものとして記載する。

(4) 「自己負担上限額管理票」（**図表9–11参照・p. 165**）は，患者が管理することになっている。管理票を忘れ自己負担限度額を超える額を支払った場合などでも市町村での償還は行われないこととされている。

５．指定自立支援医療機関の指定（法第59条関係）

都道府県知事が指定する（法第54条第２項）。

市町村等は，支給認定をしたときに指定する。指定は，病院もしくは診療所の開設者の申請により，厚生労働省令で定める自立支援医療の種類ごとに指定を行う。

(1) 指定の更新（法第60条関係）

６年ごとにその指定更新を受けなければ，その期間の経過によってその効力を失う。

(2) 指定自立支援医療機関の責務（法第61条関係）

厚生労働省令の定めるところによって，良質かつ適切な自立支援医療を行わなければならない。

(3) 診療方針（法第62条関係）

健康保険の診療方針の例による。

図表 9-4　自立支援医療（精神通院，法別21）の公費医療の範囲となる精神障害・状態像

状態像	精神障害の病名の例	病　状	適用条件
躁及び抑うつ状態	気分（感情）障害，症状性を含む器質性精神障害，統合失調感情障害など	躁状態：気分の高揚，被刺激性の亢進，多弁，多動，思考奔逸，誇大的言動など 抑うつ状態：気分の沈み，精神運動制止，罪業妄想，貧困妄想，心気妄想などの妄想，希死念慮，昏迷状態	入院を要さない場合で，躁及びうつ状態が精神病あるいはそれと同等の病態にあり，持続するか，あるいは消長を繰り返し，継続的な通院による精神療法や薬物療法を必要とする場合
幻覚妄想状態	統合失調症，統合失調型障害，妄想性障害，症状性を含む器質性精神病，精神作用物質による精神及び行動の障害など	幻覚，妄想，させられ体験，思考形式の障害など	入院を要さない場合で，幻覚妄想状態が精神病あるいはそれと同等の病態にあり，持続するか，あるいは消長を繰り返し，継続的な通院による精神療法や薬物療法を必要とする場合
精神運動興奮及び昏迷の状態	統合失調症，統合失調型障害，妄想性障害，症状性を含む器質性精神病，精神作用物質による精神及び行動の障害など	精神運動興奮状態と昏迷状態：滅裂思考，思考散乱などの思考障害，拒絶，緘黙などの疎通性の障害，常同行為，衝動行為などの行動の障害	入院を要さない場合で，精神運動興奮あるいは昏迷状態が精神病あるいはそれと同等の病態にあり，持続するか，あるいは消長を繰り返し，継続的な通院による精神療法や薬物療法を必要とする場合
統合失調等残遺状態	統合失調症，統合失調型障害，精神作用物質による精神及び行動の障害等の慢性期あるいは寛解期など	感情平板化，意欲低下，思路の弛緩，自発語の減少など，社会生活能力が病前に比べ，著しく低下した状態が続く	入院を要さない場合で，残遺状態が精神病かそれと同等の病態にあり，持続するか，あるいは消長を繰り返し，日常生活の指導，社会性の向上及び疾患の再発予防のため継続的な通院による精神療法や薬物療法を必要とする場合
情動及び行動の障害	成人の人格及び行動の障害，症状性を含む器質性精神障害，生理的障害及び身体的要因に関連した行動症候群，小児期及び青年期に通常発症する行動及び情緒の障害，精神遅滞，心理的発達の障害など	情動の障害：不機嫌，易怒性，爆発性，気分変動など 行動障害：暴力，衝動行為，常同行為，多動，食行動の異常，チック・汚言，性行動の異常など	入院を要さない場合で，情動及び行動の障害が精神病あるいはそれと同等の病態にあり，持続するか，あるいは消長を繰り返し，継続的な通院による精神療法や薬物療法を必要とする場合
不安及び不穏状態	統合失調症，統合失調型障害，妄想性障害，症状性を含む器質性精神病，精神作用物質による精神及び行動の障害，神経症性障害，ストレス関連障害，身体表現性障害など	長時間持続する強度の不安あるいは恐怖感を主症状とし，強迫体験，心気症状，不安の身体化及び不安発作などを含む	入院を要さない場合で，不安及び不穏状態が精神病あるいはそれと同等の病態にあり，持続するか，あるいは消長を繰り返し，継続的な通院による精神療法や薬物療法を必要とする場合
痙れん及び意識障害（てんかん等）	てんかん，症状性を含む器質性精神障害，精神作用物質による精神及び行動の障害，解離性障害など	痙れんや意識消失などのてんかん発作，もうろう状態，解離状態，せん妄などの意識障害など	入院を要さない場合で，痙れん，又は意識障害が挿間性に発現し，継続的な通院による精神療法や薬物療法を必要とする場合
精神作用物質の乱用，依存等	精神作用物質による精神及び行動の障害のうち，精神作用物質の有害な使用，依存症候群，精神病性障害など	幻覚，妄想，思考障害，情動あるいは行動の障害などが生じ，さまざまな社会生活上の問題がともなう	入院を要さない場合で，乱用，依存からの脱却のため通院医療を自ら希望し，あるいは精神作用物質による精神及び行動の障害が精神病，あるいはそれと同等の病態にあり，継続的な通院による精神療法や薬物療法を必要とする場合
知能障害等	精神遅滞，認知症	情動の障害：易怒性，気分変動など 行動の障害：暴力，衝動行為，食行動異常など	継続的な通院による精神療法や薬物療法を必要とする場合

＊傷病名はICD-10に準拠した。

図表 9-5　自立支援医療の公費医療Q＆A要旨

（平成14年障精発第0521001号に掲載の「精神障害者通院医療費公費負担制度運用に関するQ＆A」より，要旨を抜粋）

①「神経症性障害」と診断された患者についても，通院による精神医療を継続的に要する程度の病状にある場合は公費負担の対象となる。

②診断病名が「統合失調症の疑い」とある場合であっても，精神障害のあることが確実な者は対象となる。なお，この場合，通院による精神医療を継続的に要する程度の病状にあることが要件である。

③当該精神障害の治療に関連して生じた病態とは，当該精神障害のために用いた薬剤の副作用等である。

④当該精神障害に起因して生じた病態とは，当該精神障害の病状である躁状態，抑うつ状態，幻覚妄想，情動障害，行動障害，残遺状態等によって生じた病態である。

なお，精神障害に起因するか否かの判断は，症例ごとに医学的見地から行われるべきものではあるが，一般的に感染症（特に慢性のもの），新生物，アレルギー（薬剤副作用によるものを除く），筋骨格系の疾患については，精神障害に起因するものとは考えにくいとされている。しかし，主治医の判断により精神障害，精神障害に起因する疾患，治療しなければ精神障害の治療に差し障りのある疾患のいずれかであれば公費医療の対象となると考えられる。

⑤往診による医療は公費負担医療の範囲に含まれる。なお，往診料についても公費負担が行われる。

⑥公費負担の申請のために行った初診については，公費負担は行われないが，公費負担開始後に医療機関を変更した場合に変更後の医療機関で最初に行われた診察については，初診として公費負担が行われる。

⑦院外処方せんを発行した場合は，処方せん料について公費負担は行われる。

⑧精神障害と直接関係のない傷病，例えば「風邪」，「糖尿病」などは，受給者証に記載された医療機関において精神医療を担当する医師によるものでも対象外となるが，精神障害により自己の安全や健康を守る能力が著しく低下していることが原因であると医学的に判断される症例は対象となる。

図表 9-6　自立支援医療受給者証（育成医療）見本

（名古屋市の例）

自立支援医療受給者証（育成医療）											
公費負担者番号		1	6	2	3	6	0	2	8		
自立支援医療費受給者番号											
受診者	フリガナ									性別	生年月日
	氏名									男・女	平成　.　.
	フリガナ										
	住所	区									
	被保険者証の記号及び番号									保険者名	
	重症かつ継続	該当・非該当									
保護者（受診者が18歳未満の場合記入）		フリガナ								続柄	
		氏名									
公費負担の対象となる障害											
医療の具体的方針											
特定疾病療養受療証											
指定医療機関名	病院・診療所									所在地・電話番号	（　）　－
	薬局									所在地・電話番号	
	訪問看護事業者	＊＊＊＊＊＊＊＊＊＊＊＊＊＊＊								所在地・電話番号	＊＊＊＊＊＊＊＊＊＊＊＊＊＊＊
自己負担上限額		月額　円									
有効期間		から　まで									
上記のとおり認定する。 年　月　日 名古屋市長　印											

注　人工透析を受ける方については，この受給者証と併せて特定疾病療養受療証を医療機関窓口に提出すること。

図表 9-7 自立支援医療受給者証（更生医療）見本（名古屋市の例）

自立支援医療受給者証
（対象となる障害名及び医療の具体的方針）

公費負担の対象となる障害	
医療の具体的方針	
特定疾病療養受療証	有 ・ 無

※ 人工透析を受ける方については，本受給者証と併せて特定疾病療養受療証を医療機関窓口に提出してください。

自立支援医療受給者証（更生医療）

公費負担者番号				
自立支援医療費受給者番号				
受診者	フリガナ		性別	
	氏名			
	住所			
	生年月日		高額治療継続	
	保険証の記号及び番号		保険者名	
自己負担上限額				
有効期間				

上記のとおり認定します。

名古屋市　　区長

指定医療機関名
（変更する場合は事前に申請してください。）

開始 ・ ・		
名称（病院／薬局／訪問看護事業者）		
所在地	電話番号	
廃止 ・ ・		
開始 ・ ・		
名称（病院／薬局／訪問看護事業者）		
所在地	電話番号	
廃止 ・ ・		
開始 ・ ・		
名称（病院／薬局／訪問看護事業者）		
所在地	電話番号	
廃止 ・ ・		

指定医療機関名
（変更する場合は事前に申請してください。）

開始 ・ ・		
名称（病院／薬局／訪問看護事業者）		
所在地	電話番号	
廃止 ・ ・		
開始 ・ ・		
名称（病院／薬局／訪問看護事業者）		
所在地	電話番号	
廃止 ・ ・		
開始 ・ ・		
名称（病院／薬局／訪問看護事業者）		
所在地	電話番号	
廃止 ・ ・		

図表 9-8 自立支援医療受給者証（精神通院医療）見本（名古屋市の例）

自立支援医療受給者証（精神通院）

公費負担者番号	2 1			
自立支援医療受給者番号				
受診者	フリガナ			
	氏 名			
	住 所			
	生年月日		高額治療継続	該当・非該当
	保険証の記号及び番号		保険者名	
保護者（受診者が18歳未満の場合記入）	フリガナ		続柄	
	氏 名			
	住 所			
自己負担上限額	月額	円		
有効期間	年 月 日から	年 月 日		

上記のとおり認定します。
年 月 日

名古屋市長　　印

支給要件の確認方法		
再認定申請時における診断書添付	必要	
	不要	（ただし，治療方針に変更がある場合は，診断書の添付が必要です。また，有効期間が終了している場合は新規申請となり，診断書が必要です。）

指定医療機関名
（変更する場合は事前に申請してください。）

開始		
名称（病院・診療所／薬局／訪問看護事業者）		
所在地	電話番号	
廃止		
開始		
名称（病院・診療所／薬局／訪問看護事業者）		
所在地	電話番号	
廃止		
開始		

障害

図表 9-9　障害者総合支援法・自立支援医療（原則１割負担）の負担上限月額

● 「15　更生医療」・「21　精神通院医療」の自己負担上限額一覧（アミ掛け部１割負担）

生活保護世帯	市町村民税非課税かつ本人収入80万円以下	市町村民税非課税かつ本人収入＞80万円	市町村民税３万3,000円未満	市町村民税３万3,000円以上23万5,000円未満	市町村民税23万5,000円以上
0円	2,500円	5,000円	上限なし（医療保険の自己負担限度額）		公費負担医療の対象外
			重度かつ継続（高額治療継続者）		
			5,000円	10,000円	20,000円※

※「市町村民税（所得割）が23万５千円以上」で「高額治療継続者（重度かつ継続）」の者の自己負担上限月額は2024年３月31日までの経過措置となっている。

● 「16　育成医療」の自己負担上限額一覧（アミ掛け部1割負担）

生活保護世帯	市町村民税非課税かつ本人収入80万円以下	市町村民税非課税かつ本人収入＞80万円	市町村民税３万3,000円未満	市町村民税３万3,000円以上23万5,000円未満	市町村民税23万5,000円以上
0円	2,500円	5,000円	経過措置の延長と拡充※1		公費負担医療の対象外
			5,000円	10,000	
			重度かつ継続（高額治療継続者）		
			5,000円	10,000円	20,000円※2

※１　若い世帯が多いため，激変緩和の経過措置が行われている（アンダーライン部分）。
※２「市町村民税（所得割）が23万5000円以上」で「高額治療継続者（重度かつ継続）」の者の自己負担上限月額は2024年３月31日までの経過措置となっている。

注　高額治療継続者（「重度かつ継続」）の範囲は以下のとおりとする（上記２つの表に共通）。

①疾病，症状等から対象となる者

【更生医療・育成医療】…腎臓機能，小腸機能又は免疫機能障害の者，心臓機能障害（心臓移植後の抗免疫療法に限る）

【精神通院医療】…統合失調症，躁うつ病・うつ病，てんかん，認知症等の脳機能障害もしくは薬物関連障害（依存症等）の者，または集中・継続的な医療を要する者として精神医療に一定以上の経験を有する医師が判断した者

②疾病等にかかわらず，高額な費用負担が継続することから対象となる者

医療保険の高額療養費多数該当者

図表 9-10　障害者総合支援法・障害福祉サービス（原則１割負担）の負担上限月額

区分	世帯の収入状況	負担上限額
生活保護	生活保護受給世帯	0円
低所得	市町村民税非課税世帯※1	
一般１	市町村民税課税世帯（所得割16万円※2未満） ※　入所施設利用者（20歳以上），グループホーム利用者を除く※3。	9,300円
一般２	上記以外	37,200円

※１　３人世帯で障害者基礎年金１級受給の場合，収入が概ね300万円以下の世帯が対象となる。
※２　収入が概ね600万円以下の世帯が対象になる。
※３　入所施設利用者（20歳以上），グループホーム利用者は，市町村民税課税世帯の場合，「一般２」となる。

⑷　都道府県知事の指導（法第63条関係）

指定自立支援医療機関は，自立支援医療の実施に関し，都道府県知事の指導を受けなければならない。

⑸　自立支援医療費の審査および支払（法第73条関係）

都道府県知事は，指定自立支援医療機関を「公費負担医療機関」と位置づけ，当該医療機関の診療内容および自立支援医療費の請求を随時審査し，その額を決定することができる。

この決定をするに当たっては，社会保険診療報酬支払基金に定める審査委員会，国民健康保

図表 9-11　自己負担上限額管理票（精神通院医療）見本（名古屋市の例）

自立支援医療自己負担上限額管理票

公費負担者番号	2	1	2	3	6	0	2	1
自立支援医療費受給者番号								
氏　名								

《留意事項》
○受診者の方へ
1　自立支援医療受給者証と一緒に医療機関（病院・薬局等）へ提示してください。
※自立支援医療受給者証に記載された病院・薬局・訪問看護事業者以外で受診された場合は，無効です。（医療機関等の変更は，事前申請が必要です。）
2　管理票には，医療機関の確認印が必要です。押印がないものや，医療機関以外で記入したものは，無効です。
○病院・薬局・訪問看護事業者の方へ
1　ひと月の自己負担上限額は，自立支援医療受給者証に記載された金額と同じです。
※複数の受給者証をお持ちの方の場合は，受給者証と負担額管理票の，公費負担者番号と受給者番号が同一であることを確認してください。
2　障害者医療証や福祉給付金資格者証をお持ちの方で，実際の負担額が０円となるような場合でも，自己負担額欄には１割の額を記載し，備考欄に㊫など他制度適用の旨を記載してください。

年　月分自己負担上限額管理票

※月が変わったときや，行数が足りなくなったときは，新しいページに記入してください。（上限額に達した際の証明は当該月の最初のページのみで結構です）

月額自己負担上限額　　　円

下記のとおり月額自己負担上限額に達しました。
（※二重線の枠内は，下の表の「月間自己負担額累積額」欄が，「月額自己負担上限額」に達したときの医療機関が記入してください。）

日付	医療機関名	確認印
月　日		

日付	医療機関名	自己負担額	月間自己負担額累積額	確認印	備考
月　日					
月　日					
月　日					
月　日					
月　日					
月　日					
月　日					
月　日					
月　日					
月　日					
月　日					
月　日					

険法に定める国民健康保険審査委員会等審査機関の意見を聴かなければならない。

市町村等は，公費負担医療を行う医療機関に対する自立支援医療費の支払いに関する事務を支払基金，国保連合会に委託することができる。

6．自立支援医療費に係る都道府県および国の負担（法第93条，95条関係）

自立支援医療費の支給に要する費用は都道府県の支弁とする。国は都道府県が支弁する費用の100分の50を負担する。

7．補装具費の支給（法第76条関係）

市町村は，障害者または障害児の保護者から申請があった場合，当該申請に係る障害者等の障害の状態からみて，補装具の購入または修理を必要とするものであると認めるときは，補装具費支給対象障害者に対し，当該補装具の購入または修理に要した費用について，補装具費を支給する。

ただし，政令で定める基準以上の所得がある場合は支給しない。

補装具費の額は，厚生労働大臣が定める「基準額」の100分の90に相当する額とする。

Ⓓ公費負担医療の取扱い

1．自立支援医療費，療養介護医療費等の支給等

(1)　自立支援医療費の支給認定等

自立支援医療費の支給を受けようとする障害者または障害児の保護者は，厚生労働省令で定めるところによって，市町村等に申請をし，支給認定を受けなければならない。

市町村等は，障害者からの申請等が政令に定める基準に該当する場合には，厚生労働省令で定める自立支援医療の種類ごとに支給認定を行う。

ただし，この医療が，戦傷病者特別援護法または心神喪失等の状態で重大な他害行為を行っ

た者の医療及び観察等に関する法律の規定により受けることができるときはこの限りではない。

市町村は，支給認定をしたときは，都道府県知事が指定する医療機関のなかから，認定に係る障害者等が自立支援医療を受けるものを定める。

市町村等は，支給認定の有効期間，指定自立支援医療機関の名称，その他省令で定める事項を記載した「自立支援医療受給者証」を交付する（以上，法第52条，53条，54条関係）。

⑵ 自立支援医療費の支給

市町村等は，健康保険の療養に要する費用の額の算定方法の例により，算定した額について健康保険の保険給付をした残額から，医療費の100分の10（自立支援の自己負担額）を差し引いた額を支給する。〔食事（生活）療養についても保険給付されるが，標準負担額は自己負担。ただし，標準負担額を負担すると生活保護の対象となる所得状況の場合のみ，標準負担相当額を支給する（生活保護移行防止措置）〕。

ただし，100分の10に相当する額が政令で定める額を超えるときは，算定した額の範囲内で政令で定めたところにより算定した額（法第58条関係）。

⑶ 指定自立支援医療機関

①**指定**：厚生労働省令で定めるところにより自立支援医療の種類ごとに行われる（法第59条）（**図表9－12，9-13**）。

②**指定の更新**：６年ごとに更新を受けなければならない（法第60条）

③**責務**：良質かつ適切な自立支援医療の提供（法第61条）

④**診療方針**：健康保険の診療方針の例による（法第62条）

⑤**都道府県知事の指導**：都道府県知事の指導を受けなければならない（法第63条）

療養介護医療費の支給は，指定障害福祉サービス事業者から当該指定に係る療養介護医療を受けたときに支給されるもので，自立支援医療費の定めが準用される（法第70条関係）。

⑷ 自立支援医療費等の審査および支払

都道府県知事は，指定自立支援医療機関の診療内容，医療費の請求等で随時審査し，支給額を決定することができるが，社会保険診療報酬支払基金の審査員，国保審査員など審査機関の意見を聴かなければならない。支払については支払基金，国保連合会に委託することができる（法第73条関係）。

⑸ 補装具費の支給（法第76条関係）

市町村は，障害者または障害児の保護者から申請があった場合は，当該障害者等が補装具の購入または修理を必要とするものであると認めるときは，当該補装具の購入または修理に要した費用について，補装具費を支給する。ただし，政令で定める基準以上であるときは支給しない。

２．地域生活支援事業

市町村又は都道府県が行う相談支援等の障害者および障害児の自立支援のための事業を定める。

３．費用負担等

都道府県は市町村が支弁する自立支援給付に要する費用の100分の25を負担し，国はその費用の100分の50を負担する。

政令で定める自立支援医療費の支給に要する費用は都道府県の支弁となっているが，この支弁する費用の100分の50は国が負担する。

Ⓔ障害者総合支援法施行令関係

新たに制定された障害者の自立を支援する法律は，サービスの利用量が多いが，収入の少ない重度の障害者などの負担が重くなる定率負担となっているので，軽減措置はとられているも

図表 9-12　指定自立支援医療機関（更生医療・育成医療）の指定要件

①「指定自立支援医療機関（育成医療・更生医療）療養担当規則」に基づき，懇切丁寧な自立支援医療が行える医療機関であって，原則として現に自立支援医療の対象となる身体障害の治療を行っている。
②各種医療・福祉制度の紹介や説明，カウンセリングの実施等が行えるスタッフの体制について体制が整備されている。また，担当しようとする医療の種類について，その診療及び治療を行うに当たって，十分な医療スタッフ等の体制及び医療機器等の設備を有しており，適切な標榜科が示されている。
③次の体制及び設備が整っている。
・心移植，抗免疫療法…心移植については，移植関係学会合同委員会において心臓移植実施施設として選定された施設。抗免疫療法については，抗免疫療法を実施できる体制及び設備を有している施設
・心臓脈管外科…心血管連続撮影装置及び心臓カテーテルの設備
・腎臓…血液浄化療法に関する機器及び専用スペース
・腎移植…腎移植に必要な関連機器と血液浄化装置（機器）
・肝臓移植，抗免疫療法･･･肝臓移植については，肝臓移植実施施設であることまたは生体部分肝移植術の施設基準を満たしていること。抗免疫療法については，抗免疫療法を実施できる体制及び設備
・免疫…各診療科医師との連携により総合的なHIV感染に関する診療の実施ができる体制及び設備
④医師・歯科医師の要件
・常勤の医師・歯科医師である。ただし，歯科矯正に関する医療を主として担当する歯科医師にあっては，障害の治療に対する診療時間が十分に確保され，当該医師が不在の場合においても，当該指定自立支援医療機関の常勤歯科医師による応急的な治療体制が整備されている場合については，専任の歯科医師でも差し支えない。
・それぞれの医療の種類の専門科目につき，適切な医療機関における研究，診療従事年数が医籍登録後通算５年以上
　※「適切な医療機関」とは，大学専門教室（大学院を含む），臨床研修指定病院又はそれぞれの医療の分野における関係学会の規約，規則等に基づく教育病院，教育関連病院等を指す。
・中枢神経に関する医療…これまでの研究・診療経験と，育成医療又は更生医療で対象としている医療内容に関連性が認められる
・心移植に関する医療･･･心移植関連学会協議会・施設認定審議会の施設認定基準における心臓移植経験者
・心移植術後の抗免疫療法に関する医療･･･心移植術後の抗免疫療法の臨床実績を有する者または心臓移植術経験者など十分な臨床実績を有する者との連携を確保できる者
・それぞれの医療の種類の専門科目の研究，診療従事年数が通算5年以上
・腎臓に関する医療…血液浄化療法に関する臨床実績が1年以上
・腎移植…腎移植に関する臨床実績が3例以上
・小腸に関する医療…中心静脈栄養法20例以上，経腸栄養法10例以上の臨床経験
・肝臓移植，抗免疫療法･･･肝臓移植については，生体部分肝移植術または同種死体肝移植術に関する臨床実績が３例以上。抗免疫療法については，肝臓移植後の抗免疫療法の臨床実績を有する者または実績を有する者との連携を確保できる者
・歯科矯正に関する医療…これまでの研究内容と口蓋裂の歯科矯正の臨床内容とに関連が認められ，かつ5例以上の経験

図表 9-13　指定自立支援医療機関（精神通院医療）の指定要件

1．「指定自立支援医療機関（精神通院医療）療養担当規程」に基づき，懇切丁寧な自立支援医療が行える医療機関である。
2．各種医療・福祉制度の紹介や説明，カウンセリングの実施等が行えるスタッフの体制がある。
　また，担当しようとする精神医療について，その診断及び治療を行うに当たって，十分な体制を有しており，適切な標榜科が示されている。
3．主として担当する医師が，次の要件を満たしている保険医療機関である。
ア．当該指定自立支援医療機関に勤務（非常勤含む）している医師
イ．保険医療機関における精神医療についての診療従事年数（てんかんについての診療を含み，臨床研修期間中に精神医療に従事していた期間も含む）が，医籍登録後通算して，3年以上ある。
※　精神障害者に対する医療体制，当該医療機関の地域における役割等を勘案して，指定自立支援医療機関として指定することが適当である場合は，アのみを満たしていればよい。

のの，より軽減される規定などが今後も求められる。

在宅障害者の支援には精神障害者も含まれるが，精神保健福祉法の給付を受けていた時より負担が重くなったことなどもあり，自己負担の軽減などが実施されているが，さらなる負担軽減なども必要である。

1．自立支援医療の種類（法第１条関係）

自立支援医療の種類を，育成医療，更生医療および精神通院医療とする（法第５条第18項の政令で定める医療）。

2．自立支援給付の他の法令による給付との調整（法第７条関係）

⑴　自立支援医療と生活保護の場合，更生医療が優先適用となり全額自立支援医療の負担となるので，請求は自立支援医療単独で支払基金に請求する。

自立支援医療の対象とならない医療は生活保護で給付されるので，更生医療と生活保護の併用で支払基金に請求する。

⑵　他の法令（介護保険法，その他の医療関係法）に基づく給付を受けることができる場合の限度において，障害者総合支援法の給付は行わない（法第７条の他の法令による給付との調整）。

3．自立支援医療費の支給限度に係る基準（法第29条関係）

法第54条第１項の政令で定める基準は，支給認定に係る障害者等および支給限度基準世帯員について，指定自立支援医療のあった月の属する年度分の市町村民税の額を厚生労働省令で定めるところにより合算した額が25万円未満であることとする。

4．指定自立支援医療に係る負担上限月額（法第35条関係）

支給認定障害者等の家計に与える影響，障害の状態，その他の事情を斟酌して政令で定める額。法第54条第１項に規定する厚生労働省令で定める医療の種類ごとの支給認定障害者等の区分に応じ，当該各号に定める額とする。

〈例〉長期高額疾病（長）と更生医療の併用

⑴　更生医療の自己負担額≧１万円（又は２万円）の場合

（長）の自己負担額の１万円（又は２万円）を徴収する。１万円（又は２万円）を超えた分は，高額療養費で現物給付される（結果的に更生医療は使われない）

⑵　更生医療の自己負担額＜１万円（又は２万円）の場合

更生医療の自己負担額を徴収する。１万円（又は２万円）を超える分は高額療養（医療）費，１万円（又は２万円）と更生医療の自己負担額の差額が更生医療の公費負担として現物給付される。

Ⓕ請求方法

⑴　更生医療（法別番号15），育成医療（法別番号16），精神通院（法別番号21）のいずれかと保険併用の明細書を作成する。一部負担金が生じるときは「公費①」の負担金欄にその額を記載する。

⑵　精神通院と生活保護の併用の場合は，障害に起因して生じた病態に対する医療については，生活保護の医療扶助より自立支援医療が優先される（公費単独扱い）。精神療養以外の生活保護対象の医療がある場合は公費と公費併用で支払基金に請求する（**例30参照**）。

⑶　作成した明細書の種別（公費併用，または公費と公費の併用）によって定められた方法で編てつをして支払基金または国保連合会に提出する。

⑷　生活保護と精神通院併用の明細書の記載例

例30 生活保護＋自立支援医療（精神通院）

診療報酬明細書（医科入院外）　○

年 6 月分　都道府県番号　医療機関コード　○○　○○○.○○○.○

1 医科	1 社・国　②公費	3 後期　4 退職	1 単独　②2 併　3 3 併	②本外　4 六外　6 家外	8 高外一　0 高外7

保険者番号	
給付割合	10 9 8 7（ ）
公費負担者番号①	2 1 ○○○○○○
公費負担医療の受給者番号①	○○○○○○○
公費負担者番号②	1 2 ○○○○○○
公費負担医療の受給者番号②	○○○○○○○
被保険者証・被保険者手帳等の記号・番号	

氏名	1男 2女 1明 2大 3昭 4平 5令 ・ ・ 生
職務上の事由	1 職務上 2 下船後3月以内 3 通勤災害
特記事項	
保険医療機関の所在地及び名称	（ 床）

傷病名	診療開始日	転帰
(1) てんかん	(1) 年 1 月 7 日	治ゆ　死亡　中止
(2) 急性上気道炎	(2) 年 6 月 15 日	
(3)	(3) 年 月 日	
(4)	(4) 年 月 日	
(5)	(5) 年 月 日	

診療実日数	
保険	日
公費①	1 日
公費②	2 日

区分	項目	回数等	点	公費分点数 精神通院
⑪ 初診	時間外・休日・深夜	回		
⑫ 再診	再診	75× 2回	150	75
	外来管理加算	52× 2回	104	52
	時間外	× 回		
	休日	× 回		
	深夜	× 回		
⑬ 指導			258	254
⑭ 在宅	往診	回		
	夜間	回		
	深夜・緊急	回		
	在宅患者訪問診療	回		
	その他			
	薬剤			
⑳ 投薬	㉑ 内服 薬剤	33単位	189	84
	㉑ 内服 調剤	11× 2回	22	11
	㉒ 屯服 薬剤	単位		
	㉓ 外用 薬剤	単位		
	㉓ 外用 調剤	× 回		
	㉕ 処方	42× 2回	84	42
	㉖ 麻毒向	× 回 ㉗ 調基 回		
㉚ 注射	㉛ 皮下筋肉内	回		
	㉜ 静脈内	回		
	㉝ その他	回		
㊵ 処置		回		
	薬剤			
㊿ 手術麻酔		回		
	薬剤			
⑥⓪ 検査病理		回		
	薬剤			
⑦⓪ 画像診断		回		
	薬剤			
⑧⓪ その他	処方せん	× 回		
	薬剤			

摘要

⑬ てんかん指導料　250×1
薬剤情報提供料　4×1
薬剤情報提供料　4×1

㉑ ○○○○ 200mg 2T　3×28
○○○○ 100mg 3T
○○配合散 3g　21×5

本例は，診療所で精神科と内科を受診した場合である。

療養の給付	請求 点	※決定 点	一部負担金額 円
保険			減額 割(円)免除・支払猶予
公費①	518		0
公費②	289		円

※高額療養費 円　※公費負担点数 点　※公費負担点数 点

※「診療実日数」欄の「公費①」は自立支援医療（精神通院）分，「公費②」は生活保護法分を記載する。
※「摘要」欄の下線は，自立支援医療（精神通院）分
※「公費分点数」欄には第1公費である精神保健福祉法分を記載する。第2公費である生活保護法分は省略してよい。
※「療養の給付」欄の「公費①」は自立支援医療（精神通院）分，「公費②」は生活保護法分（診療分全点数－自立支援医療分）の点数を記載する。

を例30に掲載するのでご参照いただきたい。

Ⓖ障害者自立支援医療制度施行における注意事項

1．自己負担徴収の流れ

(1) 自立支援医療制度の受給者に対しては自立支援医療受給者証（以下「受給者証」という）が発行される。受給者証の公費負担者番号の上２桁の法別番号は，育成医療「16」，更生医療「15」，精神通院医療「21」である。

(2) 受給者証には，自己負担上限額の記載欄があり，自立支援医療制度において自己負担上限額が設定されている者については月の自己負担上限額が記載されており，上限の記載がない者については医療保険の自己負担限度額が限度額となる。

(3) 自立支援医療において負担上限月額が設定された者については，受給者証に加えて自己負担上限額管理票（以下「管理票」という）が発行され，医療機関を受診する際に受給者証と併せて医療機関窓口に提出する。

(4) 管理票の提出を受けた医療機関は，当該患者より自己負担を徴収した際に日付，医療機関名，徴収した自己負担額，１月ごとに自己負担額累積額を記載し，自己負担額徴収印を押印する。

(5) 当月の自己負担額累積額が自己負担上限月額に達した際には，所定欄に日付，医療機関名，確認印を記載し，当該欄に医療機関の記載のある管理票を所持している受給者からは当該月において自己負担を徴収しない。

(6) 自己負担額を助成する制度を設けている市町村においては，徴収しなかった自己負担額についても徴収したものとして記載する。

(7) なお，自立支援医療の受給者で負担上限月額が設定されない者については，医療保険の高額療養費基準額までは医療費の１割負担を徴収し，１割負担額が高額療養費基準額を超える場合は，高額療養費基準額を徴収する（従前の更生医療で徴収基準月額が高額療養費を超えた場合と同様の取扱い）。

2．明細書の作成について

主な記載上の留意点（ケース１～４）

《「療養の給付」欄（点数の合計欄）》

自立支援医療に係る公費欄の負担金額（一部負担金額）については必ず記載する。

記載にあたっては医療保険（高齢受給者に係るものに限る）と自立支援医療の併用の場合で，入院および高額療養費に該当する場合は10円単位の端数を四捨五入した額，それ以外の場合は10円未満の端数を四捨五入する前の額を記載する。

《「食事療養」欄》

食事療養費の標準負担額については原則として自立支援医療の給付対象外であるので，自立支援医療に係る公費欄の食事療養に関する請求・標準負担額の欄に「0」を記載する。

生活保護受給者，生活保護移行防止の減免を受けた者については，食事療養費の標準負担額も自立支援医療の給付対象となるので，自立支援医療に係る公費欄の食事療養に関する請求，標準負担額の欄に公費の対象となる金額を記載するか，生活保護移行防止の減免を受けた者については省略可能である。

ケース１ 自立支援医療に係る請求が12,654点，７日間（食事療養21回）入院で食事標準負担額が460円の場合（一般の健康保険加入者，自己負担上限20,000円の場合）

療養の給付	保険	請求　点	※決定点	負担金額 円	食事・生活療養	保険	回	請求　円	※決定円	標準負担額　円
		12,654					21	13,440		9,660
	①			12,654		①	0	0		0
	②					②				

患者の自己負担額は12,650円＋9,660円＝22,310円となる。

ケース２ 自立支援医療に係る請求が11,368点，７日間（食事療養21回）入院で食事負担額が460円の場合（後期高齢者医療対象者，自己負担上限額が5,000円の場合）

療養の給付	保険	請求　点	※決定点	負担金額 円	食事・生活療養	保険	回	請求　円	※決定円	標準負担額　円
		11,368					21	13,440		9,660
	①			5,000		①	0	0		0
	②					②				

患者の自己負担額は5,000円＋9,660円＝14,660円となる。

ケース３ 自立支援医療に係る請求が3,265点の場合（外来分）（一般の健康保険加入者，自己負担上限が10,000円の場合）

療養の給付	保険	請求　点	※決定点	一部負担金額　円
		3,265		
	①			3,265
	②			

患者の自己負担額は3,270円となる。

ケース４ 自立支援医療に係る請求が11,368点，７日間（食事療養21回）入院で食事療養標準負担額が210円の場合（生活保護移行防止の減免により，自己負担上限が０円，標準負担額も公費支給対象の場合）

療養の給付	保険	請求　点	※決定点	負担金額 円	食事・生活療養	保険	回	請求　円	※決定円	標準負担額　円
		11,368					21	13,440		4,410
	①			0		①				
	②					②				

患者の自己負担額は０円となる。公費の対象となる食事療養費と保険の対象となる食事療養費が同額であるので食事療養費の公費欄は省略可能。

Ⓗ自立支援医療（更生医療）と生活保護（医療扶助）の請求方法

生活保護受給者にかかる人工透析医療の自立支援医療への移行手続きに伴う，公費負担請求にあたってのレセプト記載方法は次のようになる（平成19年２月７日厚労省社会・援護局保護課医療係長，障害保健福祉部精神・障害保健課自立支援医療係長　事務連絡による）。

１．請求上の留意点

1） 自立支援医療（更生医療）の対象となる医療はあくまでも人工透析療法及びこれに伴う医療に限るものであり，これについては自立支援医療で請求し，自立支援医療（更生医療）の対象とならない医療については，生活保護（医療扶助）にて支給する。

2） 自立支援医療（更生医療）の対象医療と対象とならない医療を併用で診療を行った場合，診療報酬明細書の公費①の欄に自立支援医療（更生医療）に係る点数を記載（公費分点数欄に更生医療に係る点数分を記載し，その合計が公費①に記載する請求点数となる）し，公費②の欄には生活保護（医療扶助）に係る点数を記載する（公費①と公費②の請求点数を合算すると総医療費となる）。また，この場合，診療報酬明細書の摘要欄の内訳の記載について，自立支援医療（更生医療）に係る分と生活保護（医療扶助）に係る分を適宜の記載方法で明確にする（**例31**）。

なお，入院基本料や食事療養費（生活保護受給者等に限る）など自立支援医療（更生医療）の対象か生活保護（医療扶助）の対象か切り分けが困難な事項については，主たる診療が自立支援医療（更生医療）の対象である場合は自立支援医療，主たる診療が自立支援医療（更生医療）の対象でない場合は医療扶助により支給する。

注意事項（生活保護受給者の取扱い：ケース5，6）

生活保護受給者が自立支援医療費の支給を受ける場合，療養の給付と食事療養費が全て自立支援医療の対象となるものである場合には，自立支援医療より10割給付されるので，自立支援医療単独の請求とする。自立支援医療の対象外の医療を含む場合には，自立支援医療に係る公費欄には自立支援医療の給付対象となる点数（金額）を記載し，生活保護に係る公費欄には自立支援医療の対象とならない点数（金額）を記載する（**ケース5，6**）。

また外来のレセプト記載例として**例31**も参照されたい。

ケース5　生活保護受給者，全て自立支援医療の対象となる場合

療養の給付	保険	請求　点	※決定点	負担金額　円	食事・生活療養	保険	回	請求　円	※決定円	標準負担額　円
	①	12,654		0		①	21	13,440		0
	②					②				

患者の自己負担額は0円で全額自立支援医療費が支給される。

ケース6　生活保護受給者，一部自立支援医療の対象外の医療を受けた場合

療養の給付	保険	請求　点	※決定点	負担金額　円	食事・生活療養	保険	回	請求　円	※決定円	標準負担額　円
	①	11,368		0		①	21	13,440		0
	②	1,243		0		②	0	0		0

①欄と②欄の合計（11,368＋1,243＝12,611点）が総医療費となる。

例31 （入院外）

様式第二(二)（第二条関係）

○診療報酬明細書
（医科入院外）

年　月分　　都道府県番号　　医療機関コード

1 医科	1社・国	3後期	1単独	2本外	8高外一
	2公費	4退職	2 2併	4六外	0高外7
			3 3併	6家外	

保険者番号　　給付割合　10 9 8 7（　）

公費負担者番号①	1 5 ○○○○○○	公費負担医療の受給者番号①	○○○○○○○
公費負担者番号②	1 2 ○○○○○○	公費負担医療の受給者番号②	○○○○○○○

被保険者証・被保険者手帳等の記号・番号

氏名
1男 2女　1明 2大 3昭 4平 5令　・　・　生

特記事項

保険医療機関の所在地及び名称

（　　床）

職務上の事由　1職務上 2下船後3月以内 3通勤災害

傷病名	診療開始日	転帰
(1) 慢性腎不全	(1) 年 月 日	治ゆ 死亡 中止
(2) C型肝炎	(2) 年 月 日	
(3) アレルギー性鼻炎	(3) 年 月 日	
(4)		

診療実日数	
保険	日
公費①	5日
公費②	7日

区分	項目	回数等	点	公費①	公費②
⑪初診	時間外・休日・深夜	回			
⑫再診	再診	×12 回	876	365	511
	外来管理加算	× 回			
	時間外	× 回			
	休日	× 回			
	深夜	× 回			
⑬医学管理			2,250	2,250	
⑭在宅	往診	回			
	夜間	回			
	深夜・緊急	回			
	在宅患者訪問診療	回			
	その他				
	薬剤				
⑳投薬	㉑内服 薬剤	200 単位	3,000	1,000	2,000
	調剤	11 ×3 回	33	11	22
	㉒屯服 薬剤	単位			
	㉓外用 薬剤	単位			
	調剤	× 回			
	㉕処方	42 ×3 回	126	42	84
	㉖麻毒	回			
	㉗調基				
㉚注射	㉛皮下筋肉内	回			
	㉜静脈内	回			
	㉝その他	回			
㊵処置		12 回	27,000	27,000	
	薬剤				
㊿手術麻酔		回			
	薬剤				
60検査病理		6 回	2,000		2,000
	薬剤				
70画像診断		2 回	500		500
	薬剤				
80その他	処方せん	回			
	薬剤				

(21) [自立支援医療(更生医療)分]
＊人工透析療法に係る薬剤A　○×△
＊人工透析療法に係る薬剤B　□×△
＊人工透析療法に係る薬剤C　□×△
[生活保護(医療扶助)分]
＊C型肝炎に係る薬剤D　△×○
＊アレルギー性鼻炎に係る薬剤E　○×□

療養の給付	請求 点	※決定 点	一部負担金額 円
保険			減額 割(円)免除・支払猶予
公費①	30,668 点	※ 点	円
公費②	5,117 点	※ 点	円

※高額療養費 円　※公費負担点数 点　※公費負担点数 点

公費①の欄に人工透析〔自立支援医療（更生医療）〕に係る医療費を記載する。

公費②の欄に生活保護(医療扶助)に係る医療費を記載する。

左側の欄に総医療費を記載する。
(例)人工透析療法に伴う薬剤(A, B, C)：1,000点＋C型肝炎に係る薬剤D：1,000点＋アレルギー性鼻炎に係る薬剤E：1,000点＝3,000点

右側の欄に人工透析〔自立支援医療（更生医療）〕に係る医療費を記載する。
(例) 人工透析療法に伴う薬剤A：400点＋人工透析療法に伴う薬剤B：300点＋人工透析療法に伴う薬剤C：300点＝1,000点

摘要欄の内訳の記載について，自立支援医療(更生医療)に係る分と生活保護(医療扶助)に係る分を適宜の記載方法で明確にすること。

公費①に自立支援医療(更生医療)に係る請求点数を記載する。

公費②に生活保護(医療扶助)に係る請求点数を記載する。

公費①〔自立支援医療（更生医療）〕請求点数と公費②（生活保護）の点数を合算した点数が総医療費となる。

備考　1．この用紙は，日本工業規格A列4番とすること。
　　　2．※印の欄，記入しないこと。

障害

2．レセプトの記載方法（入院）

ケース7　生活保護受給者が入院にて自立支援医療の対象となる医療のみ受けた場合

（例） 入院（7日間）により人工透析のみを行った場合

療養の給付	保険	請求　点	※決定点	負担金額　円	食事生活療養	保険	回	請求　円	※決定円	標準負担額　円
	①	11,130		0		①	21	13,440		0
	②					②				

→患者の自己負担額は0円。全額自立支援医療で支給される。

※　食事療養費等を自立支援医療で支給できるのは，生活保護受給者および生活保護移行防止措置により食事療養費等の減免措置を受けた者に限る。

ケース8　生活保護受給者が入院中，自立支援医療の対象となる医療と対象外の医療を併用して受けた場合

（例） 骨折やC型肝炎など自立支援医療（更生医療）の対象外の疾患により入院（7日間）している者が入院中に人工透析を行った場合

療養の給付	保険	請求　点	※決定点	負担金額　円	食事生活療養	保険	回	請求　円	※決定円	標準負担額　円
	①	11,130		0		①	0	0		0
	②	11,368		0		②	21	13,440		0

→患者の自己負担額は0円。①欄（自立支援医療）と②欄（生活保護）の合計（11,130＋11,368＝22,498点）が総医療費となる。

※　人工透析を行うために入院している者が，入院中に一部自立支援医療（更生医療）の対象外の医療を受けた場合，食事療養費等はケース1と同様，公費①の欄に計上する。

参考　ケース8において，生活保護受給者ではない場合の記載方法

（例） 自立支援医療（更生医療）に係る請求が11,130点，7日間入院で食事標準負担額が1回360円の場合（一般の健康保険加入者，「重度かつ継続」中間所得層2：負担上限月額1万円の場合）

療養の給付	保険	請求　点	※決定点	負担金額　円	食事生活療養	保険	回	請求　円	※決定円	標準負担額　円
		22,498					21	13,440		9,660
	①	11,130		10,000		①	0	0		0
	②					②				

→患者の自己負担額は10,000円+9,660円=19,660円となる（特定疾病療養受療証あり）。

※　腎臓機能障害以外（小腸機能障害など特定疾病療養受療証がない場合）は，患者の自己負担は10,000円＋34,100円*＋9,660円＝53,460円となる。

＊（22,498－11,130）×10円×0.3=34,104円→34,100円〔自立支援医療（更生医療）対象外部分→保険給付部分のみ医療保険単独〕

実際の記載方法は次頁以降の記載例を参照されたい。また入院レセプト記載例として**例32**を参照されたい。

例32 （入院）

様式第二（一）（第二条関係）

○診療報酬明細書
（医科入院）

年　月分

都道府県番号　医療機関コード

1 医科	1社・国 2公費	3後期 4退職	1単独 2 2併 3 3併	1本入 3六入 5家入	7高入一 9高入7

保険者番号	
給付割合	10 9 8 7（ ）
被保険者証・被保険者手帳等の記号・番号	

公費負担者番号①	1 5 ○○○○○○	公費負担医療の受給者番号①	○○○○○○○
公費負担者番号②	1 2 ○○○○○○	公費負担医療の受給者番号②	○○○○○○○

区分	精神 結核 療養	特記事項
氏名	1男 2女 1明 2大 3昭 4平 5令 ・ ・ 生	
職務上の事由	1職務上 2下船後3月以内 3通勤災害	

保険医療機関の所在地及び名称

傷病名	診療開始日	転帰				診療実日数	
(1)	(1) 年 月 日	治ゆ	死亡	中止		保険	日
(2)	(2) 年 月 日					公費①	日
(3)	(3) 年 月 日					公費②	日

			公費分点数
⑪ 初診	時間外・休日・深夜 回	点	更正医療
⑬ 医学管理			
⑭ 在宅			
⑳ 投薬	㉑ 内服 単位 ㉒ 屯服 単位 ㉓ 外用 単位 ㉔ 調剤 日 ㉖ 麻毒 日 ㉗ 調基		
㉚ 注射	㉛ 皮下筋肉内 回 ㉜ 静脈内 回 ㉝ その他 回		
㊵ 処置	回 薬剤		
㊿ 手術麻酔	回 薬剤		
⑳ 検査病理	回 薬剤		
⑳ 画像診断	回 薬剤		
⑳ その他	薬剤		
⑳ 入院	入院年月日 年 月 日 病 診 ⑳ 入院基本料・加算 点 × 日間 × 日間 × 日間 × 日間 × 日間 ⑳ 特定入院料・その他		

右側の欄に人工透析〔自立支援医療（更生医療）〕に係る医療費を記載する。

左側の欄に総医療費を記載する。

公費①（更生医療）請求点数と公費②（生活保護）の点数を合算した点数が総医療費となる。

摘要欄の内訳の記載について，自立支援医療（更生医療）に係る分と生活保護（医療扶助）に係る分を明確にする。（入院外と同様）

公費①に自立支援医療（更生医療）に係る請求点数を記載する。

公費②に生活保護（医療扶助）に係る請求点数を記載する。
総医療費－公費①＝公費②

※高額療養費 円	※公費負担点数 点
	※公費負担点数 点
97 食事・生活 基準 円× 回	基準(生) 円× 回
特別 円× 回	特別(生) 円× 回
食堂 円× 回	減・免・猶・Ⅰ・Ⅱ・3月超
環境 円× 回	

療養の給付	請求 点	※決定 点	負担金額 円	食事・生活療養	回	請求 円	※決定 円	(標準負担額) 円
保険			減額 割(円)免除・支払猶予	保険				
公費①	点	※ 点	円	公費①	回	点	※ 点	円
公費②	点	※ 点	円	公費②	回	点	※ 点	円

備考　1．この用紙は，日本工業規格A列4番とすること。
2．※印の欄は，記入しないこと。

障害

Ⓘ自立支援医療の利用者に係る高額療養費の取扱い

（平成18年３月27日　厚生労働省社会・援護局障害保健福祉部精神保健福祉課　事務連絡）

自立支援医療（更生医療・精神通院医療）の利用者で月額負担上限が設定されない者〔中間所得層であって，高額治療継続者（いわゆる「重度かつ継続」）に該当しない者〕の医療費が一定水準を超え，自立支援医療費を支給する部分がなくなった場合については，2006年４月より，高額療養費の現物給付化が認められることとなった。

自立支援医療の利用者で月額負担上限額が設定されない者については，医療保険の高額療養費基準額との比較によって，併給調整（保険優先）の結果，実際には自立支援医療費からの支給分が存在しない場合であっても，自立支援医療（医療保険・公費負担併用）の対象となり得る療養として取り扱い，自己負担限度額までを窓口で支払い，それを超える高額療養費が現物給付される（**図表9–14参照**）。

図表 9–14　中間所得層（負担上限月額なし）の自己負担額

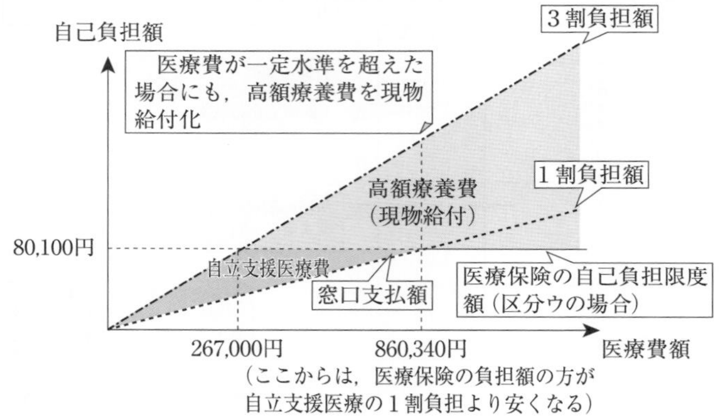

Ⓙ医療保険と介護保険の両方を併用するもの，療養介護医療（法別24）

療養介護とは「医療を要する障害者であって常時介護を要するものにつき，主として昼間に，指定を受けた病院において行われる機能訓練，療養上の管理，看護，医学的管理の下での介護や日常生活上の援助」である。

療養介護医療とは，療養介護のうち医療に係るものを言い，対象患者がその病院で医療を受けた場合に，医療費が支給される制度である。

支援事業者として指定を受けるための要件を一部満たしていない病院で療養介護医療を受けた場合は，基準該当療養介護医療として支給される。以上のように必要に応じて医療保険と介護保険の両方から給付を受けることができる（障害者総合支援法第70条）。

１．対象者と対象疾患

1）18歳以上の療養介護サービス費の対象者である以下の患者。

①重度心身障害者又は進行性筋萎縮症患者であって，障害程度区分が区分５以上

②気管切開に伴う人工呼吸器による呼吸管理を行っている患者であって，障害程度区分が区分６以上

2) 対象疾患は定められていないが，指定療養介護事業者または基準該当療養介護事業者である病院で受けた医療に限られる。この制度には所得制限は設けられておらず，要件を満たせば給付が受けられる。

2. 担当医療機関

指定療養介護事業者又は基準該当療養介護事業者である病院（都道府県知事の指定を受ける必要がある）。

3. 受給者証の申請手続き

障害者または障害者の保護者は，介護給付費または特例介護給付費としての療養介護または基準該当療養介護の支給を受けるために，居住地の市町村に申請する。療養介護または基準該当療養介護の支給が認められた場合，同時に「療養介護医療受給者証」（**図表9-15**）が発行される。

4. 資格の確認

「療養介護医療受給者証」に加え，障害福祉サービス受給者証および医療保険の被保険者証を確認する。療養介護医療の負担上限月額は受給者証の負担上限月額欄に記載された金額が一月当たりの上限となる。医療型個別減免等の認定を受けた場合は，減免後の額が表示される。

5. 給付内容

療養介護費の支給決定を受けた障害者が，支給決定の有効期間内において，指定療養介護事業者または基準該当療養介護事業者である病院で医療を受けた時に，給付される。

指定療養介護事業者または基準該当療養介護事業者である病院の診療方針は，健康保険の診療方針の例による。

食事療養費の標準負担額は原則として給付対象外だが，減免により公費負担される場合がある。

6. 一部負担

(1) 原則，医療費の１割を徴収する。ただし，患者が属する世帯の所得に応じ，自己負担上限月額が定められている。自己負担上限月額は受給者証で確認されたい。

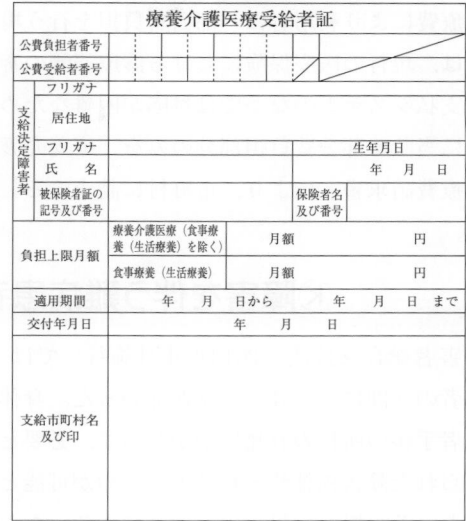

図表 9-15 療養介護医療受給者証

療養介護医療受給者証				
公費負担者番号				
公費受給者番号				
支給決定障害者	フリガナ			
	居住地			
	フリガナ		生年月日	
	氏　名		年　月　日	
	被保険者証の記号及び番号		保険者名及び番号	
負担上限月額	療養介護医療（食事療養（生活療養）を除く）	月額　円		
	食事療養（生活療養）	月額　円		
適用期間	年　月　日から　年　月　日まで			
交付年月日	年　月　日			
支給市町村名及び印				

(2) 加えて，以下の減免制度がある（「医療型個別減免」という）。

①18歳～20歳未満の対象者については，地域で子どもを育てるために必要な費用と同様の額の負担となるよう，食費および医療の定率負担の軽減が行われる（月額負担額の階層区分ごと）。一定収入・預貯金額以下の対象者については，さらに社福減免が適用される。

② 収入，資産が少なく，負担能力が少ない患者について，一定の「その他生活費」が手元に残るように個別減免が行われる（具体的な減免については，各市町村で確認されたい）。

7. 請求方法と報酬の振り込み

(1) 公費併用扱いとし，診療報酬請求書および明細書により，社保は支払基金，国保は国保連合会に請求する。

(2) 生活保護の場合，療養介護医療または基準該当療養介護医療が優先され，全額公費負担となる。

(3) 食事療養の標準負担額に係る取扱い

例外的な取扱いとして，療養介護医療のう

ち食事療養の標準負担額について，療養介護医療費により利用者に一部公費負担を行う場合は，現行の医療保険における診療報酬の審査支払システムのなかでは対応が困難なため，別に当該一部公費負担部分のみを「療養介護医療費請求書」により，市町村に請求する。

(4) それぞれの審査支払機関から，社保，国保等の支払と同時に支払われる。

(5) 療養介護医療費請求書による請求額は，福祉部分の介護給付費と同様，請求のあった月の翌月末までに，市町村から支払われる。

Ⓚ障害を伴う難病患者への障害福祉サービス

障害者総合支援法（2013年４月施行）では，障害者の範囲に難病等の方々が加わった。身体障害者手帳の所持の有無にかかわらず，必要と認められた障害福祉サービス等の受給が可能となった。その概要は以下のとおりである。なお市町村ごとにサービス内容，申請手続き等が異なることもあるので，サービス利用時には各市町村に確認されたい。

１．対象者

図表9–16に示した対象疾病による障害がある者。

２．主なサービスの内容

主なサービス内容は以下のとおり。

居宅介護：ヘルパーの訪問による，入浴，排せつ，食事の介護
短期入所：介護者の病気などの場合の，短期間，施設に入所しながら入浴や排せつ，食事の介護
日常生活用具：電気式たん吸引器やパルスオキシメーターなどの給付
就労継続支援：一般企業での就労が困難な人への働く場の提供，就労に必要な知識や能力の向上のための訓練

注１）所得に応じた利用者負担あり（市民税非課税世帯，生活保護受給者は無料）
注２）障害児（者）については，障害福祉サービス，相談支援，補装具および地域生活支援事業がある。障害児については，障害児通所支援および障害児入所支援あり。

３．手続き，相談窓口

①**手続き**：対象疾患に罹患していることがわかる証明書（診断書または難病医療受給者証等）を持参のうえ，患者の居住地の区市町村の担当窓口に支給申請をする。
②**支給認定**：障害程度区分の認定や支給認定等の手続きを経て，必要と認められたサービスを利用できる。
③**問合せ**：患者の居住地の市町村の担当窓口

４．サービス開始時に「医師意見書」が必要な場合

難病患者等で障害である者が障害福祉サービス（居宅介護等）を利用するためには，介護の必要性の有無やその程度等についての障害程度区分認定を市町村から受ける必要がある。医師意見書は，市町村審査会が障害程度区分の審査判定を行う際に必要となる。

難病患者等に対する障害程度区分認定業務が円滑に行われるよう，2013年1月23日付け厚生労働省事務連絡により「医師意見書記載の手引き別冊（難病患者等に対する障害程度区分認定)」が発出されており，医療機関では手引に基づく「医師意見書」（作成料は**図表9–17**，様式は**図表9–18**参照）の作成を求められることがある。

作成料は施行事務費補助金として，原則，市町村に請求する。「請求書」および「医師意見書作成料内訳書」は，国保連合会に提出するが，市町村によって取扱いが異なる。

図表９-16　対象疾病一覧

※「★」は障害者総合支援法独自の対象疾病です。
※青色下線は2024年４月から新たに対象になったものと名称が変更されたものです。

番号	病名
	【あ】
1	アイカルディ症候群
2	アイザックス症候群
3	ＩｇＡ腎症
4	ＩｇＧ４関連疾患
5	亜急性硬化性全脳炎
6	アジソン病
7	アッシャー症候群
8	アトピー性脊髄炎
9	アペール症候群
10	アミロイドーシス
11	アラジール症候群
12	アルポート症候群
13	アレキサンダー病
14	アンジェルマン症候群
15	アントレー・ビクスラー症候群
16	イソ吉草酸血症
17	一次性ネフローゼ症候群
18	一次性膜性増殖性糸球体腎炎
19	１ｐ36欠失症候群
20	遺伝性自己炎症疾患
21	遺伝性ジストニア
22	遺伝性周期性四肢麻痺
23	遺伝性膵炎
24	遺伝性鉄芽球性貧血
25	ウィーバー症候群
26	ウィリアムズ症候群
27	ウィルソン病
28	ウエスト症候群
29	ウェルナー症候群
30	ウォルフラム症候群
31	ウルリッヒ病
32	HTRA１関連脳小血管病
33	HTLV－１関連脊髄症
34	ATR－X症候群
35	ADH分泌異常症
36	エーラス・ダンロス症候群
37	エプスタイン症候群
38	エプスタイン病
39	エマヌエル症候群
40	MECP２重複症候群
41	遠位型ミオパチー
42	円錐角膜★
43	黄色靭帯骨化症
44	黄斑ジストロフィー
45	大田原症候群
46	オクシピタル・ホーン症候群
47	オスラー病
	【か】
48	カーニー複合
49	海馬硬化を伴う内側側頭葉てんかん
50	潰瘍性大腸炎
51	下垂体前葉機能低下症
52	家族性地中海熱
53	家族性低βリポタンパク血症１（ホモ接合体）
54	家族性良性慢性天疱瘡
55	カナバン病
56	化膿性無菌性関節炎・壊疽性膿皮症・アクネ症候群
57	歌舞伎症候群
58	ガラクトース－１－リン酸ウリジルトランスフェラーゼ欠損症
59	カルニチン回路異常症
60	加齢黄斑変性★
61	肝型糖原病
62	間質性膀胱炎（ハンナ型）
63	環状20番染色体症候群
64	関節リウマチ
65	完全大血管転位症
66	眼皮膚白皮症
67	偽性副甲状腺機能低下症
68	ギャロウェイ・モワト症候群
69	急性壊死性脳症★
70	急性網膜壊死★
71	球脊髄性筋萎縮症
72	急速進行性糸球体腎炎
73	強直性脊椎炎
74	巨細胞性動脈炎
75	巨大静脈奇形（頚部口腔咽頭びまん性病変）
76	巨大動静脈奇形（頚部顔面又は四肢病変）
77	巨大膀胱短小結腸腸管蠕動不全症
78	巨大リンパ管奇形（頚部顔面病変）
79	筋萎縮性側索硬化症
80	筋型糖原病
81	筋ジストロフィー
82	クッシング病
83	クリオピリン関連周期熱症候群
84	クリッペル・トレノネー・ウェーバー症候群
85	クルーゾン症候群
86	グルコーストランスポーター１欠損症
87	グルタル酸血症1型
88	グルタル酸血症2型
89	クロウ・深瀬症候群
90	クローン病
91	クロンカイト・カナダ症候群
92	痙攣重積型（二相性）急性脳症
93	結節性硬化症
94	結節性多発動脈炎
95	血栓性血小板減少性紫斑病
96	限局性皮質異形成
97	原発性局所多汗症★
98	原発性硬化性胆管炎
99	原発性高脂血症
100	原発性側索硬化症
101	原発性胆汁性胆管炎
102	原発性免疫不全症候群
103	顕微鏡的大腸炎★
104	顕微鏡的多発血管炎
105	高ＩｇＤ症候群
106	好酸球性消化管疾患
107	好酸球性多発血管炎性肉芽腫症
108	好酸球性副鼻腔炎
109	抗糸球体基底膜腎炎
110	後縦靭帯骨化症
111	甲状腺ホルモン不応症
112	拘束型心筋症
113	高チロシン血症1型
114	高チロシン血症2型
115	高チロシン血症3型
116	後天性赤芽球癆
117	広範脊柱管狭窄症
118	膠様滴状角膜ジストロフィー
119	抗リン脂質抗体症候群
120	コケイン症候群
121	コステロ症候群
122	骨形成不全症
123	骨髄異形成症候群★
124	骨髄線維症★
125	ゴナドトロピン分泌亢進症
126	５ｐ欠失症候群
127	コフィン・シリス症候群
128	コフィン・ローリー症候群
129	混合性結合組織病
	【さ】
130	鰓耳腎症候群
131	再生不良性貧血
132	サイトメガロウィルス角膜内皮炎★
133	再発性多発軟骨炎
134	左心低形成症候群
135	サルコイドーシス
136	三尖弁閉鎖症
137	三頭酵素欠損症
138	CFC症候群
139	シェーグレン症候群
140	色素性乾皮症
141	自己貪食空胞性ミオパチー
142	自己免疫性肝炎
143	自己免疫性後天性凝固因子欠乏症
144	自己免疫性溶血性貧血
145	四肢形成不全★
146	シトステロール血症
147	シトリン欠損症
148	紫斑病性腎炎
149	脂肪萎縮症
150	若年性特発性関節炎
151	若年性肺気腫
152	シャルコー・マリー・トゥース病
153	重症筋無力症
154	修正大血管転位症
155	ジュベール症候群関連疾患
156	シュワルツ・ヤンペル症候群
157	徐波睡眠期持続性棘徐波を示すてんかん性脳症
158	神経細胞移動異常症
159	神経軸索スフェロイド形成を伴う遺伝性びまん性白質脳症
160	神経線維腫症
161	神経有棘赤血球症
162	進行性核上性麻痺
163	進行性家族性肝内胆汁うっ滞症
164	進行性骨化性線維異形成症
165	進行性多巣性白質脳症
166	進行性白質脳症

番号	病名
167	進行性ミオクローヌスてんかん
168	心室中隔欠損を伴う肺動脈閉鎖症
169	心室中隔欠損を伴わない肺動脈閉鎖症
170	スタージ・ウェーバー症候群
171	スティーヴンス・ジョンソン症候群
172	スミス・マギニス症候群
173	スモン★
174	脆弱X症候群
175	脆弱X症候群関連疾患
176	成人発症スチル病
177	成長ホルモン分泌亢進症
178	脊髄空洞症
179	脊髄小脳変性症（多系統萎縮症を除く）
180	脊髄髄膜瘤
181	脊髄性筋萎縮症
182	セピアプテリン還元酵素（SR）欠損症
183	前眼部形成異常
184	全身性エリテマトーデス
185	全身性強皮症
186	先天異常症候群
187	先天性横隔膜ヘルニア
188	先天性核上性球麻痺
189	先天性気管狭窄症
190	先天性魚鱗癬
191	先天性筋無力症候群
192	先天性グリコシルホスファチジルイノシトール（GPI）欠損症
193	先天性三尖弁狭窄症
194	先天性腎性尿崩症
195	先天性赤血球形成異常性貧血
196	先天性僧帽弁狭窄症
197	先天性大脳白質形成不全症
198	先天性肺静脈狭窄症
199	先天性風疹症候群★
200	先天性副腎低形成症
201	先天性副腎皮質酵素欠損症
202	先天性ミオパチー
203	先天性無痛無汗症
204	先天性葉酸吸収不全
205	前頭側頭葉変性症
206	線毛機能不全症候群（カルタゲナー症候群を含む）
207	早期ミオクロニー脳症
208	総動脈幹遺残症
209	総排泄腔遺残
210	総排泄腔外反症
211	ソトス症候群
	【た】
212	ダイアモンド・ブラックファン貧血
213	第14番染色体父親性ダイソミー症候群
214	大脳皮質基底核変性症
215	大理石骨病
216	ダウン症候群★
217	高安動脈炎
218	多系統萎縮症
219	タナトフォリック骨異形成症
220	多発血管炎性肉芽腫症
221	多発性硬化症／視神経脊髄炎
222	多発性軟骨性外骨腫症★

番号	病名
223	多発性嚢胞腎
224	多脾症候群
225	タンジール病
226	単心室症
227	弾性線維性仮性黄色腫
228	短腸症候群★
229	胆道閉鎖症
230	遅発性内リンパ水腫
231	チャージ症候群
232	中隔視神経形成異常症／ドモルシア症候群
233	中毒性表皮壊死症
234	腸管神経節細胞僅少症
235	TRPV4異常症
236	TSH分泌亢進症
237	TNF受容体関連周期性症候群
238	低ホスファターゼ症
239	天疱瘡
240	特発性拡張型心筋症
241	特発性間質性肺炎
242	特発性基底核石灰化症
243	特発性血小板減少性紫斑病
244	特発性血栓症（遺伝性血栓性素因によるものに限る）
245	特発性後天性全身性無汗症
246	特発性大腿骨頭壊死症
247	特発性多中心性キャッスルマン病
248	特発性門脈圧亢進症
249	特発性両側性感音難聴
250	突発性難聴★
251	ドラベ症候群
	【な】
252	中條・西村症候群
253	那須・ハコラ病
254	軟骨無形成症
255	難治頻回部分発作重積型急性脳炎
256	22q11.2欠失症候群
257	乳幼児肝巨大血管腫
258	尿素サイクル異常症
259	ヌーナン症候群
260	ネイルパテラ症候群（爪膝蓋骨症候群）／LMX1B関連腎症
261	ネフロン癆
262	脳クレアチン欠乏症候群
263	脳腱黄色腫症
264	脳内鉄沈着神経変性症※
265	脳表ヘモジデリン沈着症
266	膿疱性乾癬
267	嚢胞性線維症
	【は】
268	パーキンソン病
269	バージャー病
270	肺静脈閉塞症／肺毛細血管腫症
271	肺動脈性肺高血圧症
272	肺胞蛋白症（自己免疫性又は先天性）
273	肺胞低換気症候群
274	ハッチンソン・ギルフォード症候群
275	バッド・キアリ症候群
276	ハンチントン病
277	汎発性特発性骨増殖症★

番号	病名
278	PCDH19関連症候群
279	非ケトーシス型高グリシン血症
280	肥厚性皮膚骨膜症
281	非ジストロフィー性ミオトニー症候群
282	皮質下梗塞と白質脳症を伴う常染色体優性脳動脈症
283	肥大型心筋症
284	左肺動脈右肺動脈起始症
285	ビタミンD依存性くる病／骨軟化症
286	ビタミンD抵抗性くる病／骨軟化症
287	ビッカースタッフ脳幹脳炎
288	非典型溶血性尿毒症症候群
289	非特異性多発性小腸潰瘍症
290	皮膚筋炎／多発性筋炎
291	びまん性汎細気管支炎★
292	肥満低換気症候群★
293	表皮水疱症
294	ヒルシュスプルング病（全結腸型又は小腸型）
295	VATER症候群
296	ファイファー症候群
297	ファロー四徴症
298	ファンコニ貧血
299	封入体筋炎
300	フェニルケトン尿症
301	フォンタン術後症候群★
302	複合カルボキシラーゼ欠損症
303	副甲状腺機能低下症
304	副腎白質ジストロフィー
305	副腎皮質刺激ホルモン不応症
306	ブラウ症候群
307	プラダー・ウィリ症候群
308	プリオン病
309	プロピオン酸血症
310	PRL分泌亢進症（高プロラクチン血症）
311	閉塞性細気管支炎
312	β—ケトチオラーゼ欠損症
313	ベーチェット病
314	ベスレムミオパチー
315	ヘパリン起因性血小板減少症★
316	ヘモクロマトーシス★
317	ペリー病
318	ペルーシド角膜辺縁変性症★
319	ペルオキシソーム病（副腎白質ジストロフィーを除く）
320	片側巨脳症
321	片側痙攣・片麻痺・てんかん症候群
322	芳香族L−アミノ酸脱炭酸酵素欠損症
323	発作性夜間ヘモグロビン尿症
324	ホモシスチン尿症
325	ポルフィリン症
	【ま】
326	マリネスコ・シェーグレン症候群
327	マルファン症候群／ロイス・ディーツ症候群
328	慢性炎症性脱髄性多発神経炎／多巣性運動ニューロパチー
329	慢性血栓塞栓性肺高血圧症
330	慢性再発性多発性骨髄炎

番号	病名	番号	病名	番号	病名
331	慢性膵炎★	345	もやもや病	357	両側性小耳症・外耳道閉鎖症★
332	慢性特発性偽性腸閉塞症	346	モワット・ウイルソン症候群	358	両大血管右室起始症
333	ミオクロニー欠神てんかん		【や】	359	リンパ管腫症／ゴーハム病
334	ミオクロニー脱力発作を伴うてんかん	347	薬剤性過敏症症候群★	360	リンパ脈管筋腫症
335	ミトコンドリア病	348	ヤング・シンプソン症候群	361	類天疱瘡（後天性表皮水疱症を含む。）
336	無虹彩症	349	優性遺伝形式をとる遺伝性難聴★	362	ルビンシュタイン・テイビ症候群
337	無脾症候群	350	遊走性焦点発作を伴う乳児てんかん	363	レーベル遺伝性視神経症
338	無βリポタンパク血症	351	4p欠失症候群	364	レシチンコレステロールアシルトランスフェラーゼ欠損症
339	メープルシロップ尿症		【ら】		
340	メチルグルタコン酸尿症	352	ライソゾーム病	365	劣性遺伝形式をとる遺伝性難聴★
341	メチルマロン酸血症	353	ラスムッセン脳炎	366	レット症候群
342	メビウス症候群	354	ランゲルハンス細胞組織球症★	367	レノックス・ガストー症候群
343	メンケス病	355	ランドウ・クレフナー症候群	368	ロスムンド・トムソン症候群
344	網膜色素変性症	356	リジン尿性蛋白不耐症	369	肋骨異常を伴う先天性側弯症

※　旧159「神経フェリチン症」は264「脳内鉄沈着神経変性症」に統合

図表 9-17　医師意見書作成料

作成料	在宅	施設入所
新規作成	5,000円	4,000円
継続（更新）申請	4,000円	3,000円

注：作成料のほかに，消費税が加算される。

ミニコラム　障害者総合支援法と診療報酬

保険医療機関が，障害者総合支援法に規定される下記の施設等に情報提供を行った場合，情報提供先ごとに患者１人につき月１回，**B009**診療情報提供料（Ⅰ）（250点）を算定できる。

・指定特定相談支援事業者：**B009**「注２」より，保健福祉サービスに必要な情報を提供した場合に算定。

・精神障害者施設（※）：**B009**「注４」より，精神障害者施設の入所者・通所者の社会復帰促進のために当該施設に情報提供した場合に算定。また，患者の退院日の属する月又はその翌月に，必要な情報を提供した場合は「注８」退院患者紹介加算（200点）を加算できる。

※　グループホーム，障害者支援施設，自立訓練（生活訓練）を行う事業所，就労移行支援を行う事業所，就労継続支援を行う事業所，福祉ホームを指す。

〔出典：**『診療点数早見表2024年版』**　B009診療情報提供料（Ⅰ）〕

図表 9-18　医師意見書

記入日　令和　　年　　月　　日

医師意見書

申請者	（ふりがな） 明・大・昭・平・令　　年　　月　　日生（　　歳）	男・女	〒　　－ 連絡先　　（　　）

上記の申請者に関する意見は以下の通りです。

主治医として本意見書がサービス等利用計画の作成に当たって利用されることに　□同意する。　□同意しない。

医師氏名

医療機関名　　　　電話　（　　）

医療機関所在地　　FAX　（　　）

(1) 最終診察日	平成・令和　　年　　月　　日
(2) 意見書作成回数	□初回　□2回目以上
(3) 他科受診	□内科　□精神科　□外科　□整形外科　□脳神経外科　□皮膚科　□泌尿器科 □婦人科　□眼科　□耳鼻咽喉科　□リハビリテーション科　□歯科　□その他（　　）

1. 傷病に関する意見

(1) 診断名（障害の直接の原因となっている傷病名については1. に記入）及び発症年月日

1. ＿＿＿＿　発症年月日　（昭和・平成・令和　　年　　月　　日頃）
2. ＿＿＿＿　発症年月日　（昭和・平成・令和　　年　　月　　日頃）
3. ＿＿＿＿　発症年月日　（昭和・平成・令和　　年　　月　　日頃）

入院歴（直近の入院歴を記入）

1.昭和・平成・令和　　年　　月～　　年　　月（傷病名：　　）

2.昭和・平成・令和　　年　　月～　　年　　月（傷病名：　　）

(2) 症状としての安定性　（不安定である場合、具体的な状況を記入　特に精神疾患・難病については症状の変動についてわかるように記入）

(3) 障害の直接の原因となっている傷病の経過及び投薬内容を含む治療内容

2. 身体の状態に関する意見

(1) 身体情報	利き腕（□右　□左）　身長＝　　cm　体重＝　　kg（過去6ヶ月の体重の変化　□増加　□維持　□減少）
(2) 四肢欠損	（部位：＿＿＿＿）
(3) 麻痺	右上肢　（程度：□軽　□中　□重）　左上肢　（程度：□軽　□中　□重） 右下肢　（程度：□軽　□中　□重）　左下肢　（程度：□軽　□中　□重） その他　（部位：＿＿＿＿　程度：□軽　□中　□重）
(4) 筋力の低下	（部位：＿＿＿＿　程度：□軽　□中　□重） （過去6ヶ月の症状の変動　□改善　□維持　□増悪）
(5) 関節の拘縮	肩関節　右（程度：□軽　□中　□重）　左（程度：□軽　□中　□重） 肘関節　右（程度：□軽　□中　□重）　左（程度：□軽　□中　□重） 股関節　右（程度：□軽　□中　□重）　左（程度：□軽　□中　□重） 膝関節　右（程度：□軽　□中　□重）　左（程度：□軽　□中　□重） その他　（部位：＿＿＿＿　程度：□軽　□中　□重）
(6) 関節の痛み	（部位：＿＿＿＿　程度：□軽　□中　□重） （過去6ヶ月の症状の変動　□改善　□維持　□増悪）
(7) 失調・不随意運動	上肢　右（程度：□軽　□中　□重）　左（程度：□軽　□中　□重） 体幹　（程度：□軽　□中　□重） 下肢　右（程度：□軽　□中　□重）　左（程度：□軽　□中　□重）
(8) 褥瘡	（部位：＿＿＿＿　程度：□軽　□中　□重）
(9) その他の皮膚疾患	（部位：＿＿＿＿　程度：□軽　□中　□重）

3. 行動及び精神等の状態に関する意見

(1) 行動上の障害

□昼夜逆転　□暴言　□自傷　□他害　□支援への抵抗　□徘徊

□危険の認識が困難　□不潔行為　□異食　□性的逸脱行動　□その他（　　）

(2) 精神症状・能力障害二軸評価　<判断時期　平成・令和　　年　　月　　日>

精神症状評価　□1　□2　□3　□4　□5　□6

能力障害評価　□1　□2　□3　□4　□5

(3) 生活障害評価　<判断時期　平成・令和　　年　　月　　日>

食事	□1　□2　□3　□4　□5	生活リズム	□1　□2　□3　□4　□5
保清	□1　□2　□3　□4　□5	金銭管理	□1　□2　□3　□4　□5
服薬管理	□1　□2　□3　□4　□5	対人関係	□1　□2　□3　□4　□5
社会的適応を妨げる行動	□1　□2　□3　□4　□5		

(4) 精神・神経症状

□意識障害　□記憶障害　□注意障害　□遂行機能障害

□社会的行動障害　□その他の認知機能障害　□気分障害（抑うつ気分、軽躁／躁状態）

□睡眠障害　□幻覚　□妄想　□その他（　　）

専門科受診の有無　□有（　　）　□無

(5) てんかん

□週1回以上　□月1回以上　□年1回以上

4. 特別な医療　（現在，定期的あるいは頻回に受けている医療）

処置内容　□点滴の管理　□中心静脈栄養　□透析　□ストーマの処置　□酸素療法

□レスピレーター　□気管切開の処置　□疼痛の看護　□経管栄養（胃ろう）

特別な対応　□喀痰吸引処置（回数　　回／日）　□間歇的導尿

失禁への対応　□モニター測定（血圧、心拍、酸素飽和度等）　□褥瘡の処置

□カテーテル（コンドームカテーテル、留置カテーテル 等）

5. サービス利用に関する意見

(1) 現在、発生の可能性が高い病態とその対処方針

□尿失禁　□転倒・骨折　□徘徊　□褥瘡　□嚥下性肺炎　□腸閉塞

□易感染症　□心肺機能の低下　□疼痛　□脱水　□行動障害　□精神状態の増悪

□けいれん発作　□その他（　　）

→　対処方針（　　）

(2) 障害福祉サービスの利用時に関する医学的観点からの留意事項

血圧について　（　　）

嚥下について　（　　）

摂食について　（　　）

移動について　（　　）

行動障害について　（　　）

精神症状について　（　　）

その他　（　　）

(3) 感染症の有無（有の場合は具体的に記入）

□有（　　）　□無　□不明

6. その他特記すべき事項

障害者支援区分の認定やサービス等利用計画の作成に必要な医学的なご意見等をご記載してください。なお、専門医等に別途意見を求めた場合はその内容、結果も記載してください。（情報提供書や身体障害者申請診断書の写し等を添付して頂いても結構です。）

10 身体障害者福祉法

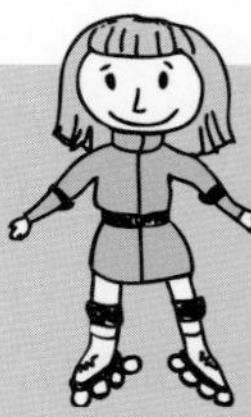

Ⓐ制度のあらまし

この法律は，身体障害者の自立を支援し，社会経済活動への参加を促進するため，身体障害者を援助し，必要に応じて保護し，生活の安定に寄与するなど身体障害者の福祉の増進を図ることを目的としている（法第１項）。

援助支援には，更生援護，自立支援給付，障害者福祉サービス事業，自立身体障害者相談支援事業などがある。本法の更生医療関係は自立支援医療として助成されている。しかし，更生援護に関する部分等については公費による負担があることから，本書に掲載している。

この法律において「身体障害者」とは**別表**に掲げる身体障害がある18歳以上の者であって，都道府県知事から身体障害者手帳の交付を受けたものをいう，と定義されている。

なお，2013年４月実施の障害者総合支援法により，障害者（児）の定義に新たに政令で定める難病等が追加され，130の対象疾患の難病患者等で，症状の変動などにより，身体障害者手帳の取得ができないが，一定の障害がある方々が障害福祉サービス等の対象となる。その具体的な解説は，「９　障害者総合支援法」の「K　障害を伴う難病患者への障害福祉サービス」として掲載したので参照されたい（p. 178）。

《身体障害者手帳について（法第15条関係）》

身体に障害のある者は，都道府県知事の定める医師の診断書を添えて，その居住地の都道府県知事に身体障害者手帳の交付を申請する（本

別表　身体障害の範囲

一　次に掲げる<u>視覚障害</u>で，永続するもの

1　両眼の視力（万国式試視力表によって測ったものをいい，屈折異常がある者については，矯正視力について測ったものをいう。以下同じ）がそれぞれ0.1以下のもの

2　一眼の視力が0.02以下，他眼の視力が0.6以下のもの

3　両眼の視野がそれぞれ10度以内のもの

4　両眼による視野の2分の1以上が欠けているもの

二　次に掲げる<u>聴覚または平衡機能の障害</u>で，永続するもの

1　両耳の聴力レベルがそれぞれ70デシベル以上のもの

2　一耳の聴力レベルが90デシベル以上，他耳の聴力レベルが50デシベル以上のもの

3　両耳による普通話声の最良の語音明瞭度が50パーセント以下のもの

4　平衡機能の著しい障害

三　次に掲げる<u>音声機能，言語機能またはそしゃく機能の障害</u>

1　音声機能，言語機能又はそしゃく機能のそう失

2　音声機能，言語機能又はそしゃく機能の著しい障害で，永続するもの

四　次に掲げる<u>肢体不自由</u>

1　一上肢，一下肢または体幹の機能の著しい障害で，永続するもの

2　一上肢のおや指を指骨間関節以上で欠くものまたはひとさし指を含めて一上肢の二指以上をそれぞれ第一指骨間関節以上で欠くもの

3　一下肢をリスフラン関節以上で欠くもの

4　両下肢のすべての指を欠くもの

5　一上肢のおや指の機能の著しい障害またはひとさし指を含めて一上肢の三指以上の機能の著しい障害で，永続するもの

6　１から５までに掲げるものの外，その程度が１から５までに掲げる障害の程度以上であると認められる障害

五　<u>心臓，じん臓または呼吸器の機能の障害</u>その他政令で定める障害で，永続し，かつ，日常生活が著しい制限を受ける程度であると認められるもの

人が15歳に満たないときはその保護者が申請する)。

都道府県知事は，この申請に基づいて審査し，その障害が別表に掲げるものに該当すると認めたときは，申請者に身体障害者手帳を交付しなければならない。

(政令事項)

①身体障害者手帳の交付の申請は，居住地を管轄する福祉事務所長を，福祉事務所を設置しない町村区域内の居住者は市町村長を経由して行わなければならない。

②障害の認定種類，障害程度の等級

障害の等級には，１級から７級まである。障害の種類別，状態別により等級に区分されている（**図表10-1**)。

Ⓑ法による事業

国及び地方公共団体は，疾病または事故による身体障害による身体障害の発生の予防および身体に障害のある者に対し，十分な福祉サービスを行うため，次のような更生援護等の事業を行う。

1．更生援護の事業

⑴　この法律において定める事業とは

①身体障害者生活訓練等事業

点字，手話の訓練等，日常必要な省令で定める援助を提供する事業

②手話通訳事業

③介助犬訓練事業，聴導犬訓練事業（法第４条の２)

⑵　この法律においていう施設とは

①身体障害者社会参加支援施設（身体障害者福祉センター，補装具作成施設，盲導犬訓練施設，視聴覚障害者情報提供施設)

②医療保健施設

地域保健法に基づく保健所ならびに医療法に規定する病院および診療所（法第５条)

⑶　この法律に定める援護の実施者

①身体障害者の居住地の市町村（法第９条)

②関連施設：市町村の設置する福祉事務所，更生相談所，都道府県の設置

③関係者：身体障害者福祉司，民生委員の協力，身体障害者相談員（法第９条の２～第12条の３関係)

2．更生援護の支援

国および地方公共団体は，疾病または事故による身体障害の発生の予防および身体に障害のある者の早期治療等について国民の関心を高め，かつ，身体に障害のある者の福祉に関する思想を普及するため，広く国民の指導啓発に努めなければならないと定めている（法第13条)。具体的援護は以下のとおり（一部要約)。

⑴　障害福祉サービス，障害者支援施設への入所等の措置

障害者総合支援法に規定する障害福祉サービスを必要とする身体障害者が，同法に規定する給付費の支給を受けることが困難であると認めるときは，その身体障害者につき，政令で定める基準に従い，障害福祉サービスを提供する。

市町村は，障害者支援施設等への入所を必要とする身体障害者が，やむを得ない事由により介護給付費等（療養介護等に係るものに限る）の支給を受けることが著しく困難であると認めるときは，その身体障害者を当該市町村の設置する障害者支援施設等に入所させ，または国，都道府県もしくは他の市町村もしくは社会福祉法人の設置する障害者支援施設等もしくは国立高度専門医療センター，独立行政法人国立病院機構の設置する医療機関であって，厚生労働大臣の指定するもの,「指定医療機関」にその身体障害者の入所もしくは入院を委託しなければ

ならない（法第18条関係）。

⑵ 社会参加を促進する事業の推進（抜粋）

地方公共団体は，視覚障害のある身体障害者および聴覚障害のある身体障害者の意思疎通を支援する事業，身体障害者の盲導犬，介助犬または聴導犬の使用を支援する事業，身体障害者のスポーツ活動への参加を促進する事業を実施するように努めなければならない（法第21条関係）。

⑶ 施設の設置

身体障害者参加支援施設（法第28条），身体障害者福祉センター（法第31条），補装具製作施設（法第32条），盲導犬訓練施設（法第33条），視聴覚障害者情報提供施設（法第34条）などの設置を定めている（個々の具体的内容は省略）。

3．費用負担について（要約）

⑴ 市町村の支弁（法第35条関係）

身体障害者の更生援護について

①市町村が行う施設訓練支援費

②施設訓練等支援費の支給に関する費用

③市町村が行う更生訓練費または物品の支給に要する費用

④市町村が設置する身体障害者更生援護施設および養成施設の設置および運営に要する費用

⑵ 都道府県の支弁（法第36条関係）

身体障害者の更生援護について

①都道府県が設置する身体障害者更生相談所の設置および運営に関する費用

②都道府県が設置する身体障害者更生援護施設および養成施設の設置および運営に関する費用

⑶ 国の支弁

国の設置する障害者支援施設（法第36条の２関係）に入所した身体障害者の入所後に要する費用を支弁する。

以上の支弁に対し，都道府県および国は法に基づいて1/4から5/10の割合で負担する（法第37条，法第37条の２関係）。

図表 10-1 身体障害者程度等級表

級別	1級	2級	3級	4級	5級	6級	7級
視覚障害	両眼の視力（万国式試視力表によって測ったものをいい，屈折異常のある者については，矯正視力について測ったものをいう。以下同じ）の和が0.01以下のもの	①両眼の視力の和が，0.02以上0.03以下のもの ②両眼の視野がそれぞれ10度以内でかつ両眼による視野について視能率による損失率が95％以上のもの ③周辺視野角度（Ⅰ／4指標による。以下同じ）の総和が左右眼それぞれ80度以下かつ両眼中心視野角度（Ⅰ／2指標による。以下同じ）が28度以下のもの ④両眼開放視認点数が70点以下かつ両眼中心視野視認点数が20点以下のもの	①両眼の視力の和が，0.05以上0.08以下のもの ②両眼の視野がそれぞれ10度以内でかつ両眼による視野について視能率による損失率が90％以上のもの ③周辺視野角度の総和が左右眼それぞれ80度以下かつ両眼中心視野角度が56度以下のもの ④両眼開放視認点数が70点以下かつ両眼中心視野視認点数が40点以下のもの	①視力の良い方の眼の視力が0.08以上0.1以下のもの（3級の②に該当するものを除く） ②周辺視野角度の総和が左右眼それぞれ80度以下のもの ③両眼開放視野点数が70点以下のもの	①両眼の視力の和が，0.13以上0.2以下のもの ②両眼による視野の2分の1以上が欠けているもの ③両眼中心視野角度が56度以下のもの ④両眼開放視認点数が70点を超えかつ100点以下のもの ⑤両眼中心視野視認点数が40点以下のもの	視力の良い方の眼の視力が0.3以上0.6以下かつ他方の眼の視力が0.02以下のもの	

図表 10–1　つづき

級別		1級	2級	3級	4級	5級	6級	7級
聴覚又は平衡機能の障害	聴覚障害		両耳の聴力レベルがそれぞれ100デシベル以上のもの（両耳全ろう）	両耳の聴力レベルが90デシベル以上のもの（耳介に接しなければ大声語を理解し得ないもの）	①両耳の聴力レベルが80デシベル以上のもの(耳介に接しなければ話声語を理解し得ないもの) ②両耳による普通話声の最良の語音明瞭度が50パーセント以下のもの		①両耳の聴力レベルが70デシベル以上のもの（40センチメートル以上の距離で発声された会話語を理解し得ないもの） ②1側耳の聴力レベルが90デシベル以上，片側耳の聴力レベルが50デシベル以上のもの	
	平衡機能障害			平衡機能の極めて著しい障害		平衡機能の著しい障害		
音声機能，言語機能又はそしゃく機能の障害				音声機能，言語機能又はそしゃく機能のそう失	音声機能，言語機能の著しい障害 そしゃく機能の著しい障害			
肢体不自由	上肢	①両上肢の機能を全廃したもの ②両上肢を手関節以上で欠くもの	①両上肢の機能の著しい障害 ②両上肢のすべての指を欠くもの ③1上肢を上腕の2分の1以上で欠くもの ④1上肢の機能を全廃したもの	①両上肢のおや指及びひとさし指を欠くもの ②両上肢のおや指及びひとさし指の機能を全廃したもの ③1上肢の機能の著しい障害 ④1上肢のすべての指を欠くもの ⑤1上肢のすべての指の機能を全廃したもの	①両上肢のおや指を欠くもの ②両上肢のおや指の機能を全廃したもの ③1上肢の肩関節，肘関節又は手関節のうち，いずれか1関節の機能を全廃したもの ④1上肢のおや指及びひとさし指を欠くもの ⑤1上肢のおや指及びひとさし指の機能を全廃したもの ⑥おや指又はひとさし指を含めて1上肢の3指を欠くもの ⑦おや指又はひとさし指を含めて1上肢の3指の機能を全廃したもの ⑧おや指又はひとさし指を含めて1上肢の4指の機能の著しい障害	①両上肢のおや指の機能の著しい障害 ②1上肢の肩関節，肘関節又は手関節のうち，いずれか1関節の機能の著しい障害 ③1上肢のおや指を欠くもの ④1上肢のおや指の機能を全廃したもの ⑤1上肢のおや指及びひとさし指の機能の著しい障害 ⑥おや指又はひとさし指を含めて1上肢の3指の機能の著しい障害	①1上肢のおや指の機能の著しい障害 ②ひとさし指を含めて1上肢の2指を欠くもの ③ひとさし指を含めて1上肢の2指の機能を全廃したもの	①上肢の機能の軽度の障害 ②1上肢の肩関節，肘関節又は手関節のうち，いずれか1関節の機能の軽度の障害 ③1上肢の手指の機能の軽度の障害 ④ひとさし指を含めて1上肢の2指の機能の著しい障害 ⑤1上肢のなか指，くすり指及び小指を欠くもの ⑥1上肢のなか指，くすり指及び小指の機能を全廃したもの
	下肢	①両下肢を機能を全廃したもの ②両下肢を大腿の2分の1以上で欠くもの	①両下肢の機能の著しい障害 ②両下肢を下腿の2分の1以上で欠くもの	①両下肢をショッパー関節以上で欠くもの ②1下肢を大腿の2分の1以上で欠くもの ③1下肢の機能を全廃したもの	①両下肢のすべての指を欠くもの ②両下肢のすべての指の機能を全廃したもの ③1下肢を下腿の2分の1以上で欠くもの ④1下肢の機能の著しい障害 ⑤1下肢の股関節又は膝関節の機能を全廃したもの ⑥1下肢が健側に比して10センチメートル以上又は健側の長さの10分の1以上短いもの	①1下肢の股関節又は膝関節の機能の著しい障害 ②1下肢の足関節の機能を全廃したもの ③1下肢が健側に比して5センチメートル以上又は健側の長さの15分の1以上短いもの	①1下肢のリスフラン関節以上で欠くもの ②1下肢の足関節の機能の著しい障害	①両下肢のすべての指の機能の著しい障害 ②1下肢の機能の軽度の障害 ③1下肢の股関節，膝関節又は足関節のうち，いずれか1関節の機能の軽度の障害 ④1下肢のすべての指を欠くもの ⑤1下肢のすべての指の機能を全廃したもの ⑥1下肢が健側に比して3センチメートル以上又は健側の長さの20分の1以上短いもの
	体幹	体幹の機能障害により坐っていることができないもの	①体幹の機能障害により坐位又は起立位を保つことが困難なもの ②体幹の機能障害により立ち上ることが困難なもの	体幹の機能障害により歩行が困難なもの		体幹の機能の著しい障害		

図表 10-1　つづき

級別			1級	2級	3級	4級	5級	6級	7級
肢体不自由	乳幼児期以前の非進行性の脳病変による運動機能障害	上肢機能	不随意運動・失調等により上肢を使用する日常生活動作がほとんど不可能なもの	不随意運動・失調等により上肢を使用する日常生活動作が極度に制限されるもの	不随意運動・失調等により上肢を使用する日常生活動作が著しく制限されるもの	不随意運動・失調等による上肢の機能障害により社会での日常生活活動が著しく制限されるもの	不随意運動・失調等による上肢の機能障害により社会での日常生活活動に支障のあるもの	不随意運動・失調等により上肢の機能の劣るもの	上肢に不随意運動・失調等を有するもの
		移動機能	不随意運動・失調等により歩行が不可能なもの	不随意運動・失調等により歩行が極度に制限されるもの	不随意運動・失調等により歩行が家庭内での日常生活活動に制限されるもの	不随意運動・失調等により社会での日常生活活動が著しく制限されるもの	不随意運動・失調等により社会での日常生活活動に支障のあるもの	不随意運動・失調等により移動機能の劣るもの	下肢に不随意運動・失調等を有するもの
心臓，じん臓，呼吸器又はぼうこう若しくは直腸若しくは小腸の機能の障害	心臓機能障害		心臓の機能の障害により自己の身辺の日常生活活動が極度に制限されるもの		心臓の機能の障害により家庭内での日常生活活動が著しく制限されるもの	心臓の機能の障害により社会での日常生活活動が著しく制限されるもの			
	じん臓機能障害		じん臓の機能の障害により自己の身辺の日常生活活動が極度に制限されるもの		じん臓の機能の障害により家庭内での日常生活活動が著しく制限されるもの	じん臓の機能の障害により社会での日常生活活動が著しく制限されるもの			
	呼吸器機能障害		呼吸器の機能の障害により自己の身辺の日常生活活動が極度に制限されるもの		呼吸器の機能の障害により家庭内での日常生活活動が著しく制限されるもの	呼吸器の機能の障害により社会での日常生活活動が著しく制限されるもの			
	ぼうこう又は直腸の機能障害		ぼうこう又は直腸の機能の障害により自己の身辺の日常生活活動が極度に制限されるもの		ぼうこう又は直腸の機能の障害により家庭内での日常生活活動が著しく制限されるもの	ぼうこう又は直腸の機能の障害により社会での日常生活活動が著しく制限されるもの			
	小腸機能障害		小腸の機能の障害により自己の身辺の日常生活活動が極度に制限されるもの		小腸の機能の障害により家庭内での日常生活活動が著しく制限されるもの	小腸の機能の障害により社会での日常生活活動が著しく制限されるもの			
ヒト免疫不全ウイルスによる免疫の機能の障害			ヒト免疫不全ウイルスによる免疫の機能の障害により日常生活がほとんど不可能なもの	ヒト免疫不全ウイルスによる免疫の機能の障害により日常生活が極度に制限されるもの	ヒト免疫不全ウイルスによる免疫の機能の障害により日常生活が著しく制限されるもの（社会での日常生活活動が著しく制限されるものを除く）	ヒト免疫不全ウイルスによる免疫の機能の障害により社会での日常生活活動が著しく制限されるもの			
備考			①同一の等級について二つの重複する障害がある場合は，1級うえの級とする。ただし，二つの重複する障害が特に本表中に指定せられているものは，該当等級とする。 ②肢体不自由においては，7級に該当する障害が2以上重複する場合は，6級とする。 ③異なる等級について2以上の重複する障害がある場合については，障害の程度を勘案して当該等級より上位の等級とすることができる。 ④「指を欠くもの」とは，おや指については指骨間関節，その他の指については第一指骨間関節以上を欠くものをいう。 ⑤「指の機能障害」とは，中手指節関節以下の障害をいい，おや指については，対抗運動障害をも含むものとする。 ⑥上肢又は下肢欠損の断端の長さは，実用長（上腕においては腋窩より，大腿においては坐骨結節の高さより計測したもの）をもって計測したものをいう。 ⑦下肢の長さは，前腸骨棘より内くるぶし下端までを計測したものをいう。						

※　二重線の左側は，65歳以上75歳未満で後期高齢者医療の対象になることができる範囲である。

11 麻薬及び向精神薬取締法
（入院措置）

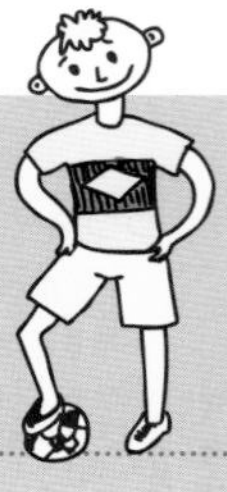

Ⓐ制度のあらまし

この法律は，麻薬および向精神薬の輸入，輸出，製造，製剤，譲渡，譲受，所持等について必要な取締りを行うとともに，麻薬中毒者について必要な医療を行うなどの措置をとることによって，麻薬および向精神薬の濫用による保健衛生上の危害を防止し，もって公共の福祉の増進を図ることを目的としている。

この法律に基づく医療の関係は，麻薬中毒者の発見と措置入院制度である。ここでいう麻薬中毒者とは，麻薬，大麻またはあへんの慢性中毒の状態にある者であって，その他の薬物の中毒者は含まれない。

1．発見と届出・通報（法第58条の2～5関係）

受診者を麻薬中毒者であると診断した場合，医師はその者の氏名，住所，年齢，性別等をその者の居住地の都道府県知事に届け出る義務が課せられている。

2．診察と入院措置（法第58条の6・法第58条の8）

都道府県知事は，届出・通報のあった麻薬中毒者について，必要があると認めるときは，精神保健指定医にその者を診察させることができる。その結果，その者が麻薬中毒者であり，その症状，環境等からみて入院させなければ，その麻薬中毒のため麻薬，大麻またはあへんの施用を繰り返すおそれが著しいと認めたときは，その者を入院させて必要な医療を行うことができる。

麻薬中毒者の入院措置は，国または都道府県が設置した精神病院，または精神保健及び精神障害者福祉に関する法律で規定する指定病院において行われる。

入院の期間は，当初30日を超えない範囲内での期間が定められ，さらに入院を継続する必要がある場合には，麻薬中毒審査会の審査決定を経て，継続すべき期間の決定およびその延長が行われるが，全体の入院期間は，当初の入院時から起算して６カ月を超えることはできないとされている。

Ⓑ医療保険等との関係

措置入院者に対する医療に関しての診療方針およびその医療に要する費用の額の算定方法は，健康保険の扱いの例によって行われる。

入院措置に要する費用は，都道府県および国が負担することになっているが，医療保険によって給付を受けることができる者は，その限度において公費負担は行われないことになっており，自己負担相当分が公費負担となるが，当該者並びにその配偶者及び当該患者と生計を一にする扶養義務者の市町村民税所得割額の年額が56万4千円以下の場合は自己負担はない。56万4千万円を超える者については月額２万円を限度とした自己負担金が生じる。

都道府県では，医療費の審査，支払に関する事務を支払基金との間に契約を結んで委託をしているので，公費負担医療として（法別番号

22)，公費単独として請求する〔療養の給付及び公費負担医療に関する費用の請求に関する省令（平成6年厚生省令第67号）の定めるところによる〕。

ただ，取り扱う医療機関としては，国または都道府県が設置した精神病院，または精神保健および精神障害者福祉に関する法律に規定する指定病院に限られている。

なお医療機関の職員としては，麻薬の施用，麻薬を記載した処方せんの交付は，麻薬の施用者に限られていること，疾病の治療以外の目的で，施用，麻薬処方せんの交付はできないこと，麻薬の保管，管理には厳格な注意が必要であることなどを知らなければならない。

ミニコラム　**麻薬及び向精神薬取締法と診療報酬**

下記のいずれも満たす場合，本法に関連する診療報酬として，**I006-2**依存症集団療法「1」薬物依存症の場合（340点）が算定できる。
ア　入院中の患者以外の患者であって，麻薬（麻薬及び向精神薬取締法第2条第1号に規定する麻薬をいう）等に対する物質依存の状態にあるものについて，精神科医等で構成される2人以上の者が，認知行動療法の手法を用いて，薬物の使用を患者自らコントロールする手法等の習得を図るための指導を行う。
イ　1回に20人に限り，90分以上実施する。
ウ　物質使用障害治療プログラムに沿って行う。

（出典：『**診療点数早見表2024年版**』 I006-2依存症集団療法）

12 母子保健法
（養育医療）

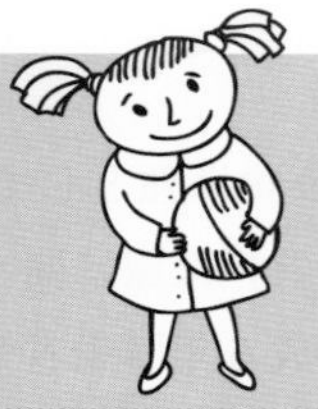

Ⓐ制度の目的

この法律は，母性並びに乳児および幼児の健康の保持および増進をはかるための母子保健対策について定めたものである。その基本理念は，次の世代を担う児童の健全育成と心身障害の発生予防を行い，もって国民保健の向上をはかることと児童の福祉を充実強化させることを目的としている。

母子保健対策には，健康診査，保健指導等の保健対策と医療の給付を主体とした医療対策等があるが，ここでは，母子保健法第６条第６項に規定する，身体の発育が未熟のまま出生した医療を必要とする未熟児に対しての養育に必要な医療の給付についてを中心に掲載する。このほか，結核児童に対する療育医療（法別番号17）等の給付も行われている。

なお，実施主体は市町村長であり，公費負担者番号，受給者番号もそれに基づいた療育医療券が交付されている。

Ⓑ制度の内容

１．保健指導（法第10条）

妊産婦または乳幼児の保護者に対し，妊娠，出産または育児に関して必要な指導が行われる。

２．健康診査（法第12条）

満１歳６カ月を超え満２歳に達しない幼児，満３歳を超え満４歳に達しない幼児に対して，毎年，期日または期間を指定して，次の項目について市町村が実施する。

身体発育状況，栄養状態，脊柱および胸部の疾病および異常の有無，皮膚の疾病の有無，眼の疾病および異常の有無，耳・鼻および咽頭の疾病および異常の有無，歯の疾病および異常の有無，四肢運動障害の有無，精神発達の状況，言語障害の有無，予防接種の状況，その他の疾病および異常の有無。

健康診査のほか，新生児，未熟児の訪問指導および妊産婦の訪問指導などが実施される。

また，法第13条で，市町村は必要に応じて妊産婦または乳児もしくは幼児に対して，健康診査を行い，または受けることを勧奨しなければならないと定めている。

３．母子健康手帳の交付（法第16条）

妊娠の届出者に対し，市町村は母子健康手帳を交付する。

妊産婦または乳幼児が健康診査，予防接種を受けた場合，手帳に必要事項の記載を受けなければならないことになっている。

４．養育医療（法第20条）

養育のため病院または診療所に入院する必要がある未熟児に対し，指定養育医療機関において，養育に必要な医療を行う。給付は移送を除き現物給付に限られている。

(1) 給付の対象

養育医療の給付対象は，法第６条第６項にいう，身体の発育が未熟のまま出生した乳児であり，正常児が出生時に有する諸機能を得るまでに至らないものであって，医師が入院養育を必要と認めたものである。

諸機能を得るに至っていないものとは，次のいずれかの症状を有している場合をいう。

ア 出生時体重2,000g以下のもの

イ 生活能力がとくに薄弱であって，次に掲げるいずれかの症状を示すもの

ア）一般状態

①運動不安，痙攣があるもの

②運動が異常に少ないもの

イ）体温が摂氏34度以下のもの

ウ）呼吸器，循環器系

①強度のチアノーゼが持続する，または，チアノーゼ発作を繰り返すもの

②呼吸数が毎分50を超えて増加の傾向にあるか，または毎分30以下のもの

③出血傾向の強いもの

エ）消化器系

①生後24時間以上排便のないもの

②生後48時間以上嘔吐が持続しているもの

③血性吐物，血性便のあるもの

オ）黄疸

生後数時間以内に現れるか，異常に強い黄疸のあるもの

(2) 給付の申請

給付の申請者は，未熟児の保護者であって，所定の養育医療給付申請書（**図表12-1**）に養育医療意見書等〔医療機関で記入（**図表12-2**）〕，低体重児出生届（**図表12-3**），並びに世帯調書および関係証明書（所得税証明書等），住民票を添付して当該未熟児の居住地の市町村へ申請する。そして市町村長に進達する。

(3) 給付の決定

市町村長は，申請があったときは，すみやかに養育医療の給付をするか否かを決定し，養育医療券（**図表12-4**）の交付または申請却下の通知を行う（**図表12-5**）。

(4) 給付の内容

給付は，医療券を指定養育医療機関に提出して受けることになるが，現物給付によることが

図表 12-1 養育医療給付申請書

養育医療給付申請書						
本人	ふりがな 氏名		男 女	生年月日	令和 年 月 日	
	居住者					
	現在地					
扶養義務者	氏名		本人との続柄		職業	
	居住地					
被保険者証等の記号及び番号			保険者等の名称			
希望する指定養育医療機関の名称及び所在地						
備考						

別紙関係書類を添えて上記のとおり養育医療の給付を申請します。

申請者住所

本人との続柄

申請者氏名（自署もしくは記名押印）

年 月 日

市町村長 殿

申請受付年月日		決定年月日	

図表 12-2 養育医療意見書

養育医療意見書						
ふりがな 氏名			性別	男・女	生年月日	令和 年 月 日
居住地				出生時の体重		グラム
症状の概要	1 一般状態	(1) 運動不安・痙攣 (2) 運動異常				
	2 体温	(1) 摂氏34度以下				
	3 呼吸器 循環器	(1) 強度のチアノーゼ持続 (2) チアノーゼ発作を繰り返す (3) 呼吸数が毎分50以上で増加傾向 (4) 毎分30以下 (5) 出血傾向が強い				
	4 消化器	(1) 生後24時間以上排便がない (2) 生後48時間以上嘔吐が持続 (3) 血性吐物・血性便がある				
	5 黄疸	(1) あり（強・中・弱） (2) なし				
	その他の所見（合併症の有無等）					
診療予定期間	自 年 月 日 至 年 月 日					
現在受けている医療	安静 入院 退院 保育器の使用 酸素吸入 鼻腔栄養 注射その他の医療					
症状の経過						

上記のとおり診断する。

年 月 日

医療機関の名称及び所在地

医師氏名 印

図表 12-3　低体重児出生届

別　添

低 体 重 児 出 生 届

乳児	所在地	（電話　　）		
	出生場所			
	出生日時	年　月　日　午前 午後　時　分		
	出生時の体重	グラム	性別	男・女
産婦	氏名及び年齢	（　　歳）		
	住所			
	分娩時の妊娠月数			
出生立会者	立会者別	医師・助産師・その他（　　）		
	氏名			
参考事項	（乳児の症状その他養育指導上参考となる事項があれば記入して下さい。）			

上記のとおり届出ます。

年　月　日

届出者住所

氏名（自署もしくは記名押印）

乳児との関係

殿

記載上の注意

乳児の「所在地」,「出生場所」欄には，乳児が病院等に入院しているときは，その住所及び病院名を記入すること。

図表 12-4　養育医療券

様式第一号（一）（第九条関係）

養 育 医 療 券（病院・診療所用）

公費負担者番号			交付　年　月　日	
公費負担医療の受給者番号			年　月　日	
被保険者証等の記号及び番号		保険者等の名称		
受療者	氏名			
	生年月日	令和　年　月　日	男・女	
申請者	氏名			
	生年月日	明治 大正 昭和 平成　年　月　日	受療者との続柄	
	住所		職業	
指定養育医療機関（病院・診療所）	名称			
	所在地			
診療予定期間	年　月　日から　年　月　日まで			
この券の有効期間	年　月　日から　年　月　日まで			

上記のとおり決定する。

年　月　日

市町村長

氏　名 印

経由責任者	保健所長　氏　名 印	

（日本工業規格A列５番）

図表 12-5　母子保健法（養育医療）取扱い図解

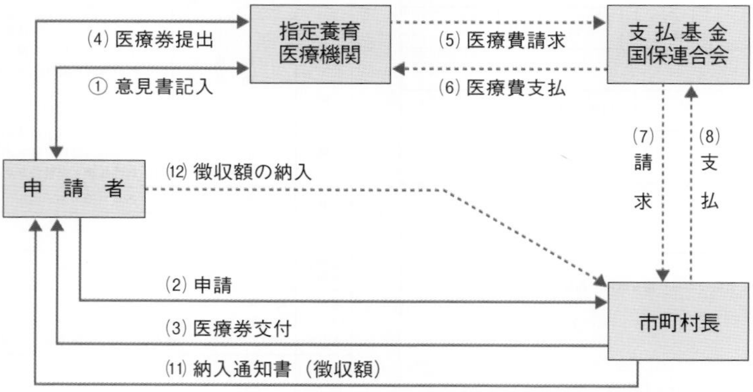

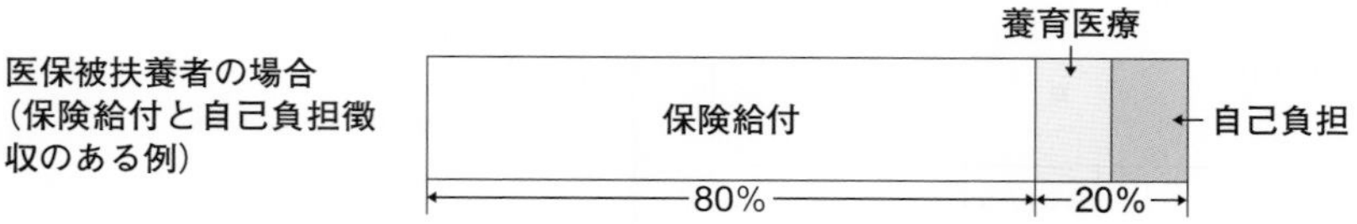

原則であり，やむを得ない事情のある場合に限り現金給付によることができる。範囲としては，

①診察
②薬剤または治療材料の支給
③医学的処置，手術およびその他の治療
④病院または診療所への入院及びその療養に伴う世話その他の看護
⑤移送

健康保険法の規程による療養に要する費用の額の算定方法に準じて算定する。

(5) **費用の負担**

健康保険の適用がある場合はその給付の残金額（負担金）について公費が支給される。また健康保険の適用のない場合は全額が公費で給付される。なお，いずれの場合も負担能力に応じて，当該市町村長から保護者あてに負担金の請求，徴収がなされる。

Ⓒ医療保険等との関係

一般健康診査は医療保険の適用外であるが，一般診査の結果，疾病または疾病の疑いで診療を受けた場合は保険給付の対象となる。この場合は医療保険各法が優先する。一般健康診査の費用および精密健康診査の一部負担金相当額については母子保健法によって負担される。

養育医療の給付については，医療保険各法による医療給付が優先する。したがって，自己負担分が公費負担の対象となる。

負担能力に応じての費用徴収については，都道府県または市が，保護者から直接徴収することとなっているので，医療機関の窓口では徴収しなくてもよい。

療養に要した費用が高額療養費支給制度の支給要件に該当する部分は，保険により給付される。

Ⓓ医療機関の取扱い

1．指定医療機関

養育医療を取り扱うためには，養育医療機関として，都道府県知事の指定を受けなければならない。(第20条第５項)

医療機関が養育医療機関として指定を受けるためには，独立した未熟児室を有するなどの，備品を整えて，医師，看護師等についての指定基準に合致していなければならない。

2．担当規程関係

指定養育医療機関は，母子保健法および同法の施行規則の定めるところによるほか，指定養育医療機関医療担当規程の定めるところにより，懇切丁寧に未熟児の養育医療を担当しなければならないとされている。そのほか，以下が主な留意点である。

(1) 診療開始時の，当該養育医療券の有効性の確認
(2) 養育医療に必要な証明書，意見書等の無償交付
(3) 未熟児に関する診療録を健康保険の例によって作成する。
(4) 未熟児が退院するときは，その未熟児および退院後の保護者の氏名，退院後の居住地並びに退院年月日を，退院後の未熟児の居住地を管轄する保健所長に通知しなければならない。

Ⓔ診療報酬の取扱い

診療報酬の請求は，所定の診療報酬明細書に，公費負担者番号，受給者番号，診療内容を記入し，当該保険分にまとめて，支払基金または，国保連合会に請求する。入院時食事療養費の標準負担額は公費で給付がされて自己負担はない。

公費負担としての法別番号は養育医療 法別番号：23（母子健康法 第20条による）である。

1．明細書の記載要領

医療保険各法が優先するので，明細書に所定の表示を行い，医療保険と公費の併用の明細書を作成する。「養育医療請求例」は**例33**のとおりである。公費分点数が医保点数と各項について同じであるので，「公費分点数」欄の記載は省略して差し支えない。合計点数についても「公費分点数①」欄への記載を省略して差し支えないが，集計の際の過誤防止上からは記載しておいたほうがよい。

例33　養育医療請求例（新生児）

診療報酬明細書（医科入院）　年 6 月分
都道府県番号　医療機関コード
1 医科　① 社・国　3 後期　2 公費　4 退職　1 単独　② 2併　3 3併　1 本入　③ 六入　5 家入　7 高入一　9 高入7
保険者番号　0 6 1 3 1 6 2 3　給付割合 10 9 8 7（ ）
公費負担者番号①　2 3 1 3 6 1 2 0　公費負担医療の受給者番号①　0 0 0 7 7 0 8
公費負担者番号②　公費負担医療の受給者番号②
被保険者証・被保険者手帳等の記号・番号
区分　精神　結核　療養　特記事項
氏名　1男　2女　1明　2大　3昭　4平　⑤令 ○．6．25生
職務上の事由　1 職務上　2 下船後3月以内　3 通勤災害
保険医療機関の所在地及び名称
傷病名 (1) 未熟児　(2) 高ビリルビン血症　(3)
診療開始日 (1) 年 6 月 25 日　(2) 年 月　(3) 年 月 日
転帰 治ゆ　死亡　中止
診療実日数 保険 5 日　公費① 日　公費② 日

		公費分点数
⑪ 初診	時間外・休日・深夜 1 回 366 点	
⑬ 医学管理		
⑭ 在宅		
⑳ 投薬	㉑ 内服 単位　㉒ 屯服 単位　㉓ 外用 単位　㉔ 調剤 日　㉖ 麻毒 日　㉗ 調基	
㉚ 注射	㉛ 皮下筋肉内 回　㉜ 静脈内 回　㉝ その他 4 回 984	
㊵ 処置	5 回 380　薬剤	
㊿ 手術麻酔	回　薬剤	
㊶ 検査病理	3 回 55　薬剤　㊒血，生Ｉ 269	
㊼ 画像診断	1 回 264　薬剤	
㊽ その他	回　薬剤	
⑨⓪ 入院	入院年月日 年 6 月 25 日　㊒ 診　90 入院基本料・加算 点　急一般6 乳救医 ㊛乳　2,187 × 5 日間 10,935　× 日間　× 日間　× 日間　× 日間　92 特定入院料・その他 7,250	

㉝	○○○○200mL　××××0.5% 5mL	166 × 4
	精密持続点滴	80 × 4
㊵	鼻腔栄養	60 × 4
	光線療法（インキュベーター使用略）	140 × 1
㉠60	末梢血液一般検査	21 × 1
	網赤血球数	12 × 1
	Na，Cl，K	22 × 1
⑦⓪	胸部，腹部X-Pデジタル１回　電子画像管理加算	264 × 1
㊈92	乳救医	1,450 × 5

※患者は３歳未満

※高額療養費 円　※公費負担点数 点　※公費負担点数 点
⑨⑦ 食事・生活　基準Ｉ 670 円 × 15 回　特別 円 × 回　食堂 円 × 日　環境 円 × 日
基準(生) 円 × 回　特別(生) 円 × 回　減・免・猶・Ｉ・Ⅱ・3月超

療養の給付	請求 点	※決定 点	負担金額 円	食事・生活療養	回	請求 円	※決定 円	（標準負担額）円
保険	20,503		減額 割（円）免除・支払猶予	保険	15	10,050		6,900
公費①		※		公費①	15	10,050	※	
公費②		※		公費②	日		※	

2．請求書の記載要領

請求書への記載は，公費負担分の「公費と医保の併用」欄のそれぞれの項目に記載する。

区分		療養の給付 件数	診療実日数	点数	一部負担金（控除額）	食事療養・生活療養 件数	回数	金額	準備負担額
公費と医保の併用	12（生保）		／						
	10（感染症37の２）		／			／	／		／
			／				／		
			／				／		
			／				／		
			／				／		

〈参考〉関連通知

「養育医療の給付等に要する費用の徴収又は支払命令について」（昭和36年４月　児発第469号）

13 高齢者の医療の確保に関する法律
（高齢者医療確保法）〈後期高齢者医療制度〉

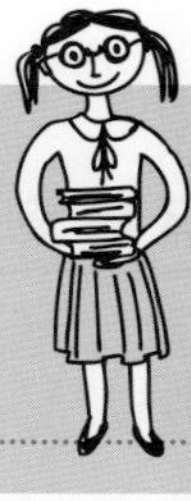

2007年６月，健康保険法等の改正により，老人保健法に代わるものとして「高齢者の医療の確保に関する法律」（以下「高齢者医療確保法」と表示）が創設されて，2008年４月から新たに後期高齢者医療制度が施行された。

後期高齢者医療制度の財源構成は，患者負担分を除き現役世代からの支援金（４割）及び公費（５割）のほか，高齢者が世帯単位ではなく個人単位で保険料（１割）を負担する。また運営主体は，各都道府県単位で設けられる後期高齢者医療制度広域連合（以下「広域連合」）である。後期高齢者医療の制度概要は**図表13-1**のとおりである。

また，65歳から74歳までは前期高齢者とされるが，70歳未満は基本的に2008年３月までの取扱いと変更がなく医療保険が適用され，70歳から74歳は高齢受給者として取り扱われる（**図表13-2**）。また，2014年３月まで一般・低所得者については負担軽減措置が実施され，法律で定められた８割給付に指定公費負担医療で１割が

図表 13-1　後期高齢者医療制度の概要

項目	後期高齢者医療制度（高齢者の医療の確保に関する法律）
対象者	75歳以上（65歳以上の一定の障害者を含む）（被保険者）
資格取得	75歳の誕生日から，65歳以上の一定の障害者は認定されたとき，申請日から
患者負担	１割又は２割負担（現役並み所得者は３割）
運営主体（保険者）	広域連合（都道府県単位で全市町村が加入）
算定点数	一般点数
保険料の負担	被保険者は，広域連合が条例で定めた保険料率により算定した保険料を納付する（「財源構成」の１割に相当）
保険料滞納者への対応	保険料の滞納発生１年を経過すると資格証明書，短期保険証が発行される（悪質滞納者のみ）
資格管理	広域連合（資格取得等の申請の受付は市町村）
窓口で確認する受給者証等	後期高齢者医療被保険者証
限度額適用・標準負担額減額認定証，特定疾病療養受療証	住民税非課税の場合に交付される限度額適用・標準負担額減額認定証を所持している者は，70歳未満の患者よりは低い額となっている。特定疾病療養受給証を交付されている者の負担限度月額は１万円である
一部負担の負担限度	世帯ごとの負担限度額が設定されている高額療養費と，医療保険と介護保険の一部負担を合算したうえで軽減となる高額介護合算療養費が適用される
医療費の給付	広域連合（償還払いや第三者行為の受付は市町村）
レセプト審査・点検	広域連合（国保連合会へ委託）
保険料の徴収	広域連合（市町村へ委託）
財源構成	公費５割（国:４，県:１，市町村:１） 国保，社保等の保険者からの支援金４割 （０～74歳の全加入者数に応じて拠出） 保険料１割（対象者から徴収）

＊後期高齢者医療制度は医療保険制度の１つである。
＊保険料天引きの基準：月１万５千円以上の年金を受給し，かつ保険料と介護保険料との合算額が年金額の1/2を超えていない場合，保険料は天引きとなる。これに該当しない場合は，被保険者自らが納付または，口座引落としによる納入も可能である。
＊保険料の納付が行われない場合，短期証，資格証明書が発行される（悪質滞納者のみ）。
＊資格証明書により受診を求められた場合は，医療費全額（保険点数の10割）を現金で徴収し，領収書を交付する。その後患者が保険料を納付した場合，保険給付相当額が払い戻される。また，短期保険証とは，有効期限が６カ月程度（1カ月～１年程度）と短いが，通常どおり保険給付され，保険請求事務も通常の被保険者と同じ方法で行う。

図表 13-2　前期高齢者（高齢受給者）の取扱いの概要

項目	前期高齢者（2008年4月1日から）
対象者	65〜75歳未満
一部負担金	①65歳以上70歳未満：3割 ②70歳以上75歳未満：所得により決定→2割（一般・低所得者），3割（現役並み所得者）
受給者証	70歳以上のみ高齢受給者証（65歳以上70歳未満は特別に受給者証は発行されない）
算定点数	一般患者と同じ。なお入院時食事療養の算定対象であるが，医療療養病床に入院した場合は入院時生活療養費の算定対象となる。患者負担は患者の症状による医療区分によって異なる
自己負担限度額	高額療養費制度 ①65歳以上70歳未満：一般患者の自己負担限度額と同様 ②70歳以上75歳未満：70歳以上の自己負担限度額を適用（後期高齢者と同額）

＊65歳以上75歳未満を「前期高齢者」，75歳以上を「後期高齢者」として扱う。なお，65歳以上で一定以上の障害があり申請をした者は，後期高齢者医療制度の対象となる。

上乗せで給付され，１割負担であった。2014年４月から段階的に軽減措置が打ち切られ，４月以降に前期高齢者に該当する者（誕生日が1944年４月２日以後の者）から２割負担となった。

以下に後期高齢者医療制度について解説し，最後に，同時期に同じ高齢者医療確保法により実施された特定健診・特定保健指導の概要を参考までに掲載する。なお制度発足後の2008年４月以降も制度の手直しや廃止を求める要望が国民や高齢者団体等から相次ぎ，一部負担金の変更などが検討されてきた。2011年６月末に決定された「社会保障と税の一体改革」案にて高齢者医療制度の今後のあり方が示され，検討が続けられてきた結果，最近では，高額療養費の患者負担限度額の引上げ（低所得者を除く）などが行われている。なお，2022年10月以降，後期高齢者のうち一定以上の所得がある者は，２割負担となる（p. 30）。今後の新たな情報については，『月刊／保険診療』を参照されたい。

Ⓐ後期高齢者医療制度

1．対象者，資格取得等

(1)　資格の取得：対象（被保険者）となるとき

①75歳になったとき（75歳の誕生日当日から）
②75歳以上の者が，都道府県外から転入してきたとき
③65歳以上75歳未満の者が，広域連合により一定の障害があると認定されたとき
④適用除外要件に該当しなくなったとき（生活保護の廃止等）

※後期高齢者医療制度加入後は，国民健康保険・被用者保険の被保険者ではなくなる。

(2)　資格の喪失：対象者ではなくなるとき

①他府県へ転出するとき
②死亡したとき
③65歳以上75歳未満の者が，一定の障害の状態に該当しなくなったとき又は本人が障害の認定に係る申請を取り下げたとき
④適用除外要件に該当したとき（生活保護の開始等）

(3)　被保険者証（保険証）

被保険者には，各都道府県後期高齢者医療広域連合から，被保険者証（**図表13-3**）が１人に１枚交付される。なお，それと同時に医療保険からは脱退することになるので，医療保険の被保険者証は交付されない（回収される）。

(4)　自己負担割合（患者負担）

医療機関等にかかるときは，各都道府県後期高齢者医療広域連合が交付した被保険者証を提示し，かかった医療費の一部を窓口で患者本人が支払う。

図表 13-3　後期高齢者医療の被保険者証（様式・カードサイズ）

様式第一号（第十七条第一項関係）

（表　面）

後期高齢者医療被保険者証　　有効期限　　年　月　日

被保険者番号
住　所
氏　名　　　性　別
生　年　月　日　　年　月　日
資格取得年月日　　年　月　日
発　効　期　日　　年　月　日
交　付　年　月　日　　年　月　日
一部負担金の割合

保険者番号　□□□□□□□□
保険者名　　　　　　印

（裏　面）

備　考

※　以下の欄に記入することにより，臓器提供に関する意思を表示することができます。記入する場合は，1から3までのいずれかの番号を○で囲んでください。

1．私は，脳死後及び心臓が停止した死後のいずれでも，移植の為に臓器を提供します。
2．私は，心臓が停止した死後に限り，移植の為に臓器を提供します。
3．私は，臓器を提供しません。

《1又は2を選んだ方で，提供したくない臓器があれば，×をつけてください。》
【心臓・肺・肝臓・腎(じん)臓・膵(すい)臓・小腸・眼球】

〔特記欄：　　〕
署名年月日：　　年　月　日
本人署名（自筆）：　　家族署名（自筆）：

備考　1．プラスチックその他の材料を用い，使用に十分耐え得るものとすること。
2．この証の大きさは，縦54ミリメートル，横86ミリメートルとすること。
3．必要があるときは，横書きの文字を縦書きで表示することその他所要の変更又は調整を加えることができること。
4．被保険者等に次に掲げる事項を周知すること。
（以下略）

（様式・後期高齢者医療受給者証サイズ）

様式第二号（第十七条第一項関係）

（表面）

後期高齢者医療被保険者証
有効期限　年　月　日
交付年月日　年　月　日

被保険者番号			
被保険者	住　所		
	氏　名		男・女
	生年月日	年　月　日	
資格取得年月日		年　月　日	
発効期日		年　月　日	
一部負担金の割合			
保険者番号並びに保険者の名称及び印		□□□□□□□□	

（裏面）

備　考

※　以下の欄に記入することにより，臓器提供に関する意思を表示することができます。記入する場合は，1から3までのいずれかの番号を○で囲んでください。

1．私は，脳死後及び心臓が停止した死後のいずれでも，移植の為に臓器を提供します。
2．私は，心臓が停止した死後に限り，移植の為に臓器を提供します。
3．私は，臓器を提供しません。

《1又は2を選んだ方で，提供したくない臓器があれば，×をつけてください。》
【心臓・肺・肝臓・腎(じん)臓・膵(すい)臓・小腸・眼球】

〔特記欄：　　〕
署名年月日：　　年　月　日
本人署名（自筆）：
家族署名（自筆）：

備考　1．この証の大きさは，縦128ミリメートル，横91ミリメートルとすること。
2．必要があるときは，各欄の配置を著しく変更することなく所要の変更を加えることその他所要の調整を加えることができること。
3．被保険者等に次に掲げる事項を周知すること。
(1)　被保険者証の交付を受けたときは，大切に保管すること。
(2)　保険医療機関等において診療を受けようとするときは，その窓口で電子資格確認を受けるか，被保険者証を提出すること。
(3)　被保険者の資格がなくなったときは，直ちに被保険者証を市町村に提出すること。また，転出の届出をする際には，被保険者証を添えること。
(4)　被保険者証の記載事項に変更があったときは，14日以内に，被保険者証を添えて，後期高齢者医療広域連合あての届書を，市町村に提出すること。
(5)　有効期限を経過したときは，被保険者証を使用することができないため，速やかに，市町村に提出して，後期高齢者医療広域連合の検認又は更新を受けること。
(6)　特別の事情がないのに保険料を滞納した場合，被保険者証を返還していただくことがあること。
(7)　不正に被保険者証を使用した者は，刑法（明治40年法律第45号）により詐欺罪として懲役の処分を受けることがあること。

現時点では，一般・低所得者は原則1割負担であるが，2022年10月から，後期高齢者の一般所得者のうち一定所得以上（課税所得28万円以上の者がいる世帯，単身世帯は「年金収入＋その他の合計所得金額」が200万円以上の場合等）は2割負担となった（**図表13–4**）。これに伴い2割分の負担金が1割分よりも3000円以上の引上げとなる場合は，保険者から3000円を超える金額が償還される（要手続・2025年9月まで）。

また，現役並み所得者（住民税の課税所得が145万円以上で収入額が一定以上等の要件に該当する者）は3割負担となる（**図13–5①**）。なお，負担割合は前年の所得状況（医療を受ける日の属する月が1月から7月の場合は前々年所得）や世帯状況（医療を受ける日の属する月の初日）をもとに判定する。

図表 13–4 「窓口負担割合2割」の判定

●世帯の窓口負担割合が2割の対象となるかどうかは，75歳以上の方等[※1]の課税所得[※2]や年金収入[※3]等（令和3年中のもの）をもとに，世帯単位で判定します。

●75歳以上の方等で一定以上の所得（課税所得が28万円以上かつ「年金収入＋その他の合計所得金額[※4]」が単身世帯の場合200万円以上，複数世帯の場合合計320万円以上）がある方は，医療費の窓口負担割合が2割になります。

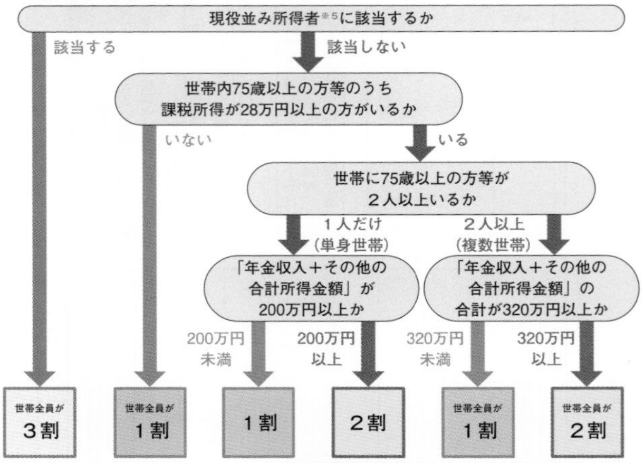

・住民税非課税世帯の方は，1割負担となります。

※1　65～74歳で一定の障害の状態にあると広域連合から認定を受けた方を含みます。

※2　「課税所得」とは，住民税納税通知書の「課税標準」の額です。「課税標準」の額は，前年の収入から，給与所得控除や公的年金等控除等，所得控除（基礎控除や社会保険料控除等）等を差し引いた後の金額です。

※3　「年金収入」には遺族年金や障害年金は含みません。

※4　「その他の合計所得金額」とは，事業収入や給与収入等から，必要経費や給与所得控除等を差し引いた後の金額のことです。

※5　課税所得145万円以上で，医療費の窓口負担割合が3割の方。（一定の基準・要件を満たす場合，窓口負担割合が1割または2割になるケースがあります）

〔令和4年7月26日，厚生労働省保険局高齢者医療課事務連絡「後期高齢者医療の窓口負担割合の見直し等に係る令和4年度周知・広報（公的機関，医療機関，高齢者関係施設等でのポスター等の掲示）について」より〕

⑸　自己負担限度額（高額療養費）

⑴　自己負担限度額は2018年8月から引き上げられた。**図表13–5**の②のとおりである。低所得者の負担限度額は軽減されている。対象者は「限度額適用・標準負担額減額認定証」（**図表13–6**）を持参するので，それを確認したうえで減額の取扱いをする。なお「限度額適用・標準負担額認定証」の取扱いの詳細は本項「6．その他」で解説しているので，参照されたい。

⑵　自己負担限度額（高額療養費）の計算は，保険者ごとに月単位で計算する。なお月の2日以降に75歳の誕生日を迎え，後期高齢者医療制度に移行した場合，医療費が高い患者については，移行前と移行後でそれぞれに自己負担限度額までを支払い，支払額が最高2倍となる。その矛盾を解消するために，社保本人が75歳に到達した月は，移行前後の自己負担限度額を1／2にする（**図表13–5**の②※7）。

⑶　65～75歳未満であっても，後期高齢者医療としての障害認定を受けた方は75歳の誕生月であっても，自己負担限度額は1／2とならない。

〈参考〉 ⑵のように社保の本人（被保険者）が75歳の誕生日となり後期高齢者医療制度に移行する場合，その被扶養者は市町村国保に加入することとなる。この場合も⑵の自己負担限度額の特例と同様に，その被扶養者が市町村国保に加入する前日まで，加入する健康保険における自己負担限度額は本来の額の2分の1とする。また，新たに加入する国保も自己負担限度額は本来の額の2分の1とする。ただし，この場合は患者の被扶養者が加入している保険の種別等はマチマチであり，患者から申し出てもらわないと医療機関の窓口では，該当者なのかどうかの判断はつかない。窓口で特例扱いができない場合，患者が払いすぎた負担金の償還払いの手続きをして払い戻してもらうことになる。

図表 13-5 自己負担限度額と高額療養費制度

（2024年６月現在）

《70歳以上》

①負担割合

一般・低所得：後期高齢者：１割（一定以上所得者は２割）
　　　　　　　高齢受給者：２割

現役並み所得：３割

②負担限度額

【75歳の誕生月以外】高齢受給者・後期高齢者共通				
所得区分			自己負担限度額	
			外来（個人）	外来・入院（世帯合算）
現役並み所得者	年収約1160万円以上（標準報酬月額83万円以上，課税所得690万円以上）		252,600円＋（医療費－842,000円）×１％〈140,100円〉	
現役並み所得者	年収770万～1160万円（標準報酬月額53万～79万円，課税所得380万円以上）		167,400円＋（医療費－558,000円）×１％〈93,000円〉	
現役並み所得者	年収370万～770万円（標準報酬月額28万～50万円，課税所得145万円以上）		80,100円＋（医療費－267,000円）×１％〈44,400円〉	
一般所得者：現役並み所得者・低所得者以外			18,000円 （年間144,000円上限）	57,600円 〈44,400円〉
低所得者（住民税非課税）	Ⅱ		8,000円	24,600円
低所得者（住民税非課税）	Ⅰ		8,000円	15,000円

※１　〈　〉内の金額は，多数該当（過去12カ月に３回以上高額療養費の支給を受け４回目の支給に該当）

※２　「低所得者Ⅱ」は世帯全員が①市町村民税非課税者，あるいは②受診月に生活保護法の要保護者であって，自己負担限度額・食事標準負担額の減額により保護が必要でなくなる者

※３　「低所得者Ⅰ」は世帯全員が「低所得者Ⅱ」に該当し，さらにその世帯所得が一定基準以下

※４　70歳以上の自己負担限度額は，**世帯単位（入院・外来含む）・個人単位（外来のみ）別――に適用**

※５　高額療養費制度**世帯合算**は，世帯に属する個々人が次の①・②を合算した額（世帯単位の患者負担）が算定基準額を超える場合には高額療養費が支給される。
　　①療養の給付を受けた場合の一部負担金の額
　　②特定給付対象療養に係る公費の支給を受けた場合になお残る患者負担の額

※６　入院も外来も患者からは限度額までを徴収（2012年４月より外来も現物給付化された）

※７　75歳の誕生月の負担限度額は２分の１となる。（誕生日が２日以降の場合）

※８　食事療養費標準負担額は75歳の誕生月であっても２分の１とはならない。

図表13-6 後期高齢者医療の限度額適用・標準負担額減額認定証（見本）

様式第五号（第六十七条第二項関係）

後期高齢者医療限度額適用・標準負担額減額認定証

有効期限　　年　　月　　日
交付年月日　年　　月　　日

被保険者番号			
被保険者	住所		
被保険者	氏名		男・女
被保険者	生年月日	年　　月　　日	
発効期日		年　　月　　日	
適用区分			
長期入院該当年月日		年　　月　　日	保険者印
保険者番号並びに保険者の名称及び印			

マイナ保険証（※）を利用すれば，事前の手続きなく，高額療養費制度における限度額を超える支払いが免除されます。限度額適用・標準負担額減額認定証の事前申請は不要となりますので，マイナ保険証をぜひご利用ください。
※　電子資格確認に利用される個人番号カードをいいます。

後期

図表 13-7　後期高齢者医療給付内容

●**療養の給付**

●**入院時食事療養費**

被保険者が入院したとき，食費にかかる費用のうち標準負担額を除いた額。

●**入院時生活療養費**

被保険者が療養病床に入院したとき，食費と居住費にかかる費用のうち標準負担額を除いた額。

●**保険外併用療養費**

保険が適用されない療養を受けると，保険が適用される部分があっても全額が自己負担となるが，医療技術の進歩や患者のニーズの多様化に対応するため，厚労大臣の定める一定の条件を満たした場合の通常の治療と共通する部分（診察，検査，投薬，入院料）の費用。

●**療養費**

次のような場合で医療費の全額を支払ったとき，申請により支払った費用の一部の払い戻しが受けられる。

- やむをえず被保険者証を持たずに診療を受けたとき
- 医師の指示により，コルセットやギブスなどの治療補装具をつくったとき
- 医師が必要と認める，はり師，灸師，あんまマッサージ指圧師の施術を受けたとき
- 骨折や捻挫等で柔道整復師の施術を受けたとき
- 輸血のために用いた生血代がかかったとき
- 海外に渡航中，治療を受けたとき

●**訪問看護療養費**

居宅で療養中に主治医の指示に基づいて訪問看護ステーションを利用した場合の利用料を除いた額。

●**特別療養費**

被保険者資格証明書の交付を受けている者が保険医療機関にかかり，医療費の全額を支払った場合，申請に基づき，支払った額のうち自己負担額を除いた額。

●**移送費**

あらかじめ申請して保険者が認めた場合であって，療養上の必要があり医師の指示により病院や診療所に移送されたときの移送費用。

●**高額療養費**

同一月内に支払った医療費の一部負担金を世帯ごとに合算して，自己負担限度額を超えた部分について支給。

●**高額介護合算療養費**

医療保険と介護保険の給付を受けた場合，一年間に支払った自己負担額（所得区分ごとに設定されます）を合算して自己負担限度額を超えた部分を支給。

図表 13-8　保険料の算定方法

保険料の設定の仕方

◦ 保険料は個人単位で計算され，個人が納付義務者となる。したがって社保の家族である者が後期高齢者となった場合には新たに保険料を負担しなければならない。

◦ 保険料には，均等割額と所得割額がある。均等割額は誰でも同じ金額（定額）である。所得割額は，被保険者個人の所得額をもとに計算される。この合計が後期高齢者医療保険料となるが所得によって減免措置がある（地域によって独自の制度を設定している）。

◦ 保険料の均等割額と所得割額は，財政運営を通じて，医療にかかる給付費の１割をまかなえるように設定され，各都道府県後期高齢者医療広域連合議会で決定される。この料率は，同一の都道府県の区域内では原則的に同一となる。

【注】保険料の算定対象所得は，旧ただし書所得となり，賦課限度額が設けられる。旧ただし書所得とは，前年の総所得金額及び山林所得金額並びに長期（短期）譲渡所得金額の合計から基礎控除額48万円（合計所得金額2,400万円以下，2,400万円超は所得金額によって，32万円または16万円）を控除した額である（ただし，雑損失の繰越控除額は控除しない）。

保険料の賦課の仕方

◦ 被保険者となった月から保険料が徴収される。

◦ 年度途中で75歳になった者は75歳になった月から，また他府県から転入してきた者は転入の月から，他府県へ転出した者は転出した前月分まで，保険料が徴収される。

◦ 転入等で新しく後期高齢者医療保険に加入された者であっても，前年の所得額を前住所地に問い合わせて，回答のあった額により保険料が再計算される。

2．給付内容

後期高齢者医療制度では，健康保険制度と同様，現物給付（医療サービスの提供）と現金給付（医療費の支給）を行う。具体的には**図表13-7**のとおりである。

3．保険料について

(1)　保険料の算定方法

前述のように給付費（医療総額から患者負担を差し引いた額）の１割は保険料でまかなわれる。参考までに保険料の算定方法は**図表13-8**

のとおりである。後期高齢者医療制度では，介護保険と同様に，後期高齢者一人ひとりに対して保険料を賦課・徴収する（徴収業務は市町村が行う）。そのため社保の家族である者が後期高齢者となった場合には新たに保険料を負担しなければならない。

また，保険料は均等割額と所得割額を合算したものであるが，所得が低い場合，均等割部分・所得割額分のいずれか，または両方が減額されることがある。この場合は市町村が所得額による減額の計算をするので申請等は不要である。この考え方は全国共通であるが，各地の保険料の減免措置などが異なるため，都道府県ごとにバラツキが生じている。なお市町村が算出した保険料，減免措置などについて疑義がある場合は，市町村に確認することができる。

(2) 保険料額の連絡

市町村から被保険者あてに，納入通知書が送付される。送付の時期は各市町村で異なる。また，年度途中に前年の所得額に変更があった場合には，そのつど市町村から保険料額の変更通知が送付される。

(3) 保険料の減免

これまで述べてきた減免の他に被保険者本人が，災害等により重大な損害を受けたときや，事業の休・廃業で保険料を納められなくなった場合は，保険料の減免を申請することができる。

保険料の減免の期間については，原則3カ月以内で，3カ月を超えて保険料の減免が必要な場合は，生活状況等を考慮した上で更に3カ月の期間内で延長することができる。なお，減免期間については，当年度内6カ月を限度とする。

(4) 保険料の納付方法

後期高齢者医療制度の保険料は，市町村に納付するが，保険料の納め方は，年金の受給額によって，年金からの天引き（特別徴収）と納付書による納付（普通徴収），口座引落としの3通りに分かれる。

1つ目の天引き（特別徴収）は，公的年金などの支給額が年額18万円以上の場合は，2カ月ごとに支払われる年金から2カ月分の保険料が天引きされる。ただし，介護保険料と合わせた保険料額が，年金の1／2を超える場合には特別徴収されず，次に掲げる納付書等による納付となる。

2つ目の納付書による納付（普通徴収）は特別徴収の対象とならない者に対して，市町村から送付される納付書で保険料を納付する。特別徴収の対象とならない場合は次のとおりである。

- 年金が年額18万円未満の者。
- 介護保険料と合わせた保険料額が，年金額の1／2を超える者。
- 年度途中で75歳になった者。
- 年度途中で他の区市町村から転入した者。
- 年金担保貸付金を返済中，または貸付が開始された者。
- 年金天引きの者で保険料が年度の途中で増額になった場合の増額分。

また，口座引落としで納入するには，過去に

図表 13-9 後期高齢者医療被保険者資格証明書

<table>
<tr><td colspan="4">後期高齢者医療被保険者資格証明書
交付年月日　年　月　日交付
有効期限　年　月　日まで</td></tr>
<tr><td colspan="2">被保険者番号</td><td colspan="2"></td></tr>
<tr><td rowspan="3">被保険者</td><td>住　所</td><td colspan="2"></td></tr>
<tr><td>氏　名</td><td></td><td>男・女</td></tr>
<tr><td>生年月日</td><td colspan="2">年　月　日</td></tr>
<tr><td>保険者</td><td>保険者番号並びに保険者の名称及び印</td><td colspan="2"></td></tr>
</table>

保険料の未納がないなどの要件があるので各市町村後期高齢者担当窓口に問い合わせられたい。

4．保険料の滞納時の取扱い

保険料の納付が困難なときは，市町村の後期高齢者医療担当窓口で減免等の相談をすることになるが，災害など特別な事情のあるものを除いて，保険料の滞納が続いたり，また，納付相談にも応じない場合には，短期保険証，資格証明書が発行される。2008年３月までの老人保健法では発行が除外されていた。特に資格証明書の発行は，いったん医療費を全額負担しなくてはならないため，現在は悪質滞納者のみに発行されることになっている。なお都道府県によって取扱いが異なる場合があるので具体的な取扱いは各都道府県後期高齢者医療広域連合にご確認いただきたい。

⑴　短期被保険者証の交付

保険料の滞納の程度により通常の被保険者証よりも有効期限が短い短期被保険者証が交付されることがある（悪質滞納者のみ）。

⑵　被保険者資格証明書の交付

保険料を１年以上滞納している場合は，被保険者証を返還して，代わりに「被保険者資格証明書」（図表13-9参照）が交付される（悪質滞納者のみ）。受診した場合は，保険診療の10割分がいったん全額自己負担となり，保険料納付後に保険給付相当額が償還される。

⑶　保険給付の制限

特別な事情もなく，さらに保険料の滞納が続くと，療養費及び高額療養費などの保険給付の全部または一部を差し止め，その給付分を滞納保険料に充てるという取扱いになる。

5．その他

⑴　高額療養費

所得区分が「現役並み」「一般」の患者は，後期高齢者医療証または高齢受給者証を確認して，定められた一部負担金を徴収する。低所得者（住民税非課税世帯に属する者）は，保険者に申請をして，限度額適用・標準負担額減額認定証の交付を受けて，一部負担金，入院時に負担する食事（生活）療養の費用について標準の負担額が減額されるものである。

また居住地が変更になった（引越しをした）場合は，以前居住していた市町村の限度額適用・標準負担額減額認定証は無効になるので，改めて転入先の市町村の後期高齢者医療制度担当係（課）への申請が必要になる。また同じ市町村内での移動でも市町村の後期高齢者医療制

図表 13-10　65歳以上75歳未満の一定の障害を有する者

①両眼の視力の和が0.08以下のもの
②両耳の聴力損失が90デシベル以上のもの
③平衡機能に著しい障害を有するもの
④咀嚼の機能を欠くもの
⑤音声または言語機能に著しい障害を有するもの
⑥両上肢のおや指およびひとさし指またはなか指を欠くもの
⑦両上肢のおや指およびひとさし指またはなか指の機能に著しい障害を有するもの
⑧一上肢の機能に著しい障害を有するもの
⑨一上肢のすべての指を欠くもの
⑩一上肢のすべての指の機能に著しい障害を有するもの
⑪両上肢のすべての指を欠くもの
⑫一下肢の機能に著しい障害を有するもの
⑬一下肢を足関節以上で欠くもの
⑭体幹の機能に歩くことができない程度の障害を有するもの
⑮前各号に掲げるもののほか，身体の機能の障害または長期にわたる安静を必要とする病状が前各号と同程度以上と認められる状態であって，日常生活が著しい制限を受けるか，または日常生活に著しい制限を加えることを必要とする程度のもの
⑯精神の障害であって，前各号と同程度以上と認められる程度のもの
⑰身体の機能の障害若しくは病状または精神の障害が重複する場合であって，その状態が前各号と同程度以上と認められる程度のもの
（**備考**）視力の測定は，万国式試視力表によるものとし，屈折異常があるものについては，矯正視力によって測定する。

度担当係（課）への申請が必要になる。いずれの場合も世帯状況等に変更がある場合，資格要件から外れることがあるので，医療機関では，認定証の確認を行う必要がある。

なお，限度額適用・標準負担額減額認定証の有効期間は原則として毎年８月から７月までの１年間である。

(2) 特定疾病療養受療証の取扱い

長期にわたり継続して著しく高額な治療である人工透析が必要な慢性腎不全，血友病または抗ウイルス剤を投与している後天性免疫不全症候群を治療中の場合に自己負担金が月額１万円に軽減されるが，後期高齢者医療においてもその対象者に特定疾病療養受療証が交付される。

また居住地が変更になった（引越しをした）場合は，以前居住していた市町村の特定疾病療養受療証は無効になるので，改めて転入先の市町村の後期高齢者医療制度担当係（課）への申請が必要になる。また同じ市町村内での移動でも市町村の後期高齢者医療制度担当係（課）への申請が必要になる。

(3) 障害者医療助成制度（各自治体単位の助成制度）との関連

《65歳以上75歳未満障害者の取扱い》

また2008年４月以降に65歳以上で一定の障害の程度（**図表13-10**）に該当し，後期高齢者医療に加入を希望する者は後期高齢者医療広域連合に申請が必要である。

しかし後期高齢者医療の対象者になると障害者医療助成制度は適用されなくなるので，後期高齢者医療の申請をしないで，健康保険に加入をして障害者医療助成制度の助成を受けることもできるが，各都道府県によって取扱いが異なる。具体的な取り扱いは各都道府県にお問い合わせいただきたい。

《75歳以上の障害者》

医療保険の対象者ではないので基本的に障害者医療助成制度は適応されない。ただし，東京都では2008年３月まで老人保健法の対象者でも住民税非課税の者は障害者医療助成制度の対象としてきた経緯があり，後期高齢者医療制度になっても①65歳以上で新規に申請する方，②65歳以上で重度心身障害になった方，③後期高齢者になってから申請をする方を除き引き続き住民税非課税の者は対象としている。このように都道府県や市町村などの地域によって独自の取扱いがある場合もあるので，それぞれの都道府県にご確認いただきたい。

Ⓑ診療報酬の取扱い

1．明細書の記載

診療報酬明細書は，「保険種別」欄を「高一」または「高７」として，以下所定の表示をして，所定の診療報酬点数表によって算定した内容を，医保と同様に記載する。

高齢者医療確保法による医療と公費負担医療については，基本的な考え方として，本法の医療が医療保険各法による療養の給付に相当する性格をもっているとの考え方から，従来の公費負担医療と医療保険各法による療養の給付との関係に倣うものであるとしている。

（例）保険優先──→後期高齢者医療制度優先

ただし，高齢者医療確保法による場合，一部負担金があるので，この一部負担金について公費で負担または助成措置の制度がある（それぞれの項参照）。

後期高齢者医療の法別番号は，「39」である。

明細書記載上の留意点

明細書の記載方法は，本書の第１部を参照されたい。留意点は以下の通りである。

(1) 後期高齢者としての要件は満たしているか

(2) 一部負担金についての区分は正しいか

(3)　長期高額特定疾病受療証，限度額適用認定証，低所得者の減額認定証等の確認。なお，70歳以上の場合，その結果認定できた所得区分の記号をレセプトの特記事項欄に記載する（診療報酬に係る内容は省略）

(4)　明細書の記載に関して

【後期高齢者医療と公費負担医療の併用分】

①基本的な記載要領は後期高齢者単独の場合および医保と公費の併用の場合と同様である。

②「食事（生活）」欄については，後期高齢者医療に係る食事療養の内容が公費負担医療に係る内容と異なる場合には，「摘要」欄に公費負担医療に係る事項を記載する。

③「食事（生活）療養」の欄の「請求」の項では，「保険」「公費」の項にそれぞれの合計額を記載するが，内容が同じ場合は省略しても差し支えない。

④「標準負担額」の項には，「保険」，「公費①」及び「公費②」の項に，それぞれ医療保険，第１公費及び第２公費の食事（生活）療養に係る負担額を記載する。なお，公費負担医療のみの場合の第１公費の負担額は，「公費①」の項に記載する。

⑤入院日数が90日を超えた場合の特例の対象となる場合は，「３月超」の字句を○で囲む。

⑥同一明細書において療養給付の内容が異なる場合または医療保険と公費負担医療の診療実日数が異なる場合は，公費負担医療に係る摘要欄記載内訳分についてアンダーラインを付すこと。後者の場合，後期高齢者医療と公費の対応が明らかであれば省略してもよい。

⑦３種以上の公費負担医療が後期高齢者医療と併用される場合の記載要領は，医保と公費の併用の場合と同様であるが，第３公費以降の公費負担者番号，受給者番号および診療実日数を「摘要」欄に「第３公費」と表示し，次の略称を用いて記載する。

「公３」，「受」，「実」。

図表 13-11　様式８　後期高齢者用請求書（医療・歯科併用）

（厚労省告示様式，入院専用様式は省略した。都道府県によっては独自の様式を用いていることもある）

様式第八

年　月分　　診療報酬請求書（医科・歯科）

各広域連合　殿　　医療機関コード

下記のとおり請求する。

保険医療機関の所在地及び名称

開設者氏名　　印

年　月　日

後期高齢者医療

			療養の給付				食事療養・生活療養			
			件数	診療実日数	点数	一部負担金	件数	回数	金額	標準負担額
後期高齢九割	請求	入院				円			円	円
		入院外								
	※決定	入院								
		入院外								
後期高齢七割	請求	入院								
		入院外								
	※決定	入院								
		入院外								

公費負担医療

			療養の給付				食事療養・生活療養			
			件数	診療実日数	点数	一部負担金	件数	回数	金額	標準負担額（公費分）
	請求	入院				円			円	円
		入院外								
	※決定	入院								
		入院外								
	請求	入院								
		入院外								
	※決定	入院								
		入院外								

備　考

※高額療養費	件数	
	金額	円

注意　※印の欄は記入しないこと。

備考　この用紙は，日本工業規格A列４番とすること。

⑧その他（後期高齢者医療）

ア 後期高齢者医療特定疾病療養受療証を提示した患者の負担額が，高齢者医療確保法施行令第15条第５項に規定する金額を超えた場合は，「特記事項」欄に「長」と表示する。ただし，患者が後期高齢者医療特定疾病療養受療証の提示を行った際に，既に同条に規定する金額を超えて受領している場合であって，現物給付化することが困難な場合を除く。

イ 75歳到達月における一部負担に関する記載方法

1）後期高齢者（被保険者本人）が月の初日以外の日に75歳の誕生日を迎え，後期高齢者医療制度に移行する場合には，特に記載すべき事項はなく，通常どおりに記載する。

2）65歳から75歳未満の障害者であって，障害認定を受け後期高齢者の取扱いを受けている場合，75歳の誕生月であっても自己負担限度額が1／2とならない。この場合は入院レセプト「負担金額」または外来レセプト「一部負担金額」の欄に金額を記載する場合に「摘要」欄に(障害)と記載する。なお，この取扱いに該当する，特定疾病療養受領証持参（いわゆる(長)）の患者についても「摘要」欄に(障害)と記載する。

〈参考〉上記１）の家族など被扶養者の場合は「特記事項」欄に「高半」と記載する。

２．請求書の記載（厚労省通知より）

基本的なことは，明細書・請求書の記載要領の項で述べているので参照されたい（「後期高齢者医療」の項参照）。また各都道府県独自の様式とする場合もあり得るので，提出先である各都道府県国保連合会にお問合せいただきたい。

①「高額療養費が現物給付された者の診療報酬明細書」および「その他の診療報酬明細書」のそれぞれについて，その他明細書とは別に後期高齢者用の診療報酬請求書〔様式８（**図表13-11**）〕を作成する。

②診療報酬請求書を取り纏い，「高額療養費が現物給付された者の診療報酬明細書」および「その他の診療報酬明細書」をそれぞれ別の欄に記載する。

③外来レセプトの「後期高齢者医療」欄の「一部負担」欄については，高額療養費が現物給付された場合に限り記載すればよい。

３．介護保険との関係

介護保険の給付は高齢者医療確保法に優先する。介護保険の対象でない医療サービスについては，原則として後期高齢者医療の対象となる。

４．編てつ方法と提出先

各都道府県が支払基金または国保連合会のどちらかにレセプトを提出することになっているが，前述のように現在は全都道府県が国保連合会に提出している。そのため編てつ方法も各都道府県によって異なるので，それぞれの都道府県の国保連合会に確認していただきたい。

〈参考〉前期高齢者（高齢受給者）の一般・低所得者の請求書等の記載方法

患者の誕生日により給付割合を判断するので，負担割合に関わらず次のように記載する。

①社保請求書：「70歳以上（一般・低所得）」欄に２割負担の者の件数等を記載する。

②国保請求書：社保請求書と同様の考え方で記載するが，都道府県ごとに異なるので，各都道府県に確認されたい。

③レセプト「本人・家族」欄：外来は「８高外一」，入院は「７高入一」と表示する。

©特定健診，特定保健指導（参考）

１．特定健康診査・特定保健指導を保険者に義務付け（対象は40～74歳）

2007年度まで行われていた老人保健法の老人健康診査は廃止され，老人健康診査に代わるものとして高齢者医療確保法による特定健診·特定保健指導が2008年４月から開始された。各保険者が特定健診や特定保健指導を行い，そのデータ管理が義務付けられた。それまでの健康診査の考え方が大きく変更され，名称も特定健診，特定保健指導となった。**図表13–12**に示したとおり基本健康診査は廃止されたが，健康増進法等によって各自治体のがん健診，職場健診，介護予防事業は継続されている。さらに2018年度以降は健康日本21（第２次）で示された方向に基づき，健康増進を図ることも目指されている。

また老人健康診査は40歳以上の住民を対象としていたが，特定健診は40歳から74歳までの住民が対象であり，健診を受けたときの一部負担を求めるかどうかも保険者の任意とされている。ただし40歳から74歳の者であっても，労働安全衛生法の職場健診等を受けているなど他の健診を受けられる者は除外されるので，対象となるのは社保の被扶養者（家族）と国保の加入者である。

図表 13–12　健康診査から特定健診・特定保健指導

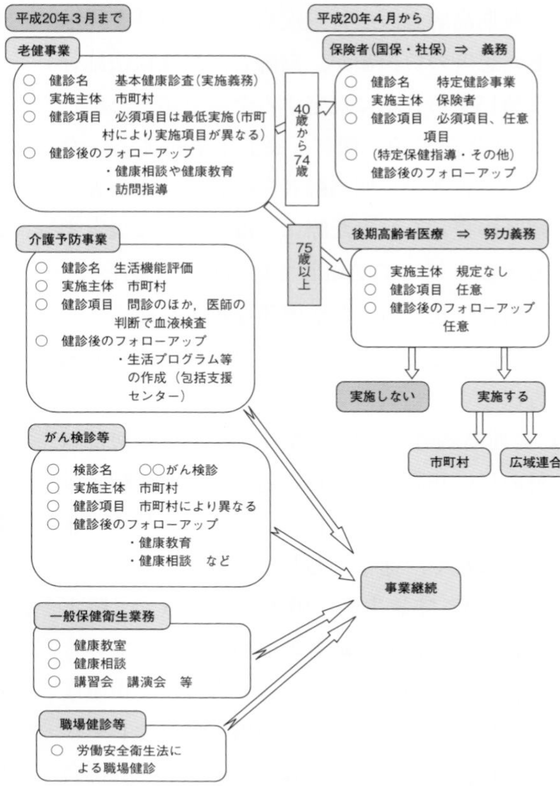

（東京都広域連合作成資料を改編）

また75歳以上の高齢者については保険者（広域連合・75歳以上の後期高齢者医療の実施主体）の任意で，特定健診·特定保健指導の実施は努力義務となり，行っても行わなくてもよいこととされた。厚労省は広域連合に対し75歳以上の高齢者にも健診を実施するように呼びかけているものの，財政状況により実施不可または従前と比べて内容を縮小している広域連合もある。

2. 特定健診とは

従来の健診とは考え方が異なり，特定健診はメタボリックシンドローム（内臓脂肪症候群）の拾い出し，それと診断された者への指導をして自己管理を徹底させることが目的である。したがって「早期発見・早期治療」を目的とした老人健康診査とはだいぶ様変わりして，「特定健診ではリスクの重複している者に対し，医師，保健師，管理栄養士等が早期介入し行動変容，自己管理を仕向ける保健指導を行う」こととなっている（**図表13–13**）。最終的には糖尿病等の有病者·予備軍を大幅に減らすこと，ひいては医療費を減少させることが目的である。

従来の健康診査の項目との比較は，空腹時血糖またはヘモグロビンA1cはいずれかを選択することとなり，総コレステロールに代わってLDLコレステロールと腹囲測定が導入され，現在もその取扱いとなっている。この特定健診は前述のようにメタボリックシンドロームの者やその予備軍の拾い出しに照準を当てたものとなっている。なお，国が定めた健診項目に，保険者が付加的項目を独自に上乗せすることは可

図表13-13 内臓脂肪型肥満に着目した生活習慣病予防のための健診・保健指導の基本的な考え方

	一般の健康診査	特定健診・保健指導（2008年４月以降）
健診・保健指導の関係	健診に付加した保健指導	内臓脂肪型肥満に着目した生活習慣病予防のための保健指導を必要とする者を抽出する健診
特徴	プロセス（過程）重視の保健指導	結果を出す保健指導
目的	個別疾患の早期発見・早期治療	内臓脂肪型肥満に着目した早期介入・行動変容：リスクの重複がある対象者に対し，医師，保健師，管理栄養士等が早期に介入し，行動変容につながる保健指導を行う
内容	健診結果の伝達，理想的な生活習慣に係る一般的な情報提供	自己選択と行動変容：対象者が代謝等のメカニズムと生活習慣との関係を理解し，生活習慣の改善を自らが選択し，行動変容につなげる
保健指導の対象者	健診結果で「要指導」と指摘され，健康教育等の保険事業に参加した者	健診受診者全員に対し，必要に応じ，階層化された保健指導を提供：リスクに基づく優先順位をつけ，保健指導の必要性に応じて「情報提供」「動機付け支援」「積極的支援」を行う
方法	一時点の健診結果のみに基づく保健指導，画一的な保健指導	健診結果の経年変化および将来予測をふまえた保健指導：データ分析等を通じて集団としての健康課題を設定し，目標に沿った保健指導を計画的に実施 個々人の健診結果を読み解くとともに，ライフスタイルを考慮した保健指導
評価	アウトプット（事業実施量）評価:実施回数や参加人数	アウトカム（結果）評価：糖尿病の有病者・予備軍の25%減少
実施主体	市町村	医療保険者
対象者	原則，40歳以上の住民	被保険者とその家族（40～74歳）
実施場所	医療機関・保健所等	企業に外部委託（健診機関，フィットネスクラブ等でも可）

能とされているが，保険者によって，どの程度の上乗せをするかはばらつきが生じている。

実施場所は健診機関であるが，健診機関は医療機関ばかりでなく，保険者が企業（医療関連産業等）に委託することもできる。

制度発足から20年以上が経過したが，まだ制度の周知が不十分で，特に社保の被扶養者で特定健診を受けるべき者が受診していないケースが続出しているなど，その他の問題もあり課題が多い。

3．特定保健指導とは

特定健診の結果，指導が必要と保険者が判定した者について問診票，生活習慣上の課題（喫煙など）から保健指導について情報提供，動機付け支援，積極的支援のレベルに区分して情報提供や指導を行う（**図表13-14**）。ただし現に医療を受けている者は指導対象から除外される。情報提供は健診受診者全員に，動機付け支援はリスクの出始めた者に１回，積極的支援は３～６カ月に１度の指導が行われる。ただし，65歳以上の者の場合，介護予防事業の健診後のフォローアップ事業での指導と重複する場合は介護保険の事業が優先される。積極的支援では行動変容を促す指導が行われるが，その際に１日ごとの「身体」「運動」「食事」「総合状態」についてのかなり詳細なチェックをして，行動変容実施状況を把握，成功に結び付けようとするようなチェック票が使われる。この指導は有資格者によって行われるが，医療機関のみが行うのではなく健診とともに一般の健康関連等の企業でも行われている。また，保健指導は医師（スポーツ健康認定医が望ましい），保健師，管理栄養士が行う。

また，これは支援を受けている者の生活に立ち入るもので，行動変容がなぜ必要なのかがよく理解ができていないと効果は期待できない。単なる生活干渉になってしまう可能性も大きいので，押し付けではなく支援を受ける者の意思

図表 13-14　生活習慣病予防のための標準的な健診・保健指導計画の流れ（イメージ）

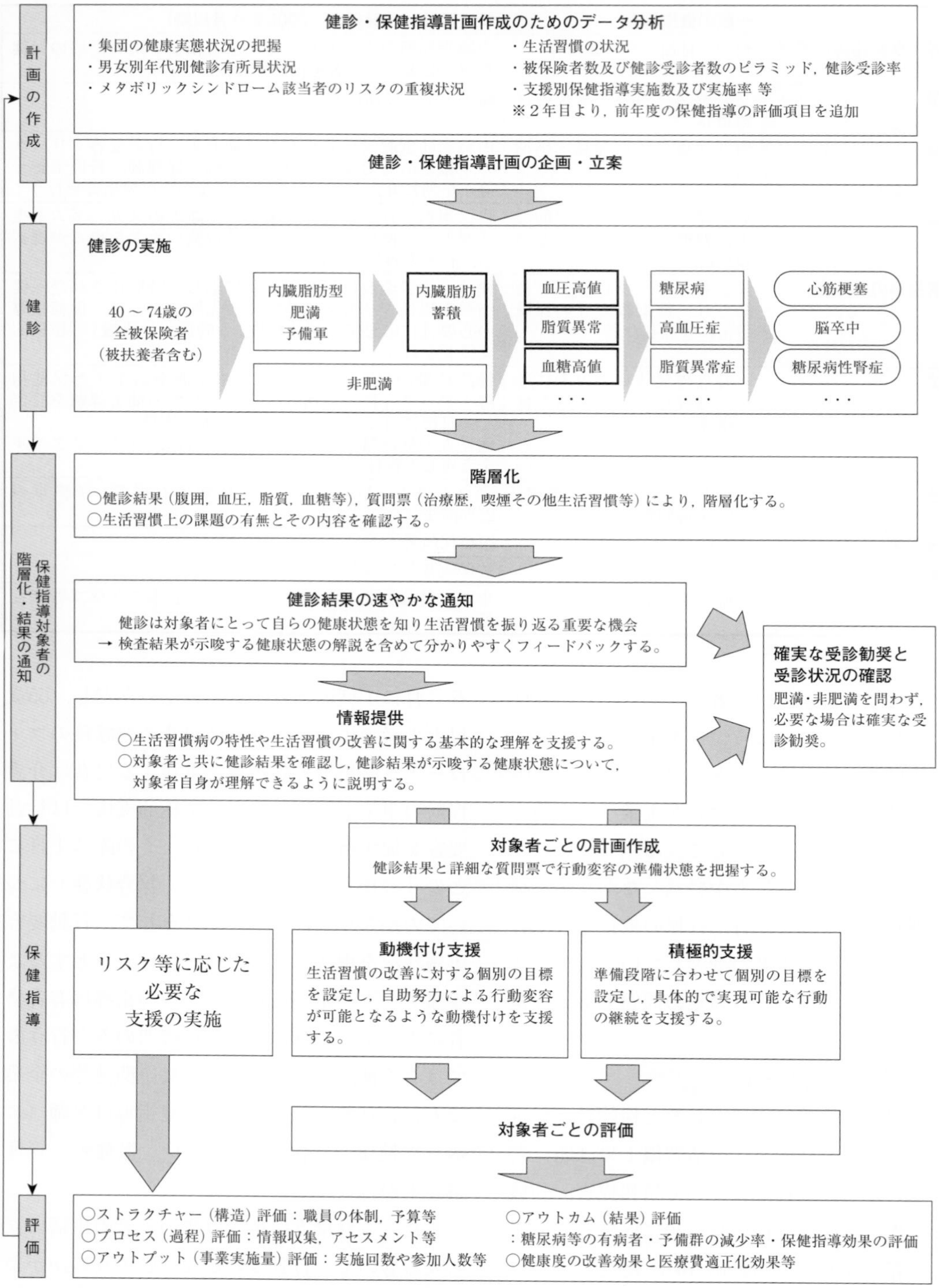

2017 年10 月厚労省健康局「標準的な健診・保健指導プログラム（案）【平成30 年度版】」より作成

も尊重して，同意を得たうえで行うことが重要である。たとえば患者も希望し糖尿病の悪化を防ぎ，人工透析に至ることが食い止められればそれはよいことであり，患者への説明や意思の確認を徹底する必要がある。

4．特定健診・特定保健指導の費用の請求

特定健診等の費用の請求は保険診療のように保険医の登録，保険医療機関の指定という一括契約で社保と国保にレセプトを出せばよいという単純な仕組みではない。保険者が実施をするということから，保険者によって様々な取り扱いとなっていて非常に煩雑である。契約は基本的に保険者と医療機関が結び，費用の請求もその契約に基づき，定められたところに健診データをオンラインで提出して代金の支払いを受けるというものである（**図表13–15**）。

様々な方式があるなかで共通していることは，代行入力を利用することも可能であるが，健診や指導のデータを電子情報でオンラインシステムにのせて保険者等へ提出をする。データの提出をもって費用の請求とみなし，最終的に医療機関も含めた健診実施機関に費用が払い込まれる。ただしオンラインといってもデータ提出が不備なものは紙の文書で返戻される。社保の保険者は複数の保険者とともに複数の健診実施機関とが集合契約をするケースが多く，国保は地域の医師会と特定健診のみあるいは特定保健指導も含めて契約しているケースが多い。また，結果の電子データの提出が不可能な場合，代行入力システムも利用することが可能である。

例えば，国保の患者のみを扱う場合，医師会経由で契約し電子的にデータが出せないようならば代行入力として，紙媒体で結果を医師会に報告するなどが一番簡単な方法である，特定健診のみを行うのか，保健指導も行うのか，国保の患者，社保の患者の両方を扱うのかによって契約は異なる。各保険者，市町村（介護保険関連事項の問い合わせ先）等に契約方法をご確認いただきたい。

図表 13–15　集合契約のしくみと医療機関の健診等結果データ提出

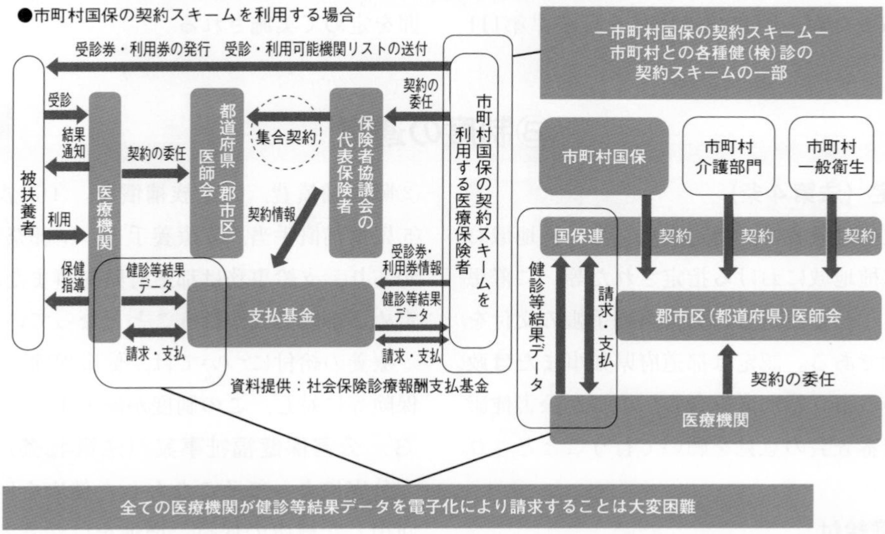

日本医師会資料より

14 公害健康被害の補償等に関する法律

（公害医療）

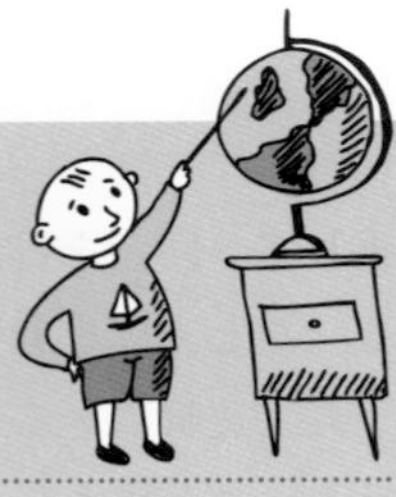

Ⓐ制度のあらまし

1960年代において日本の経済はめざましい高度成長を遂げたが，その反面において，公害防止施設の不備や環境保全への配慮を欠いたため，環境汚染からいろいろな公害が発生，人の健康と生活環境に対し重大な影響が起こってきた。そのような社会情勢を背景にして昭和42年７月に公害対策基本法が成立した。

この法では，公害の未然防止の施策を明らかにするとともに，「政府は，公害に係る被害に関する救済の円滑な実施を図るための制度を確立するため，必要な措置を講じなければならない」と規定している。

この基本法の趣旨をうけて昭和44年に「公害に係る健康被害の救済に関する特別措置法」が制定され，事業者からの寄付による納付金（２分の１）と公費（国，都道府県および市）を財源として医療費のほかに医療手当，介護手当が支給されることになった。その後，いろいろな変遷があったが，昭和48年10月５日法律第111号として「公害健康被害補償法」が公布され，昭和49年９月１日から施行された。しかし昭和62年９月26日，法律第97号により法律名が改正された。さらに，昭和62年11月にも同法施行令の変更により，昭和63年３月以降，大気汚染等について，新規患者の認定がとりやめになった。この法の目的とするところは，公害被害という特殊性からみて，健康被害者の迅速かつ公平な保護，救済を第一義としているにもかかわらず新規患者の認定を行わないのはおかしいという声もあった。

また，水俣病についても2012年７月31日をもって新規患者の認定申請の受付がとりやめになった。まだ申請すべき患者が残っている可能性があるにもかかわらず，患者救済の道を閉ざすものであるとの意見もある。

具体的な制度の仕組みと請求方法は以下のとおりであるが，「地域」の指定と，「疾病」の範囲を定めて実施される。

Ⓑ制度の運営

１．認定（法第４条）

本制度の対象者は，指定疾病（第一種地域および第二種地域における指定された等）に罹患していることを認定され公害医療手帳の交付を受けた者である。認定は都道府県知事または政令で定める市（特別区を含む）の長が公害健康被害認定審査会の意見を聴いて行うこととされている。

２．補償給付

補償給付には，①療養の給付および療養費，②障害補償費，③遺族補償費，④遺族一時金，⑤児童補償手当，⑥療養手当，⑦葬祭料の７種があり，支給事務は都道府県知事または政令で定める市区の長が行うこととなっている。

療養の給付については，健康保険，国民健康保険等に対し，この制度が優先する。

３．公害保健福祉事業（法第46条）

公害によってそこなわれた健康を回復させ，回復した健康の保持，増進をはかるとともに，指定疾病による被害の予防を行う公害保健事業を必要に応じて実施する。この事業の推進と補償給付を行うことによって健康被害者の保護を図ることとしている。

4．本制度に関する費用

この制度の実施に要する費用は，①補償給付費については全額汚染原因者負担，②公害保健福祉事業費については２分の１を汚染原因者負担，残り２分の１を公費負担とし，公費負担のうち２分の１（全体の４分の１）を国が，残り２分の１（全体の４分の１）を都道府県または市町村が負担，③給付事務費については全額公費負担で，その２分の１を国が，残り２分の１を都道府県または市区が負担，④徴収事務費については汚染原因者と国が負担する。

5．指定地域と指定疾病（法第２条及び政令第１条）

指定地域には，第一種地域と第二種地域がある。

第一種地域とは，事業活動その他の人の活動に伴って相当の範囲にわたる著しい大気の汚染が生じ，その影響による疾病が多発している地域として政令で定める地域をいう。

第二種地域とは，事業活動その他の人の活動に伴って相当範囲にわたる著しい大気の汚染または水質の汚濁が生じ，その影響によって，当該大気の汚染または水質の汚濁が原因である物質との関係が一般的に明らかであり，かつ，当該物質によらなければ罹ることがない疾病が多発している地域として政令で定める地域をいう。

なお，公害健康被害の補償等に関する法律施行令の改正（昭和62年11月４日政令第368号）によって，大気汚染による健康被害に係る第一種地域（千葉・東京・神奈川・静岡・愛知・三重・大阪・兵庫・岡山および福岡の各都道府県の一部）の指定が昭和63年３月１日に解除された。これによって新たな患者認定は行わないことになったが，従来の認定患者への補償給付は継続する。

第一種地域における指定疾病としては，①慢性気管支炎，②気管支ぜん息，③ぜん息性気管支炎，④肺気腫およびこれらの続発症があり，これらの呼吸器疾患は一括して「慢性閉塞性呼吸器疾患」とも呼ばれ，大気汚染がなくても先天性の素因，喫煙などでも発病しうるので「非特異的疾患」ともいわれる（**図表14–1**）。

続発症としての疾病または状態としては，慢性肺性心，肺線維症，気管支拡張症，肺炎，自然気胸があり，また，指定疾病の治療または検査に関連した疾病または状態などがある。

第二種地域における指定疾病としては，①水俣病，②イタイイタイ病，③慢性砒素中毒症があげられるが，メチル水銀，カドミウム，砒素中毒に特有であるので「特異的疾患」（**図表14–2**）とも呼ばれる。

指定地域を定めるには，環境汚染調査，健康調査等を実施し，さらに当該地域における過去の状況をも調査し，これらの調査結果をもとに中央公害対策審議会で検討しその意見に基づいて行われる。

6．補償給付の種類（法第３条）

公害健康被害補償法では，指定疾病にかかったことによって生じた損害を補填するものとして，公害医療手帳に記載されている疾病およびその続発症に係る療養の給付等，次の７種類の補償給付が定められている。以下に(1)～(7)の解説を掲載する。

(1) 療養の給付および療養費

療養の給付は，被認定者に対して現物給付として給付される。指定疾病以外はこの給付の対象とならない。保険医療機関は公害医療指定医療機関とみなされるため被認定者は公害医療手帳を医療機関の窓口に提示するだけで治療を受けることができる。

本制度では現物給付を原則としているが，療養の給付を行うことが困難であると認めるときなどの場合には現金給付である療養費が支給さ

公害

図表 14-1　大気系4指定疾病の特徴

指定疾病	特徴
1．慢性気管支炎	● 40歳以上，特に喫煙者に多い ● 持続性のせきとたん，進展すると息切れなどをともなう ● 肺機能検査，胸部レントゲン検査では所見不定
2．気管支ぜん息	● アレルギー体質を基盤とするものが多い。特に小児，老人 ● 発作性の呼気性呼吸困難，ヒュウヒュウという喘鳴 ● 肺機能検査で気管支拡張剤の効果がみられることが多い
3．ぜん息性気管支炎	● ２～５歳前後の小児に多く，成人ではほとんどみられない ● 通称であり，法律上は反復性気管支炎をさす ● せき，ゼイゼイまたはゼロゼロという性状の湿性喘鳴 ● 感染症をともなうことが多い
4．肺気腫	● 60歳以上の高齢な人に多い ● 肺胞壁が破壊，融合する解剖学的状態をいう ● 労作時の息切れが高度 ● 肺機能検査で１秒率低下（55％以下）残気量増大

図表 14-2　特異的疾患の特徴

指定疾病	原因物質	発生地域	主要症状・所見
1．水俣病	メチル水銀	熊本県，鹿児島県の八代海沿岸 新潟県の阿賀野川流域	● 知覚障害（特に四肢末端，口の周り） ● 求心性視野狭窄 ● 運動失調，発語障害，平衡機能障害，歩行障害 ● 難聴（後迷路性） ● 精神障害 ● 脳性小児マヒ様症状（胎児性水俣病）
2．イタイイタイ病	カドミウム	富山県の神通川流域	● 体動にともなう激痛 ● 骨軟化症 ● 腎尿細管障害：低分子蛋白尿 腎性糖尿 全般性アミノ酸尿
3．慢性砒素中毒病	砒素	宮崎県土呂久鉱山周辺 島根県笹ヶ谷鉱山周辺	● 鼻中隔穿孔，鼻粘膜斑痕 ● 皮膚の色素沈着，脱失 ● 手掌・足蹠の角化症 ● 多発性神経炎

れる。

⑵　障害補償費

障害補償費は，指定疾病に罹ったことによって労働力などの低下をきたし，その結果失われた逸失利益を塡補することを主な目的としている。

この障害の程度は，特級，１級，２級，３級の４ランクに区分されている。

⑶　遺族補償費

遺族補償費は，被認定者が指定疾病に起因して死亡した場合に，被認定者の逸失利益および精神的損害ならびに遺族の精神的損害を塡補することを目的としている。

⑷　遺族補償の一時金

遺族補償費を受けることができる遺族がいない場合，または遺族補償費の支給を短期間受けて失権した場合に一時金として支給される。

⑸　児童補償手当

15歳に達しない被認定者の指定疾病による障害の程度が一定の障害の程度に該当する場合は，その児童を養育している者に支給される。

⑹　療養手当

療養手当は，入院に要する諸雑費，通院に要する交通費等を，月あたりの通・入院日数を指標としてそれぞれに定められた基準によって支給される。

⑺ 葬祭料

葬祭料は，被認定者が指定疾病に起因して死亡したことによって支出した葬祭の費用を補償するものとして支給される。

7．公害健康被害の申請と認定

前述のように大気汚染に係る新規認定申請は受け付けていないので，具体的な内容は省略する。

⑴ 公害医療手帳の交付

都道府県知事または政令市の長は，認定をした場合，認定を受けた被害者に対し，公害医療手帳を交付する。この手帳は療養の給付を受けるための証明書として，また，被認定者の資格を判断する役割も果たすことになる。

⑵ 二重協定の禁止

第一種地域に係る被認定者は，同一の疾病について二つの地域で重ねて認定を受けることはできないとされている。

⑶ 認定の有効期間

認定の有効期間は，疾病により２年，または３年などと定められているものもあるが，有効期間満了前に治る見込みがないときは，認定の更新を申請することができる。この制度では，指定疾病が治らない限り被認定者として保護することになっている。

〈注〉
認定条件，法第４条（認定等）
指定疾病と認定期間　法第２条および第７条
} 参照

Ⓒ医療機関の取扱い

被認定患者を取り扱う医療機関は，国の法律に基づくものであるから，保険医療機関は公害医療機関とみなされるが，辞退をして患者の窓口負担は生じないような，別の契約に基づく取扱いを行う医療機関（東京都医師会所属にみられる）もある。公害医療を担当する医療機関の義務等については「公害医療機関の療養に関する規程」に示されている（p. 215）。この制度による診療を受けるためには，公害医療手帳の提出が前提になり，被保険者証とともに公害医療手帳（**図表14-3**参照）を提出してもらうことになっている。

これは資格の確認の意味であるから，公害医療手帳に関する記号，番号の取扱いは，保険証の取扱い同様慎重にしなければならない。

公害医療機関の場合は他府県発行のものも取り扱えるが，公害医療機関を辞退している場合，他府県発行のものは取り扱うことができない。

また公害医療手帳の治療記録欄への記入も必要ない。

1．医療の範囲

医療機関で取り扱う医療の範囲は次のとおりである。

①診察
②薬剤または治療材料の支給
③医学的処置，手術およびその他の治療
④病院または診療所への入院およびその療養に伴う世話その他の看護
⑤居宅における療養上の管理およびその療養に伴う世話その他の看護
⑥移送

認定患者であっても，認定疾病以外の疾病の診療を受ける場合は，この制度は適用されない。

そのほか詳細は「公害医療機関の療養に関する規程」の中で示されている（p. 215）。

図表 14-3　公害医療手帳

（表紙）

記号番号＿＿＿＿＿

公害医療手帳

認　定　年　月　日
有効期間　年　月　日から
　　　　　年　月　日まで

氏名＿＿＿＿＿＿＿

（都道府県市名）

（1ページ）

交付　年　月　日

都道府県知事（市長）　㊞

ふりがな		男・女	明治 大正 昭和 平成	年 月 日生
氏名				
住所	（　年　日　日変更） （　年　日　日変更） （　年　日　日変更）			
認定疾病の名称				

〔2ページ以降のページ（最後のページを除く）〕

治　療　記　録

治療年月日	入院入院外の別	公害医療機関の名称

備考　用紙の大きさはA列6番とすること。

（最後のページ）

この手帳について

1　認定疾病について治療を受けるときは，この手帳を病院や診療所等の公害医療機関に掲示してください。
2　認定疾病について治療を受けたときは，この手帳の治療記録の欄に記入してください。
3　この手帳の1ページに記入してある事項に変更があったときは，この手帳を添えて届け出てください。
4　この手帳を他人に貸したり，譲ったりしてはいけません。
5　この手帳は，なくさないように，大切にお持ちください。もし，破ったり，なくしたり，汚したときなどは，再交付を申請してください。
6　認定疾病が治ったとき，この手帳の有効期間が来たとき，認定の取消しを受けたとき，又は被認定者が死亡したときには，この手帳をすぐに返還してください。

資料１

公害医療機関の療養に関する規程

（昭和49年８月31日環境庁告示第48号
改正 平成26年３月11日環境省告示第31号）

第１章　公害医療機関の療養担当

（公害医療機関の義務）

第１条　公害医療機関は，公害健康被害の補償等に関する法律（以下「法」という。）の定めるところによるほか，この規程の定めるところにより，法第４条第１項又は第２項の認定を受けた者（以下「被認定者」という。）の指定疾病（法第２条第３項の規定により定められた疾病をいう。以下同じ。）についての療養の給付を担当しなければならない。

（療養の給付の担当の範囲）

第２条　公害医療機関が担当する療養の給付の範囲は，次のとおりとする。

一　診察
二　薬剤又は治療材料の支給
三　医学的処置，手術及びその他の治療
四　居宅における療養上の管理及びその療養に伴う世話その他の看護
五　病院又は診療所への入院及びその療養に伴う世話その他の看護

（療養の給付の担当方針）

第３条　公害医療機関が担当する療養の給付は，被認定者の療養上妥当適切なものとする。

（受給資格の確認）

第４条　公害医療機関は，被認定者から療養の給付を受けることを求められた場合には，その者の提示する公害医療手帳によって療養の給付を受ける資格があることを確かめなければならない。

（助　力）

第５条　公害医療機関は，法第８条第１項の認定の更新をする必要があると認めたとき，被認定者に対し訪問看護ステーション（健康保険法施行規則（大正15年内務省令第36号）第69条に規定する訪問看護ステーションをいう。以下同じ。）から訪問看護（健康保険法（大正11年法律第70号）第88条第１項に規定する訪問看護をいう。以下同じ。）の給付が行われる必要があると認めたときは，速やかに，その者に対し必要な手続をとらせるように努めるものとする。

（証明書等の交付）

第６条　公害医療機関は，被認定者から，補償給付を受けるために必要な証明書，意見書等の交付を求められたときは，これらの書類を当該被認定者に交付するものとする。

（療養の給付の記録）

第７条　公害医療機関（訪問看護ステーションを除く。）は，被認定者に関する診療録，調剤録又はサービスの提供の記録には，医師法施行規則（昭和23年厚生省令第47号）第23条各号，薬剤師法施行規則（昭和36年厚生省令第５号）第16条各号，介護老人保健施設の人員，施設及び設備並びに運営に関する基準（平成11年厚生省令第40号）第９条第２項，指定介護療養型医療施設の人員，設備及び運営に関する基準（平成11年厚生省令第41号）第10条第２項，指定居宅サービス等の事業の人員，設備及び運営に関する基準（平成11年厚生省令第37号）第74条において準用する第19条第２項，指定地域密着型サービスの事業の人員，設備及び運営に関する基準（平成18年厚生労働省令第34号）第３条の18第２項若しくは同基準第182条において準用する第３条の18第２項又は指定介護予防サービス等の事業の人員，設備及び運営並びに指定介護予防サービス等に係る介護予防のための効果的な支援の方法に関する基準（平成18年厚生労働省令第35号）第74条において準用する第19条第２項に掲げる事項のほか，その者の公害医療手帳の記号番号及び当該公害医療手帳を交付した都道府県知事又は法第４条第３項の政令で定める市の長の名称をあわせて記載するものとする。

２　公害医療機関（訪問看護ステーションに限る。）は，被認定者に対して行った訪問看護に関し，その者の公害医療手帳に必要な事項を記載するものとする。

（帳簿等）

第８条　公害医療機関は，療養の給付の担当に関する帳簿及び書類その他の記録をその完結の日から３年間保存するものとする。

（通　知）

第９条　公害医療機関は，被認定者（被認定者が15歳に満たない者であるときは，その者を養育している者）が正当な理由がなく療養に関する指示に従わなかったときは，速やかに，意見を付して公害医療手帳を交付した都道府県知事又は法第４条第３項の政令で定める市の長に通知するものとする。

第２章　診療方針

（診療の方針）

第10条　診療を担当する医師は，一般に医師として診療の必要があると認められる指定疾病について，適確な診断をもとに，被認定者の健康の保持増進上妥当適切な診療を行うものとする。

第11条　診療を担当する医師は，一般に療養上必要があると認められるもののほか，公害医療の特殊性にかんがみ，続発症発生防止のための予防的処置，被認定者の定期的医学管理の実施等公害医療の特殊性に配慮した診療を行うものとする。

（特殊療法等）

第12条　診療を担当する医師は，特殊な療法等については，環境大臣の定めるもののほか行ってはならない。

（使用医薬品）

第13条　診療を担当する医師は，環境大臣の定める医薬品以外の医薬品を被認定者に施用し，又は処方してはならない。

（訪問看護との関係）

第14条　診療を担当する医師は，被認定者から訪問看護指示書の交付を求められ，その必要があると認めた場合には，速やかに，当該被認定者に係る訪問看護指示書を当該被認定者の選定する訪問者護ステーションに交付しなければならない。
2　診療を担当する医師は，訪問看護指示書に基づき，適切な訪問看護が提供されるよう，訪問看護ステーション及びその従業者からの相談に対しては，当該訪問看護を受ける者の療養上必要な事項について適切な注意及び指導を行わなければならない。

図表 14-4　公害医療の流れ

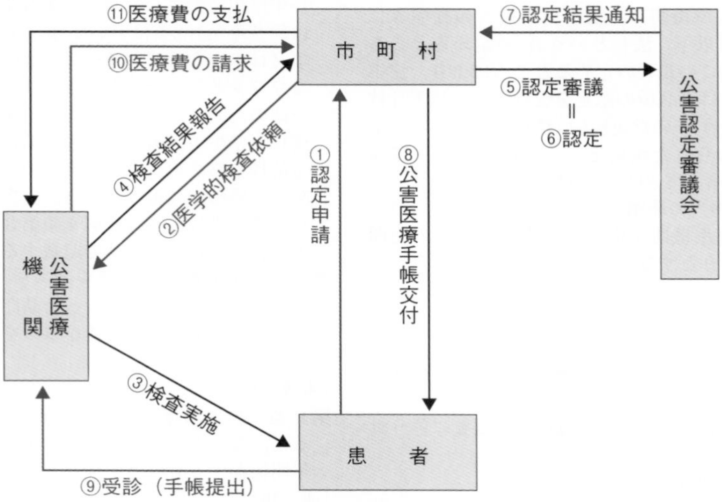

注）現在，大気汚染関連疾病，水俣病では新規患者の認定申請の受付は行われていない。

2．窓口での医療費の徴収

公害医療機関でも，また公害医療機関でない場合でも，公害医療手帳の提示があった者については，公害診療分の医療費に関する窓口での負担金の徴収はない。

3．医療費の請求

(1)　費用負担

この制度による補償給付に要する費用は全額，汚染原因者の負担とされており，医療費も当然同様の考え方である。

(2)　診療報酬の算定

公害医療機関で行った診療の報酬は，公害健康被害の補償等に関する法律（昭和48年法律第111号）第22条の規定に基づいて告示された「公害健康被害の補償等に関する法律の規定による診療報酬の額の算定方法」（平成４年５月29日環境庁告示第40号・一部改正平成20年３月21日環境省告示第24号）によることとなっている（p. 222）。

その内容は，公害疾患特掲診療費とその他の診療報酬に分かれている。

特掲診療費は，

第１　診察料：1）公害疾患相談料，2）公害外来療養指導料
第２　入院料：1）公害入院療養指導料，2）清浄空気室管理料

に区分され，それぞれ金額で示されている。

その他の診療報酬は，公害疾患特掲診療費以外の診療費で，医科点数表の例によって算定した点数に１点当たりの単価を乗じて行うこととなっている。

ただし，この場合，次の区分によって１点単価も異なる。

ア．薬剤料，特定保険医療材料および放射性

粒子，酸素その他の材料の費用…10円

イ．その他

(ア)公害診療報酬明細書〔様式第２号(1)〕により請求する診療費…12円

(イ)公害診療報酬明細書〔様式第２号(2)〕により請求する診療費…15円

ただし，健康保険の算定方法第５号の規定により療養担当手当の額を加算して算定するものであるときは，当該療養担当手当に相当する額を加算して算定する。

まとめてみると診療報酬は，

①公害疾患特掲診療費によって算定するもの

②健康保険法の規定による点数に15円を乗じて算定するもの （入院分は12円）

③健康保険法の規定による点数に10円を乗じて算定するもの（薬剤・材料等）

の３種類になる（診療報酬点数表参照）。

公害医療機関辞退の場合の算定方法は，診療行為のすべてが健康保険法の規定による算定方法によって算定することになっており，１点単価もすべて10円となる。

Ⓓ診療報酬の取扱い

公害医療機関における診療報酬の額は，病院または診療所にあっては**資料2**（p. 222）によって算定することになっている。

１．請求明細書の作成

(1) レセプト用紙

公害医療機関の場合は，所定の公害診療報酬明細書「様式第二号（一）・（二）」を使用することになっている（**図表14–5**）。

公害医療機関辞退の場合は，医科・入院および入院外〔様式第二の（一）および（二）〕の用紙を使用することになっている。

(2) 記載の方法

公害医療機関の場合，診療内容の摘要欄記載は，一般医療のレセプト作成時の記載方法と同様であるが，点数欄は，公害疾患特掲診療費関係とその他の診療費に区分されているので，特掲分を１点10円の欄に，その他を外来１点15円・入院１点12円の欄と一部10円の欄に記入することになる（**例34，35，p. 221**）。

記載上の留意事項としては，おおむね一般レセプトの作成時と同じであるが，記載要領の要点をいくつかあげると，

(1) 公害診療報酬明細書には，公害医療機関の捺印は要しない。

(2) 「疾病名」欄については，既載の認定疾病名に付された記号を○印で囲む（第一種地域の被認定者の場合）。

(3) 「医学管理」欄の「その他」には診療情報提供料等を記載する。

(4) 「在宅」欄の「その他」には，在宅療養指導管理料等を記載する。

(5) 薬剤名，規格単位（％またはmg等）および投与量を摘要欄に記載する。なお，手書きレセプトを作成している場合等で薬剤名の記載等が不可能な旨を届け出た医療機関は１単位175円以下の薬剤については薬剤名，投与量等の記載は省略してもよい。この扱いは注射の薬剤（１回分ごと）についても同様である。

(6) 「入院年月日」について，同一月内に入・退院を繰り返した場合は，それらの入・退院日を摘要欄に記載する。病・診・看護種別欄，入院基本料加算等の記載は医科レセプトと同様である。

「公害入院療養指導料」の項は，入院患者に対して指定疾病に関する計画的な医学管理を継続して行い，かつ，栄養，安静，運動，日常生活その他在宅療養上必要な指導を行った場合に所定点数を算定し記載する。所定点数

が月の途中で変更された場合は，変更の前後に分けた1日当たり所定点数および日数を摘要欄に記載する。

(7) 「清浄空気室管理料」の項は，入院患者を当該室に入院させた日数および点数を記載する。

(8) 「食事」欄については，入院時食事療養費に係る食事療養の費用の額の算定に関する基準（平成18年3月厚生労働省告示第99号）の別表・食事療養の費用額算定表の例により算定した額に1.2を乗じた額を記載する。「回」の欄には，食事療養の算定回数を記載する。

その他については，健康保険の診療報酬明細書の記載要領の例により所定事項を記載する。

(3) まとめ方

公害医療機関の場合は，公害診療報酬明細書をまとめた上で公害診療報酬請求書「様式第一号」を添付する（**図表14-6**）。

この請求書は請求先ごとに添付することになる。

公害医療機関を辞退している場合は，①健康保険法の規定に基づいた請求書および明細書を作成し，支払基金，国保団体連合会に提出し，保険給付分を請求する，②窓口負担相当分の請求は，先の明細書の（写）と請求総括票（**図表14-7，p. 223**）を当該自治体に提出し請求する。

(4) 提出の方法

公害医療機関の場合は，まとめたものを診療月の翌月の10日までに，市や区の主管課に提出する。

公害医療機関を辞退している場合は，所属の医師会に医師会が指定する日までに提出するか，直接提出の場合は，診療月の翌月の10日までに市や区の主管課に提出する。

《その他の参考事項》

(1) 東京都における公害医療機関を辞退している場合の取扱いについては，東京都医師会と指定区代表との間で覚書，契約書によって細かい取り決めがなされている。

この契約の中の医療費支払請求の考え方は，診療を受けた被認定者が指定区に対して行い得る療養費の請求および受領の権限を当該認定者に代わって行うという代理請求の形であり，指定区は，医療担当者に代わって，被認定者からの代理行為の委任状（**図表14-8，p. 223**）を受けることになっている。

(2) 主治医診断報告書および医学検査結果報告書等の文書作成料は別途支払われるので，診療報酬の請求には含めないことになっている。

(3) 他府県市の被認定者を公害医療手帳によって診療する場合，公害医療機関としては，手帳を発行した自治体あての公害診療報酬請求書を入手しなければならない。診療報酬明細書は共通である。

(4) 院外処方せんの取扱い

医療機関が投薬のため処方せんを発行する場合は，公害医療に係るものであることが保険薬局でわかるよう，欄外に「公害」と表示する。また，公害医療手帳の記号番号を記載する。

図表 14-5

様式第二号（一）

公害診療報酬明細書（入院）　　　　年　　月分

公害医療手帳の記号番号	
氏名	1男　2女　1明　2大　3昭　4平　5令　　年生

公害医療機関の所在地及び名称

疾病名	(1) イ 慢性気管支炎　ロ 気管支ぜん息　ハ ぜん息性気管支炎　ニ 肺気しゅ (2) (3)	診療開始日	(1) 年 月 日 (2) 年 月 日 (3) 年 月 日	転帰	治ゆ	死亡	中止	診療実日数	日

		(1点12円)点	(1点10円)点
⑪初診	時間外・休日・深夜　回		
⑬医学管理			
⑭在宅			
⑳投薬	㉑内服　単位		
	㉒屯服　単位		
	㉓外用　単位		
	㉔調剤　日		
	㉖麻毒　日		
	㉗調基		
㉚注射	回		
	薬剤		
㊵処置	回		
	薬剤		
㊿手術麻酔	回		
	薬剤		
60検査病理	回		
	薬剤		
70画像診断	回		
	フィルム等		
80その他	回		
	薬剤		
90入院	入院年月日　年　月　日		
	病　診　90入院基本料・加算 × 日間 × 日間 × 日間 × 日間 × 日間		
	公害入院療養指導 × 日間 × 日間 × 日間		
	清浄空気室管理料　日間		
	その他　日間		
小計		①　点	②　点
97食事	基準　円×　回		円
	特別　円×　回		円
	食堂　円×　日間		円
	小計	③	円
合計	④ 12円×①		円
	⑤ 10円×②		円
	⑥ 1.2×③		円
	⑦ ④+⑤+⑥		円
※決定			円

注意　※印の欄は，記入しないこと。

様式第二号（二）

公害診療報酬明細書（入院外）　　　　年　　月分

公害医療手帳の記号番号	
氏名	1男　2女　1明　2大　3昭　4平　5令　　年生

公害医療機関の所在地及び名称

疾病名	(1) イ 慢性気管支炎　ロ 気管支ぜん息　ハ ぜん息性気管支炎　ニ 肺気しゅ (2) (3)	診療開始日	(1) 年 月 日 (2) 年 月 日 (3) 年 月 日	転帰	治ゆ	死亡	中止	診療実日数	日

		(1点15円)点	(1点10円)点
⑪初診	時間外・休日・深夜　回		
⑫再診	再診　×　回		
	外来管理加算　×　回		
	時間外　×　回		
	休日　×　回		
	深夜　×　回		
⑬医学管理	公害相談　回		
	公害外来療養指導		
	その他　回		
⑭在宅	往診　回		
	夜間　回		
	深夜・緊急　回		
	在宅患者訪問診療　回		
	その他		
	薬剤		
⑳投薬	㉑内服（薬剤　単位／調剤　×　回）		
	㉒屯服　単位		
	㉓外用（薬剤　単位／調剤　×）		
	㉕処方　×　回		
	㉖麻毒　回		
	㉗調基　回		
㉚注射	㉛皮下筋肉内　回		
	㉜静脈注　回		
	㉝その他　回		
	㉞薬剤		
㊵処置	回		
	薬剤		
㊿手術麻酔	回		
	薬剤		
60検査病理	回		
	薬剤		
70画像診断	回		
	フィルム等		
80その他	処方せん　回		
	薬剤		
小計		①　点	②　点
合計	③ 15円×①		円
	④ 10円×②		円
	⑤ ③+④		円
※決定			円

注意　※印の欄は，記入しないこと。

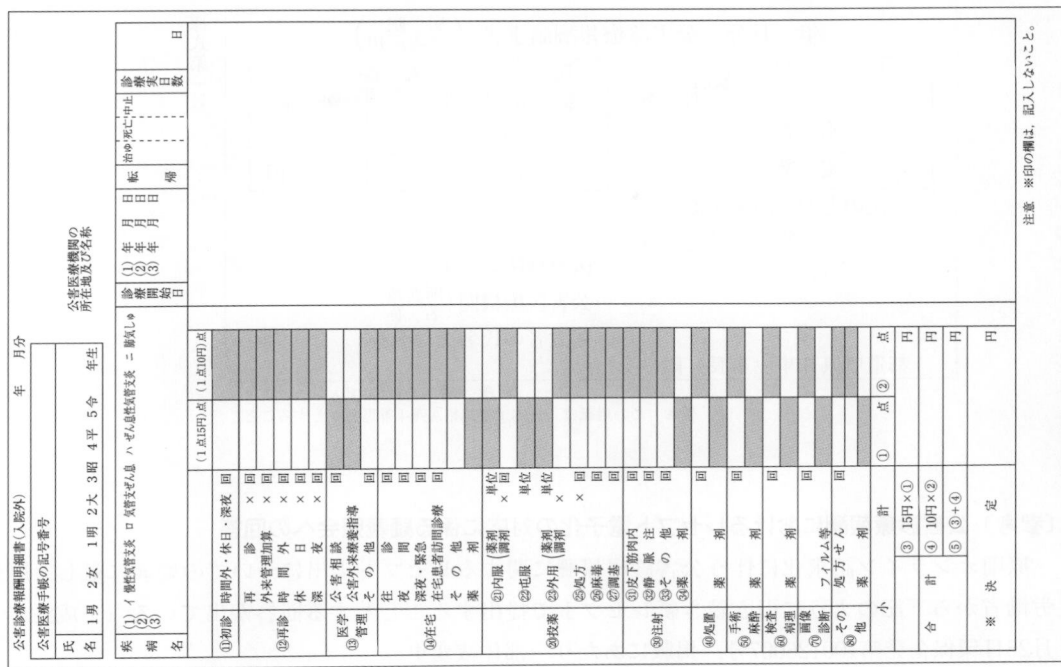

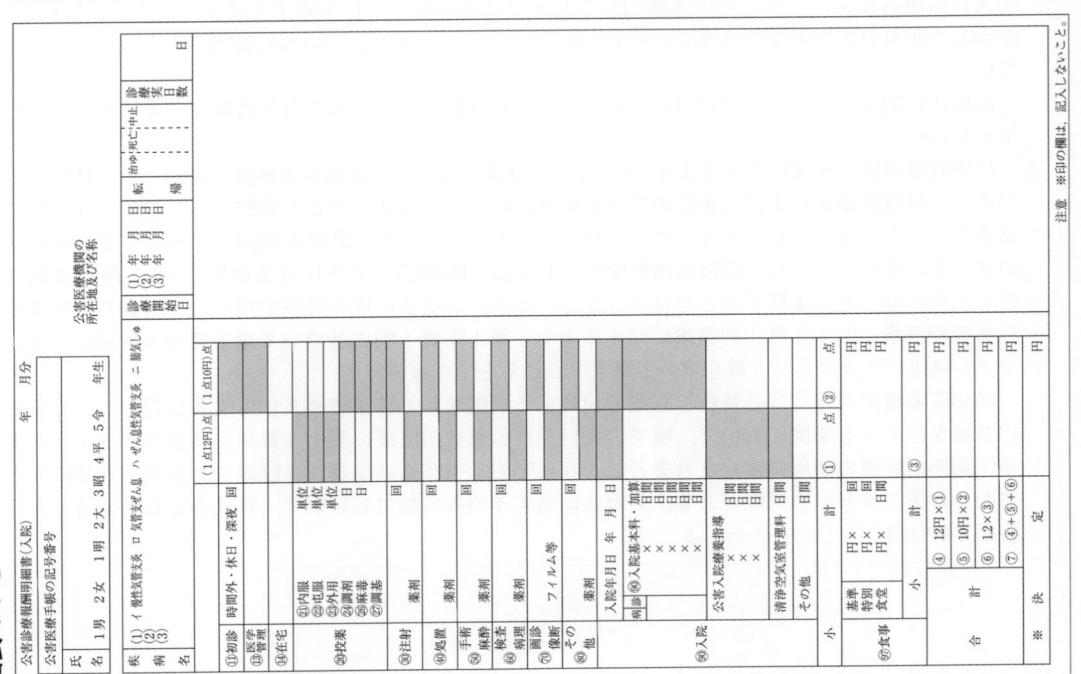

公害

図表 14-6　公害指定医療機関用請求書

年　月分　公害診療報酬請求書（病院　診療所用）

様式第一号

区　分	入院		入院外	
	件数	金額	件数	金額
請求書		円		円
※決定額		円		円

上記のとおり請求する。

年　月　日

医療機関コード

公害医療機関｛所在地　名称

開設者の氏名又は名称　㊞

都道府県知事（市長）殿

注意　※印の欄は，記入しないこと。

備考　この用紙は，日本工業規格A列４番黒刷りとすること。

〔参考〕公害診療報酬におけるレセプト電子化の対応に係る疑義照会への回答

原則オンライン請求化に伴う公害診療報酬に関するレセプト提出についての疑義に対し，厚生労働省から下記のように引き続き紙レセプトで提出することとする回答が出ている（平成22年１月26日環保企発第100126007号，掲載にあたり一部体裁変更）。

Q　「療養の給付及び公費負担医療に関する費用の請求に関する省令」（昭和51年８月２日厚生省令36号）が，平成18年４月10日付で一部改正され，療養の給付又は公費負担医療に関し費用を請求しようとするときは，原則電子情報処理組織又は光ディスク等の使用により請求することとされた。病院又は診療所にあっては，原則平成22年７月までに段階的に移行を完了させることとなっている。しかしながら公害健康被害の補償に関する法律（以下，「公健法」という）は当該省令の対象とされていない。

公健法に関する療養の給付については，平成22年度以降も，従来どおり書面による取扱いで差し支えないか。

A　公害健康被害の補償に関する法律（以下，「公健法」という）は損害の補填を目的とした補償制度であり，健康保険法は国民の生活の安定と福祉の向上に寄与することを目的とした社会保障制度であることから，互いに相容れない性質の制度である。そのため，公健法第23条に規定する診療報酬の審査及び支払いを，社会保険診療報酬支払基金法（昭和23年７月10日法律第129号）第15条第３項の規定に基づき，委託することはできない。また，公健法に係る療養の給付を「療養の給付及び公費負担医療に関する費用の請求に関する省令」第１条第１項に基づいて電子情報処理組織（オンライン送信）や光ディスク等を用いて請求することもできない。

保険医療機関若しくは公費負担医療を担当する病院若しくは診療所又は保険薬局若しくは公費負担医療を担当する薬局において，療養の給付又は公費負担医療に関する費用の請求のほとんどが電子情報処理組織の使用によりされることとなっても，当該省令に基づき設置される電子計算機から書面への出力はなおも可能である。公健法に関する療養の給付の請求は，貴見のとおり従前どおり書面で取り扱うこととされたい。

例34

様式第二号（一）

公害診療報酬明細書（入院）　　年　6月分

公害医療手帳の記号番号

氏名　1男 ②女　1明 2大 ③昭 4平 5令 23年生

公害医療機関の所在地及び名称

疾病名	診療開始日	転帰	診療実日数
(1) イ 慢性気管支炎 ㋺ 気管支ぜん息 ハ ぜん息性気管支炎 ニ 肺気しゅ (2) (3)	(1) 年3月1日 (2) 年 月 日 (3) 年 月 日	治ゆ　死亡　中止	7日

区分	内容	（1点12円）点	（1点10円）点
⑪初診	時間外・休日・深夜　回		
⑬医学管理			
⑭在宅			
⑳投薬	㉑内服　7単位		126
	㉒屯服　単位		
	㉓外用　単位		
	㉔調剤　7日	49	
	㉖麻毒　日		
	㉗調基　1回	42	
㉚注射	その他　2回	204	
	薬剤　2回		54
㊵処置	1回	160	
	薬剤		
㊿手術麻酔	回		
	薬剤		
⑥⓪検査病理	3回	186	
	薬剤		
⑦⓪画診像断	回		
	フィルム等		
⑧⓪その他			
	薬剤		
⑨⓪入院	入院年月日　年6月23日		
	病診 ⑨⓪入院基本料・加算 地一般2 1,736× 7日間 × 日間 × 日間 ㊜2 × 日間 × 日間	12,152	
	公害入院療養指導料 × 日間 × 日間 × 日間		525
	清浄空気室管理料　日間		
	その他　日間		
小計		①12,793点	② 705点
⑨⑦食事	基準 670円× 21回 特別 円× 回 食堂 円× 日間		140,070円 円 円
	小計	③	14,070円
合計	④ 12円×①		153,516円
	⑤ 10円×②		7,050円
	⑥ 1.2×③		16,884円
	⑦ ④+⑤+⑥		177,450円
※決定			円

㉑ ○○○○2 cap ｝ 18×7
××××錠2 T ｝

㉝ ○○○○500ml ｝ 27×2
××××2.5%10ml ｝

㉚ 点滴注　102×2

㊵ IPPB　160×1

⑥⓪ 末梢血液検査　21×1
採血　40×1
㊊血　125×1

注意　※印の欄は，記入しないこと。

例35

様式第二号（二）

公害診療報酬明細書（入院外）　平成　年　6月分

公害医療手帳の記号番号

氏名　①男 2女　1明 2大 ③昭 4平 5令 35年生

公害医療機関の所在地及び名称

疾病名	診療開始日	転帰	診療実日数
(1) イ 慢性気管支炎 ㋺ 気管支ぜん息 ハ ぜん息性気管支炎 ニ 肺気しゅ (2) (3)	(1) 年2月24日 (2) 年 月 日 (3) 年 月 日	治ゆ　死亡　中止	2日

区分	内容	（1点15円）点	（1点10円）点
⑪初診	時間外・休日・深夜　回		
⑫再診	再診　75×2回	150	
	外来管理加算　52×2回	104	
	時間外　×　回		
	休日　×　回		
	深夜　×　回		
⑬医学管理	公害相談　回		510
	公害外来療養指導		
	その他　回		
⑭在宅	往診　回		
	夜間　回		
	深夜・緊急　回		
	在宅患者訪問診療　回		
	その他		
	薬剤		
⑳投薬	㉑内服（薬剤 7単位		112
	（調剤 11×2回	22	
	㉒屯服　単位		
	㉓外用（薬剤　単位		
	（調剤　×		
	㉕処方　42×2回	84	
	㉖麻毒　回		
	㉗調基　1回	14	
㉚注射	㉛皮下筋肉内　回		
	㉜静脈注　回		
	㉝その他　1回	53	
	㉞薬剤		61
㊵処置	回		
	薬剤		
㊿手術麻酔	回		
	薬剤		
⑥⓪検査病理	1回	16	
	薬剤		42
⑦⓪画像診断	1回	210	
	フィルム等		
⑧⓪その他	処方せん　回		
	薬剤		
小計		① 653点	② 725点
合計	③ 15円×①		9,795円
	④ 10円×②		7,250円
	⑤ ③+④		17,045円
※決定			円

㉑ ○○○○250mg　3 cap
16×7

㉝ ○○○200ml ｝
×××2.5%10ml ｝ 61×1
△△△注2mg×2 ｝
点滴手技料　53×1

⑥⓪ アレルゲンテスト　16×1
□□□0.2ml　42×1

⑦⓪ 胸部X-P 1回　電子画像　210×1
管理加算

注意　※印の欄は，記入しないこと。

公害

資料２

公害健康被害の補償等に関する法律の規定による診療報酬の額の算定方法

［平成４年５月29日環境庁告示第40号，改正：平成20年３月21日環境省告示第24号］

公害健康被害の補償等に関する法律（昭和48年法律第111号）第22条の規定に基づき，公害健康被害の補償等に関する法律の規定による診療報酬の額の算定方法（平成４年５月環境庁告示第40号）の一部を次のように改正し，平成20年４月１日から適用する。ただし，同日前に行われた療養に係る診療報酬の請求及び療養の支給の請求については，なお従前の例による。

別表

第１章　公害疾患特掲診療費

第１　診察料

１．公害疾患相談料　280円（28点）

注１．初診料〔診療報酬の算定方法別表第一医科診療報酬点数表（以下「医科点数表」という。）の区分番号A000初診料をいう。以下同じ。〕を算定する初診の日に係る公害疾患相談料は算定しない。

２．入院中の患者に係る公害疾患相談料は算定しない。

３．公害疾患相談料は，同一月に２回を限度として算定する。

２．公害外来療養指導料　5,100円（510点）

注１．公害外来療養指導料は，指定疾病（公害健康被害の補償等に関する法律第２条第３項の規定により定められた疾病をいう。以下同じ。）に関する計画的な医学管理を継続して行い，かつ，栄養，安静，運動，日常生活その他療養上必要な指示又は指導（温泉療法若しくは気候療法の指示又は喀痰排出訓練指導療法，ぜん息体操療法若しくは呼吸訓練療法の指導を含む。）を行った場合に算定する。

２．削除

３．居宅において療養を行っている患者に対して，ネブライザー又は超音波ネブライザーを使用した場合は，所定の額に**710円（71点）**を加算する。

４．初診料を算定する初診の日又は当該初診の日から１月以内の日に係る公害外来療養指導料は算定しない。

５．入院中の患者に対して指示若しくは指導を行った場合又は退院した患者に対して退院の日から１月以内に指示若しくは指導を行った場合においては，公害外来療養指導料は算定しない。

６．第３章の規定により算定される次に掲げる指導料等を算定している患者に係る公害外来療養指導料は算定しない。ただし，注３の加算は算定できる。

⑴　医科点数表の区分番号B000に掲げる特定疾患療養管理料

⑵　医科点数表の区分番号B001に掲げる特定疾患治療管理料の４．小児特定疾患カウンセリング料

⑶　医科点数表の区分番号B001に掲げる特定疾患治療管理料の５．小児科療養指導料

⑷　医科点数表の区分番号C002に掲げる在宅時医学総合管理料

⑸　医科点数表の第２章第２部第２節在宅療養指導管理料

７．同一月に２以上の指示又は指導を行った場合においても，公害外来療養指導料は，１回として算定する。

第２　入院料

１．公害入院療養指導料

⑴　病院に収容されている患者の場合（１日につき）

イ　入院の日から起算して３月以内の期間　**750円（75点）**

ロ　入院の日から起算して３月を超えた期間　**1,250円（125点）**

⑵　収容施設を有する診療所に収容されている患者の場合（１日につき）　**750円（75点）**

注　公害入院療養指導料は，入院患者に対して指定疾病に関する計画的な医学管理を継続して行い，かつ，栄養，安静，運動，日常生活その他在宅療養上必要な指導（在宅酸素療法，喀痰排出訓練指導療法，ぜん息体操療法若しくは呼吸訓練療法の指導を含む。）を行った場合に算定する。

２．清浄空気室管理料　580円（58点）

注　別に環境大臣の定める施設基準に適合していると都道府県知事又は公害健康被害の補償等に関する法律第４条第３項の政令で定める市の長が認めた清浄空気室に患者を収容した場合に算定する。

第２章　入院中の食事療養に係る診療報酬

入院中の食事療養に係る診療報酬の額の算定は，入院時食事療養費に係る食事療養の費用の額の算定に関する基準（平成18年３月厚生労働省告示第99号）別表食事療養の費用額算定表の例により算定した額に1.2を乗じて行うものとする。

第３章　その他の診療報酬

前二章の規定により算定される診療報酬の額以外の診療報酬の額の算定は，医科点数表の例により算定した点数に，次の区分に応じ，それぞれ，その区分に定める１点当たりの単価を乗じて行うものとする。ただし，診療報酬の算定方法第五号の規定により療養担当手当の額を加算して算定するものであるときは，当該療養担当手当に相当する額を加算して算定するも

のとする。

1．薬剤料，特定保険医療材料料及び放射性粒子，酸素その他の材料の費用　10円

2．その他

⑴　公害医療機関の診療報酬の請求に関する省令（昭和49年総理府令第64号）様式第２号⑴により請求する診療費（編注：入院外分）　12円

⑵　同省令様式第２号⑵により請求する診療費（編注：入院分）　15円

図表 14-7　公害指定辞退医療機関用総括票

年　　月分　診療報酬等請求総括票

療養取扱機関所在地（電話）

名　　称

開設者氏名

合計件数	件

療養取扱機関記号番号

初回の請求又は変更のときのみ記入して下さい。

振込口座　銀行　支店　普通・当座

口座番号＿＿＿＿＿＿

名　義＿＿＿＿＿＿

受付印

図表 14-8

委任状

私は，　　年　月　日までの間に東京都医師会に所属する公害医療機関でない医療機関において，公害健康被害補償法第19条第１項第１号から第４号までに掲げる療養の給付を受けた場合，当該医療機関を代理人と定め，東京都　　区から受ける同法第24条第１項に基づく療養費（直接医療機関に支払った分を除く）の請求及び受領の権限を委任します。

年　月　日

委任者

住所＿＿＿＿＿＿

被認定者氏名＿＿＿＿＿＿㊞

親権者氏名＿＿＿＿＿＿㊞
（被認定者が20歳未満の場合記入）

公害医療手帳記号番号＿＿＿＿＿＿

2．レセプトの記入方法（例28，例29参照）

3．請求書総括票

請求書総括票は，まとめの項に示してあるとおり，**図表14-7**，**図表14-8**の用紙に記載し，市や区の主管課または，国保連合会に提出する。

4．公害医療機関を辞退している場合

公害医療機関でない病院・診療所における公害認定患者の診療の取扱いについては，窓口負担分は窓口で徴収せず診療報酬明細書（写）の摘要欄下部に，公害医療手帳の記号・番号を記入するとともに本来患者が負担すべき金額を記入し，総括請求書を添付して指定地域となっている各区または各区医師会に提出する。

5．高齢者医療確保法との関係

公害健康被害補償法による公害医療としての制度負担により取り扱われる。

ただし，公害医療機関を辞退している場合の取扱いは，所定の診療報酬明細書によることと一部負担金は窓口での徴収は不要で，「４」の場合と同様に当該明細書の（写）を国保団体連合会に提出し請求する。

〈注〉東京都の場合，当該認定患者の診療報酬明細書の（写）は，地区医師会ごとに，または各医療機関ごとに一括取りまとめして提出する。

6．公害訪問看護についての請求

公害訪問看護報酬請求書に公害訪問看護報酬明細書を添えて，都道府県知事あてに請求する。

15 石綿による健康被害の救済に関する法律

〔平成18年2月10日法律第4号（直近改正：令和4年6月17日）

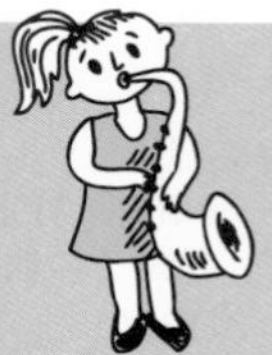

この法律は石綿による健康被害の特殊性に鑑み，石綿による健康被害を受けた者およびその遺族に対し，医療費等を支給するための措置を講ずることにより，石綿による健康被害の迅速な救済を図ることを目的としている（法第１条関係）。

Ⓐ「指定疾病」とは

中皮腫，気管支または肺の悪性新生物，その他石綿を吸入したことにより発生する疾病であって，政令で定めるものをいう（法第２条関係）。

Ⓑ救済給付

⑴　石綿による健康被害のため支給される「救済給付」とは

①医療費，②療養手当，③葬祭料，④特別遺族給付金，⑤特別葬祭料，⑥救済給付調整金とする。

⑵　支給機関

規定による支給機関は，独立行政法人環境再生保全機構とする（以下，「機構」という）（法第３条関係）。

⑶　医療費の支給

石綿を吸入することにより，指定疾病にかかった旨の認定を受けた者に対し，その請求に基づき医療費を支給する。

認定は医療費の支給を受けようとする者の申請に基づき機構が行う。

機構は，認定を受けた者に対し，石綿被害医療手帳を交付する（法第４条関係）。

（認定の有効期間，更新，取り消し等は省略）

Ⓒ医療費の支給要件

⑴　機構は被認定患者が，保険医療機関等に石綿健康被害医療手帳を提示して医療を受けたときに限り，医療費を支給する（法第４条第１項関係）。

⑵　医療費の額は，健康保険法等の規定により，受けることのできた医療に関する給付の額を控除して得た額とする（法第12条関係）。

⑶　他の法令による給付との調整

医療費は，被認定者が健康保険法等以外法令（条例を含む）により，医療に関する給付が行われるべき場合は，その給付の限度において支給しない（法第26条関係）。

（療養手当，葬祭料等の給付については省略）

Ⓓ支給に要する費用

⑴　機構は，救済給付の支給に関する費用に充てるため，石綿健康被害救済基金を設ける

（法第31条第１項関係）。

(2) 政府および地方公共団体は，予算の範囲内で救済給付の支給に要する費用に充てるための資金を交付および拠出することができる（法第32条関係）。

また，労災保険適用事業主から毎年度，一般拠出金を徴収することとした（法第35条関係）。

（以下，特別拠出金は省略）

Ⓔ医療機関としての取扱いの要点

(1) 保険医療機関において，契約等の手続が不要で取り扱うことが可能である。実際の給付手順は医療保険が優先し，自己負担金について，救済給付が行われる。

(2) 被認定者が医療機関に支払うべき医療費を機構が支払う仕組みであり，認定者は自己負担分についての支払いを要しない。

(3) 被認定者は，石綿健康被害医療手続きを提示して，当該認定に係る指定疾病について，医療機関から医療を受ける。

(4) 機構は，医療機関に対する医療費の支払額を決定するに当たっては，支払基金等の審査機関の意見を聴かなければならない。また，医療費の支払いに関する事務を，支払基金，国保連合会その他省令で定める者に委託することができる。

(5) 緊急その他やむを得ない理由により，保険医療機関以外の病院，診療所等で診療を受けた場合において，その必要があると認めるときは，当該被認定者に対し，その請求に基づき，医療費を支給する。

(6) 認定の有効期間は，指定疾病の種類に応じて政令で定める「有効期間」内に限りその効力を有する。指定疾病の状況により，延長，更新等の取扱いがある（法第６条，第７条関係）。

(7) 診療に伴う医療費の額は，健康保険の療養に要する費用の額の算定方法の例による。

(8) 医療費の扱いとしては，保険優先，公費併用の扱いで，公費併用の明細書を作成して請求する。また，具体的な請求方法は独立行政法人環境再生保全機構（0120-389-931）にて確認していただきたい。

(9) 特別遺族給付金の支給について

石綿を取り扱う作業に従事したことにより，中皮腫や肺癌等を発症し，平成13年３月26日以前に死亡した労働者等の遺族で，時効により労災保険法に基づく遺族補償給付を受ける権利が消滅した者に請求した月の翌月分から支給される。

16 その他の制度

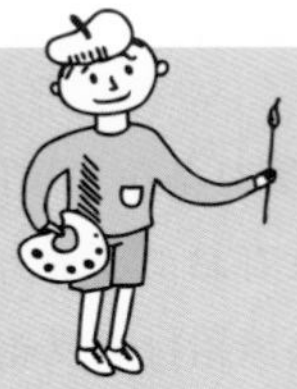

公費負担医療に関しては，今まであげた各法のほか，数多くの法律，条例に基づく医療給付が行われている。

- **自閉症児療育給付**
- **先天性代謝異常児の医療給付**
- **妊娠中毒症医療給付事業**
- **児童の慢性腎炎，ネフローゼ，ぜんそくの治療研究事業**
- **小児がん治療研究事業**
- **進行性筋萎縮症者療養等給付**
- **難病（特定）医療費助成制度**

などである。

これらは医療保険を適用し，負担金分については実施要綱等により公費で負担する制度となっている。

参考1 《法別番号 ⑸4 ⑸1 ⑸2 ⑸3 に関する取扱いについて》

法別番号	法律および制度	主体	給付内容	負担内訳
54	**難病患者に対する医療等に関する法律**（平成26年法律第50号）	都道府県	医療給付	保険優先。自己負担分に公費適用。患者負担あり。
51	**特定疾患治療研究事業**（昭和48．4．17，保発第242号）	都道府県	医療給付	保険優先。自己負担分に公費適用。患者負担あり。
	先天性血液凝固因子障害等治療研究事業　（注）	都道府県	医療給付	保険優先。自己負担分に公費適用。患者負担なし。
52	**小児慢性特定疾病医療費**（児童福祉法第21条の５）	都道府県・指定都市	医療給付	保険優先。自己負担分に公費適用。患者負担あり。
53	**児童福祉法及び知的障害者福祉法の措置等に係る医療給付**	——	医療給付	公費単独。所得に応じて負担する。 国の設置する施設は国庫支弁。国以外の設置する施設は都道府県又は市町村が支弁。
	措置医療：児童福祉法　第22条　助産施設への入所 第14条第９項　障害児入所施設への入所 第24条第20項　障害児入所医療費の支給 （上記児童について，施設において治療を行う場合） 知的障害者福祉法　第９条の７，第16条　自立支援給付，障害者支援施設等へ入所等の措置の医療相談			

注　先天性血液凝固因子障害等治療研究事業は，①先天性血液凝固因子欠乏症（第Ⅰ，Ⅱ，Ⅴ，Ⅶ～ⅩⅢ欠乏症，フォン・ヴィルブランド病）および，②血液凝固因子製剤投与に起因するHIV感染症の患者に対する医療費を公費で負担する。都道府県知事と契約した受託医療機関に受給者証を提示して受診する。

参考2 外国人と公費負担

日本に居住し正規に就労している場合は，健康保険の適用を受けられる。また，３カ月超在留し，諸要件を満たしていれば，国民健康保険の対象になる。後期高齢者医療の適用は日本人と同様，原則75歳以上からとなる。

⑴　**生活保護法**：定住者，永住者のみに準用するよう厚生労働省は自治体に指導している。中国残留邦人については，「中国残留邦人等に対する医療支援給付（法別番号25)」により助成されている。

⑵　**感染症予防・医療法（結核）**：不法就労者も含めたすべての外国人に適用される。

⑶　**精神保健福祉法**：措置入院（第29条）はすべての外国人に適用される。

⑷　**労災保険**：日本における労働であれば適用される。ただし，研修ビザで滞在している外国人には適用されない（昭和63年労働基準監督局長通知）。

17 介護保険法

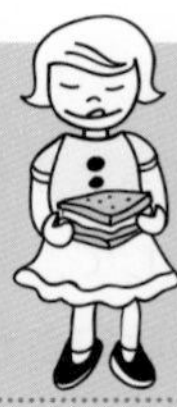

公費負担医療制度とは少し異なるが，高齢社会を迎え，要介護者が増大し続け，各個人や家族の対応だけでは限界もあることから，公平で効率的な社会的支援システムを構築するものとして，2000年に介護保険制度が創設された。

介護給付（介護サービス）の原則は，被保険者の心身の状況や環境に応じて，被保険者の選択に基づいた適切な保険医療サービスを，指定の事業者または施設から受けるものだが，可能な限りその居宅において自立した日常生活を営むことができるよう配慮しなければならない。また，当然ながら予防等も含めて医療との連携も重視される。

介護保険に係る費用負担は，公費50％（国25％，都道府県・市町村各12.5％）と保険料（第１号および第２号被保険者　約20：30）50％である。

利用者は介護保険給付に定める所定額の原則として１割を負担するが，2015年８月から一定以上の所得がある者は２割負担になった。さらに，2018年８月からは65歳以上の現役並み所得の者は３割負担へ引き上げられた。また，2021年８月からは，現役並み所得の高額介護サービス費の世帯負担上限月額が引き上げられた。

介護保険法の内容

この法律の附則第２条に施行後５年を目途として必要な見直し等の措置が定められており，2005年度において，介護保険の財政の立て直しと，介護が必要な高齢者が尊厳を保持し，その能力に応じ自立した生活を維持していくことができるようにとの目的に沿って，介護保険法等の一部改正が行われた。

その後もたびたび変更され，2014年４月から消費税の引き上げに伴い，区分支給限度基準額が引き上げられた。また，2015年４月から要支援１・２の者の居宅サービスのうち訪問介護と通所介護が市町村の総合事業へ移行，同年８月から患者負担の引上げ等が行われ，65歳以上で一定以上の所得者は２割負担となった。さらに2018年８月から65歳以上の現役並み所得の者は３割負担となった。以下に大きな制度改定についての変更点を中心に記載する。

(1)　要介護状態となった高齢者等の「尊厳の保持」を明確化した。

(2)　介護保険施設等への入所者の食事の提供に要した費用および居住に要した費用について，原則として全額自己負担とした（厚生労働大臣が定めるものには「特定入所者介護費」が支給される）（法第48条第１項，法第51条の２関係）。施行日は，2005年10月１日。

(3)　軽度要介護者を対象に，予防給付を創設

居宅の要支援１，２の被保険者が，指定介護予防サービス事業者から介護予防サービスを受けたときに介護予防サービス費が支給される（法第52条，53条関係）。施行日は2005年10月１日。

(4)　新規要介護認定調査は原則として市町村が実施する（法第24条の２，法第27条，第28条関係：2006年４月施行）。また2009年４月からは調査項目の見直しがされて74項目となり，その他の判定基準見直しが行われた。しかし，

患者の状態よりも軽度の要介護・要支援結果になるとして，同年10月に要介護・要支援判定基準が改定された。

(5) 不正請求防止のため市町村，都道府県の権限を強化（法第５条関係・2006年４月施行）。

(6) すべての介護サービス事業者に対し，介護サービス情報の報告と公表が義務付けられた。現在は，訪問看護等多くのサービスについて，都道府県知事に対する介護サービス情報の報告が義務付けられたが，対象の事業が追加され，ほとんどの介護保険事業が対象とされ，そのうち介護報酬が年間100万円を超える場合に情報の公表をしなければならない。

なお，「居宅療養管理指導」「介護予防支援」は情報公表の対象から除外されている。

介護事業者は年１回，基本情報と調査による情報を都道府県に報告し都道府県はそれを公表するが，これまで事業者は５万円程度の公表の手数料を支払わなければならなかったが，2012年の改定でそれが無料となった。

(7) 新たに事業者単位の規制として法令遵守の義務の履行が確保されるよう，業務管理体制の整備と届出が業務化された。業務管理体制の整備は事業者の規模に応じたものとされ，指定・許可の事業所・施設数が20未満の事業所では「法律遵守責任者」を選任し，法令遵守責任者の届出が必要となる。事業所・施設数が20以上100未満の事業所ではそれに加え「業務が法令に適合することを確保するための規定の整備」が必要となり，その規定の概要を届け出ることが，事業所・施設数が100以上の事業所では更に「業務執行の状況の監査」が必要となり，その監査の方法の概要を届け出ることが求められる。

なお，事業所・施設数にはみなし事業所を含まない。みなし指定のみの事業所は届出の必要はない。

(8) 2012年の改定では，国民の連携のもと，自助，共助，互助，公助の精神で「医療，介護，予防，住まい，生活支援サービスを切れ目なく提供する」という方針を掲げ，「地域包括ケアシステム」の構築などを主軸とする介護保険法と関連法案を決定し，介護報酬改定を行った。具体的には24時間対応の定期巡回・随時対応型訪問介護看護等の新たなサービスの創設，介護福祉士や研修を受けた介護職員によるたんの吸引等の実施，介護療養型医療施設の転換期限の延長，保険料率の増加の抑制のための財政安定化基金の取崩し，介護福祉士の資格取得方法の見直しの延期，有料老人ホーム等における利用者保護規定の創設，認知症患者への対応としての市民後見人育成の推進−等，所要の改定が行われた。

(9) 2014年４月に消費税が８％に引き上げられたのに伴い，介護報酬の引上げと居宅サービスの区分支給限度基準額が引き上げられた。

(10) 2015年４月から，①要支援１・２の者に対する訪問介護，通所介護が市町村の介護予防・日常生活支援総合事業に順次移行し，②特別養護老人ホームの入所は要介護３以上の者に限られることとなった。さらに，同年８月から，③一定以上の所得がある者の負担金の２割への引上げ等が行われた。

(11) 2018年４月から介護保険施設サービスに介護医療院が追加され，2018年８月からは，65歳以上で現役並み所得の者は３割負担とされた。また2019年10月からは消費税が10％に引き上げられ，居宅サービスの区分支給限度額，介護報酬の一部も引き上げられた。

(12) 2021年の改定では，①認知症への対応力向上のための「認知症専門ケア加算」，②利用者に係るデータ収集・活用とPDCAサイクルの推進を評価した「科学的介護推進体制加算」，③施設での日中生活支援を評価した「自立支援促進加算」――などが新設された。

なお，介護保険の今後のあり方について，

図表 17-1 介護サービス一覧表

（2024年４月現在）

		区分支給限度額（適用○）		受給者		指定資格
		介護給付	予防給付	介護給付	予防給付	
都道府県知事が指定・監督	訪問介護	○		要介護者		法人
	訪問入浴介護	○	○	要介護者	要支援１・２	法人
	訪問看護	○	○	要介護者	要支援１・２	法人（医療機関はみなし指定）
	訪問リハビリテーション	○	○	要介護者	要支援１・２	医療機関はみなし指定
	居宅療養管理指導	×	×	要介護者	要支援１・２	医療機関はみなし指定
	通所介護	○		要介護者		法人
	通所リハビリテーション	○	○	要介護者	要支援１・２	医療機関，老健，介護医療院はみなし指定
	短期入所生活介護	○	○	要介護者	要支援１・２	法人
	短期入所療養介護	○	○	要介護者	要支援１・２	医療機関，老健，介護医療院
	特定施設入居者生活介護	×	×	要介護者	要支援１・２	法人
	（短期利用特定施設入居者生活介護）	○		要介護者		法人
	福祉用具貸与，特定福祉用具販売	○	○	要介護者	要支援１・２	法人
	介護老人保健施設	×		要介護者		法人
	介護療養型老人保健施設	×		要介護者		既存病床からの転換のみ
	介護老人福祉施設	×		要介護３以上		社会福祉法人
	介護医療院	×		要介護者		医療機関
市町村長が指定・監督（地域密着サービス）	定期巡回・随時対応型訪問介護看護	○		要介護者		法人
	夜間対応型訪問介護	○		要介護者		法人
	地域密着型通所介護	○	○	要介護者		法人
	小規模多機能型居宅介護	○	○	要介護者	要支援１・２	法人
	認知症対応型通所介護	○	○	要介護者	要支援１・２	法人
	認知症対応型共同生活介護	×	×	要介護者	要支援２	法人
	（短期利用共同生活介護）	○	○			
	地域密着型特定施設入居者生活介護	×		要介護者		法人
	（短期利用地域密着型特定施設入居者生活介護）	○		要介護者		法人
	地域密着型介護老人福祉施設入所者生活介護	×		要介護者（要介護３以上）		社会福祉法人
	複合型サービス	○		要介護者		法人
	居宅介護支援	×	×	要介護者	要支援１・２	法人
総合事業	介護予防訪問介護相当事業		○		要支援１・２	法人
	介護予防通所介護相当事業		○		要支援１・２	法人
費用還付	福祉用具購入費	×	×	要介護者	要支援１・２	
	住宅改修費	×	×	要介護者	要支援１・２	

注：区分支給限度額が定められるサービスは，居宅サービス計画，サービス提供票に記載されなければならない。

社会保障審議会介護給付費部会等で検討され，給付内容等が変更される可能性がある。今後，新たな情報については『月刊／保険診療』（医学通信社刊）を参照されたい。

１．制度のあらまし

(1) 制度の運営主体（保険者）

市町村広域連合・特別区（東京23区）

（国・都道府県は財政面等で支援する）

(2) 制度の開始

2000（平成12）年４月１日から

(3) 被保険者（法第９条関係）

①第１号被保険者：市町村の区域内に住所を有する65歳以上の者

②第２号被保険者：市町村の区域内に住所を有

する40歳以上65歳未満の医療保険の加入者

(4) 保険給付の種類（法第18条）

①介護給付：被保険者の要介護状態に関する保険給付

②予防給付：被保険者の要介護状態となるおそれがある状態に関する保険給付

③市町村特別給付：要介護状態の軽減もしくは悪化の防止または要介護状態となることの予防に資する保険給付として条例で定めるもの

ただし，第２号被保険者は，要介護状態認定を受ける要件として，要介護状態の原因である身体上または精神上の障害が特定疾病によって生じたものである。特定疾病とは施行令第２条に定めている末期悪性腫瘍等16疾病。初老期の認知症や脳血管疾患等，老化による病気により，要介護者，要支援者となったときに限られる（**図表17-1**参照）。

(5) 保険料

第１号被保険者（法第129条）：政令で定める基準に従い，条例で定めるところにより算定された保険料率により，算定された保険料を負担する。

保険料の納付方法については，年金額が一定以上の者は，年金からの天引きによる支払い。それ以外は市町村に個別に払込票によって支払うか，口座振替により支払う。

第２号被保険者（法第125条）：医療保険の保険者がそれぞれの医療保険の保険料として一括徴収し，「介護給付費納付金」，社会保険診療報酬支払基金に一括して納付し，支払基金で全国分がプールされる。

(6) 自己負担（法第40条～第61条の３関係）

《居宅サービス》

サービスの種類ごとに定められた基準額の９割が保険で給付され，１割または２割が自己負担となる。2015年８月から，一定以上所得者（年金年額280万円以上，夫婦で395万円以上など）の利用料は２割に引上げ，保険給付は８割に引下げになった。

また，2018年８月から65歳以上の現役並み所得の者は利用料３割，保険給付７割となった。その他の者は利用料１割，保険給付９割である。

《施設サービス》

施設サービスを受けたときは，食事提供に要する費用および居住に要する費用については自己負担。その他の施設サービスに要した費用については９割が保険で給付され，１割が自己負担となる。2015年８月から，居宅サービスと同様に65歳以上の１号被保険者のうち一定以上所得者の利用料は２割に引上げ，保険給付は８割に引下げになった。

また，2018年８月から65歳以上の現役並み所得の者は利用料３割，保険給付７割となった。その他の者は利用料１割，保険給付９割である。

特定入所者（所定の状況等を斟酌して厚生労働省令で定めるもの）の介護サービスについては別の定めによる。

さらに，2021年８月からは現役並み所得の高額介護サービス費のランクが３区分とされ，上位２ランクの負担金は従来の２倍，３倍の額に引き上げられた。

介護保険サービスは，法律上償還払い方式となっているが，実際は代理受領方式で現物給付の扱いである。

《居宅介護支援》

介護支援専門員（ケアマネジャー）よりケアプラン策定等を受けたときは10割給付となる。

(7) 給付を受けるための手続き（法第27条）

被保険者が介護保険の給付を受けるためには，市町村の認定を受けなければならない。また，その要介護の状態区分についても，該当する区分についての認定が必要であり，所要の手続きを行わなければならない。「要支援者」とは，継続して日常生活を営むのに支障があり，支援を必要とする者が該当する。

具体的には，介護の申請に応じて訪問調査を行った後，介護認定審査会で審査判定を行う

図表 17-2　介護保険制度のしくみ

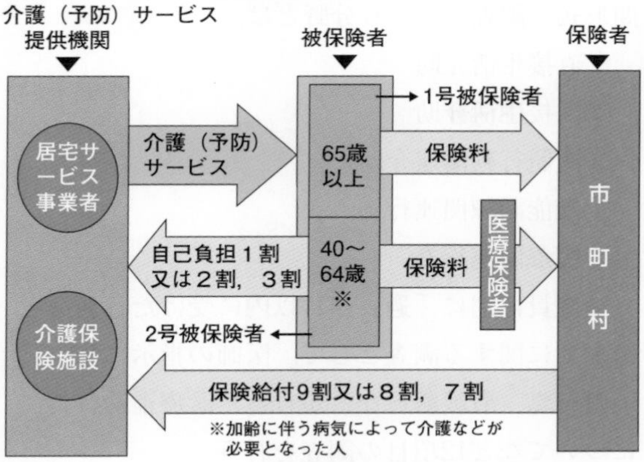

注　65歳以上で一定以上の所得がある者は２割負担，そのうち現役並み所得の者は2018年８月から３割負担となった。

（法第14条）。

要介護認定方法は一定期間ごとに見直しが予定されている。なお，審査結果に疑義のある場合は，介護保険審査会（都道府県に設置）に不服申し立てができる。

(8)　介護サービスの内容

介護保険では，介護を必要とする場合に保健・医療・福祉サービスが総合的に受けられる。

介護保険サービスには，大きく分けて居宅サービス，居宅支援，介護予防サービスと施設サービスがある。

居宅サービスは要介護度に応じて給付額に限度があり，その費用は１カ月当たり要支援１の5,032単位から要介護５の36,217単位（サービスの種別によって異なり，１単位10円～11.40円）となっている。

2．介護給付の種類

①居宅介護サービス費の支給
②特例居宅介護サービス費の支給
③地域密着型介護サービス費の支給
④特例地域密着型介護サービス費の支給
⑤居宅介護福祉用具購入費の支給
⑥居宅介護住宅改修費の支給
⑦居宅介護サービス計画費の支給
⑧特例居宅介護サービス計画費の支給

図表 17-3　認定要介護段階

状態区分	認定の基準
要支援１	入浴などで一部介助が必要な場合や見守りや手助けなどの支援が必要な場合等
要支援２	入浴などで一部介助が必要な場合や見守りや手助けなどの支援が必要な場合等で，心身の状態が安定または不安定であるが予防給付の利用が可能な場合等
要介護１	立ち上がり・歩行等に不安定さがみられ，排泄・入浴等に部分的介助を要する状態で，かつ心身の状態が不安定または心身の状態は安定しているが，予防給付の利用が不可能な場合等
要介護２	立ち上がり・歩行等が自力ではできない場合が多く，排泄・入浴等に部分的または全介助を要する
要介護３	立ち上がり・歩行等が自力ではできず，排泄・入浴等に全面的な介助を要する
要介護４	日常生活を行う能力がかなり低下しており，全面的な介護が必要な場合が多い。尿意・便意がみられなくなる場合もある
要介護５	日常生活を行う能力が著しく低下しており，全面的な介護が必要である。意思の伝達がほとんどまたは全くできない場合が多い

＊要介護・要支援認定は有効期間が設けられ一定期間ごとに認定を受け直さなければならない。

⑨施設介護サービス費の支給
⑩特例施設介護サービス費の支給
⑪高額介護サービス費の支給
⑫特定入所者介護サービス費の支給
⑬特例特定入所者介護サービス費の支給

給付内容の詳細および給付の制限については省略（法第40条～法第51条関係）。

3．介護予防サービスについて

①介護予防サービス費の支給
②特例介護予防サービス費の支給
③介護予防福祉用具購入費の支給
④介護予防住宅改修費の支給
⑤介護予防サービス計画書の支給
⑥特例介護予防サービス計画書の支給
⑦高額介護予防サービス費の支給
⑧特定入所者介護予防サービス費の支給
⑨特例特定入所者介護予防サービス費の支給

4．介護保険施設（法第86条～法第115条）

①指定介護老人福祉施設（特別養護老人ホーム）

②介護老人保健施設
③指定介護療養型医療施設（療養病床を有する病院または診療所）
④介護医療院

これらの給付は基本的に現金ではなく，サービス（現物）である。ただし，居宅サービスは一部を除きそれぞれの給付ごとに支給限度額が設定され，その範囲内でサービスを組み合わせて利用することになる。利用者の負担は原則１割または２割，３割，施設サービスについては，その他に居住費および食費は自己負担である。なお，2018年４月に介護医療院が創設された。

5．制度の運用

運用の概要は以下のとおりであるが，**図表17-4〜17-6**も参照されたい。

⑴　要介護認定の申請

被保険者が介護サービスを利用するためには，本人若しくは家族（代理者でもよい），地域包括支援センターが市町村の窓口に要介護認定の申請を行う。

⑵　訪問調査

本人の心身の状況を調べるために，市町村の職員又はその委託を受けた者（調査員）が申請者の自宅を訪問し，定められた項目について質問形式で調査する。５分野とは，

①直接生活介助
②間接生活介助
③問題行動関連介助
④機能訓練関連行為
⑤医療関連行為

調査員は別に「過去14日以内に受けた特別な医療」に関する調査として，医師の指示に基づいた行為，看護職員などが行った診療補助行為についてなど12項目の調査を行う。

訪問調査によって作成した調査票は，コンピュータ処理を行い，１次判定とする。

⑶　特記事項と主治医等の意見書

調査項目に関連して特に注意すべき点を調査員が記述した部分は「特記事項」として審査の参考資料とされる。主治医（かかりつけ医）の意見書も審査の資料とされる。

⑷　審査（２次判定）

訪問調査の１次判定の結果と，調査員が記述した特記事項，主治医の意見書をもとに，医療・保健・福祉の専門家で構成する介護認定審査会で審査する。このときは主治医意見書や特記事項と大きな矛盾がある場合のみ，１次判定

図表 17-4　申請からサービスを受けるまで

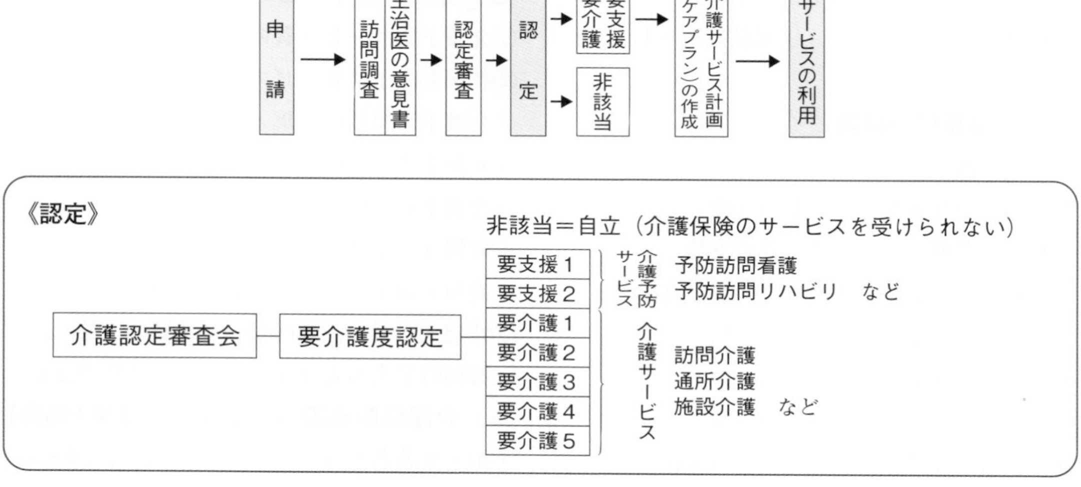

結果を変更し，最終的に要支援１・２，要介護１～５の７段階に判定される。要支援・要介護認定の有効期間は原則６～12カ月であるが，2021年４月以降は最大48カ月になる場合がある。

⑸ 認定

審査会の判定結果に基づいて市町村が要介護度を認定し，原則申請の日から30日以内に本人に通知する。

⑹ 要介護度とサービスの内容

【要支援１，２：予防給付】

①居宅支援サービス費
②居宅支援福祉用具の購入費
③居宅支援住宅改修費
④居宅支援サービス計画費
⑤高額居宅サービス費等

【要介護１～５：介護給付】

①居宅介護サービス費
②居宅介護福祉用具購入費
③居宅介護住宅改修費
④居宅介護サービス計画費

図表 17-5 介護予防サービスの流れ

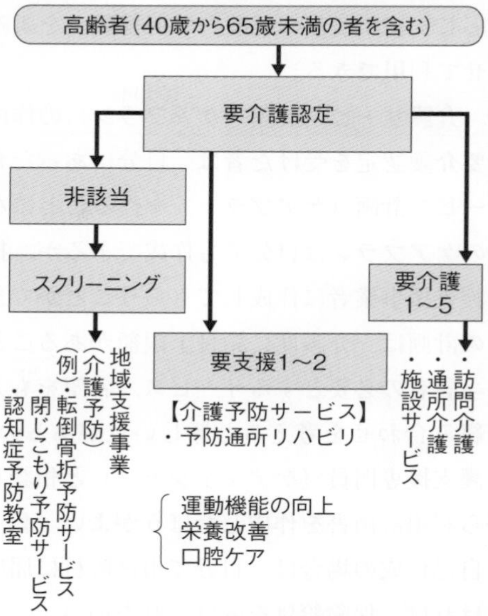

※ 2015年４月から予防訪問介護，予防通所介護は市町村の総合支援事業に移行された。

⑤施設介護サービス費
⑥高額介護サービス費等

受けられるサービスは，介護サービス計画に

図表 17-6 施設サービス，区分例

施設名	対象者（例示）	提供される施設サービス
介護老人福祉施設 （特別養護老人ホーム）	常時介護が必要で，在宅生活が困難な寝たきり高齢者等の要介護３以上の者	**介護福祉施設サービス**（法第７条・第21項） ⑴入浴，排せつ，食事等の介護その他の日常生活上の世話 ⑵機能訓練 ⑶健康管理 ⑷療養上の世話
介護老人保健施設 ①老人保健施設 （従来型・在宅強化型） ②介護療養型老人保健施設 （療養型・療養強化型）	病状安定期にあり，入院治療をする必要はないが，リハビリ，看護・介護を必要とする寝たきり高齢者等の要介護者（治療の必要の程度につき省令で定めるものに限る）	**介護保健施設サービス**（法第７条・第22項） ⑴看護 ⑵医学的管理の下での介護 ⑶機能訓練その他必要な医療 ⑷日常生活上の世話
介護療養型医療施設 ①療養病床 ②老人性認知症疾患療養病棟	長期にわたり療養を必要とする患者や精神症状や問題行動を有する慢性期に至った老人性認知症患者等の要介護者（治療の必要の程度につき厚生労働省令で定めるものに限る）	**介護療養施設サービス**（法第７条・第23項） ⑴療養上の管理 ⑵看護 ⑶医学的管理の下での介護その他の世話 ⑷機能訓練その他必要な医療
介護医療院 医療内包型（Ⅰ） （その他の類型は略）	重篤な身体疾患を有する者および身体合併症を有する認知症高齢者等（療養機能強化型Ａ・Ｂ相当の患者）	対象の要介護者に対し，「長期療養のための医療」と「日常生活上の世話（介護）」を一体的に提供する

基づき，それぞれの希望，環境や介護者の状況に応じ支給限度額の範囲内で何種類かを組み合わせて利用できる。

(7) 介護サービス計画（ケアプラン）の作成

要介護認定を受けた者は，自分にあった介護サービス計画（ケアプラン）を作ることになる。このケアプランは自分でも作成できるが，指定介護支援事業者に作成してもらうことができる。この計画は，介護度に給付上限額があることから当該者の必要とするサービス，希望をも入れた組み合わせを考えると難しい点があるので，介護支援専門員（ケアマネジャー）と相談しながら利用計画書を作成したほうがよい。

（自己作成の場合は，自分で市区町村に届け出なければ，保険給付を受けられない。）

(8) 介護サービスを提供する者

介護の利用計画に基づいてサービスを実際に提供する者は以下のとおり。

○都道府県知事の指定した，

①指定居宅サービス事業者（法第70条）

②指定地域密着型サービス事業者（78条の２）

③指定居宅介護支援事業者（法第79条）

④指定介護老人福祉施設（介護療養型老人保健施設も含む・法第86条）

⑤指定介護療養型医療施設（法第107条）

⑥指定介護予防サービス事業者（法第115条の２）

⑦指定地域密着型介護予防サービス事業者（法第145条の11）

⑧指定介護予防支援事業者（法第145条の20）

○都道府県知事の許可した，

⑨介護老人保健施設（法第94条）

6．費用負担

介護保険制度では，介護保険の給付に要する費用の50％が公費負担，残りの50％が被保険者の保険料による負担である。保険で給付されるのは原則として９割となっていることから，１割は自己負担となる。なお，前述のように2015年８月から前年度の合計所得金額が高い65歳以上の１号被保険者に限り，保険給付８割，利用料２割に変更された。2018年８月から65歳以上の現役並み所得の者は保険給付７割，利用料３割となった。さらに特別養護老人ホームの多床室の食費と居住費にも患者負担が設けられている（下図参照）。

(1) 保険料

第１号被保険者の保険料は，政令で定める基準に沿って市区町村が定める保険料率によって算定された額を負担する。

第２号被保険者の保険料は，医療保険の保険者がそれぞれの医療保険の保険料として一括徴収する。

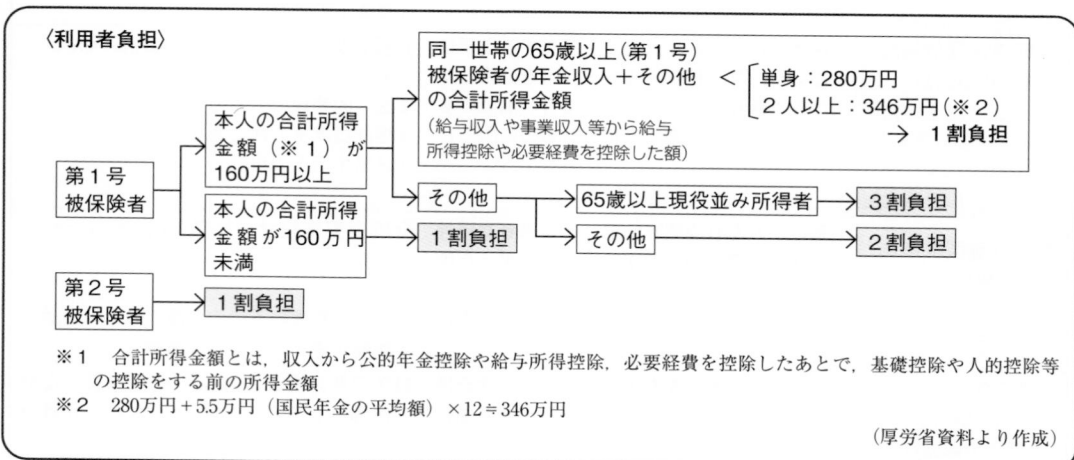

〈利用者負担〉

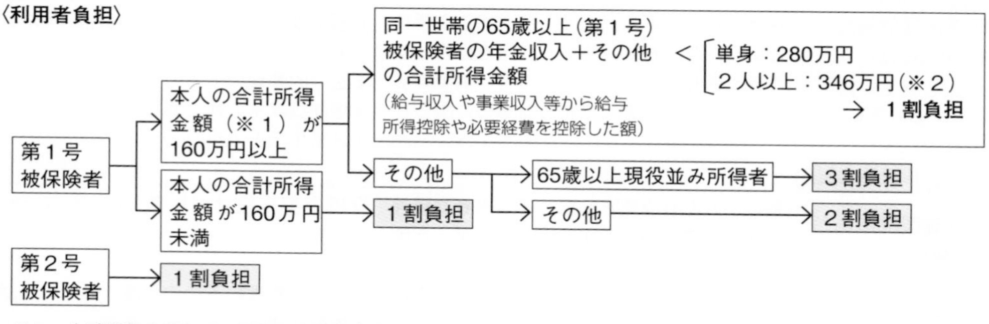

※１　合計所得金額とは，収入から公的年金控除や給与所得控除，必要経費を控除したあとで，基礎控除や人的控除等の控除をする前の所得金額

※２　280万円＋5.5万円（国民年金の平均額）×12≒346万円

（厚労省資料より作成）

(2) 公費負担

介護給付に必要な費用の50%は公費負担によるが，その公費負担の割合は，国が25%，都道府県および市町村がそれぞれ12.5%を負担する。

(3) 居住費，滞在費，食費

《利用者負担となるもの》

①介護保険施設における「居住費」，「食費」。
②ショートステイにおける「滞在費」，「食費」。
③通所介護，通所リハビリテーションにおける「食事提供加算」のうち保険給付から除外されたもの（居住費，滞在費の範囲は，居住費・光熱水費）。

《利用者負担》

①65歳以上の１号被保険者は前年度の所得額によって利用料の割合は１割～３割，②65歳未満の２号被保険者は１割負担になる。具体的には前頁〈**利用者負担**〉の図のとおりである。

《低所得者に対する補足給付（特定入所者介護サービス費）等の取扱い》

低所得者については，「居住費，滞在費」や「食費」について負担限度額を設け，厚生労働大臣の定める「基準費用額」と負担限度額との差額を施設に支払う「補足給付（特定入所者介護サービス費，特定入所者支援サービス費）」が給付され，患者負担が軽減されている。

低所得者に該当する場合は，申請により「介護保険負担限度額認定証」の提示を受け，それによって窓口徴収する。

《介護保険施設，ショートステイにおける居宅類型の変更》

介護療養型医療施設，介護老人保健施設および短期入所施設の部屋は定員と構造によって，「従来型個室（１人部屋）」，「多床室（２人室以上）」「ユニット型個室（１人部屋）」，「ユニット型準個室（１人部屋）」の４種類となる。

７．施設サービス

要介護者は，介護保険施設に入所（入院）し，それぞれの機能に応じたサービスをうけることができる。ただし介護老人福祉施設（特別養護老人ホーム）は要介護３以上の者に限られる。

介護保険施設には，指定老人福祉施設，介護老人保健施設，指定介護療養型医療施設，介護医療院の４つがある。これらの施設では，介護支援専門員を置くことが要件となっており，その施設の介護支援専門員が要介護者ごとに施設介護サービス計画を作成し，計画に従って介護サービスを提供する。

８．家族介護への慰労金

市町村単位で行われる特別対策の１つで，重度（要介護４，５）の高齢者を抱え，介護保険給付を受けなかった（１週間のショートステイは除く）家族には市町村の支給する慰労金として10万円（住民税非課税の場合）までを支援することになっている。

９．第２号被保険者の特定疾病について

65歳未満の第２号被保険者は，下の「特定疾病」が原因で，要介護，要支援になれば給付の対象となる（法第７条第３項第２号に規定する政令で定める疾病）。

【特定疾病】

①がん（医師が一般に認められている医学的知見に基づき回復の見込みがない状態に至ったと判断したものに限る）
②関節リウマチ
③筋萎縮性側索硬化症
④後縦靭帯骨化症
⑤骨折を伴う骨粗鬆症
⑥初老期における認知症（法第８条第16項（※）に規定する認知症をいう。以下同じ。）
　※「脳血管疾患，アルツハイマー病，ピック病，脳血管性認知症，クロイツフェルト・ヤコブ病等その他の要因に基づく脳の器質的な変化により日常生活に支障が生じる程度にまで記憶機能及びその他の認知機能が低下した状態」（旧法第７条第15項に同じ）
⑦進行性核上性麻痺，大脳皮質基底核変性症及

図表 17-7　介護認定から介護報酬支払いまでの流れ

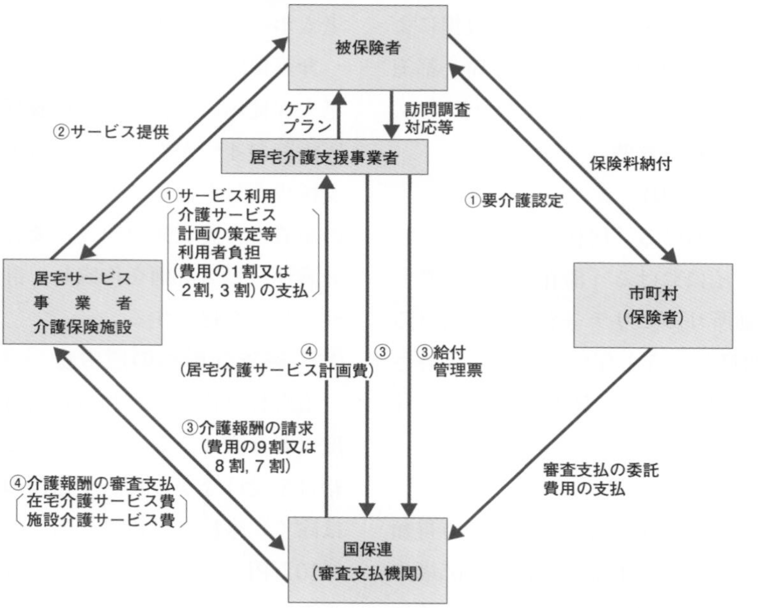

※　2015年８月から１号被保険者で一定以上所得者の保険給付は８割，利用料は２割である。また，2018年８月から１号被保険者で現役並み所得の者は３割負担となった。その他の者は保険給付９割，利用料１割である。

びパーキンソン病

⑧脊髄小脳変性症

⑨脊柱管狭窄症

⑩早老症

⑪多系統萎縮症（線条体黒質変性症，シャイ・ドレーガー症候群，オリーブ橋小脳萎縮症）

⑫糖尿病性神経障害，糖尿病性腎症および糖尿病性網膜症

⑬脳血管疾患（脳出血，脳梗塞等）

⑭閉塞性動脈硬化症

⑮慢性閉塞性肺疾患（肺気腫，慢性気管支炎，気管支喘息，びまん性汎細気管支炎）

⑯両側の膝関節又は股関節に著しい変形を伴う変形性関節症

10. 介護報酬について

介護保険の給付の対象となる各種サービスの費用の額の算定基準を「介護報酬」という。

介護報酬の範囲

- 居宅介護サービス費算定基準
- 居宅支援サービス費算定基準
- 居宅介護サービス計画費算定基準
- 居宅支援サービス計画費算定基準
- 施設介護サービス費算定基準（介護サービス等の費用算定基準と食事の提供の費用算定基準）

算定上のそれぞれの給付費は「単位」で表示され，１単位の単価は基本的に10円であるが，サービスの種類と地域区分により定められた割合を乗じて得た額となっている。

この介護報酬は，居宅介護支援事業者，居宅サービス事業者，介護保険施設が，定められた様式に基づいて作成した請求書を審査支払機関である国保連合会に提出して支払いを受ける。

（※介護報酬単価等は省略・図表17-7参照）

11. 高額介護サービス費

利用料が高額になった場合，自己負担限度額を超えた額は高額サービス費として介護保険から支給される〔2021年８月に現役並み所得者の

図表 17-8 高額介護サービス費，高額介護予防サービス費の月額負担限度額 (2021年８月以降)

世帯の所得状況等	個人負担上限※1	世帯負担上限※1
年収約1160万円以上	44,400円	140,100円
年収約770万以上～約1160万円		93,000円
年収約383万～約770万円		44,400円
世帯のどなたかが市区町村民税を課税されている方	44,400円 ※同じ世帯の全ての65歳以上（サービスを利用していない方を含む）の利用者負担割合が１割の世帯に年間上限額（446,400円）を設定	
世帯の全員が市区町村民税を課税されていない方	24,600円	
前年の合計所得金額と公的年金収入額の合計が年間80万円以下の方等	15,000円	24,600円
生活保護を受給している方等※2	15,000円	

※１ 「世帯」とは，住民基本台帳上の世帯員で，介護サービスを利用した方全員の負担の合計の上限額を指し，「個人」とは，介護サービスを利用したご本人の負担の上限額を指す。
※２ 生活保護受給者の負担額は介護扶助により給付される。

世帯負担上限額に変更あり（**図表17-8**）〕。また，医療保険と介護保険の負担金が高額になる場合，高額医療・高額介護合算制度があり，自己負担限度額が軽減される。自己負担限度額は**図表17-9**（p. 239）のとおりである。

12. 公費負担医療等と介護保険

(1) 利用者が保険優先の公費負担医療の受給者である場合，介護保険による給付額以外の費用（利用者負担額）が公費負担の対象となる（**図表17-10**，p. 240）。

　事業者は，①**公費の本人負担額**と②**介護保険の利用者負担額**（公費対象とならない介護保険サービスについての利用者負担額）を利用者から徴収。③**公費への請求額**と④**介護保険への請求額**を国保連合会へ請求する。

(2) 生活保護の対象となる利用者には，生活保護法の介護扶助（原則，現物給付）が行われる。なお，１号被保険者と２号被保険者では，生活保護法による給付内容が異なる。具体的には**図表17-11**（p. 241）のとおりである。介護扶助はすべての介護保険サービスを給付対象とする。介護保険，公費負担医療，特別対策が優先されるので，これらにより給付されない部分が介護扶助により給付される。

　なお，生活保護には，支払能力に応じて本人負担（介護券に記載）がある。

(3) 介護給付費と公費併用の給付区分は次のとおりである。

13. 介護保険に優先する他法令の給付

(1) 以下の法令による給付は**介護保険に優先**する。これらの給付対象となるサービスについては介護保険給付は行われない。

①**労働基準法**の療養給付
②**労働者災害補償保険法**の療養補償給付・療養給付・介護補償給付・介護給付
③**船員保険法**の療養給付と介護料
④**国家公務員災害補償法・地方公務員災害補償法等**の療養補償と介護補償
⑤**消防組織法等による損害の補償による療養補償**と介護補償
⑥**警察官職務協力援助者災害給付法等**の療養給付と介護給付
⑦**戦傷病者特別援護法**の療養給付・更生医療の給付
⑧**原爆被爆者援護法**の認定疾病医療の給付
――その他施行令第11条に定める給付

(2) あるサービスが，労災保険の介護補償給付等と介護保険給付の両方の対象となる場合は，

ケース１　**①介護保険，②感染症法（結核一般患者に対する医療）の併用**

①介護保険優先…90％を介護保険で給付の場合。

②感染症法（一般患者に対する医療）…給付率95％。保険優先のため90％を介護保険で給付。残る５％（95％と90％の差）が感染症法により給付される。残る５％は利用者負担となる。

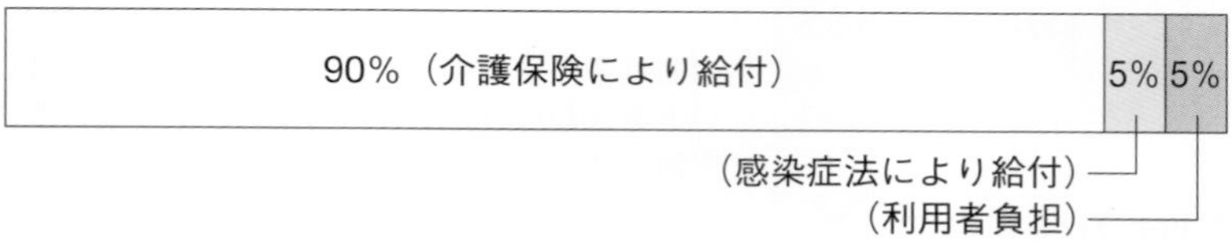

ケース２　**①介護保険（１号被保険者），②生活保護（介護扶助）の併用**

①介護保険優先…90％を介護保険で給付の場合。

②生活保護（介護扶助）…生活保護は10割給付のため，総費用から他の給付額（介護保険による給付額）を差し引いた残りの額について生活保護（介護扶助）により給付する。

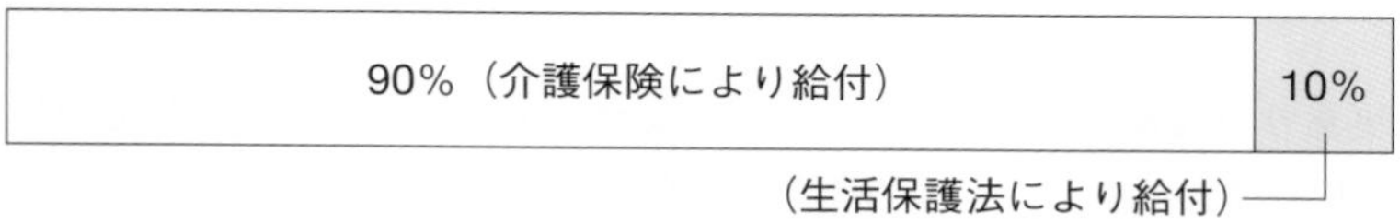

ケース３　**①介護保険（１号被保険者），②感染症法（結核一般患者に対する医療），③生活保護（介護扶助）の併用**

適用優先度は①介護保険，②感染症法，③生活保護（介護扶助）の順である。したがって，その負担構成は次のとおりとなる。

①介護保険優先…80％を介護保険で給付の場合。

②感染症法（結核一般患者に対する医療）…給付率95％。保険優先のため80％を介護保険で給付。残る15％（95％と80％との差）が感染症法により給付される。

③生活保護（介護扶助）…生活保護は10割給付のため，総費用から他の給付額（介護保険と感染症法第37条の２による給付額）を差し引いた残りの額について生活保護（介護扶助）により給付する。

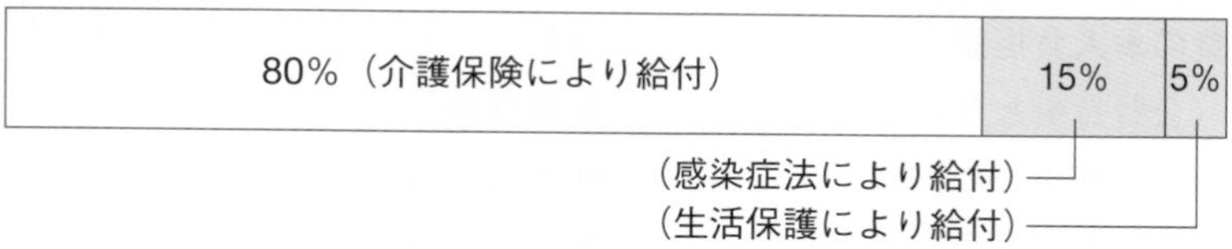

※　介護保険と生活保護を併用する際は，１枚の明細書で，保険請求と併せて生活保護の請求額を記載する。

その費用から介護補償給付等の額を控除した額の９割（65歳以上で一定以上所得のある者は８割）が介護保険から給付される。

(3)　介護保険に優先する他法令による給付は介護保険の支給限度額管理の対象とはならないが，居宅サービス計画には位置づけられる。

(4)　交通事故等の第三者行為が原因で要介護状態等になった場合でも介護保険サービスは受給できる。この場合，市町村は加害者に対して求償を行うことになる。

(5)　介護保険と公害医療：要介護の認定を受けた公害認定患者が公害医療等の認定疾病にかかる療養の給付を受けた場合，公害医療の補塡給付がなされる。

①公害報酬額が介護報酬額を超える場合は，公害給付を行い，公害報酬を請求する。

図表 17-9 高額医療・高額介護合算制度自己負担限度額（毎年8月～翌年7月までの1年単位）

	後期高齢＋介護保険	被用者又は国保＋介護保険1（注1）	被用者又は国保＋介護保険2（注2）	70歳以上
標準報酬83万円～	67万円	67万円	212万円	212万円
標準報酬53万～79万円			141万円	141万円
標準報酬28万～50万円	56万円	56万円	67万円	67万円
標準報酬26万円以下			60万円	56万円
低所得者２	31万円	31万円	34万円	31万円
低所得者１	19万円	19万円		19万円（注３）

注１：介護保険（70～74歳）がいる場合
注２：介護保険（70歳未満）がいる場合
注３：介護サービス利用者が世帯内に複数いる場合は31万円。
注４：70歳未満の高額療養費の自己負担限度額の変更に伴い，医療保険と介護保険の自己負担の合計による高額介護合算療養費の算定基準額も，同様に所得区分が上表のように見直された。
注５：同一世帯でも，国保，健康保険，後期高齢者医療制度それぞれの医療保険で計算する。具体的には，１種類の医療保険と介護の合算は可能だが，複数の種別の医療保険と介護の合算はできない。
（例）国保＋介護の合算，健保＋介護の合算，後期＋介護の合算は可能。
国保＋健保＋介護，健保＋後期高齢者＋介護，国保＋健保＋後期＋介護は不可。
注６：70歳未満の医療費は，21,000円以上の自己負担額を対象とする。
注７：所得区分は，毎年７月31日時点の医療費の自己負担限度額の適用区分を適用する。
注８：同一世帯に70歳未満と70～74歳の人がいる場合は，まず70～74歳の自己負担額を適用して残った自己負担額に，70歳未満の自己負担額を合算して70歳未満の自己負担限度額を適用する。また，70～74歳の人に医療費と介護費の自己負担がある場合のみ70～74歳の自己負担額を適用する。

②介護報酬額が公害報酬額を超える場合は，公害給付を行い，介護報酬と公害報酬の差額１割または２割，３割のいずれかを患者から徴収し，介護保険者に９割（65歳以上で一定以上所得のある者は８割または７割）を請求する。

介護

〈参考〉特別養護老人ホームの入所要件

2015年４月より，原則，特別養護老人ホーム（以下，特養）へ新たに入所するための要件が，要介護３以上とされた。なお，2015年４月１日以前より特養に入所している要介護者（既入所者）の取扱いについては以下のとおりである。

ア　要介護３以上の既入所者については，2016年４月１日以降に要介護１，２になっても継続して入所することが可能である。

イ　既入所者でも，いったん入院等で特養を退所し，退院後に再度，同じ特養へ再入所を希望した場合は新規入所者として改めて入所判定を行う。

また，要介護１，２での新規入所についても，「居宅において日常生活を営むことが困難と認められるやむを得ない事情」がある場合は，「特例入所」として，市町村の適切な関与のもと，特例的に特養への入所を認める。なお，「やむを得ない事情」については以下が想定されている。

また，2015年４月１日以降に要介護３以上で入所した後，要介護度１，２に変更になった場合は，以下の「やむを得ない事情」があり特例入所のケースに該当する場合を除き退所となる。

- ○　認知症で，日常生活に支障を来すような症状・行動や意思疎通の困難さが頻繁に見られる。
- ○　知的障害・精神障害等を伴い，日常生活に支障をきたすような症状・行動や意思疎通の困難さ等が頻繁に見られる。
- ○　家族等による深刻な虐待が疑われること等により，心身の安全・安心の確保が困難である。
- ○　単身世帯，同居家族が高齢又は病弱である等により家族等の支援が期待できず，かつ，地域での介護サービスや生活支援の供給が不十分である。

図表 17-10　保険優先公費の一覧（適用優先度順）

項番	制度	給付対象	法別番号	資格証明等	公費の給付率	負担割合	介護保険と関連する給付対象
1	感染症の予防及び感染症の患者に対する医療に関する法律（平成10年法律第114号）「一般患者に対する医療」	結核に関する治療・検査等省令で定めるもの	10	患者票	95	介護保険を優先し95％までを公費で負担する	医療機関の短期入所療養介護，医療機関の介護予防短期入所療養介護及び介護療養施設サービスに係る特定診療費並びに介護老人保健施設の短期入所療養介護
2	障害者の日常生活及び社会生活を総合的に支援するための法律（平成17年法律第123号）「通院医療」	通院による精神障害の医療	21	受給者証	100	介護保険優先 利用者本人負担額がある	訪問看護，介護予防訪問看護
3	障害者の日常生活及び社会生活を総合的に支援するための法律「更生医療」	身体障害者に対する更生医療（リハビリテーション）	15	受給者証	100	介護保険優先 利用者本人負担額がある	訪問看護，介護予防訪問看護，医療機関の訪問リハビリテーション，医療機関の介護予防訪問リハビリテーション，医療機関の通所リハビリテーション，医療機関の介護予防通所リハビリテーション及び介護療養施設サービス，介護医療院
4	原子爆弾被爆者に対する援護に関する法律（平成６年法律第117号）「一般疾病医療費の給付」	健康保険と同様（医療全般）	19	被爆者手帳	100	介護保険優先 残りを全額公費（※）	介護老人保健施設サービス含め医療系サービス（介護予防サービスを含む）の医療系サービス全て
5	難病の患者に対する医療等に関する法律（平成26年法律第50号）「特定医療」	特定疾患のみ	54	受給者証	100	介護保険優先利用者本人負担額がある	訪問看護，介護予防訪問看護，医療機関の訪問リハビリテーション，医療機関の介護予防訪問リハビリテーション，居宅療養管理指導，介護予防居宅療養管理指導及び介護療養施設サービス，介護医療院
6	被爆体験者精神影響等調査研究事業の実施について（平成14年4月1日健発第0401007号）	被爆体験による精神的要因に基づく健康影響に関連する特定の精神疾患又は関連する身体化症状・心身症のみ	86	受給者証	100	介護保険優先 残りを全額公費（※）	訪問看護，介護予防訪問看護，訪問リハビリテーション，介護予防訪問リハビリテーション，居宅療養管理指導，介護予防居宅療養管理指導，通所リハビリテーション，介護予防通所リハビリテーション，短期入所療養介護，介護予防短期入所療養介護，介護保健施設サービス及び介護療養施設サービスの医療系サービスの全て，介護医療院
7	特定疾患治療研究事業について（昭和48年４月17日衛発第242号厚生省公衆衛生局長通知）「治療研究に係る医療の給付」	特定の疾患のみ	51	受給者証	100	介護保険優先 残りを全額公費（※）	訪問看護，介護予防訪問看護，医療機関の訪問リハビリテーション，医療機関の介護予防訪問リハビリテーション，居宅療養管理指導，介護予防居宅療養管理指導及び介護療養施設サービス，介護医療院
8	先天性血液凝固因子障害等治療研究事業について（平成元年７月24日健医発第896号厚生省保健医療局長通知）「治療研究に係る医療の給付」	同上	51	受給者証	100	介護保険優先 利用者本人負担額がある（※）	同上
9	「水俣病総合対策費の国庫補助について」（平成４年４月30日環保業発第227号環境事務次官通知）「療養費及び研究治療費の支給」	水俣病発生地域において過去に通常のレベルを超えるメチル水銀の曝露を受けた可能性のある者における水俣病にもみられる症状に関する医療	88	医療手帳，被害者手帳	100	介護保険優先 残りを全額公費（※）	介護老人保健施設サービス含め医療系サービス（介護予防サービスを含む）の全て（ただし，介護老人保健施設サービスにおいては所定疾患施設療養費等に限る）

10	「メチル水銀の健康影響に係る調査研究事業について」（平成17年５月24日環保企発第0505 24001号環境事務次官通知）「研究治療費の支給」	メチル水銀の曝露に起因するものでないことが明らかなものを除く疾病等の医療	88	医療手帳	100	介護保険優先残りを全額公費（※）	介護老人保健施設サービス含め医療系サービス（介護予防サービスを含む）の全て（ただし，介護老人保健施設サービスにおいては所定疾患施設療養費等に限る）
11	「茨城県神栖町における有機ヒ素化合物による環境汚染及び健康被害に係る緊急措置事業要綱」について（平成15年６月６日環保企発第030606004号環境事務次官通知）「医療費の支給」	茨城県神栖町におけるジフェニルアルシン酸の曝露に起因する疾病等の医療	87	医療手帳	100	介護保険優先残りを全額公費（※）	介護老人保健施設サービス含め医療系サービス（介護予防サービスを含む）の全て（ただし，介護老人保健施設サービスにおいては所定疾患施設療養費等に限る）
12	石綿による健康被害の救済に関する法律（平成18年法律第４号）「指定疾病に係る医療」	指定疾病に係る医療	66	石綿健康被害医療手帳	100	介護保険優先残りを全額公費	介護老人保健施設サービス含め医療系サービス（介護予防サービスを含む）の全て（ただし，介護老人保健施設サービスにおいては所定疾患施設療養費等に限る）
13	特別対策（障害者施策）「全額免除」	障害者施策利用者への支援措置	58	受給者証	100	介護保険優先残りを全額公費	訪問介護，介護予防訪問介護，夜間対応型訪問介護
14	原爆被爆者の訪問介護利用者負担に対する助成事業について（平成12年３月17日健医発第475号厚生省保健医療局長通知）「介護の給付」	低所得者の被爆者に対する訪問介護，介護予防訪問介護，定期巡回・随時対応型訪問介護看護	81	被爆者健康手帳	100	介護保険優先残りを全額公費（※）	訪問介護，介護予防訪問介護
15	原爆被爆者の介護保険等利用者負担に対する助成事業について（平成12年３月17日健医発第476号厚生省保健医療局長通知）「介護の給付」	被爆者に対する介護福祉施設サービス等，地域密着型介護老人福祉施設サービス，通所介護，介護予防通所介護，短期入所生活介護，介護予防短期入所生活介護，認知症対応型通所介護，介護予防認知症対応型通所介護，小規模多機能型居宅介護，介護予防小規模多機能型居宅介護，介護予防小規模多機能型居宅介護	81	被爆者健康手帳	100	介護保険優先残りを全額公費（※）	介護福祉施設サービス，地域密着型介護老人福祉施設サービス，通所介護，介護予防通所介護，短期入所生活介護，介護予防短期入所生活介護，認知症対応型通所介護，介護予防認知症対応型通所介護，小規模多機能型居宅介護，介護予防小規模多機能型居宅介護，定期巡回・随時対応型訪問介護看護及び介護予防小規模多機能型居宅介護
16	中国残留邦人等の円滑な帰国の促進及び永住帰国後の自立の支援に関する法律（平成19年法律第127号）「介護支援給付」	介護保険の給付対象サービス	25	介護券	100	介護保険優先利用者本人負担額がある	介護保険の給付対象と同様
17	生活保護法の「介護扶助」	介護保険の給付対象サービス	12	介護券	100	介護保険優先利用者本人負担額がある	介護保険の給付対象と同様

※ ただし，保険料滞納による介護給付等の減額分については公費負担しない。

図表 17-11 生活保護における医療保険の資格と給付の関係

	40歳～65歳未満（特定疾病該当者）	65歳以上
医療保険の被保険者	第２号被保険者 生活保護から利用者負担分１割を給付	第１号被保険者 生活保護から利用者負担分１割を給付
医療保険未加入者	介護保険の被保険者以外生活保護から10割給付	

18 肝炎治療特別促進事業/B型・C型肝炎インターフェロン治療/肝がん・重度肝硬変治療

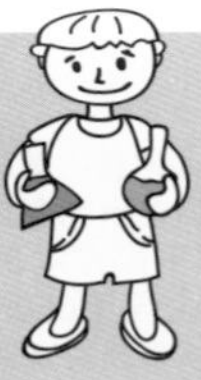

国内最大の感染症であるB型，C型肝炎ウイルス性肝炎は，インターフェロン治療が奏功すれば，肝硬変・肝癌といったより重篤な疾病を予防することが可能な疾患である。しかし，医療費が高額（自己負担額年間約80万円，月額約7万円＊）であるため，早期治療推進の観点からインターフェロン治療への医療費助成を行うこととなった。

これまでの制度に加え，2018年12月より，「肝がん・重度肝硬変治療研究促進事業」が施行された。肝がん・重度肝硬変（非代償性肝硬変）は，慢性肝炎，肝硬変（代償性肝硬変）を経て進行していく病態で，その多くは肝炎ウイルス（B型肝炎ウイルス，C型肝炎ウイルス）が原因で，肝がんは再発率が高く，治療を繰り返すことが多い病気である。また，重症肝硬変も，様々な合併症の治療を繰り返すことがある。そのため，医療費が高額となるほか，日常生活においても多くの負担が生じてしまう。

そこで，本事業は，肝がん・重度肝硬変の患者の医療費負担を軽減しつつ，最適な治療を選択できるようにするための研究を促進することを目的としている。以下に２つの制度の概要を掲載する。

（＊）C型肝炎で，標準的な治療（ペグインターフェロンとリバビリンを48週投与）を受けた場合，自己負担３割としての大まかな試算

Ⅰ　B型・C型肝炎インターフェロン治療の公費助成の取扱い

本制度では１年間に10万人が助成を受けることを目指す。以下，実施上の取扱いとして厚生労働省発出の資料〔「感染症対策特別促進事業について」（平成20年３月31日健発第0331003号）（抄），「肝炎治療特別促進事業の実施上の取扱いについて」（平成20年３月31日健疾発第0331003号）〕を変更点を改変したうえで掲載する。

また，2010年４月から**図表18-１**に示すように，①自己負担の軽減（２万円または１万円に軽減），②助成対象の拡大（B型ウイルス肝炎に対する核酸アナログ製剤治療を追加）が行われ，③医学的に再度のインターフェロン治療有効と認められた場合の２度目の助成が認められることになった。さらに2011年9月にはB型活動性肝炎に対するペグインターフェロン製剤を用いた治療が，2011年12月にはC型肝炎に対するペグインターフェロン，リバビリンおよびテラプレビルの３剤併用療法，2013年11月には，C型慢性肝炎に対するペグインターフェロン，リバビリン，シメプレビルによる３剤併用療法が，2015年9月にインターフェロンフリー療法の初回治療，12月に再治療が助成対象に追加された。これらの詳細やそれ以降の追加は，誌面の都合により省略するので，厚労省，各都道府県等のホームページ等を参照されたい。

図表 18-1 肝炎治療特別促進事業の概要

		B型・C型ウイルス肝炎インターフェロン治療医療費助成制度
制度の位置づけ		国庫補助事業に一部上乗せ
対象者		・B型およびC型ウイルス肝炎に罹患し，インターフェロン治療を行うことで，治療効果が見込まれると専門医が判断する者 ・B型ウイルス肝炎の核酸アナログ製剤治療の対象者 ・C型慢性肝疾患インターフェロン単剤治療及びインターフェロン＋リバビリン併用治療 ・C型ウイルス性肝炎に対するペグインターフェロン，リバビリン，テラプレビルによる３剤併用療法 ・C型慢性肝炎に対するペグインターフェロン，リバビリン，シメプレビルによる３剤併用療法 ・セログループ１型のC型慢性肝炎，Child-Pugh分類AのC型代償性肝硬変に対する初回インターフェロンフリー治療〔レジパスビル／ソホスブビル配合錠（商品名：ハーボニー配合錠）による治療〕 ・インターフェロンフリー治療不成功後のインターフェロンフリー治療（初回・再治療） ・インターフェロンフリー適格未治療例及び前治療再燃例に対するエルバスビル及びイウゾプレビル水和物併用療法 〈公費助成対象期間〉 ①ダクラタスビル及びアスナプレビル併用療法：７カ月 ②ソホスブビル及びリバビリン併用療法：４カ月 ③レジパスビル／ソホスブビル配合錠による治療：４カ月 ④オムビタスビル水和物・パリタプレビル水和物・リトナビル配合錠による治療：４カ月 ・インターフェロンフリー治療〔オムビタスビル水和物・パリタプレビル水和物・リトナビル配合剤およびリバビリン（レベトールカプセル200mgに限る）併用療法〕：５カ月間等 ・その他助成対象の薬剤もあるが，患者ごとの公費助成対象薬剤が受給者証に記載されているので確認されたい。 ・詳細は厚労省，各都道府県等のホームページを参照されたい。
助成の範囲		各医療機関（薬局を含む）の支払いの累計が自己負担を超える助成対象医療費を助成（自己負担上限額管理票による）
	自己負担限度額	①区市町村民税が235,000円未満の世帯　月額１万円 ②区市町村民税が235,000円以上の世帯　月額２万円 ※入院時食事療養費・生活療養費負担金は自己負担 　自己負担限度月額管理表により負担金の管理を行う。したがって複数の医療機関や調剤薬局の負担金を通算して①または②の上限額まで徴収する。なお，都道府県によっては低所得者等の負担金をなしにしている。
認定期間		１年以内で，治療予定期間に即した期間（医学的にインターフェロンの再治療が有効と認められる場合は２回目の助成あり）
転入転出		助成対象者が県外に転出した場合，転出先でも届出を行うことにより，受給者証の有効期間の終期まで助成される
実施主体		都道府県
財源負担		国：都道府県＝１：１
請求方法		医保と公費併用のレセプトを作成し，支払基金または国保連合会に提出する

※　罹患しているウイルスのセログループ型・分類，インターフェロン投与開始時期等により公費助成の対象外となることがあるので，助成担当窓口に確認されたい。

肝炎

感染症対策特別促進事業について

（平20.３.31健発0331003）（改定：平31.3.27健発0327・26）

肝炎対策事業実施要綱（別添４）

１　目的

我が国の肝炎ウイルスキャリアはＢ型，Ｃ型合わせて220万人から340万人程度存在すると推定されており，長期間の経過の後に肝硬変や肝細胞がんを引き起こす危険が指摘されていることから，地域における肝疾患診療体制の充実及び向上を図る取組を行う。特に，都道府県及び都道府県が指定する肝疾患診療連携拠点病院（以下「拠点病院」という）を中心とした地域における肝疾患診療地域連携体制を強化して肝炎医療の質の向上と均てん化を図るため，医療提供体制の確保や肝炎患者及び医療関係者等への情報提供等の支援対策を実施する。

また，シンポジウム等の普及啓発を実施することにより，国民に対して，感染予防，早期発見及び早期治療の推進を図るとともに，地域の実情に応じた肝炎患者及びその家族等に対する支援対策を実施し，肝炎患者の生活の安定に資することを目的とする。

２　実施主体

この事業の実施主体は，都道府県，政令市（地域保健法（昭和22年法律第101号）第５条の政令で定める市をいう。以下「政令市」という），特別区とする。

ただし，３に記載した事業の⑴～⑷及び⑻～⑼については都道府県，政令市及び特別区（以下「都道府県等」という）とし，その他については都道府県とする。

３　事業内容

⑴　肝炎対策協議会の設置，運営

都道府県等は，医師会，肝炎に関する専門医，関係市区町村，保健所，肝炎ウイルスの感染者及び肝炎患者並びにそれらの家族又は遺族（例：患者会を代表する者等）等の関係者によって構成される肝炎対策協議会を設置するものとする。ただし，既に地域において同様の組織がある場合には，これを活用して差し支えない。また，政令市及び特別区においては都道府県と常時連携体制を取るものとする。同協議会においては，各都道府県等の実情に応じて肝炎に関する以下の事項等について必要な検討を行うものとする。

ア　Ｂ型肝炎ウイルス（以下「HBV」という）及びＣ型肝炎ウイルス（以下「HCV」という）検査の促進方法
イ　肝炎患者等に対する相談，診療指導への対応
ウ　HBV及びHCV検査の結果，陽性と判定された者（以下「陽性者」という）のフォローアップ対策
エ　HBV及びHCV検査を受けていないハイリスク・グループに検査を勧奨する方策
オ　HBV及びHCV持続感染者（以下「キャリア」という）が，継続的なかかりつけ医への受診等の健康管理を十分に受けていない場合の改善方策
カ　身近な医療圏において病状に応じた適切な肝炎診療が行われるよう，拠点病院，専門医療機関及びかかりつけ医との連携の強化
キ　慢性肝炎・肝硬変や肝がんに対する高度専門的又は集学的な治療を提供可能な医療機関の確保
ク　肝炎に関する医療情報の収集と提供
ケ　肝炎医療に関する人材の育成
コ　各施策についての検討を基にした目標等の設定
サ　事業実施の評価
シ　その他，都道府県等の肝炎対策の実施に係る事項

⑵　肝炎診療従事者研修の実施

都道府県等は，肝炎対策協議会の検討内容を踏まえつつ，地域での適切な肝炎への医療提供体制が確保されることを目的として，かかりつけ医等の肝炎診療従事者に対して，肝炎概論，肝炎患者への日常的な診療内容，専門医への紹介を要する症状・所見，専門医との連携の在り方その他肝炎に関する必要な事項について研修を実施するものとする。

⑶　肝炎患者等に対する支援の実施

都道府県等は，肝炎患者の生活の安定に資するため，地域の実情に応じた肝炎患者及びその家族等に対する支援対策事業を実施するものとする。

［事業例］
- 患者支援団体等と協働しながら地域の患者，家族等を対象にした『患者サロン』の開設
- 同じ経験を有する患者・家族等が相談に応じ，お互いに支え合うこと（ピアサポート）ができるよう，肝炎患者等を対象としたピアサポーターの育成の研修及び実施の支援
- 肝炎患者又は元患者であった者を講師とした，肝疾患相談センター相談員の資質向上を図るための講習会の開催

⑷　肝炎診療支援リーフレットの作成・配布

都道府県等は，肝炎対策協議会の検討内容を踏まえつつ，肝炎に関する適切な情報提供を目的として以下を作成し，各対象へ配布するものとする。

ア　肝炎患者やその家族等を対象とした，肝炎について適切な理解を得ることができるためのリーフレット
イ　医療機関を対象とした，肝炎患者への日常的な診療内容，専門医へ紹介すべき状態，専門医との連携の在り方等を記載した適切な肝炎診療が実現されるためのリーフレット

⑸　肝炎患者支援手帳の作成・配布

都道府県は，肝炎患者等に対する情報提供や，拠点病院，専門医療機関及びかかりつけ医の連携等に資するための情報（肝炎の病態，治療方法，肝炎治療に関する制度等の情報）を記載した携帯可能な手帳（冊子）を作成・配布するものとする。

⑹　肝炎医療コーディネーターの養成

都道府県は，市町村の保健師，地域医療機関の看護師，職域の健康管理担当者等を対象として，肝炎ウイルス検査の受検勧奨及び肝炎ウイルス検査の結果により陽性となった者等が適切な肝炎医療を受けられるようフォローアップや受診勧奨等に係る支援等を，地域や職域等で行える人材を養成するものとする。

⑺地域の相談体制の整備

都道府県は，相談員（肝炎医療コーディネーター等）を活用するなどして，肝炎患者等が身近な医療機関等へ広く相談を受けることができる体制を整備するものとする。

⑻　シンポジウム等の開催

都道府県等は，専門医等を講師として招き，地域住民に対して，感染予防や治療に関する最新情報を分かりやすく伝えることや社会的及び精神的な面における相談，肝炎ウイルスに関する意見交換等を行うシンポジウム等を開催するなど，肝炎に関する正しい知識等を普及させるための事業を行うものとする。

(9) ポスター・リーフレットの作成・配布による普及啓発

都道府県等は，肝炎に関する正しい知識の普及及び肝炎ウイルス検査の受検勧奨等地域の実情に合わせた情報提供を行うためのポスター・リーフレット等を作成し，シンポジウム等で配布するものとする。

(10) 新聞広告，電車の中吊り等による普及啓発

都道府県は，新聞広告，電車の中吊りポスター等及び肝炎総合対策推進国民運動事業との連携により，肝炎に関する正しい知識，肝炎ウイルス検査の受検勧奨及び陽性者への受診勧奨に係る認識の浸透を図るための普及啓発を行うものとする。

(11) 肝疾患診療地域連携体制強化事業

ア 肝疾患診療連携拠点病院等連絡協議会の設置，運営

都道府県は，拠点病院，専門医療機関及びかかりつけ医との連携により，適切な肝炎治療が行われるよう必要な協議及び調整を行い，地域の肝疾患診療体制の確保を図るものとする。

イ 肝疾患相談・支援センターの設置，運営

都道府県は，拠点病院に，肝疾患相談・支援センターを設置するものとする。同センターには相談員（医師，看護師等）を設置し，肝炎患者，キャリア及び家族等からの相談等に対応するほか，肝炎に関する情報収集等を行うものとする。また，保健師や栄養士による，食事や運動等の日常生活に関する生活指導や情報提供を適宜行うものとする。更に，3に掲げる事業及び「肝炎情報センター戦略的強化事業委託費実施要綱」の3の(1)のカからコに定める事業（以下「研修等事業」という）に関し，肝炎対策支援事業実施計画（以下「実施計画」という）に応じ，適切な支援等を行うものとする。

ウ 市町村等技術支援等事業

都道府県は，肝炎ウイルス検査及び肝炎医療の円滑な実施の観点から，市町村等の行政機関，保険者，事業主等の関係団体の職員等に対する普及啓発や情報提供等の技術支援を行うものとする。

[事業例]

市町村の健康増進事業の実施担当者に対する肝炎対策の説明会

保険者，事業主の立場から見た肝炎対策の説明会 等

エ 地域連携事業

都道府県は，肝炎ウイルス検査及び肝炎医療の円滑な実施の観点から，市町村等の行政機関，保険者，事業主等の関係団体が行う普及啓発や情報提供等の事業と連携した事業の実施を行うものとする。

[事業例]

行政区域内の住民，企業等の従業員に対する出前講座

肝炎ウイルス検査・陽性者フォローアップを行う企業等との連携事業（ノウハウ支援），地域内等における周知活動の共同実施 等

4．事業実施上の留意事項

(1) 実施計画について

事業の実施に当たっては，厚生労働大臣が別に定める「感染症予防事業費等国庫負担（補助）金交付要綱」（以下「交付要綱」という）で定める実施計画を作成するものとする。この際，作成に当たっては，以下の点に留意するものとする。

ア 実施計画と研修等事業との関係について

(ア)拠点病院等で研修等事業を実施する場合，都道府県が作成する実施計画にその事業内容を含めるものとする。また，政令市及び特別区は，管内に拠点病院が設置されている場合，作成する実施計画のふかん図に研修等事業のメニューを記載すること。

(イ)都道府県，政令市及び特別区は，実施計画について，相互に情報提供を行った上，必要に応じ，効果的に事業を実施できるよう調整を行うものとする。

イ 実施計画の記載内容について

(ア)概要には，都道府県等が掲げている肝炎対策に関する全体目標等があれば記載するものとする。

(イ)3に掲げる事業及び研修等事業について，交付要綱の所定の様式に実施する事業を記載するものとする。

(ウ)各事業の概要及び事業の達成目標を測る適切な指標等（アウトカム指標，アウトプット指標又は検証可能な定性的指標）を記載するものとする。なお，都道府県等で設定されている肝炎対策に関する全体目標等との関連が明らかであることが望ましい。

(エ)3の(11)のイについては，肝疾患相談・支援センターが3に掲げる事業及び研修等事業に対して支援を行う場合，該当する事業を記載するものとする。

ウ 実施計画を作成する場合は，拠点病院，その他事業実施に必要な関係者と予め協議するものとする。

エ 交付要綱に定める事業実績報告書についても，上記アからウに準じて取り扱うものとする。

オ 厚生労働省に提出された実施計画及び事業実績報告書は，厚生労働省より国立研究開発法人国立国際医療研究センター肝炎・免疫研究センター肝炎情報センター（以下「肝炎情報センター」という）に対して情報提供を行うものとする。肝炎情報センターは，当該実施計画等の検証を行い，都道府県等に対し適宜提言等を行う場合があるので留意するものとする。都道府県等においては，当該提言等を後年度での実施計画に反映できるよう適宜検討するものとする。

(2) 都道府県は，3の(11)の全部又は一部を拠点病院において実施することで事業目的を達しようとする場合，実施計画にその旨を明記の上，当該拠点病院における事業内容の範囲，責務を明確にした上で助成を実施するものとする。また，都道府県等が3の(2)～(10)について，事業の一部を拠点病院又は適切な事業運営が確保出来ると認められた者において実施することで事業目的を達しようとする場合も，同様とする。

(3) 都道府県等は，拠点病院の他，地域の実情や患者等の意向等を踏まえ，医師会等の関係団体，関係学会，関係行政機関，医療保険者の団体，事業主団体等と連携を図りつつ，患者等の利便性及び実効性に十分配慮した事業の実施に努めるものとする。

(4) 肝疾患相談・支援センターの設置，運営において助成対象とする相談員等の人件費については，事業内容に沿った適正な金額，人員を計上するものとし，著しく高額にならないよう留意し，助成対象とする常勤職員の数は3人までを目安にするものとする。

(5) 事業の実施上知り得た事実，特に個人が特定される情報については，関係法令に従い，適正かつ慎重に取り扱うとともに，その保護に十分配慮するよう，関係者に対して指導するものとする。
(6) 地域住民及び医療関係者に対し，適切な方法により事業の周知を図るものとする。

5．経費の負担

都道府県等が，この実施要綱に基づき実施する事業に要する経費については，厚生労働大臣が別に定める「感染症予防事業費等国庫負担（補助）金交付要綱」に基づいて，予算の範囲内で国庫補助を行うものとする。

肝炎治療特別促進事業実施要綱（別添5）

1．目的

国内最大級の感染症であるB型ウイルス性肝炎及びC型ウイルス性肝炎は，抗ウイルス治療（インターフェロン治療，インターフェロンフリー治療及び核酸アナログ製剤治療）によって，その後の肝硬変，肝がんといった重篤な病態を防ぐことが可能な疾患である。しかしながら，この抗ウイルス治療については月額の医療費が高額となること，又は長期間に及ぶ治療によって累積の医療費が高額となることから，早期治療の促進のため，この抗ウイルス治療に係る医療費を助成し，患者の医療機関へのアクセスを改善することにより，将来の肝硬変，肝がんの予防及び肝炎ウイルスの感染防止，ひいては国民の健康の保持，増進を図ることを目的とする。

2．実施主体

実施主体は，都道府県とする。

3．対象医療

この事業の対象となる医療は，C型ウイルス性肝炎の根治を目的として行われるインターフェロン治療及びインターフェロンフリー治療並びにB型ウイルス性肝炎に対して行われるインターフェロン治療及び核酸アナログ製剤治療で，保険適用となっているものとする。

当該治療を行うために必要となる初診料，再診料，検査料，入院料等については助成の対象とするが，当該治療と無関係な治療は助成の対象としないものとする。

4 対象患者

「3」に掲げる対象医療を必要とする患者であって，医療保険各法〔高齢者の医療の確保に関する法律（昭和57年法律第80号）に規定する医療保険各法をいう。以下同じ〕の規定による被保険者又は被扶養者並びに高齢者の医療の確保に関する法律の規定による被保険者のうち，保険医療機関等〔健康保険法（大正11年法律第70号）に規定する保険医療機関又は保険薬局をいう。以下同じ〕において当該疾患に関する医療保険各法又は高齢者の医療の確保に関する法律の規定による医療に関する給付を受けている者とする。

ただし，他の法令等の規定により国又は地方公共団体の負担による医療に関する給付が行われる者は除くものとする。

5．助成期間

助成の期間は，原則として同一患者について1カ年を限度とする。

6．実施方法

(1) 事業の実施は，原則として各都道府県が「3」に定める対象医療を適切に行うことができる保険医療機関等に対し，当該事業に必要な費用に相当する金額を交付することにより行うものとする。
(2) 前項の金額は，次のアに規定する額からイに規定する対象患者が負担する額を控除した額とする。

ア 医療保険各法の規定による医療又は高齢者の医療の確保に関する法律の規定による医療に要する費用の額の算定方法の例により算定した当該治療に要する費用の額の合計額から医療保険各法又は高齢者の医療の確保に関する法律の規定による医療に関する給付に関し保険者が負担すべき額を控除した額

イ 1カ月につき別表（下記の別表）に定める額を限度とする額

（別表） 肝炎治療特別促進事業における自己負担限度額表

階層区分		限度額（月額）
甲	世帯の市町村民税（所得割）課税年額が235,000円以上の場合	20,000円
乙	世帯の市町村民税（所得割）課税年額が235,000円未満の場合	10,000円

7．認定

都道府県知事は，医療機関が発行する医師の診断書を基に，対象患者の認定を行うものとする。認定を行うに当たっては，事業の適正かつ円滑な実施を図るため，肝炎の専門家等から構成される認定協議会を設けるものとする。

なお，診断書は，「3」に定める対象医療を適切に行うことができるものとして，都道府県が指定した保険医療機関が発行することが望ましい。

8．関係者の留意事項

患者等に与える精神的影響を考慮して，助成事業によって知り得た事実の取扱いについて慎重に配慮するよう留意するとともに，特に個人が特定されうるものに係る情報（個人情報）の取扱いについては，その保護に十分に配慮するよう，関係者に対してもその旨指導するものとする。

9．国の補助

国は，都道府県がこの事業のために支出した費用に対し，その2分の1を補助するものとする。

肝炎治療特別促進事業の実務上の取扱い

（平20.3.31健疾発0331003）（最終一部改正：令2.3.27健肝発0327・2）

1．医療給付の申請について

「感染症対策特別促進事業について」（平成20年3月31日健発第0331001号厚生労働省健康局長通知）の別添5「肝炎治療特別促進事業実施要綱」（以下「実施要綱」という）の3に定める医療の給付を受けようとする者（以下「申請者」という）は，**別紙様式例1–1から1–4に**

よる肝炎治療受給者証交付申請書（以下「交付申請書」という）に，**別紙様式例2–1から2–8**による肝炎治療受給者証の交付申請に係る医師の診断書，**別紙様式例2–9**による肝疾患診療連携拠点病院に常勤する日本肝臓学会肝臓専門医の意見書（必要な場合に限る），申請者の氏名が記載された被保険者証等の写し，申請者及び申請者と同一の世帯に属するすべての者について記載のある住民票の写し並びに申請者及び申請者と同一の世帯に属する者の地方税法（昭和25年法律第226号）の規定による市町村民税（同法の規定による特別区民税を含む）の課税年額を証明する書類を添えて，申請者が居住する都道府県知事に申請させるものとする（別紙様式は一部のみ掲載）。

ただし，例外的に助成期間の延長が必要となる受給者については，一定の要件を満たす必要があるため，あらかじめ，当該受給者から**別紙様式例1–5**による有効期間延長申請書を提出させるものとする。また，副作用等の要因により受給者証の有効期間延長が必要となる受給者については，当該受給者から**別紙様式例1–6**による有効期間延長申請書を提出させるものとする。

なお，核酸アナログ製剤治療については，医師が治療継続が必要と認める場合，更新の申請を行うことができるものとする。その際，都道府県知事は，医師の診断書に代えて，直近の認定（更新時の認定を含む。以下同じ）以降に行われた検査内容及び治療内容が分かる資料を提出させることができるものとする。また，検査内容が分かる資料については，診断書又は検査内容が分かる資料が提出された認定以降２回目までの認定においては，提出を省略させることができるものとする。更新の申請に係る申請書類の提出については，郵送によることも可能とする。

２．対象患者の認定について

都道府県知事は，実施要綱の７に定める認定を行う際には，認定協議会（以下「協議会」という）に意見を求め，別添１及び別添２（省略）に定める対象患者の認定基準（以下「認定基準」という）により適正に認定するものとする。

ただし，核酸アナログ製剤治療の更新に関する認定においては，都道府県知事は，申請者に診断書又は検査内容及び治療内容が分かる資料を提出させた場合を除き，協議会に意見を求めることを省略することができるものとする。

３．自己負担限度額階層区分の認定について

⑴　自己負担限度額階層区分については，申請者が属する住民票上の世帯のすべての構成員に係る市町村民税課税年額を合算し，その額に応じて認定するものとする。

ただし，申請者及びその配偶者と相互に地方税法上及び医療保険上の扶養関係にない者（配偶者以外の者に限る）については，申請者からの申請（**別紙様式例３**）に基づき，当該世帯における市町村民税課税年額の合算対象から除外することを認めることができるものとする。

⑵　市町村民税課税年額の算定に当たっては，次に定めるところによるものとする。

ア　平成24年度以降分の市町村民税課税年額の算定に当たっては，「控除廃止の影響を受ける制度等（厚生労働省健康局所管の制度に限る）に係る取扱いについて」（平成23年12月21日健発1221第８号厚生労働省健康局長通知）により計算を行うものとする。

イ　平成30年度以降分の市町村民税課税年額の算定に当たっては，市町村民税所得割の納税義務者が地方自治法（昭和22年法律第67号）第252条の19第１項の指定都市の区域内に住所を有する場合については，地方税法及び航空機燃料譲与税法の一部を改正する法律（平成29年法律第２号）第１条による改正前の地方税法に規定する市町村民税所得割の標準税率（６％）により算定を行うものとする。

ウ　平成30年９月以降において，申請者を含む世帯構成員のいずれかが，未婚のひとり親として，地方税法第292条第１項第11号イ中「夫と死別し，若しくは夫と離婚した後婚姻をしていない者又は夫の生死の明らかでない者で政令で定めるもの」とあるのを「婚姻によらないで母となつた女子であつて，現に婚姻をしていないもの」と読み替えた場合に同号イに該当することとなる者又は同項第12号中「妻と死別し，若しくは妻と離婚した後婚姻をしていない者又は妻の生死の明らかでない者で政令で定めるもの」とあるのを「婚姻によらないで父となつた男子であつて，現に婚姻していないもの」と読み替えた場合に同号に該当することとなる者であるときは，その者を同項第11号イに定める寡婦又は同項第12号に定める寡夫とみなして，同法第295条第１項の規定により当該市町村民税が課されないこととなる者として，又は同法第314条の２第１項第８号の規定による寡婦控除及び寡夫控除並びに同条第３項の規定による特別寡婦控除が適用された場合の所得割額を用いることとして，算定を行うことができるものとする。

４．肝炎治療受給者証の交付等について

⑴　肝炎治療受給者証

都道府県知事は，対象患者を認定したときは，速やかに当該患者に対し，**別紙様式例4–1から4–3**による肝炎治療受給者証（以下「受給者証」という）を交付するものとする。

⑵　交付申請書等の取扱い

都道府県知事は，交付申請書を受理したときは受理した日（以下「受理日」という）から速やかに当該申請に対し，その可否を決定し，否とした場合には具体的な理由を付してその結果を申請者に通知するものとする。

⑶　肝炎治療受給者証の有効期間

受給者証の有効期間は１年以内で，治療予定期間に即した期間とし，原則として交付申請書の受理日の属する月の初日から起算するものとする。

５．対象患者が負担すべき額について

⑴　実施要綱の６の⑵のア（**p. 246**）により対象患者が保険医療機関等〔健康保険法（大正11年法律第70号）に規定する保険医療機関又は保険薬局をいう。以下同じ〕に支払うべき額が，実施要綱の６の⑵のイ（**p. 246**）に定める額（以下「自己負担限度額」という）に満たない場合は，その全額を負担すべきものとする。

⑵　高齢者の医療の確保に関する法律（昭和57年法律第80号）の規定による被保険者については，同法上の患者負担額の範囲内で，実施要綱の６の⑵のイに定める額を限度とする一部負担が生じるものとする。

６．自己負担限度月額管理の取扱い

⑴　都道府県知事は，受給者に対し，**別紙様式例５**による肝炎治療自己負担限度月額管理票（以下「管理票」

という）を交付するものとする。

(2) 管理票の交付を受けた受給者は，肝炎治療を受ける際に受給者証とともに管理票を保険医療機関等に提示するものとする。

(3) 管理票を提示された保険医療機関等は，受給者から自己負担額を徴収した際に，徴収した自己負担額及び当月中にその受給者が抗ウイルス治療（インターフェロン治療，インターフェロンフリー治療及び核酸アナログ製剤治療）について，支払った自己負担の累積額を管理票に記載するものとする。当該月の自己負担の累積額が自己負担限度月額に達した場合は，管理票の所定欄にその旨を記載するものとする。

なお，当該自己負担限度月額は，インターフェロン治療又はインターフェロンフリー治療と核酸アナログ製剤治療を併用する者の場合であっても，両治療に係る自己負担の合算額に対する１人当たりの限度月額として取り扱うものであること。

(4) 受給者から，当該月の自己負担の累積額が自己負担限度月額に達した旨の記載のある管理票の提出を受けた保険医療機関等は，当該月において自己負担額を徴収しないものとする。

７．都道府県外へ転出した場合の取扱いについて

受給者証を所持する患者（以下「受給者」という）が，都道府県外へ転出し，転出先においても引き続き当該受給者証の交付を受けようとする場合には，転出日の属する月の翌月末日までに，転出前に交付されていた受給者証の写し等を添えて転出先の都道府県知事に届け出るものとする。転出先の都道府県は，当該届出を受理した旨を転出元の都道府県に伝達するとともに，転出日以降，費用を負担するものとする。

なお，この場合における受給者証の有効期間は，転出前に交付されていた受給者証の有効期間の終期までとする。

８．対象医療及び認定基準等の周知等について

都道府県知事は，本事業の適正な運用を確保するために保険医療機関等に対して本事業の対象医療及び認定基準等の周知に努めなければならない。

また，都道府県は，保険医療機関等に対して定期的な

(別紙様式例 1-1)

<table>
<tr><td colspan="6">肝炎治療受給者証（新規・更新）交付申請書
（インターフェロン治療・インターフェロンフリー治療・核酸アナログ製剤治療）</td></tr>
<tr><td rowspan="7">申請者</td><td>氏名（ふりがな）</td><td colspan="2"></td><td>性別</td><td>男　女</td></tr>
<tr><td>生年月日</td><td colspan="2">年　月　日</td><td>職業</td><td></td></tr>
<tr><td>住所</td><td colspan="4">（電話　　　）</td></tr>
<tr><td rowspan="4">加入医療保険</td><td>被保険者氏名</td><td></td><td>申請者との続柄</td><td></td></tr>
<tr><td>保険種別</td><td>協・組・共・国・後</td><td>被保険者証の記号・番号</td><td></td></tr>
<tr><td>被保険者証発行機関名</td><td colspan="3"></td></tr>
<tr><td>所在地</td><td colspan="3"></td></tr>
<tr><td colspan="2">病名</td><td colspan="4"></td></tr>
<tr><td colspan="2">本助成制度利用歴</td><td colspan="4">1．あり　2．なし
受給者証番号（　　）
有効期間（　年　月　日～　年　月　日）</td></tr>
<tr><td rowspan="4">保険医療機関又は保険薬局</td><td>名称</td><td colspan="4"></td></tr>
<tr><td>所在地</td><td colspan="4"></td></tr>
<tr><td>名称</td><td colspan="4"></td></tr>
<tr><td>所在地</td><td colspan="4"></td></tr>
<tr><td colspan="6">（インターフェロン治療・インターフェロンフリー治療・核酸アナログ製剤治療）の効果・副作用等について説明を受け，治療を受けることに同意しましたので，肝炎治療受給者証（インターフェロン治療・インターフェロンフリー治療・核酸アナログ製剤治療）の（新規・更新）交付を申請します。
申請者氏名　　印
年　月　日
知事　殿</td></tr>
</table>

(注) 助成を受けることができるのは，別添１の認定基準を満たした場合に限られますので，申請に当たっては主治医等とよく御相談ください。

指導・助言を行うよう努めるとともに，適正な治療が実施されていない保険医療機関等に対して，本事業における適正化の推進に必要な措置を講じるものとする。

９．その他

都道府県知事は，必要に応じて，本事業のより効果的な運用に資するための情報収集等を行うことができるものとする。

第 11 号様式　（第 5 条関係）東京都福祉保健局

B型・C型ウイルス肝炎インターフェロン治療医療費助成に係る診断書（新規・2回目・3回目）

B型又はC型ウイルス肝炎のインターフェロン治療のための医療保険診療の患者負担額を助成する制度です。他の疾患（例えば，糖尿病や骨折など）の診療や医療保険外の診療は助成の対象外です。

以下の内容は，東京都指定肝臓専門医療機関の肝臓専門医が記入してください。

フリガナ		性　別	生　年　月　日（年　齢）
患者氏名		男・女	年　　月　　日生（満　　歳）
住　所	郵便番号 電話番号　　（　　）		
診断年月	年　　月	前　医 （あれば記載する）	医療機関名 医師名
発見契機 **（新規のみ）**	**該当する☐をチェックする** ☐住民検診　☐職場検診　☐人間ドック　☐妊娠時（妊婦検診）　☐術前検査（手術・観血的検査） ☐献血・ドナー登録時　☐有症状受診・肝機能障害を疑う症状や肝疾患の診療中 ☐その他の疾患で治療中（外傷含む）　☐その他（　　　）		

検査所見

今回のインターフェロン治療開始前の所見を記入する

〔B型ウイルス肝炎（新規・2回目・3回目）は1，3，4を，C型ウイルス肝炎（新規・2回目）は2，3，4を記入してください〕

1　B型肝炎ウイルスマーカー　（検査日：　　年　　月　　日）

(1) HBs抗原（＋・－）（該当する方を○で囲む）

(2) HBe抗原（＋・－）　HBe抗体（＋・－）（該当する方を○で囲む）

(3) HBV-DNA定量 ______ logcopy/ml・LGE/ml・その他（　　）（該当単位を○で囲む）

（測定法 ：　　　　）

(4) これまでの治療

（2回目のみ）ペグインターフェロン製剤の投与	1 投与なし	2 投与した
（3回目のみ）インターフェロン製剤（ペグインターフェロン製剤を除く）の投与を受け，その後ペグインターフェロン製剤の投与	1 投与なし	2 投与した

2　C型肝炎ウイルスマーカー　（検査日：　　年　　月　　日）

(1) HCV-RNA定量 ______ LogIU/ml・KIU/ml・その他（　　）（該当単位を○で囲む）

〔測定法 ：リアルタイムPCR法，その他（　　　）〕

(2) ウイルス型　セロタイプ（グループ）1・セロタイプ（グループ）2　（該当する方を○で囲む）

（判明していれば記載する　ジェノタイプ ______ ）

(3) これまでの治療

十分量のペグインターフェロン，リバビリン及びプロテアーゼ阻害剤3剤併用療法の24週投与	1 投与なし	2 中断	2 投与した
「2 中断」に○をした場合の具体的な経過・理由（　　　）			

ペグインターフェロン及びリバビリン併用療法の72週投与	1 投与なし	2 投与した

十分量のペグインターフェロン及びリバビリン併用療法の48週投与	1 投与なし	2 投与した	
「2 投与した」に○をした場合↓ 治療開始後36週目までにHCV-RNAが陰性化		ア 陰性化しない	イ 陰性化した

インターフェロンフリー治療歴	1 なし	2 あり（薬剤名　　　）

3　血液検査　（検査日：　　年　　月　　日）

AST ______ IU/l　（施設の基準値 ______ ～ ______ ）

ALT ______ IU/l　（施設の基準値 ______ ～ ______ ）

血小板数 ______ $\times 10^4$ /μl　（施設の基準値 ______ ～ ______ ）

4　画像診断，肝生検などの所見（検査日：　　年　　月　　日）

______

肝炎

B型・C型ウイルス肝炎インターフェロン治療医療費助成に係る診断書（新規・２回目・３回目）　(R5.7 改正版)

<table>
<tr><td>診 断</td><td>該当する欄に〇印をする
<table>
<tr><td></td><td>新規</td><td>2回目</td><td>3回目</td></tr>
<tr><td>B 型肝炎ウイルスによる慢性肝炎</td><td></td><td></td><td></td></tr>
<tr><td>C 型肝炎ウイルスによる慢性肝炎</td><td></td><td></td><td>—</td></tr>
<tr><td>C 型肝炎ウイルスによる代償性肝硬変</td><td></td><td></td><td>—</td></tr>
</table></td></tr>
<tr><td>肝がんの合併
(申請日現在)</td><td>該当する番号を〇で囲む
肝がん　1　あり　　2　なし（過去に肝がんの治療をし，現在合併していないものも含む）</td></tr>
<tr><td>治療内容</td><td>予定している抗ウイルス療法の該当番号を〇で囲む（B型慢性肝炎で3回目の場合は3のみが対象）
1　インターフェロンα製剤単独
2　インターフェロンβ製剤単独
3　ペグインターフェロン製剤単独
4　インターフェロンα製剤＋リバビリン製剤
5　インターフェロンβ製剤＋リバビリン製剤
6　ペグインターフェロン製剤＋リバビリン製剤
7　その他（具体的に記載してください）
（※ ただし，「インターフェロンフリー治療」は除く。別の診断書に記載してください。）
治療予定期間　　週（　　年　　月～　　年　　月）</td></tr>
<tr><td>治療上の
問題点</td><td></td></tr>
<tr><td colspan="2">肝臓専門医療機関名及び所在地　　医療機関コード
記載年月日　　年　　月　　日
肝臓専門医 氏 名　　㊞</td></tr>
</table>

（注）1　診断書の有効期間は，記載日から起算して3か月以内です。
2　HBs抗原，HBe抗原，HBe抗体以外の検査所見は，記載日前6か月以内（ただし，インターフェロン治療中の場合は，治療開始時）の資料に基づいて記載してください。
3　記入漏れのある場合は認定できないことがあるので，御注意ください。

【B 型ウイルス肝炎 認定基準】

1　２回目まで

HBe 抗原陽性でかつ HBV-DNA 陽性のＢ型慢性活動性肝炎でインターフェロン治療を行う予定，又はインターフェロン治療実施中の者のうち，肝がんの合併のないもの（ただし，ペグインターフェロン製剤を用いる治療に限っては，HBe 抗原陰性のＢ型慢性活動性肝炎も対象とする）

2　本助成制度利用が３回目の場合

１の基準を満たし，かつ，これまでにインターフェロン製剤（ペグインターフェロン製剤を除く）による治療に続いて，ペグインターフェロン製剤による治療を受けて不成功であったものが，再度ペグインターフェロン製剤による治療を受ける場合

【C 型ウイルス肝炎　認定基準】

1　新規申請時

HCV-RNA 陽性のＣ型慢性肝炎及びＣ型代償性肝硬変で根治を目的とするインターフェロン治療を行う予定，又はインターフェロン治療実施中の者のうち，肝がんの合併のないもの。ただし，３剤併用療法（ペグインターフェロン，リバビリン及びプロテアーゼ阻害剤）を受けたことがあるものについては，副作用等の事由により，十分量の２４週治療が行われなかった場合に限る。

（注）プロテアーゼ阻害剤･･･シメプレビル，バニプレビルのどちらか

2　本助成制度利用が２回目の場合

１の基準を満たし，かつ，以下の①，②のいずれにも該当しない場合

①これまでの治療において，十分量のペグインターフェロン及びリバビリン併用療法による４８週投与を行ったが，３６週目までに HCV-RNA が陰性化しなかったケース

②これまでの治療において，ペグインターフェロン及びリバビリン併用療法による７２週投与が行われたケース

（別紙様式例 4-1）

（表　面）

肝炎治療受給者証（インターフェロン治療）		
公費負担者番号		
公費負担医療の受給者番号		
受給者	住　所	
	氏　名	
	生年月日	年　月　日生　男・女
疾病名		
保険医療機関又は保険薬局	所在地	
	名　称	
	所在地	
	名　称	
有効期間	自　年　月　日 至　年　月　日	
月額自己負担限度額	円	
都道府県知事名及び印		
交付年月日	年　月　日	

（別紙様式例5）

年　　月分　肝炎治療自己負担限度月額管理票

インターフェロン治療・インターフェロンフリー治療・核酸アナログ製剤治療

月額自己負担限度額　　　　円

下記のとおり月額自己負担限度額に達しました。

日付	医療機関等の名称	確認印
月　日		

日付	医療機関等の名称	自己負担額	月間自己負担額累積額	自己負担額徴収印
月　日				
月　日				
月　日				
月　日				
月　日				
月　日				
月　日				
月　日				
月　日				
月　日				
月　日				
月　日				
月　日				
月　日				

【医療機関等の方へ】
本票に記載された月額自己負担限度額は，インターフェロン治療，インターフェロンフリー治療と核酸アナログ製剤治療を併用する方の場合であっても，両治療に係る自己負担の合算額に対する１人当たりの限度額となりますので，ご注意ください。

※　様式の「押印欄」については，2020年12月15日の省令改正で押印の手続きの見直しが行われたことに伴い，廃止している自治体もある。

Ⅱ　肝がん・重度肝硬変治療の公費医療助成の取扱い

「肝がん・重度肝硬変治療研究促進事業」による公費医療助成は，2018年12月から施行された。その概要は**図表18-2**で参照されたい。なお，2021年４月からは「通院医療の一部（定められた化学療法）の追加」が行われ，2024年４月からは「高額療養費の限度額を超えた２月目以降を公費助成」に変更された。厚労省の「肝がん・重度肝硬変治療研究促進事業について（健発0627第１号・平成30年6月27日）」等の通知，「肝がん・重度肝硬変治療研究促進事業取扱いマニュアル」，『「肝がん・重度肝硬変治療促進事業」の見直し（案）について（令和３年１月29日健康局事務連絡）』，『「肝がん・重度肝硬変治療研究促進事業」の見直しについて（令和６年衛生肝発0329第３号）』，各都道府県の本制度マニュアル・案内等に基づき作成した。

また，都道府県が実施主体となり，一部は都道府県独自の取扱いとなるものもあるので，必要に応じて都道府県に確認されたい。

１．公費助成までの流れ

本制度の助成対象者は，B型・C型肝炎による肝がんや重度肝硬変に関する保険給付を受けていて臨床調査個人票，研究への同意書を提出した一部の外来患者・入院患者で，なおかつ年収約370万円未満で高額療養費が直近２年で２回目以降となる者である。受けられる医療は肝

図表18-2　肝がん・重度肝硬変治療の公費医療助成の概要

実施主体	都道府県
対象者	B型・C型肝炎ウイルスに起因する肝がん・重度肝硬変に関する医療保険各法又は高齢者の医療確保に関する法律の医療に関する給付を受けている者で，臨床調査個人票及び研究への同意書を提出した者（所得制限：年収約370万円未満を対象）
対象医療	指定医療機関における肝がん・重度肝硬変の入院医療で，過去２年間で高額療養費の限度額を超えた月が既に３月以上の場合に，２月目以降に高額療養費の限度額を超えた月に係る医療費に対し，公費負担を行う。
公費負担者番号	３８××６０２× ３ケタ～４ケタ目は府県番号　８ケタ目は検証番号
資格確認	本制度の参加者証（受給者証・医療券）（有効期間は１年）
自己負担月額	１万円（都道府県によっては低所得者は負担なしとしている）
医療機関等	指定医療機関
財源負担	国１／２　地方１／２

図表18-3　肝がん・重度肝硬変治療の公費医療助成のフローチャート

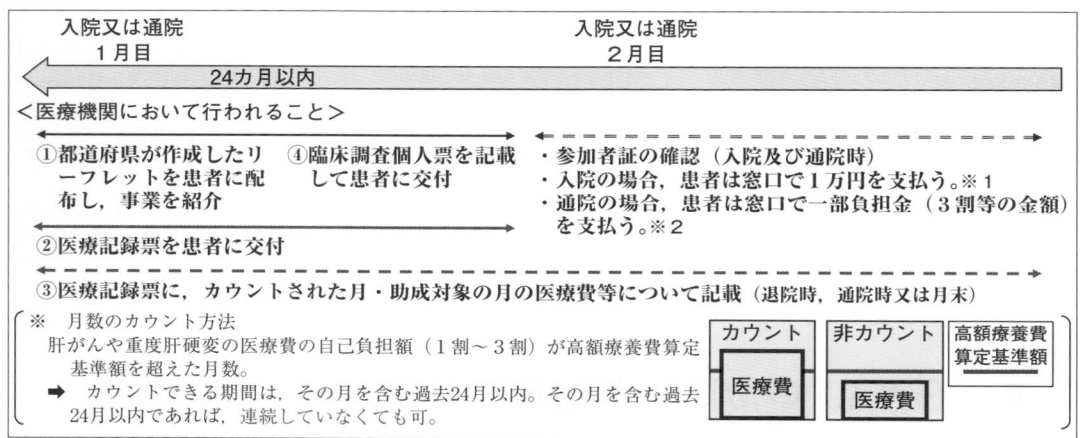

入院又は通院　１月目　　入院又は通院　２月目

24カ月以内

＜医療機関において行われること＞

①都道府県が作成したリーフレットを患者に配布し，事業を紹介

④臨床調査個人票を記載して患者に交付

・参加者証の確認（入院及び通院時）
・入院の場合，患者は窓口で１万円を支払う。※１
・通院の場合，患者は窓口で一部負担金（３割等の金額）を支払う。※２

②医療記録票を患者に交付

③医療記録票に，カウントされた月・助成対象の月の医療費等について記載（退院時，通院時又は月末）

※　月数のカウント方法
肝がんや重度肝硬変の医療費の自己負担額（１割～３割）が高額療養費算定基準額を超えた月数。
➡　カウントできる期間は，その月を含む過去24月以内。その月を含む過去24月以内であれば，連続していなくても可。

カウント：医療費　非カウント：医療費　高額療養費算定基準額

※１　入院の場合で参加者証の提示がないときは，患者は窓口で一部負担金（３割等の金額）を支払い，後日，都道府県に償還払いの請求を行う。
※２　通院の場合は，患者は窓口で一部負担金（３割等の金額）を支払い，後日，都道府県に償還払いの請求を行う。

がんや重度肝硬変に対する外来の一部の化学療法と入院医療である。患者負担は月額１万円である（**図表18-2**）。

肝がん・重度肝硬変の基準を満たす患者であることの確認から必要書類の提出，書類審査を経て，公費助成までの流れは**図表18-3**のとおりである。

２．対象患者

B型・C型肝炎による肝がんや重度肝硬変（以下「対象疾患」）の患者で年収，医療保険の階層区分（適用区分・年収の規定）等の要件をすべて満たすものである。治療研究促進事業のなかの公費医療助成であるため，要件には「治療研究班への臨床情報提供に同意する者」等も含まれている（**図表18-4**）。

３．助成対象の医療

対象疾患の通院・入院患者で，保険給付の対象になっているもの（**図表18-5**）。

４．指定医療機関

肝がん・重度肝硬変治療研究促進事業による公費医療を行う場合は，指定医療機関になる必要があり，都道府県に指定申請を行わなければ

図表 18-4 対象患者

① **条件**

・B型肝炎ウイルス・C型肝炎ウイルスによる肝がん・重度肝硬変と診断されている（診断・認定の基準：実務上の取扱い別添１，肝がん・重度肝硬変であることを判定するための病名：実務上の取扱い別添２）
・世帯年収約370万円未満
・研究班への臨床情報提供に同意して「臨床調査個人票及び同意書」※を提出した者
※ 知事が認定した対象者が県に提出した「臨床調査個人票及び同意書」は，県から厚生労働省に提出される。厚生労働省では，肝がん・重度肝硬変の治療効果，患者の生命予後や生活の質を考慮し，最適な治療を選択できるようにするための研究に活用される。

② **年齢区分と適用される適用（階層）区分**

年齢区分	適用（階層）区分
70歳未満	医療保険者が発行する限度額適用認定証又は限度額適用・標準負担額減額認定証の所得額の適用区分がエ又はオに該当する者
70歳以上 75歳未満	医療保険者が発行する高齢受給者証の一部負担金の割合が２割とされている者
75歳以上注）	後期高齢者医療被保険者証の一部負担金の割合が１割とされている者

注）65歳以上75歳未満であって，後期高齢者医療制度に加入している者のうち，後期高齢者医療被保険者証の一部負担金の割合が１割とされている者を含む。

図表 18-5 肝がん・重度肝硬変治療研究促進事業における公費助成の範囲

【入院】対象となる医療（肝がん・重度肝硬変入院関係医療）	**①肝がん・重度肝硬変入院医療（肝がん及び重度肝硬変の治療目的の入院と判断するための医療）** 肝がんの例） 手術：肝切除術，肝悪性腫瘍ラジオ波焼灼療法，血管塞栓術等 薬剤等：化学療法剤（ミリプラチン，ソラフェニブ等） 鎮痛薬（モルヒネ等） 重度肝硬変の例） 手術：食道・胃静脈瘤手術，内視鏡的胃・食道静脈瘤結紮術等 薬剤等：肝性浮腫・腹水，難治性腹水等の患者で，トルバプタン等を使用している場合 肝性脳症の患者で，慢性肝障害時における脳症の改善の効能効果を有する薬剤を使用した場合
	②肝がん・重度肝硬変の治療に関連する入院医療（肝がん・重度肝硬変入院医療を受けるために必要となる検査料，入院料その他当該医療に関係する入院医療で保険適用となっているもの） 例）入院基本料，血液検査，画像検査（腹部超音波，CT/MRI検査等），病理検査，薬剤管理料等
【入院】対象外の医療	**③それ以外の入院医療（①肝がん・重度肝硬変入院医療および②肝がん・重度肝硬変の治療に関連する入院医療以外の医療）** 例）骨折，肺炎等，肝がん・重度肝硬変と無関係の疾患に対する医療保険診療外の医療
【通院】対象となる医療	**肝がん・重度肝硬変に対する「分子標的薬を用いた化学療法」又は「肝動注化学療法」による通院治療**

図表 18-6　通院医療の償還請求の手続き

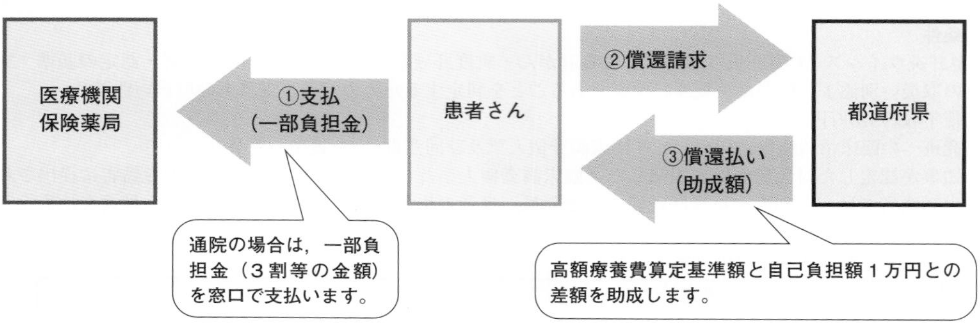

※　医療費償還払い請求書（別紙様式例7）に医療記録等の必要書類を添付して，請求者が居住する都道府県の担当課に提出する。

ならない。申請用紙は都道府県のホームページから入手するか，又は担当課に問合せされたい。

5．受給交付手続き

対象患者に該当する場合，患者の年齢や階層区分（適用区分）によって必要書類は多少異なるが，都道府県の担当課（都道府県によって異なる）に「公費負担医療受給申請書」「臨床調査個人票」「医療記録票」等の必要書類を提出する。提出された書類に基づき，都道府県の認定協議会等による患者の病状，高額療養費の状況等の審査を経て，参加証（県によって「受給者証」「医療券」）が交付される。

6．通院時の医療，償還請求の手続き

通院時の助成対象となる化学療法による治療の場合は，いったん保険単独とし，窓口で保険診療の負担割合（3割等）の負担金を徴収する。その後，患者が都道府県の担当課に必要書類を提出して，1万円の負担金を差し引いた額の償還を受ける（**図表18-6**）。レセプトで公費助成分の請求はできないので留意されたい。

7．2024年4月以降の医療機関の対応

通院時の医療が加わったことや，高額療養費の対象になった2月目から公費助成対象になったことに伴い，**図表18-7**のような取扱いになる。高額療養費対象となるのが2月目から（以前は3月目からだった）で公費助成が1月早まるため，1月目には臨床個人調査票を記載して患者に渡して，参加証（受給者証）の交付が間に合うようにする必要がある。

8．参加者証（医療証，受給者証）の様式

公費負担者番号，階層区分（適用区分），有効期限等が記載された参加者証が交付される。東京都で交付される「医療証」は**様式見本**（p. 256）のとおりである。有効期間は申請書類を受け付けた日の属する月の初日から1年以内である。

9．医療費の助成と自己負担

対象医療について，まず保険給付（高額療養費も含む）を行った後の自己負担相当額について，患者負担は1万円，残額が公費助成となる（**図表18-8**）。

10．運用時の留意事項

① 助成を受けるためには，参加者証（県によって「受給者証」「医療券」）を都道府県に申請する必要がある。申請にあたっては，申請する日の属する月も含めて指定医療機関において肝がん・重度肝硬変での医療（高額療養費の支給されたもの）が直近2年で2回目以降であることが要件とされている。

② 高額療養費算定基準額を超えた月が4回目以降の医療費が助成対象となる。また入院していたかどうかは，入院記録票で確認する。

図表18-7　肝がん・重度肝硬変治療研究促進事業への医療機関の対応

（2024年４月以降）

患者への周知

○都道府県が作成したリーフレットを患者に配布し事業を紹介。
○通院の場合，月の累計額が基準額を超えた回数が２回目以降のときは，患者に都道府県へ償還請求すれば，助成が受けられる旨を案内。

医療費等の記録

○医療記録票を患者に交付。
○医療記録票に，カウントされた月，医療費等について記載（退院時，通院時又は月末）。
※本事業の対象医療に係る医療費等を記載。
※同じ月における本事業の対象医療に係る一部負担金等の累計額が高額療養費の限度額を超えた場合，医療記録票のＢ欄の該当月に「○」を記載。
※入院治療又は通院治療が「分子標的薬を用いた化学療法」，「肝動注化学療法」又は「粒子線治療」に係る治療に該当する場合は，医療記録票の「分子標的薬等に係る治療の場合○印」欄に「○」を記載。
※同じ月における本事業の対象医療に係る一部負担金等の累計額によって，助成の条件となる月数にカウントされるか，また，助成対象となるかを判断するため，医療費等については，少額であっても全て記載する。

通院時に交付する処方箋の扱い

○肝がんの治療を行ううえで無関係と医師が判断する医薬品を１枚の処方箋で同時に処方するような場合には，処方箋に記載されている本事業の対象外の医薬品にマーカーを付ける等により対象外の医薬品が分かるようにした上で「マーカー部分が対象外」と記載する等，どのように区分したかが分かるようなコメントを処方箋の裏面等に記載。

その他

○カウント１回目に臨床調査個人票を記載して患者に交付（退院時，通院時又は月末）。
○カウント２回目以降，参加者証の確認（入院時，通院時）。

図表18-8　対象医療の費用負担内訳

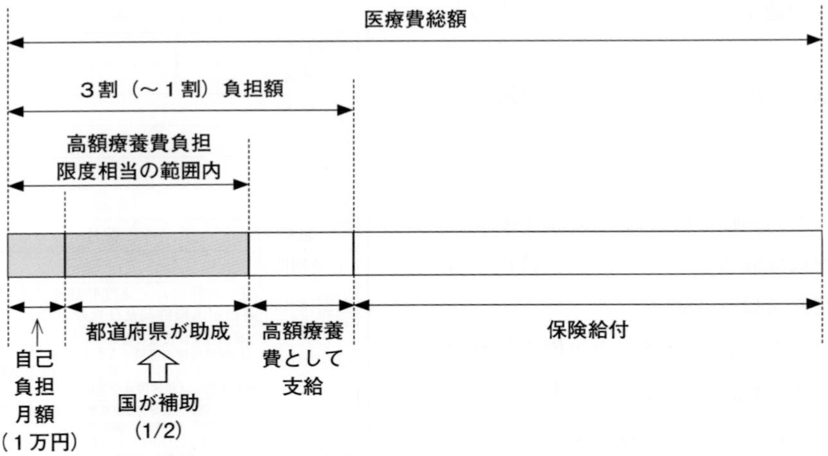

※①　患者の所得区分による高額療養費自己負担限度額相当額は患者負担１万円と公費助成
②　①を超える部分は保険給付
――となる。

③　助成対象の資格確認の証明書として都道府県から交付される参加者証（受給者証，医療券）を窓口で確認する。

④　参加者証の発行には，申請書と添付書類を提出し，都道府県の認定を受ける必要がある。申請書は都道府県のホームページ，担当課等で入手できる。

⑤　添付書類として必要な書類がいくつかあり，年齢などによって異なる。申請することになった場合は都道府県のホームページや担当課で確認する。

⑥　助成を受けるには，「研究事業への同意」が必要である。「臨床調査個人票」は「診断書」と「同意書」が１枚になっているもので，添付書類の一つとなっている。

⑦　助成を受けることができる医療は，指定医療機関における通院医療の一部または入院医療である。

⑧　助成を受けるためには所得制限がある。被保険者証等の適用区分（階層区分）は次のとおり。

・70歳未満：「限度額適用認定証」の適用区分「エ」又は「限度額適用・標準負担額減額認定証」の適用区分「オ」

・70歳以上：「高齢受給者証」又は「後期高齢者医療被保険者証」の一部自己負担割合が「２割」又は「１割」

⑨　医療記録証の交付や公費負担医療を行うためには指定医療機関になる必要がある。申請は都道府県の担当課で受け付けている。

⑩　医療記録票への記載のために限度額適用認定証等を窓口で確認する必要がある。

⑪　月額の自己負担額は，同一指定医療機関において保険者ごとに１万円（一部の都道府県では住民税非課税世帯では自己負担額なしのところもある）となる。

⑫　参加者証の取消し，医療保険の変更，他県への転出時には担当課への申請が必要になる。

⑬　医療費助成は原則として現物給付によるが，不可能な場合は償還払いで医療費の助成が受けられる。

11. レセプト記載方法

これまでの公費負担医療と同様に記載するが，「特記事項」欄は以下のように記載する。

参加証の適用区分に応じ「29区エ」又は「30区オ」と記載する。高額療養費多数該当の場合は「34多エ」または「35多オ」（70歳未満のみ）と記載する。

12. レセプト記載事例

全額公費対象医療の事例を**例36**として，公費分点数が生じる例を**例37**として掲載するので参照されたい。

様式見本

第39号様式（第７条関係）

（表）

㊓　医療券

（肝がん・重度肝硬変治療研究促進事業参加者証）

（本人負担有り）

負担者番号			
受給者番号			
対象者 住所			
対象者 氏名			
対象者 生年月日			
保険等 保険者番号		適用区分	
保険等 記号		番号	
有効期間			
自己負担月額	同一の肝がん・重度肝硬変治療研究促進事業指定医療機関及び保険者ごとに１万円		
助成内容	助成条件を満たした場合に限り，肝がん・重度肝硬変入院関係医療の費用のうち４月目以降の費用について，自己負担月額が同一の肝がん・重度肝硬変治療研究促進事業指定医療機関及び保険者ごとに１万円となる。		
助成条件	同一の肝がん・重度肝硬変治療研究促進事業指定医療機関で行われた肝がん・重度肝硬変入院関係医療（同一の保険者における自己負担額が高額療養費算定基準額を超えるものに限る）のうち，当該医療が行われた月以前の12月以内に，肝がん・重度肝硬変治療研究促進事業指定医療機関において肝がん・重度肝硬変入院関係医療（自己負担額が高額療養費算定基準額を超えるものに限る）を受けた月が既に３月以上ある月のもの		

上記の通り決定します。

東京都知事　　印

（日本工業規格Ａ列５番）

例36

主治医の判断により「肝がん・重度肝硬変入院関係医療」とした場合のレセプト記載例
（入院関係医療を受けるための入院時に，肝炎治療特別促進事業の対象医療を受けた事例）
・70歳未満の適用区分エ（自己負担割合：３割）
・全額公費負担医療対象医療費

レセプト記載例

診療報酬明細書（医科入院）　令和　年６月分

1医科	1社	2 2併	1本入

保険者番号	0	6						

－									－	
公費負担者番号①	3	8	1	3	6	0	2	4	公費受給者番号①	
公費負担者番号②									公費受給者番号②	

氏名		特記事項
		29区エ
職務上の理由		

診療実日数		
	保険	1 1
	公①	1 1
	公②	

※高額療養費　円

療養の給付	請求　点	※決定　点	負担金額　円	食事・生活療養	回	請求　円	※決定　円	(標準負担額)　円
保険	60,000		57,600	保険	0	0		0
公費①	60,000		10,000	公費①				
公費②				公費②				

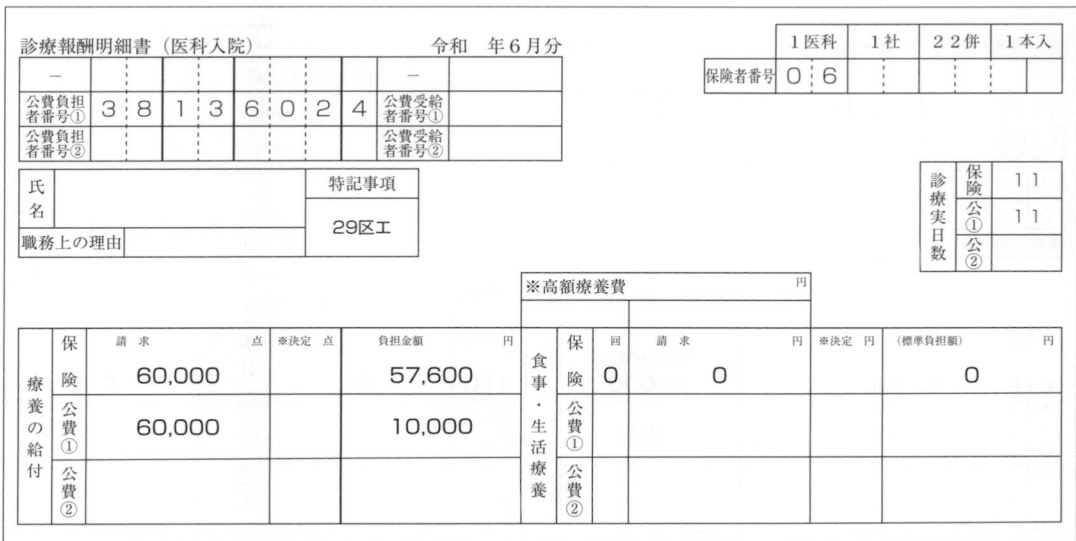

◇公費（肝がん・重度肝硬変治療研究促進事業）対象医療費

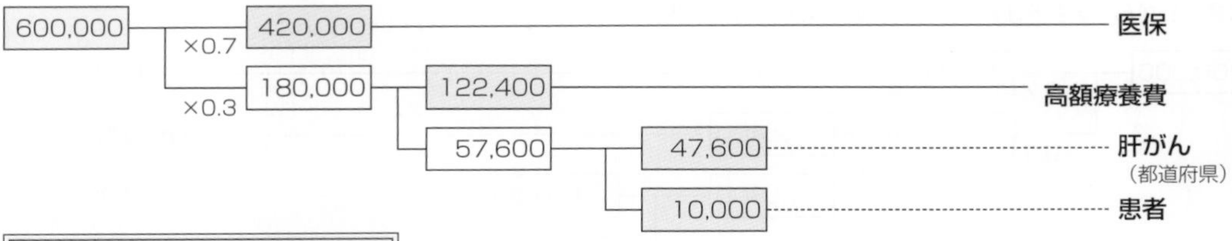

合計

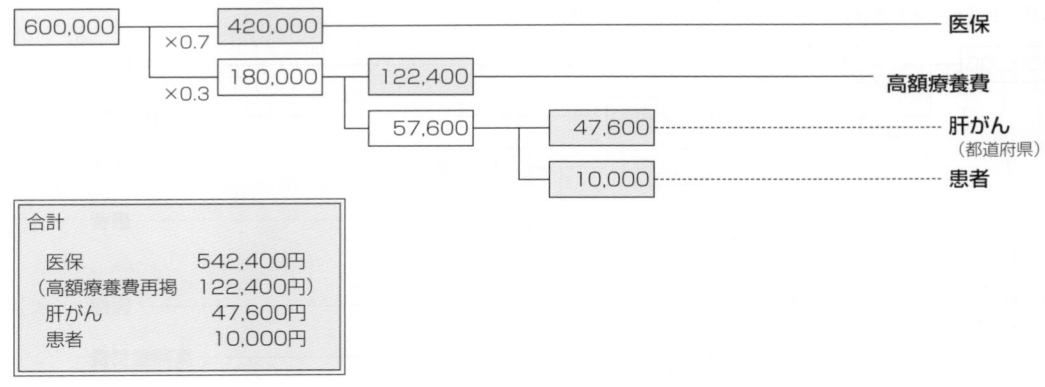

医保	542,400円
（高額療養費再掲	122,400円）
肝がん	47,600円
患者	10,000円

例37

・70歳未満の適用区分エ（自己負担割合：３割）
・公費対象入院関係医療（医療費200,000円）と公費対象外医療費（同200,000円）がある
・保険診療は多数回該当が適用
・入院関係医療で現物給付を実施

レセプト記載例

診療報酬明細書（医科入院）　令和　年６月分

1医科	1社	2 2併	1本入

保険者番号	0	6						

公費負担者番号①	3	8	1	3	6	0	2	4	公費受給者番号①
公費負担者番号②									公費受給者番号②

氏名		特記事項
職務上の理由		29区エ

診療実日数	
保険	18
公①	18
公②	

※高額療養費　円

療養の給付	請求　点	※決定　点	※負担金額　円
保険	40,000		(57,600) 92,000
公費①	20,000		10,000
公費②			

食事・生活療養	回	請求　円	※決定　円	（標準負担額）　円
保険	0	0		0
公費①				
公費②				

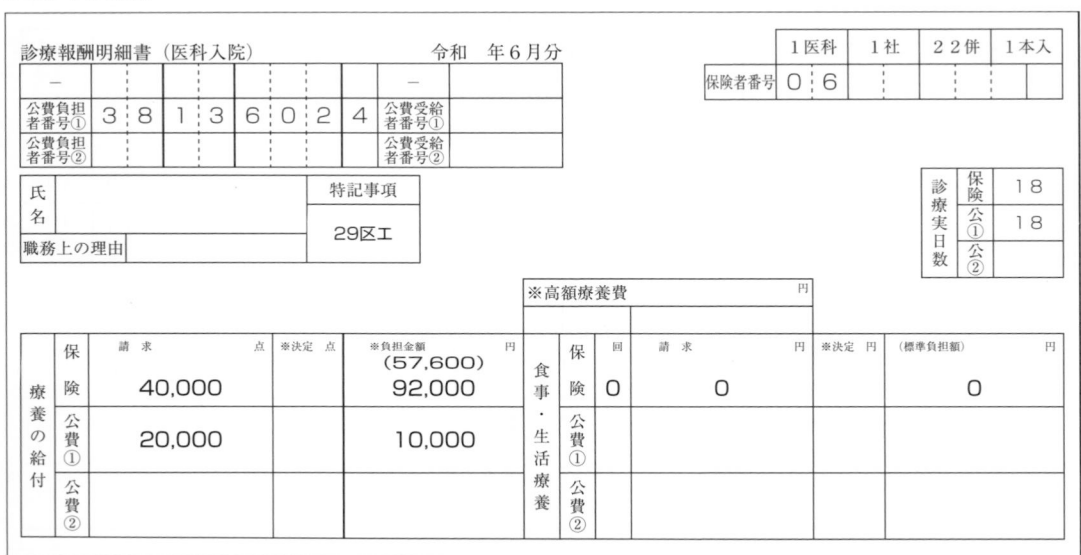

※　医療保険における患者負担相当額（公費併用分57,600円，保険単独分34,400円）のうち公費併用分を上段にカッコ書きで再掲する。

◇公費（肝がん・重度肝硬変治療研究促進事業）対象医療費

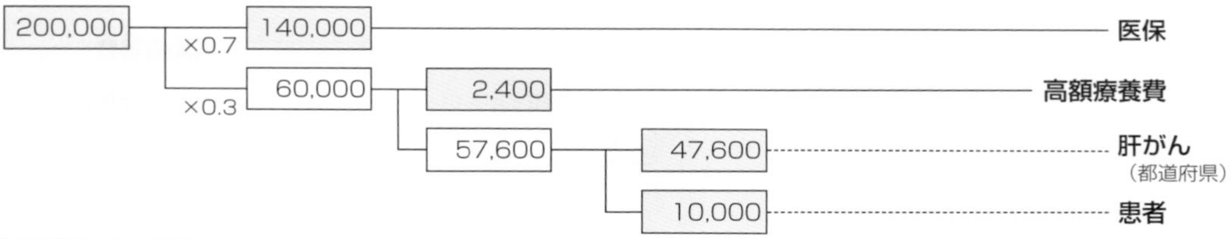

◇公費対象外医療費

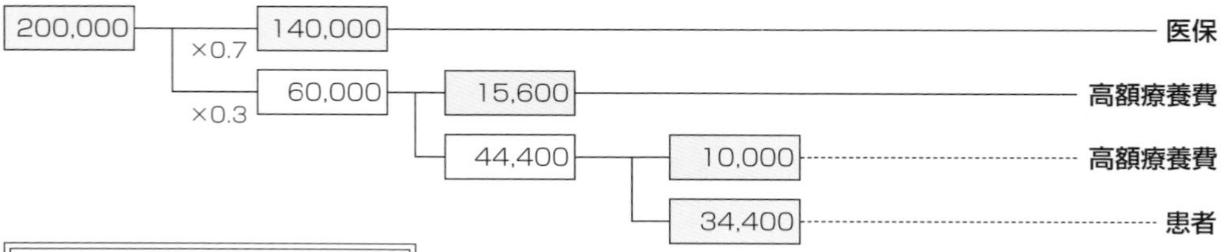

合計

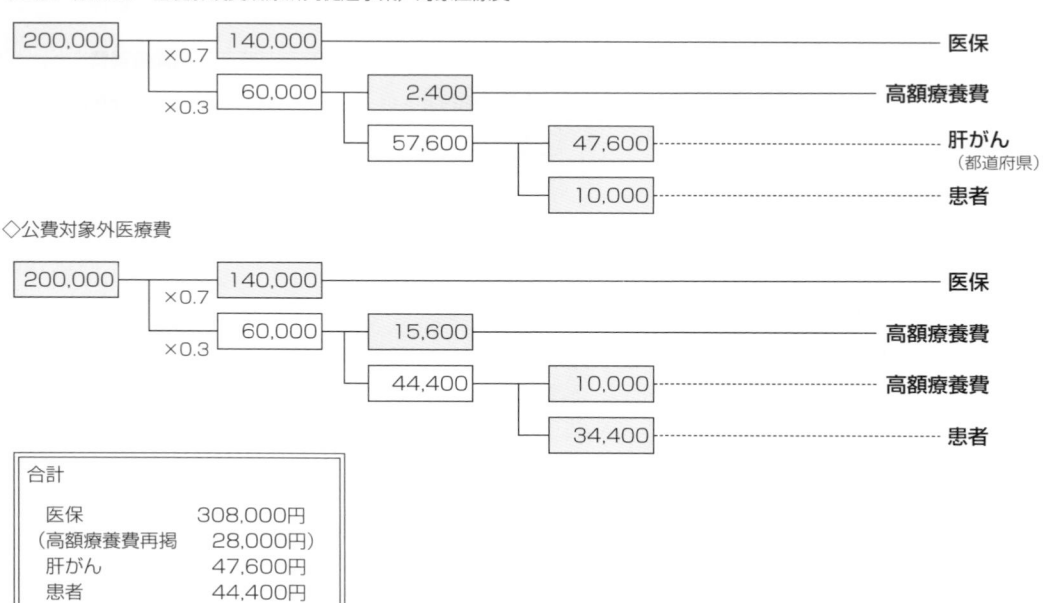

医保	308,000円
（高額療養費再掲	28,000円）
肝がん	47,600円
患者	44,400円

付　表

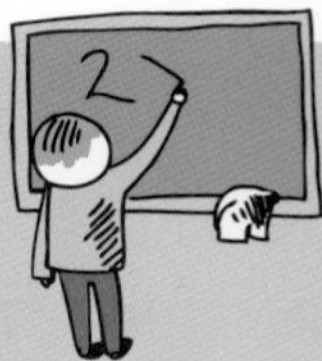

各自治体の公費制度

Ⓐ**京都子育て支援医療費助成事業**（㋙：法別45・京都府）
Ⓑ**重度心身障害者医療費助成制度**〔法別82（一部市町村のみ・埼玉県）〕
Ⓒ**障害者医療費助成制度**（㊕：法別82・愛知県）
Ⓓ**「ウイルス肝炎医療費」の助成制度**（法別38・東京都）
Ⓔ**感染症・結核通院医療**（一般医療：法別10〈93＊〉・東京都）
Ⓕ**自立支援医療**（精神通院医療：法別21〈93＊〉・東京都）
Ⓖ**東京都大気汚染医療費助成制度**（法別82・東京都）
Ⓗ**外国人の医療**（全国）
Ⓘ**行旅病人及び行旅死亡人取扱法の医療**（全国）
Ⓙ**福島県子ども医療費助成制度**（福島県）

特別資料　東北地方太平洋沖地震（東日本大震災）被災者に対する取扱いについて

1．本書では，主な公費負担医療について解説しているが，その他にも数々の公費負担医療が実施されている。最近患者数が増加傾向にある外国人の医療制度・行旅病人，行旅死亡人取扱法の医療と，各都道府県または市町村独自に運用されている制度のごく一部になるが，ご紹介したい。なお，各制度の解説については，公表されている内容，ご提供いただいた資料に基づき掲載するので，表記方法が統一されていないがご了承いただきたい。また，本書刊行時点より変更されていないか，受給者証等で確認されたい。疑義がある場合は，それを行っている団体等に確認されたい（連絡先は受給者証等に記載されている）。

2．2011年３月に発生した東日本大震災で多くの死傷者，物的損害が生じた。お亡くなりになった方には心より哀悼の意を表すとともに，療養中の方，物的損害を受けられた方にお見舞い申し上げたい。

被災者の方が医療を受ける場合に，保険証なしでも保険診療が受けられ，保険診療の一部負担の猶予，免除をはじめとする特別措置がとられた。この助成制度は2021年４月現在，原発事故被災者のうち国保，後期高齢者（避難指定除外区域や上位所得者を除く）は2021年３月以降，2021年２月まで一部負担金の免除等が延長された。その他の被災者は，2019年12月まで岩手県被災者のうち国保，後期高齢者については，県独自の免除をするところ等を除き，免除が打ち切られた。

東日本大震災は被災者の数が多いこと，被災地（岩手，宮城，福島３県等）から全国各地に避難された方が2024年になってもまだまだおられることから，全国の医療担当者にこの取扱いを記憶にとどめていただくことが重要である。

また，近年の異常気象で今後大きな災害が発生する可能性が高まっていることから，東日本大震災の被災者の医療の取扱い，請求方法等について，震災直後の2011年４月15日まで発出されている事務連絡等に基づきまとめた。さらにその後2023年４月までに追加の通知で免除証明書の交付，免除期間の延長などについても巻末に掲載した。今後このような災害が起こらないことを願うが，緊急時に国がこのような措置を取ることを今後の参考にしていただきたい。

Ⓐ京都子育て支援医療費助成事業（㋮：法別45・京都府）

2001年９月に結成された「乳幼児医療費京都ネット」（京都府保険医協会等で構成）は，府内の自治体に対し，乳幼児の一部負担軽減について継続的に要求活動を行ってきた。この呼びかけは府内に大きく広がり，2002年４月以降，乳幼児医療費助成制度の対象年齢を就学前あるいは中学校卒業まで拡大する自治体が，北部・中丹部を中心に急速に拡大した。

また，2002年10月の健康保険法改定で３歳未満乳幼児の外来一部負担が２割に引き下げられたことにより，府内での助成拡大を求める声がさらに大きくなった。京都府は，2003年９月より入院・外来ともに対象年齢を就学前まで拡大，2007年９月より入院分の対象年齢を小学校６年生まで拡充（一部負担金月200円），４歳から就学前の入院外分の１月3,000円を超える一部負担金を償還払いされる制度を導入し，制度の名称も変更した。

2012年９月には，この外来分の償還払い制度が中学校入学前まで拡充され，同時に訪問看護療養費も対象となった。

さらに2015年９月から入院・入院外とも対象年齢が中学校卒業まで拡大された。いずれも所得制限はない。

１．対象者

医療保険に加入し，京都府内に居住する以下の乳幼児，児童，生徒

入院・入院外：中学校卒業まで

＊　多くの市町村が対象を拡大している。

２．適用除外

(1)生活保護法の保護を受けている世帯の乳幼児，児童，生徒

(2)他の法令等により子育て支援医療と同等な医療給付を受けられる者

・重度心身障害児（者）医療の対象者

・ひとり親家庭等医療の対象者

(3)いずれの保険にも加入していない者

３．受給の手続き

京都市は地域福祉課・児童家庭課合同分室，府内は市町村の福祉医療担当課に申請する。

申請手続きには，子どもの名前が記載された健康保険証が必要。

対象者には「京都子育て支援医療費受給者証」（以下，「受給者証」という）が交付される。

４．資格の確認

受給者証と被保険者証を確認する。

受給者証の有効期間は，始期は原則として出生日（転入の場合は転入日）である。

入院外分の一部負担金月200円については満３歳に達する日の属する月の末日までとなっている（誕生日が１日の場合は前月末まで）。

５．給付の内容

(1)　入院

出生日から満15歳に達する日以後の最初の３月31日までの乳幼児・児童を対象に，１医療機関ごとに医療保険の一部負担金のうち１カ月当たり200円を控除した額が助成される。医療保険の給付が認められないものは助成の対象とならない。

(2)　入院外

①出生日から３歳未満まで

１医療機関ごとに医療保険の一部負担金のうち１カ月当たり200円を控除した額が助成される。訪問看護療養費の基本利用料も助成の対象となる。院外処方せん発行の場合，調剤薬局での一部負担は生じない。

②３歳以上から中学３年生まで

医療機関等（保険薬局，療養費を含む）の一部負担金，１月1,500円は患者負担を控除した額が助成される。原則は申請による償還払い制度だが，200円負担で現物給付する等，給付を拡充している市町村が多い。

(3)　償還申請手続

京都府外の医療機関に受診した場合や，受給者証の交付を受ける前など，受給者証を持参せずに受診し，窓口で一部負担を支払ったとき，あるいは，償還払いの対象者の場合は，居住地の福祉事務所，役所，役場に償還払いを申請する。

６．一部負担金

(1)　入院（中学校卒業まで）・入院外（小学６年生まで）

医療機関ごとに１カ月につき200円。

＊入院時食事療養費の標準負担額は別途徴収する。

⑵　入院外（中学１年生から中学３年生まで）

１カ月につき1,500円超を現物給付しているほか，200円負担で現物給付する等，拡大している市町村が多い。

7．請求方法

⑴　加入保険が社保の場合，診療報酬明細書は単独扱いとし，子育て支援医療費は「福祉及び子育て支援医療費請求書」（医療保険用・白色）により国保連合会に請求する。

⑵　加入保険が国保の場合，診療報酬明細書は公費併用扱いとし，国保連合会に請求する。

Ⓑ重度心身障害者医療費助成制度〔法別82（一部市町村のみ・埼玉県）〕

1．対象者

医療保険各法の被保険者，組合員若しくは被扶養者であって各市町村内に住所を有する次のいずれかに該当する者

⑴　１級から３級までの「身体障害者手帳」所持者

⑵　療育手帳Ⓐ・A・Bの所持者

＊療育手帳の障害の程度はAが日常生活で常時介護を必要とする重度の者，BがIQ50以下の知的障害者で生活に一部介助を必要とする中度の者，Ⓐは重度のうち特に重度の者をいう。

⑶　精神障害者保健福祉手帳１級の交付を受けている者（精神病床への入院を除く）

⑷　2014年12月31日までに65歳以上の者であって，高齢者医療確保法で定める程度の障害の状態にある旨の市（町・村）長の認定を受けた者（65歳以上で後期高齢者医療被保険者証を持っている者・ただし2015年１月以降に認定を受けた者は対象外）

⑸　生活保護法による保護を受けていない者及び乳幼児医療費，ひとり親家庭等医療費の支給を受けていない者

2．申請の手続き

⑴　対象者は市町村（図表１）に申請し，受給資格の登録をする。

⑵　対象者には「受給者証（受給証明書）」が交付される。

3．資格の確認

医療機関は受給者証と被保険者証を確認する。

4．給付の内容

⑴　重度心身障害者の疾病又は負傷に関する，医療保険各法の自己負担分。

⑵　原則として償還払い。

⑶　現物給付を行っている市町村もある。

＊現物給付を行っている市町村の患者が他の市町村で受診した場合は，原則償還払い。ただし，市町村によっては他の市町村の患者でも現物給付の取扱いをするところもある。

⑷　入院時食事療養標準負担額，入院時生活療養標準負担額は給付されない。

＊全額または半額を助成している市町村もある。

⑸　医療保険の給付が認められないものは助成の対象とはならない。

例：健康診断料，差額ベッド代，おむつ代，保険外の入れ歯等

5．一部負担金

患者の負担はなくなるが，窓口では一旦，医療保険各法の自己負担分を受領する（現物給付の場合を除く）。

6．請求方法

市町村により次の⑴～⑶のいずれかの方法で患者負担金相当額を支給している。取扱いの詳細については各市町村に確認されたい。

⑴　償還払い実施市町村の医療機関

患者の持参した「支給申請書」に必要事項を記入し，患者が市町村へ直接請求する。

⑵　申請の手続きを簡素化している市町村の医療機関

①窓口でいったん自己負担分を受領し，患者が提出した申請書を医療機関で取りまとめ，市町村へ提出する。

②あらかじめ指定された患者の口座へ振り込まれる。

＊市町村によって，申請書は窓口に備える場合とあらかじめ患者が準備している場合とある。

＊他市町村の患者は，償還払いとなる。

図表1　重度心身障害者医療費実施市町村一覧

	市町村名		市町村名		市町村名		市町村名		市町村名
あ	上尾市		川越市		白岡市		羽生市		宮代町
	朝霞市		川島町	す	杉戸町		飯能市		三芳町
い	伊奈町	き	北本市	そ	草加市	ひ	東秩父村	も	毛呂山町
	入間市		行田市	ち	秩父市		東松山市	や	八潮市
お	小鹿野町	く	久喜市	つ	鶴ヶ島市		日高市	よ	横瀬町
	小川町		熊谷市	と	ときがわ町	ふ	深谷市		吉川市
	桶川市	こ	鴻巣市		所沢市		富士見市		吉見町
	越生町		越谷市		戸田市		ふじみ野市		寄居町
か	春日部市	さ	さいたま市	な	長瀞町	ほ	本庄市	ら	嵐山町
	加須市		坂戸市		滑川町	ま	松伏町	わ	和光市
	神川町		幸手市	に	新座市	み	三郷市		蕨市
	上里町		狭山市	は	蓮田市		美里町		
	川口市	し	志木市		鳩山町		皆野町		

※1　上記市町村では，現物給付を行っているところと，償還払いをしているところがあるので，レセプト作成時には各市町村に確認されたい。

※2　各市の市役所の支所でも申請等を受け付けているところがあるが省略した。

⑶　現物給付実施市町村の医療機関

①自己負担分を専用用紙で市町村へ請求する。

＊他市町村の患者は，償還払いとなる。

＊詳細は各市町村に確認していただきたい。

②レセプト請求（現物給付）を実施している市町の医療機関

公費併用扱いとし，レセプト及び診療報酬請求書により，社保は支払基金，国保は国保連合会に請求する。

＊他市町村の患者は，償還払いとなる。

＊詳細は各市町村によられたい。

7．事務手数料について

医療機関の事務負担等を考慮し，証明書1件につき県から医師会，歯科医師会，薬剤師会に事務手数料が一括で支払われている。

©障害者医療費助成制度（㊕：法別82・愛知県）

1．対象者

医療保険に加入し，愛知県内に居住する次のいずれかに該当する者

⑴　1級から3級までの「身体障害者手帳」所持者（ただし，じん臓機能障害の方は1級から4級，進行性筋委縮症の方は1級から6級）

⑵　精神障害者保健福祉手帳1，2級の所持者

⑶　IQ50以下と判定されている知的障害者

⑷　精神科等医師により自閉症状群と診断されている者

⑸　特定医療費受給者証（指定難病）所持者で日常生活が著しい制限を受けると医師に証明された者

＊1）名古屋市を除き所得制限はない。

2）名古屋市の所得制限額（特別障害者手当受給限度）

扶養親族数	障害者本人
0人	3,604,000円
1人	3,984,000円
2人	4,364,000円

※1　以下，扶養親族等が1人増えると38万円加算される。

※2　老人扶養親族等がいる場合，医療費控除等がある場合は基準額が変わるので，県庁・市町村担当課に確認されたい。

2．適用除外

⑴　高齢者医療確保法の医療対象者（要件を満たせば給付対象としている市町村もある）

⑵　生活保護法の受給者

⑶　中国残留邦人等に対する医療支援給付の対象者

⑷　こども医療の対象者

(5) 他の法令等により，障害者医療と同等な医療給付を受けられる者

＊複数の福祉医療制度に該当する場合の優先順位は次の通りである。(左側が優先)

「㋙」＞「㋞」＞「㋭」＞「㋝」

3．受給の手続き

対象者には申請により「㋞：障害者医療証」が交付される。なお医療証には性別表記がない。

4．資格の確認

医療証と医療保険の被保険者証を確認する。有効期間は原則1年となっている。

5．給付の内容

(1) 医療保険の一部負担金が助成される。

(2) 入院時食事療養費・生活療養費の標準負担額は，助成の対象とならない。

(3) 高額療養費・家族療養附加金の支給がある場合は，助成額から控除する。

6．一部負担金

医療証と医療保険の被保険者証を確認した場合は，障害者の診療にかかわる窓口における一部負担金は徴収しない。なお入院時食事療養費標準負担額は自己負担となる。

＊医療保険の給付が認められないものは助成の対象とならない。また，医療証等が提出できなかった場合等は償還払いで給付を受けられる。

7．請求方法

(1) 加入保険が社保の場合は，診療報酬明細書は単独扱いとし，一部負担金は㋙㋞㋭㋝医療費請求書（連記式)」により請求する。請求先は，国保連合会である。

(2) 加入保険が国保組合の場合も，社保と同じ㋙㋞㋭㋝医療費請求書により請求する。

(3) 加入保険が市町村国保の場合は，診療報酬明細書は併用扱いとし，「公費負担者番号」欄に「82230004」，「受給者番号」欄に「9999996」と記入して，国保連合会に請求する。

(4) 患者が県外で受診した場合，助成金は償還払いとなる。

Ⓓ「ウイルス肝炎医療費」の助成制度（法別38・東京都）

1．制度の概要

東京都では2007年10月より都独自の助成制度としてB型肝炎インターフェロン治療医療費助成を行ってきた。国が2008年4月に全国制度として医療費助成制度を創設することに伴い，東京都独自に行ってきた制度の給付対象にC型肝炎ウイルスも加えて，国の制度と統合した。市町村民税非課税世帯は一部負担金なしとする上乗せ給付がある。制度の概要等は図表2のとおりである。

2．取扱い医療機関

東京都とウイルス肝炎治療の医療費助成制度の取扱い契約を結んだ医療機関。ただし，東京都医師会加入医療機関は一括契約のため手続き不要。

3．制度の概要

(1) 対象者と範囲

B型・C型ウイルス肝炎（肝がんの合併のある者を除く）でインターフェロン治療中の者のインターフェロン治療に関する費用。

(2) 資格確認・㋻医療券

制度を利用するためには地域の保健所等（特別区)，市町村担当窓口（多摩，島しょ地域）への申請が必要になる。申請が受理されると新たな㋻医療券が交付される。有効期間は保健所等に申請した月の初日から1年となる。医療費助成は1人につき1回とされているが，医学的にインターフェロン再治療が有効と認められる一定の条件を満たす場合は，2回目の助成を受けることができる。なおB型ウイルス性肝炎のインターフェロン治療の場合，要件を満たせば3回目の助成を受けることができる。

(3) 公費負担者番号と患者負担

公費負担者番号は同じであるが，住民税課税状況により患者負担が異なる（図表2参照)。具体的には以下のとおり。

(ア) 患者負担あり（住民税課税の場合)

負担金：所得によって1万円または2万円

(イ) 患者負担なし（住民税非課税の場合)

ただし，(ア)(イ)とも入院時食事療養費・生活療養費の標準負担額は患者負担となる。

また，申請後新たな㋻医療券が届くまでの間に支払った医療費は償還払いの対象となる。償還払いの申請用紙は医療券送付時に同封されている。

図表２　ウイルス肝炎医療費助成制度の概要

	B型・C型ウイルス肝炎インターフェロン治療医療費助成制度	
制度の位置づけ	国庫補助事業に一部上乗せ	
対象薬剤 （東京都内在住の者） 〈主なもの（詳細は東京都のホームページ参照）〉	〈B型ウイルス肝炎〉 １　インターフェロン治療（インターフェロン製剤，ペグインターフェロン製剤による治療） ２　核酸アナログ製剤治療 〈C型ウイルス肝炎〉 １　インターフェロン治療 (1)　インターフェロン単剤治療 (2)　（ペグ）インターフェロン及びリバビリン併用治療 (3)　ペグインターフェロン，リバビリン及びプロテアーゼ阻害剤３剤併用療法 ２　インターフェロンフリー治療 【セログループ１（ジェノタイプ１）が対象】 ダクラタスビル・アスナプレビル併用療法 レジパスビル／ソホスブビル配合錠による治療 オムビタスビル水和物・パリタプレビル水和物・リトナビル配合剤による治療 エルバスビル及びグラゾプレビル併用療法 ダクラタスビル塩酸塩・アスナプレビル・ベクラブビル塩酸塩配合錠による治療 グレカプレビル水和物／ピブレンタスビル配合剤による治療 【セログループ２（ジェノタイプ２）が対象】 ソホスブビル・リバビリン併用療法 オムビタスビル水和物・パリタプレビル水和物・リトナビル配合剤及びリバビリン（レベトールカプセル200mgに限る）併用療法 グレカプレビル水和物／ピブレンタスビル配合剤による治療 【セログループ１（ジェノタイプ１）・セログループ２（ジェノタイプ２）以外が対象】 ソホスブビル・リバビリン併用療法 グレカプレビル水和物／ピブレンタスビル配合剤による治療	
公費助成対象期間〈主なもの〉	プロテアーゼ阻害剤３剤併用療法，ダクラタスビル･アスナプレビル併用療法，ソホスブビル･リバビリン併用療法〔セログループ（ジェノタイプ）１・２以外〕	７カ月
	オムビタスビル水和物･パリタプレビル水和物･リトナビル配合剤及びリバビリン（レベトールカプセル200mgに限る）併用療法による治療	５カ月
	ソホスブビル･リバビリン併用療法〔セログループ（ジェノタイプ）２〕，レジパスビル／ソホスブビル配合錠による治療，オムビタスビル水和物・パリタプレビル水和物・リトナビル配合剤による治療，エルバスビル及びグラゾプレビル併用療法，ダクラタスビル塩酸塩・アスナプレビル・ベクラブビル塩酸塩配合錠による治療，C型代償性肝硬変に対するグレカプレビル水和物／ピブレンタスビル配合剤による治療〔セログループ（ジェノタイプ）１又はセログループ（ジェノタイプ）２〕，C型慢性肝炎・C型代償性肝硬変に対するグレカプレビル水和物／ピブレンタスビル配合剤による治療〔セログループ（ジェノタイプ）１・２以外〕	４カ月
	C型慢性肝炎に対するグレカプレビル水和物／ピブレンタスビル配合剤による治療〔セログループ（ジェノタイプ）１又はセログループ（ジェノタイプ）２〕　＊C型慢性肝炎に対する前治療歴に応じて４カ月とすることができる。	３カ月
	注）助成対象の薬剤の詳細や追加は次頁の担当課に確認されたい。	
助成の範囲	各医療機関（薬局を含む）の支払いの累計が自己負担を超える助成対象医療費を助成（自己負担上限額管理票による）。また，要件を満たせば３回目の治療費まで助成される。	
自己負担限度額	①区市町村民税非課税世帯　自己負担なし ②区市町村民税が235,000円未満の世帯　月額１万円 ③区市町村民税が235,000円以上の世帯　月額２万円 ＊入院時食事療養費・生活療養費自己負担分は自己負担	
認定期間	１年以内で治療予定期間に即した期間（医学的にインターフェロンの再治療が有効と認められれば２回目の助成も可）	

(4) 自己負担上限管理

複数の医療機関や薬局での負担金を合算し，自己負担上限額まで負担することとされている。自己負担の額は「自己負担上限額管理票」（p. 251）を患者が管理し，その範囲で医療機関が確認して窓口徴収を行う。

4．請求方法

医療保険または後期高齢者医療と公費併用レセプトを，支払基金または国保連合会に提出する。

5．東京都の担当課

東京都福祉保健局保健政策部疾病対策課（TEL：03-5320-4472）

Ⓔ感染症・結核通院医療（一般医療：法別10〈93＊〉・東京都）

＊都の制度は国の公費による助成に上乗せ給付となる。

公費負担者番号は「93137008」

1．疾病等の範囲

肺結核，肺外結核

＊29歳以下で比較的最近結核に感染したと考えられる方などで発病の危険が高い方への予防内服（初感染結核）も含む

2．対象者

(1) 国の制度

上記の疾病に該当する方（医療保険等加入の有無を問わない）

(2) 都の制度

次のいずれにも該当する方

①国の制度による患者票の交付を受けた方で，医療保険に加入されている方

②区市町村民税非課税の方

ただし，他の法令等による給付により自己負担を生じない方，国民健康保険法の被保険者及び後期高齢者を除く。

3．認定期間

申請書を受理した日から6月以内の日まで

4．公費負担額

(1) 国の制度

(1)承認された結核医療について，その費用の95%を公費負担（保険給付を含む）する。ただし，各種医療保険等を先に適用する。

(2)承認された結核通院医療のうち，介護保険法による介護療養型医療施設等における短期入所，療養介護，介護療養施設サービスにかかる特定診療費について，その費用の95%を公費負担する。ただし，介護保険を先に適用する。

(2) 都の制度

承認された結核医療について，国の制度適用後の残り5%を助成（介護保険法による費用は除く）。

＊区市町村の国民健康保険の被保険者のうち，区市町村民税非課税の方で，結核通院医療給付金受給者証の交付を受けている方は，国の制度適用後の残り5%が東京都から公費で給付されるので，結核医療に要する費用については，自己負担なし（介護保険法による介護療養型医療施設等における短期入所，療養介護，介護療養施設サービスにかかる特定診療費については，5%を自己負担する）。

→認定された方は，

① 国または都の制度の両方に該当する方は，医療に要する費用については負担なし。

介護療養型医療施設等における短期入所療養介護，介護療養施設サービスにかかる特定診療費については，5%を自己負担する。

② 国の制度のみに該当する者は，5%を自己負担する。

5．その他

(1) 取扱い医療機関等

指定医療機関

(2) 根拠法令等

国の制度：感染症予防・医療法第37条の2

都の制度：感染症法施行細則

Ⓕ自立支援医療（精神通院医療：法別21〈93＊〉・東京都）

＊都の制度は国の公費による助成に上乗せ給付となる。

1．疾病等の範囲

精神障害および精神障害に起因して生じた病態

2．対象者

⑴　国の制度

上記の障害により継続的な通院医療を必要とする方（医療保険等加入の有無を問わない）

⑵　都の制度

次のいずれにも該当する方

①国の制度による患者票の交付を受けた方で医療保険等に加入されている方

②区市町村民税非課税の方

ただし，他の法令等による給付により自己負担を生じない方を除く。

3．認定期間

申請書を受理した日から，助成開始日から起算して1年以内（更新申請は有効期限の概ね3カ月前から行うことができる）。

4．公費負担額

⑴　国の制度

①対象疾患に係る医療に要する費用について，90%を公費負担（保険給付も含む）する。ただし，各種医療保険等を先に適用する。

②対象疾患に係る介護保険法による訪問看護に要する費用について，その90%を公費負担（保険給付も含む）する。ただし，介護保険を先に適用する。

⑵　都の制度

市町村民税非課税の患者について，認定疾病に係る医療に要する費用について，国の制度適用後の残り10%を助成する（介護保険法による訪問看護に要する費用は除く）。

5．その他

医療機関等：自立支援医療（精神通院）指定医療機関

公費負担者番号：93133007

根拠法令等：

（国の制度）障害者総合支援法

（都の制度）東京都難病患者等に係る医療費等の助成に関する規則

Ⓖ東京都大気汚染医療費助成制度（法別82・東京都）

1．制度の概略

東京都大気汚染医療費助成制度（以下，「本制度」）は，東京都が1972年10月から行ってきた「大気汚染の影響を受けると推定される疾病に罹患した患者」に対する医療費助成制度である。

患者やその世帯の所得制限は設定されておらず，公費助成の対象患者であれば申請可能である。ただし，禁煙予定のない喫煙者は助成の対象外である。2015年4月の制度改定により，18歳以上の患者の新規認定は中止され，自己負担金（月額6,000円）が設定された。これに伴い，自己負担限度額管理票（東京都大気汚染医療費助成用）が設定された。医療券と一緒に窓口で提示する。

本制度のマル都医療券の有効期間は，申請日から起算して2年を経過した日以降の直近の誕生日の属する月の末日まで（更新の場合は2年間）となっており，有効期間が長いのが特徴（本制度以外のマル都医療券の有効期間は半年～1年間）。自動更新はされず，患者が手続きをする必要がある。期限切れとなる1カ月前までに更新を行えば，切れ目なく助成を受けられる。

本制度の概要を図表3にまとめたので参照されたい。詳細については東京都福祉保健局のホームページ（https://www.fukushihoken.metro.tokyo.lg.jp/kankyo/kankyo_eisei/taiki/iryouhi/t_gaiyou.html）に掲載されている。

2．公費助成の対象疾病と対象患者

気管支ぜん息，慢性気管支炎，ぜん息性気管支炎，肺気腫，およびそれらの続発症が助成対象となっているが，18歳未満と18歳以上では対象疾患が異なり，18歳以上の場合は気管支ぜん息およびその続発症に限られ，2015年4月以降は18歳以上の新規認定が打ち切られた。また，2015年3月までの18歳以上の既認定者は2017年度以降，継続申請は可能である。

3．続発症とは

続発症とは，対象となる4疾患を原疾患として二次的に起こりうる疾患のことである。続発症に関しても個別に認定を受け，医療券に続発症の傷病名が記載されていない限り，助成の対象とはならない。

なお，肺炎や気管支炎，アレルギー性鼻炎，ア

トピー性皮膚炎，薬剤の副作用による糖尿病や胃潰瘍等は続発症とは認められず，公費助成は受けられない。

4．助成範囲

医療券に記載されている対象疾患の医療費について，各種医療保険等を適用し，その自己負担額（入院時食事療養標準負担額・生活療養標準負担額を除く）が助成される。

また，主治医診療報告書の文書作成料や検査費用などの申請費用は助成の対象とはならない（主治医診療報告書の文書作成料を自費徴収することは差し支えない）。

5．取扱い機関

東京都内の，東京都と契約している保険医療機関と保険調剤薬局が取り扱う。なお，東京都医師会は東京都と一括契約をしているので東京都医師会員の医療機関は契約手続は不要だが，その他の医療機関は契約が必要である。

契約医療機関では公費併用レセプトで本制度の助成分を請求する。東京都の独自制度であるため，都外では使用できないが，東京都と独自に契約している保険医療機関等では取り扱うことができ，公費併用レセプトで請求ができる。

なお，契約外医療機関では医療保険扱いとし，後日患者が公費助成分の償還を受ける。

6．窓口事務，自己負担金の徴収等

公費助成対象疾患については，契約医療機関では入院時の食事療養と生活療養の自己負担額を除き，18歳未満の者は自己負担金はない。18歳以上の者には，制度改定により，2018年４月以降，月

図表３　東京都大気汚染医療費助成制度の概要　（2018年４月以降）

	〈18歳未満の者〉	〈18歳以上の者〉
疾病等の範囲	(1) 気管支ぜん息 (2) 慢性気管支炎 (3) ぜん息性気管支炎 (4) 肺気腫 (5) 上記 (1) ～ (4) の続発症 （18歳の誕生月末日以降の医療券は交付されない）	気管支ぜん息およびその続発症 （2015年３月までに受給認定を受けていた者に限る。それ以降の新規認定は申請不可）
対象者	(1) 現に上記対象疾病に罹患している者 (2) 東京都内に引き続き１年（３歳未満は６ヵ月）以上住所を有する者 （※申請時に要件を満たしている必要がある） (3) 医療保険に加入している者 (4) 喫煙していない者（申請後喫煙しなくなった者も含む） (5) 所得制限なし	
申請の手続き	認定申請書に主治医診療報告書，住民票の写し，健康保険証・後期高齢者保険証・高齢受給者証等の写し，胸部エックス線フィルムまたは画像データ（直接撮影），健康・生活環境に関する質問票（任意），を添付して，区市町村の申請窓口に提出する。	
認定期間	申請日から起算して２年を経過した日以降の直近の誕生日の属する月の末日まで	
公費負担額	認定疾病に係る医療に関する給付について，各種医療保険等を適用し，その自己負担額（患者が最終的に負担する額：入院時食事療養標準負担額・生活療養標準負担額を除く）	
患者負担額	18歳以上の者は月額6,000円，18歳未満の者は負担なし	
医療機関等	契約医療機関，都立病院，契約保険薬局等 （東京都医師会会員は東京都医師会が一括契約）	
根拠法令等	大気汚染に係る健康障害者に対する医療費の助成に関する条例 大気汚染に係る健康障害者に対する医療費の助成に関する条例施行規則	
主管課	制度に関して 福祉保健局　健康安全部　環境保健課業務係（tel：03-5320-4491）	

※　18歳以上の気管支ぜん息患者については，2015年４月以降は新規患者の認定は行わない。

付表

額6000円までの自己負担が導入された。

対象外疾患については，医療保険の扱いとなるので，その自己負担金を徴収する。

なお， 対象疾患とその他の疾患の両方に関わる医療費（両方の疾患を診察，薬剤が処方されているときの再診料，処方せん料など）は公費助成対象の医療費となる。

患者がマル都医療券を忘れた場合や，旅行や出張などで都外の契約医療機関以外の医療機関において認定疾患に対する治療を受けた場合，窓口では医療保険の扱いとなるのでその負担金を徴収する。患者は，区市町村窓口に備えてある「医療費支給申請書兼口座振替依頼書」を用いて，後日公費助成分の医療費の償還を受ける。

7．請求方法

レセプトに公費負担者番号と受給者番号を記載し，公費併用レセプトで支払基金または国保連合会へ提出する。

Ⓗ外国人の医療（全国）

日本に在留する外国人の医療保険については，在留期間が１年以上の場合は，国民健康保険の適用となる。また，就労している場合は健康保険の適用となるが，不法就労の場合は健康保険の適用とならない。しかし，不法就労者の医療費の不払い問題が社会問題化し，健康保険の適用が検討されるに至っている。

一方，留学生や研修生には，独自の医療費補助制度を実施している団体も少なくない。

このように，外国人に対する医療費請求の種類や方法は複雑多岐にわたっているが，以下，一部の制度の概要を紹介する。

1．医療保険の適用

(1) 健康保険の適用

外国人に対する医療保険の適用は，原則として，日本人と同様に取り扱われる。すなわち，健康保険の適用事業所に雇用されている外国人就労者およびその家族は，健康保険に加入することを原則としており，加入手続きも日本人と同様である。

なお，国保の場合には，「日本在留予定３カ月超」との要件があるが，健康保険の場合には，そうした要件はない。

(2) 国民健康保険の適用

健康保険に加入していない人のうち，「在留カード」や「特別永住者証明書」（または有効期間内の「外国人登録証明書」）を交付された人は，国保の被保険者となることができる。ただし，在留期間が３カ月以下の予定だと加入できない。

加入手続きは，居住する市町村役場の国民健康保険課に申請する。その際，印鑑（なければ本人のサイン）と外国人登録証明書が必要となる。

(3) 後期高齢者医療の適用

75歳以上（一定の障害を有する者は65歳以上）の者で，在留期間が３カ月超の者（「在留カード」等を交付された人）に適用される。

2．公費負担医療等の適用

医療保険未加入（未適用）の場合でも，下記の公費負担医療制度の利用が可能となっている。

(1) 感染症法（結核医療）

人道的見地から不法在留を含めたすべての外国人に適用される。本人または家族から，住所地を管轄する保健所に申請する。医療機関が患者の申請手続きを代行することができる。

(2) 生活保護法

外国人への生活保護は，平成２年６月の「出入国管理及び難民認定法」改正までは，在留資格を問わず“生活困窮者”に適用されてきたが，その後の厚生省通知では，定住者，永住者にのみ準用するように各自治体を指導している。

(3) 精神保健福祉法，障害者総合支援法（精神通院）

精神保健福祉法29条もすべての外国人に適用される。患者の住所地を管轄する保健所に申請する。

(4) 児童福祉法に基づく出産に関する助成

児童福祉法第32条により，出産費用に困って人工中絶せざるを得なくなったり，医療機関の介護なしに出産して新生児や母体が危険にされされないようにすることを目的に，出産費用を助成する制度があり，外国人にも適用される。

申請・相談窓口は福祉事務所で，認定を受けた助産施設での出産に限り，出産費用が助成される。

(5) 労災保険

昭和63年の労働省労働基準監督局長通知により，

図表４　研修生の身分及び診療に関する証明書（見本）

HIDA研修生の身分及び診療に関する証明書（見本）

HIDA研修生の診療に関する証明書	研修生No.9999999
氏　名　XXXXXXXXXXXXXXX	
受入企業　一般財団法人　海外産業人材育成協会	
研修期間　XXXX年XX月XX日 - XXXX年XX月XX日	
国・地域　XXXXXXXXXX	
生年月日　XXXX.XX.XX	性別　XXXX
発行年月日　XXXX年XX月XX日	

（一財）海外産業人材育成協会
AOTS　（HIDA）

【照会先】（一財）海外産業人材育成協会（AOTS）
企業連携部 事業経理グループ
〒120-8534　東京都足立区千住東1-30-1
電話（03）3888-8220
FAX（03）3888-8428

日本における労働であれば「日本人であるか否か，あるいは外国人であれば，不法就労か否かを問わず適用」される。

3．留学生・研修生の治療

研修ビザで滞在している外国人には適用されない。また，これまで独自に海外研修生の医療費助成を実施していた（財）海外技術者研修協会（AOTS）と（一財）海外産業人材育成協会（HIDA）が統合された。その他，（独）国際協力機構が行うものもある。

また，下記⑴～⑵の制度は，指定医療機関ではなく，すべての医療機関で担当することができる。

⑴　（一財）海外産業人材育成協会　AOTS（HIDA）の研修生の治療

①受給資格の確認は，研修生の身分および診療に関する証明書（図表４）を確認する。

②医療費の算定は社保に準じ，一部負担金は徴収しない。

③研修生が国民健康保険に加入している場合は，「研修生の身分及び診療に関する証明書」と国保保険証を確認する。AOTSへの請求額は国保の自己負担分を請求する。

④研修生の診療に関する証明書を確認し，「研修生個人別診療費請求書」（請求用紙は研修生が持参する）とレセプトを添えて請求する。

⑤「研修生個人別診療費請求書」には，㋐医療機関名，㋑金額，㋒取引銀行・口座番号・名義，を記入する。

図表５　（独）国際協力機構技術研修員等の診療に関する証明書（見本）

(2)(独)国際協力機構技術研修員等の診療に関する証明書(見本)

独立行政法人 国際協力機構
技術研修員等の診療に関する
証明書（メディカル・カード）
Medical Care Certificate for a participant of the JICA training programme
(Medical Card)

独立行政法人 国際協力機構
Japan International Cooperation Agency

●裏面の規定欄をご確認の上，研修員に対し診療して下さるようお願いいたします。
●治療費等請求は裏面「治療費等請求方法」をご覧の上，下記に送付お願いいたします。
請求書送付先および請求方法問合せ先

※　「請求書送付先および請求方法問合せ先」の下の空欄には，JICAで研修生氏名を印字する際に，以下が印字される。

【連絡先】
〒102-8012
東京都千代田区二番町5-25 二番町センタービル
JICA東京
TEL 03-5226-6660
※電話番号はメディカルカードに記載されています。

＊本請求書の㋐研修生番号，㋑氏名，㋒国籍，㋓生年月日，㋔性別，㋕有効期間は，研修生本人が記入する。

⑥請求月
各月毎に診療月の翌月末日までに請求する。

⑦請求先
（一財）海外産業人材育成協会（ATOS）企業連携部 事業経理グループ　（〒120-8534　東京都足立区千住東1-30-1）

⑧支払い
請求月の翌月末頃，保険会社を通して支払われる。事前に支払通知がなされる。

⑵　（独）国際協力機構（JICA）の研修員の治療

①医療費は保険請求をする。ただし，一部負担金は徴収しないで，研修員の治療費として②以下の方法で請求をする。

②研修員来診時にはメディカル・カード〔独立行政法人国際協力機構技術研修員・日系研修員の

診療に関する証明書（図表５）〕の顔写真により本人確認をし，請求用にメディカル・カードのコピーをとる。メディカル・カードのコピーがとれない場合は，研修員番号を記録する。
③請求にあたっては診療報酬明細書をもって請求書に代える。診療報酬明細書の余白に診療費振込口座を明記し，メディカル・カードのコピーを添付し請求する（コピーがない場合は，研修員番号を記入）。
④問合せ先
　JICA東京（TEL 03-5226-6660）
⑤支払い
請求書送付後約１月後に，医療費支払い業務受託会社を通じて支払われる。

Ⓘ行旅病人及び行旅死亡人取扱法の医療（全国）

医療保険や生活保護が適用されていない行旅病人について，市町村が救護の責任を負うこととして「行旅病人及び行旅死亡人取扱法」が定められている。
＊対象者や運用については，各都道府県で異なっているので，詳細などは問い合わせが必要。

１．対象者

行旅病人とは，以下の条件を全て満たす者をいう。
①自己の生活圏を離れて旅行中に病気等で歩行に堪えざる状況で，治療を要する状態に陥っている。
②救護者がなく，医療費等の支払い能力がない。
③生活保護及び各医療保険制度の適用等がなく，他に救護の方法がない。
＊国籍や在留資格に関係なく，不法滞在の外国人にも適用するところもある。

２．給付の内容

給付は生活保護の医療扶助に準じて取り扱われる。なお，「歩行に堪えない者」ということで入院のみを対象としている自治体もあるが，外来も対象としているところもある。
診療報酬は，市町村から支払われる。市町村が救護に要する費用について被救護者及び扶養義務者から費用の弁償を得られない場合は，指定都市又は中核市以外の市町村では，書類の提出により都道府県が費用を弁償することとなる。

３．資格の確認

行旅病人と思われる患者が搬送等された際，医療機関は可能な限り本人に対して，①旅行中であるか否か，②支払能力の有無（所持金，健康保険等，家族等援助者）等を確認する。次に医療機関の所在地の市町村に問い合わせて，その者が行旅病人に該当するかどうか確認する。
なお，その者が救急隊等に救護された者である場合は，救護に着手した場所の市町村に確認する。

４．請求方法

通常の医療保険の診療報酬明細書の欄外に「行旅病人」である旨を記載して，１カ月ごとに市町村に請求する。

５．その他

生活保護との関係については，行旅病人及び行旅死亡人取扱法が優先して適用されるが，現行の行旅病人等の取扱法による全面的な適用が困難なため，生活保護法による保護の対象となりうる病人及び死亡人については，生活保護法が適用される。
【法令等】行旅病人及行旅死亡人取扱法（明治32年法律93号）

Ⓙ福島県子ども医療費助成制度

県内や他県に避難している児童，生徒等（18歳以下・福島県に住民票がある場合に限る）の健康を守り，被災者への支援も兼ねて，2013年10月から18歳以下の乳幼児，児童，生徒等の医療費の窓口負担分を助成する福島県子ども医療費助成制度（以下「福島県子ども医療」）を実施している（図表６）。
また前述のように，他府県に避難した場合であっても，住民票が福島県内にあれば「福島県子ども医療」の「子ども医療受給者証」が交付されるが，住民票を他県に移動させた場合は，助成対象外となり，受給者証は交付されない。

また，2018年４月，**図表７**の38市町村については，社保加入の福島県こども医療受給者が県内，県外で受診した場合，基本的に一部負担金助成分も含めて，レセプト請求が可能になった。その他26市町村の社保加入者や国保併用の場合は患者の加入している保険の種別や受診場所によって**図表８**のような取り扱いとなる。

また，子ども医療を扱うための契約手続きは不要。全国の保険医療機関であれば，「福島県子ども医療」を取り扱うことができる。

１．窓口等での取扱い

他の公費負担医療の取扱いとほぼ同じだが，取扱いのポイントは以下のとおりである。

(1)　資格は，福島県子ども医療受給者証（法別番号：80公費負担者番号80.07.＊＊＊.＊）と保険証を確認する。

なお，法別番号「80」は各都道府県の各種制度において使われているが，福島の子ども医療は「法別番号80＋府県番号07」の組み合わせで他の制度との区別ができる。

(2)　子ども医療の助成対象は，対象者の全疾患で，一部負担金，入院時食事療養費標準負担額とも公費で助成される。

(3)　併用レセプトで請求が可能なのは，**図表７**の38市町村分の社保と併用するもので支払基金取扱い分である。その他26市町村の社保分は，福島県内受診の場合は窓口徴収なしで，市町村ごとに定めた方法等により一部負担金を請求することができる。しかし，他府県で受診した場合は，一部負担金を窓口徴収して償還払いとなる。

(4)　国保患者の取扱いは基本的に窓口徴収は不要であるが，他府県受診の国保組合分は一部負担金をいったん徴収し，償還払いとなる。

(5)　参考までに，東京都内受診時の窓口・レセプト請求方法は，**図表10**のとおりである。他府県受診時も同趣旨の取り扱いとなるが，国保の取り扱いは県ごとに異なるので，それぞれ確認されたい。

２．社保と公費併用時の請求方法

(1)　社保と公費負担併用レセプトを作成する（**図表10**）。

(2)　支払基金に紙レセプトで提出する場合には**図表11**のように請求書を作成する。福島の子ども医療費と自県分の「80」（県よって異なるが，「心身障害者医療」「ひとり親家庭医療」など）が両方ある場合，**図表11**の例１のように制度ごとに集計するか，例２のように福島子ども医療と自県分の「80」を合算した件数等を記載するか，いずれかの方法により記載する。レセプトともに支払基金に翌月10日までに提出する。

(3)　電子媒体やオンライン請求する場合は，請求書の作成は不要である。なお福島の子ども医療の電子レセプトが作成できないレセコンもあるので，レセプト作成が可能かどうかレセコン業者に確認して，不可能な場合は紙レセプトで請求する。なおこの場合，福島の子ども医療分以外は電子請求となる。

(4)　以上のように電子レセプトまたは紙レセプトによる請求をすることになるが，いずれの請求方法でも対応が困難な場合は，受給者が医療機関等の窓口で一部負担金を支払った後，市町村に申請して償還払い扱いとなる。

３．国保併用分の請求方法

子ども医療費の助成内容は各県ごとに取扱いが異なるので，患者の居住する都道府県に確認されたい。

図表６　福島県子ども医療費助成事業の実施内容　（2024年４月現在）

担当医療機関等	全国の保険医療機関，保険薬局および訪問看護ステーション （保険医療機関，子ども医療関係の契約手続き等は不要）
対象者	福島県内の０歳から18歳までの乳幼児，児童，生徒等（入院・入院外ともに，子ども医療証を所持している県外避難者も含む）
患者負担額	患者負担額：なし，食事療養費の標準負担額：なし（窓口負担なし）
助成の範囲	対象者の全疾患
資格確認	保険証，福島県内の市町村が交付する受給者証（有効期間１年） ※法別番号「80」（公費負担者番号80.07.＊＊＊.＊）

図表7　福島県こども医療費助成制度で県内・県外受診分が社保併用レセプトが請求可の市町村

市町村名	実施機関番号	市町村名	実施機関番号
会津若松市	80.07.002.2	金山町	80.07.094.9
須賀川市	80.07.007.1	昭和村	80.07.095.6
二本松市	80.07.010.5	矢吹町	80.07.101.2
本宮市	80.07.014.7	古殿町	80.07.107.9
国見町	80.07.053.5	玉川村	80.07.109.5
川俣町	80.07.058.4	平田村	80.07.110.3
大玉村	80.07.061.8	三春町	80.07.112.9
鏡石町	80.07.067.5	小野町	80.07.113.7
天栄村	80.07.069.1	広野町	80.07.119.4
下郷町	80.07.071.7	楢葉町	80.07.120.2
檜枝岐村	80.07.073.3	富岡町	80.07.121.0
只見町	80.07.076.6	川内村	80.07.122.8
北塩原村	80.07.079.0	大熊町	80.07.123.6
西会津町	80.07.082.4	双葉町	80.07.124.4
磐梯町	80.07.084.0	浪江町	80.07.125.1
猪苗代町	80.07.085.7	葛尾村	80.07.126.9
会津坂下町	80.07.086.5	飯舘村	80.07.130.1
湯川村	80.07.087.3	会津美里町	80.07.131.9
柳津町	80.07.088.1	南会津町	80.07.132.7

図表8　福島県子ども医療費助成制度事務取扱い概要（併用保険別）

（2024年４月現在）

併用の保険種別等		事務取扱いの概要
社保	県外受診分も社保併用レセプトで請求可の38市町村分（※）	全国いずれの県で受診しても社保と公費併用レセプトで請求
社保	その他21市町村分	福島県内で受診：社保単独レセプト＋一部負担金請求書または市町村が定めた請求方法
社保	その他21市町村分	福島県外で受診：福島子ども医療費助成分は償還払い（一部負担金をいったん徴収）
国保	市町村国保（福島県内）	全国いずれの県で受診しても10割分（法定給付＋付加給付分）を国保レセプトで請求，または市町村が定めた請求方法
国保	国保組合（福島県内）	県内で受診：国保レセプト＋一部負担金請求書で請求
国保	国保組合（福島県内）	県外で受診：子ども医療費助成分は償還払い（一部負担金をいったん徴収）

※　県外受診分も社保併用レセプトで請求可能な市町村は**図表７**のとおりである。

注　患者が他の都道府県で受診した場合，都道府県により取り扱いが異なる場合もあるので，各都道府県の国保連合会に確認されたい。

図表9　請求事例（医科・入院外）（支払基金資料より作成）

医療保険と(80)子どもの２者併用（家族３割負担）の場合，９歳，男

診療報酬明細書（医科入院外）　○年 ３ 月分　県番 00　医コ　999.999.9　｜ 1 医科 ｜ 1 社 ｜ 23 併 ｜ 6 家外

公費①	80 07 ○○○ ○	公受①	○○○ ○○○ ○
公費②		公受②	

保険　○○ ○○ ○○○ ○

記号・番号

傷病名　(1)　(2)

診療開始日　(1) 年 月 日　(2) 年 月 日

診療実日数　保 2 日　① 日　② 日

療養の給付	請求 点	※決定 点	一部負担金額 円
保険	1,000		
公①			0 ← 省略可
公②			

※高額 円　※公 点　※公 点

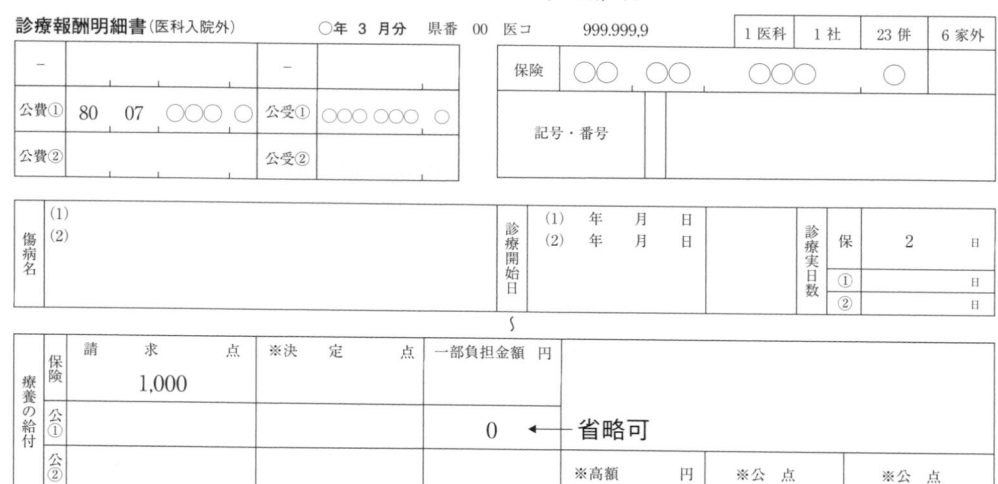

【各医療費の請求(負担)金額】
○療養の給付
　医療保険　7,000円＝10,000(総医療費)×0.7
　(80)子ども医療費助成　3,000円＝10,000(総医療費)×0.3−0(80患者負担)
　患者　0円

図表10　東京都内の医療機関受診時の福島県の子ども医療・保険種別ごとの取扱い

	患者の保険種別等（窓口で確認すべき証）	保険・公費の給付	窓口負担	医療費請求方法	その他
子ども医療資格あり	社会保険・図表７の38市町村分（保険証，福島県子ども医療受給者証）	社保法定給付７割または８割（福島）子ども医療３割または２割	なし	社保と公費併用	福島県子ども医療と社保併用のレセプト併用可
	社会保険・その他24市町村（保険証，福島県子ども医療受給者証）	社保法定給付７割または８割	２割または３割	社保単独	子ども医療受給者証を持参するが，適用不可で窓口徴収あり。患者が償還払いの手続きをする。
	福島県の市町村国保（保険証）	国保法定給付７割または８割 国保付加給付３割または２割	なし	国保単独 給付割合：７割または８割と表示	付加給付分（福島県子ども医療助成分）は国保連が保険者番号，患者の年齢により該当すると判断した場合は，自動的に振り込まれる
	福島県の組合国保（保険証）	国保法定給付７割または８割	２割または３割	国保単独 給付割合：７割または８割と表示	子ども医療受給者証を持参するが，東京都では適用不可で，患者が償還払いの手続きをする
子ども医療資格なし	①社保または東京都の市町村国保，組合国保に加入している原発被災者（保険証，免除証明書）	社保または国保法定給付７割または８割 国保付加給付３割または２割	なし	社保または国保単独 被災者医療の必要事項を記載	助成対象の原発被災者には免除証明書が交付される。免除期間は2014年９月まで，または2015年２月までの２種類。その後，継続されるのかは現在公表されていない
	②社保または国保（①は除く）に加入の東京都乳幼児・子ども医療受給者（保険証，東京都乳幼児・子ども医療証）	社保または国保法定給付７割または８割（東京）乳幼児・子ども医療３割または２割	なしまたは所定の一部負担金	社保または国保と公費併用	居住する市町村によっては一部負担あり
	③①・②以外の社保，国保加入者（保険証）	社保または国保法定給付７割または８割	２割または３割	社保または国保単独	社保または国保のみ適用となる

注：国保の加入者で東京都に異動（住民票を異動）して，東京の市町村国保または組合国保に加入した場合は，①「原発被災者免除証明書」があれば優先適用，②免除証明書がなければ，東京都の乳幼児・子ども医療が適用する，③①・②に該当しなければ保険給付だけになる。

図表11　診療報酬請求書の記載方法（支払基金資料より作成）

【1枚目】

平成　年　月分診療報酬請求書（医科・歯科　入院・入院外併用）
別記殿

医療機関コード
保険医療機関の
所在地及び名称
開設者氏名　印　入・外

下記のとおり請求します。　年　月　日

区分		療養の給付				食事療養・生活療養			
		件数	診療実日数	点数	一部負担金	件数	回数	金額	標準負担額
（中略）									
医保○○と公費の併用									
医保単独（○○）	01（協）								
	02（船）職務上								
	02（船）職務外								
	03								
	04								
	31～34（共）								
	06（組）								
	63・72～75（退）								
	小計								

請求書1枚目の該当種別の「医保○○（本人，家族，6歳未満等）と公費の併用」欄に請求件数等の記載をお願いします。（国の公費負担医療に係る請求書の記載方法と同様です）

【2枚目】

〇福島県子ども医療費助成事業以外に法別番号（80）の医療費助成事業に係る診療報酬の請求がない場合

区分		療養の給付				食事療養・生活療養			
		件数	診療実日数	点数	一部負担金（控除額）	件数	回数	金額	標準負担額
公費と医保の併用	12（生保）								
	10（感染症37の2）								
	80（子ども）								
公費と公	12（生保）								
	10（感染症37…								

請求書2枚目の「公費と医保の併用」欄の空白行に法別番号（80）等を記載のうえ請求件数等の記載をお願いします。（括弧内は，省略しても差し支えありません）

〇福島県子ども医療費助成事業以外に法別番号（80）の医療費助成事業に係る診療報酬の請求がある場合

（例①　それぞれの請求件数等を分けて記載する場合）

区分		療養の給付				食事療養・生活療養			
		件数	診療実日数	点数	一部負担金（控除額）	件数	回数	金額	標準負担額
公費と医保の併用	12（生保）								
	10（感染症37の2）								
	80（ひとり親）								
	80（福島子ども）								
公費と公	12（生保）								
	10（感染症37…								

請求書2枚目の「公費と医保の併用」欄の空白行にそれぞれの法別番号（80）等を記載のうえ請求件数等の記載をお願いします。（括弧内は，省略しても差し支えありません）
※記載例は，県内のひとり親家庭医療費助成事業及び福島県子ども医療費助成事業（どちらも法別番号（80））の請求をそれぞれ分けて記載する場合。

（例②　それぞれの請求件数等を合算して記載する場合）

区分		療養の給付				食事療養・生活療養			
		件数	診療実日数	点数	一部負担金（控除額）	件数	回数	金額	標準負担額
公費と医保の併用	12（生保）								
	10（感染症37の2）								
	80（自治体医療）								
公費と公	12（生保）								
	10（感染症37…								

請求書2枚目の「公費と医保の併用」欄の空白行に法別番号（80）等を記載のうえ，法別番号（80）の医療費助成事業に係る請求件数等を合算して記載をお願いします。
（括弧内は，県内の医療費助成事業名（乳幼児，ひとり親，重度心身等）でも可能です。また，省略しても差し支えありません）

例①・②のいずれの方法でも請求が可能です。

特別資料

東北地方太平洋沖地震（東日本大震災）被災者に対する取扱いについて

1 東北地方太平洋沖地震被災者の医療等の取り扱いについて（被災直後）

2011年３月11日の東北地方太平洋沖地震，長野県北部地震（以下「東北等大震災」）では次々と被害状況が判明し，福島原発事故も非常に深刻な事態に陥った。また多数の負傷者や死者が出た。また被災地の医療機関も被害を受け，他府県の医療機関が被災者の医療にあたらなければならない状況であった。2011年４月15日までに厚労省の各部局から被災者の保険診療，一部負担金等の取り扱い等の事務連絡によりまとめた2012年５月までの特例措置は，①被災者が保険証，公費負担医療受給者証等をなんらかの理由で持参できない場合であっても特例として，保険診療，公費負担医療の取り扱いをする，②一部負担金は徴収不可能な場合は徴収せずに10割分を保険請求することなどである。

また2011年７月以降の取扱いの概要は本資料の5（p. 290）を参照されたい。

なおレセプト記載方法と請求書，編てつ方法は，第Ｉ部2の「①診療報酬請求書・明細書の編てつ方法」（p. 47）と併せて参照されたい。

なお，これ以降の災害についても，災害発生直後は同じ取扱いとなると予想されるので，参照されたい。

■医療保険関連事項（震災直後）

(1) 被災者が保険証を医療機関に提示できない場合

患者の氏名等を確認のうえ保険診療扱いが可能である。確認事項は以下の通り。

社会保険（高齢受給者も含む）：氏名，生年月日，事業者名

国民健康保険（高齢受給者も含む）・後期高齢者：氏名，生年月日，住所

《資格確認時の留意事項》

①被災者であることを確認するため「罹災証明書」の確認は不要である。被災者本人から「被災者」との申し出に基づくものとする。なお，「罹災証明書」を持参した場合はそれを確認する。

②全国健康保険協会（協会けんぽ）では，保険証の再交付を申請することが困難な場合，協会けんぽ都道府県支部に申請すれば「健康保険関係事項証明書」を交付する。保険証と同等の効力をもち，当面2011年５月まで有効である。

③有効期限切れ保険証等

ア　高齢受給者証は2011年４月以降，旧証であっても有効とする。

イ　その他の保険では保険証が確認できないという取り扱いになるが被災時の住所が確認できれば保険診療扱いとする。

《公費負担医療との関連》

一部負担金の免除は，公費負担医療よりも優先適用となるので，公費負担医療の受給資格があっても保険単独の扱いとなる。

(2) 一部負担金の減免及び徴収猶予

家屋が全半壊・全半焼または被保険者または世帯主が重篤な傷病，所得減少の場合に免除，徴収猶予の対象になる（図表１）。当面2011年５月末まで，一部負担金徴収猶予の場合は，窓口徴収をせずに10割分を保険請求する（図表１）。

なお，支払猶予となった一部負担金の事後の取り扱いについて，国保・後期高齢者では被保険者からの申請を待つことなく免除扱いになる。協会けんぽや組合健保では保険者が被保険者から直接徴収することになっているが，今後変更になる可能性もある。

《負担金の取り扱い・免除・猶予の留意事項》

①被災のために免除・猶予になる一部負担金を，すでに徴収してしまった自己負担についてはまず，医療機関で精算可能な場合は患者に返金する。また一部負担金は保険者から償還払いの払いとなるので領収書を交付しておく。また，免除・猶予の対象が拡大される可能性があるので領収書を渡す際に，領収書はなくさないように

患者に伝える。

②免除対象者であることがはっきりとしない場合であっても，とりあえず一部負担金の徴収はせず，支払猶予扱いとして10割分を保険請求する。

③保険外併用療養費の負担金も免除対象になる。具体的には，基礎的医療の部分の保険診療の一部負担金は免除対象になるが，先進医療，選定療養の特別料金部分（差額ベッド等）の部分は免除対象にならない。

④免除・猶予は当面５月末までとされているが，必要に応じて延長される場合がある。参考までに，1997年の阪神淡路大震災のときは当初５月末とされていた免除・猶予期間が12月までと延長された。

(3) 公費負担医療の取り扱い

公費負担医療を受けている被災者が医療証等の提示ができない場合に，①図表２の各制度の対象者であることの申し出がある，②氏名，③生年月日，④住所等を確認することにより，図表２の公費負担医療として診療することが可能であり，緊急の場合は，指定医療機関以外の医療機関でも受診できる。

なお一部負担金免除になる患者の場合は医療保険優先適用となり，医療保険単独の明細書を作成する。この場合，公費負担者番号・受給者番号のレセプトへの記載は不要である。

(4) カルテ記載

資格，一部負担金の免除等に関する事項，公費負担に関する事項について確認したものはカルテに記載しておく

(5) 定数超過入院

「災害等のやむをえない事情」東北等大震災の被災者を受け入れたことにより超過入院となった場合は，現在の診療報酬の「災害等のやむをえない事情」の規定は適用しない。ただし当分の間，入院料の減額はしない。

(6) 施設基準の取り扱い

被災者を受け入れ一時的に患者が急増した医療

図表１　一部負担金の猶予・免除が適用される特例措置（2011年）

対象者（①②の両方を満たす者）	①厚生労働省事務連絡の示された地域に住所がある者（＊１） ア　青森県の一部　イ　岩手県全域　ウ　宮城県全域 エ　福島県全域　オ　茨城県の一部　カ　長野県栄村 キ　新潟県の一部　ク　栃木県の一部　ケ　千葉県の一部 なお，適用市町村から他の地域に転入（避難）した場合を含む
	②次のア～カのいずれかに該当すると申し立てをした者 ア　住家の全半壊，全半焼またはこれに準ずる被災をした状態 イ　主たる生計維持者が死亡し，または重篤な傷病を負った状態 ウ　主たる生計維持者の行方不明の状態 エ　主たる生計維持者が業務を廃止し，または休止した方 オ　主たる生計維持者が失業し現在収入がない方 カ　原発被害による対象地域（＊２）
猶予の種類等	以下の負担金について当面，５月までの診療分および調剤分の一部負担金等について，５月末日まで徴収を猶予する。医療機関で対象になる負担金は次のとおり。 ・一部負担金 ・食事療養標準負担額，生活療養標準負担額 ・保険外併用療養費，訪問看護療養費，家族療養費，家族訪問看護療養費の自己負担額

＊１　厚生労働省が定めた一部負担金特例措置の対象地域。具体的な対象地域は省略するが，３月18日付厚生労働省事務連絡より，青森県～千葉県は３月17日14時現在，長野県から新潟県は３月13日19時現在の対象地域が示されていた。

＊２　福島第一原発半径30km・第二原発半径10kmの地域・計画避難の区域（具体的な地域・区域は省略）。

機関，または被災地に職員を派遣して一時的に職員数が不足する医療機関の取り扱い

ア　平均夜勤時間数の１割以上の変動があった場合であっても変更届をしなくてもよい。

イ　看護職員数の数，看護職員と患者の比率が１割以上の一時的な変動があった場合でも変更届出をしなくてもよい。

ウ　DPC病院については参加基準を満たさなくなった場合であっても，届出をしなくてもよい。

エ　ア～ウの届出をしなくてもよいとされる病院は，「入院患者が一時的に急増したこと」または「職員が一時的に不足したこと」を記録し，保管しておく。

オ　被災地以外の医療機関についても被災者の診療を行うのであればア～エまでの取り扱いを適用する。

(7)　保険料の減免及び徴収猶予並びに国民保険料（税）の減免，徴収猶予並びに納期限の延長

被災により(2)に示した事由（家屋の全半壊，全半焼，重篤な傷病，所得減少）に該当する場合，保険者に申請をすれば，保険者の判断により保険料の減免，徴収猶予並びに納期限の延長を行うことができる。

(8)　その他

調剤報酬，訪問介護療養費，介護報酬（居宅療養管理指導料，訪問看護費等）にも，前述の趣旨の特例措置が示されている。また被災した医療機関でカルテ紛失またはレセプトコンピューターが使用不可の医療機関には診療報酬を概算払いを行う。

2　東北地方太平洋沖地震による被災者の公費負担医療の請求等の取扱いについて

（平成23年３月31日事務連絡に基づき作成）

図表２の公費負担医療の請求等の事務については，受給者証等がなくても公費負担医療の取扱いが可能です。以下に，主な公費負担医療の取扱いを掲載します。

(1)　感染症の予防及び感染症の患者に対する医療に関する法律

医療機関等は，感染症の予防及び感染症の患者に対する医療に関する法律第37条の２の結核患者に対する医療の対象の申し出があった場合，明細書の記入に当たっては，公費負担者番号（感染症の予防及び感染症の患者に対する医療に関する法律による結核患者の適正医療「10」）を付すとともに，摘要欄の余白に被災前の住所を記載し，可能な範囲内で本事業の対象疾患名を記載の上，審査支払機関に請求すること。

ただし，受給者番号が確認できた場合には記載することとし，この場合においては住所を記載する必要がないこと。

(2)　特定疾患治療研究事業等

医療機関等は，特定疾患の対象の申し出があった場合，明細書の記入に当たっては，公費負担者番号（特定疾患治療費及び先天性血液凝固因子障害等治療費「51」）を付すとともに，摘要欄の余白に被災前の住所を記載し，可能な範囲内で本事業の対象疾患名を記載の上，審査支払機関に請求すること。

ただし，受給者番号が確認できた場合には記載

図表２　特例措置ありの公費負担医療制度

ア	被爆者援護法・原爆一般医療（19），認定医療（18），毒ガス障害者救済対策事業
イ	感染症法・結核（10・11），一類・二類感染症（28），新感染症（29）
ウ	特定疾患治療研究事業（51）
エ	肝炎治療特別促進事業（38）
オ	児童福祉法・療育医療（17），小児慢性疾患（52）
カ	母子保健法・養育医療（23）
キ	生活保護法（12）
ク	戦傷病者特別援護法・療養給付（13），更生医療（14）
ケ	中国残留邦人等の医療（25）
コ	障害者自立支援法・精神通院（21），更生医療（15），育成医療（16）
サ	公害医療（国の制度），水俣病の医療，石綿被害者の医療

※現在の難病（特定）医療費助成制度（法別番号「54」）も含む

することとし，この場合においては住所を記載する必要がないこと。

編注 2015年１月から「特定疾患治療研究事業」は基本的に「難病の患者に対する医療等に関する法律（難病法）」に変更されたが，2011年当時の表記のままで掲載している。

(3) 肝炎治療特別促進事業

医療機関等は，肝炎治療特別促進事業に係る医療の対象の申し出があった場合，明細書の記入に当たっては，公費負担者番号（肝炎治療特別促進事業に係る医療の給付「38」）を付すとともに，摘要欄の余白に被災前の住所を記載し，審査支払機関に請求すること。

ただし，受給者番号が確認できた場合には記載することとし，この場合においては住所を記載する必要がないこと。

(4) 児童福祉法

①医療機関等は，児童福祉法第20条の児童に対する医療の対象の申し出があった場合，明細書の記入に当たっては，公費負担者番号（児童福祉法による療育の給付「17」）を付すとともに，摘要欄の余白に被災前の住所を記載し，審査支払機関に請求すること。

ただし，受給者番号が確認できた場合には記載することとし，この場合においては住所を記載する必要がないこと。

②医療機関等は，児童福祉法第21条の５の小児慢性特定疾患治療研究事業に係る医療の対象の申し出があった場合，明細書の記入に当たっては，公費負担者番号（児童福祉法による小児慢性特定疾患治療研究事業に係る医療の給付「52」）を付すとともに，摘要欄の余白に被災前の住所を記載し，可能な範囲内で本事業の対象疾患名を記載の上，審査支払機関に請求すること。

ただし，受給者番号が確認できた場合には記載することとし，この場合においては住所を記載する必要がないこと。

(5) 母子保健法

医療機関等は，母子保健法第20条の未熟児に対する医療の対象の申し出があった場合，明細書の記入に当たっては，公費負担者番号（母子保健法による養育医療「23」）を付すとともに，摘要欄の余白に被災前の住所を記載し，審査支払機関に請求すること。

ただし，受給者番号が確認できた場合には記載することとし，この場合においては住所を記載する必要がないこと。

(6) 生活保護法

医療機関等は，生活保護法による医療扶助で受診した者の請求については，原則として，福祉事務所に必要な事項を確認することとし，明細書の記入に当たっては，公費負担者番号（生活保護法による医療扶助「12」）を付すとともに，摘要欄の余白に被災前の住所を記載し，審査支払機関に請求すること。

ただし，受給者番号が確認できた場合には記載することとし，この場合においては住所を記載する必要はないこと。

(7) 障害者総合支援法

医療機関等は，障害者総合支援法第５条第18項に規定する自立支援医療（更生医療，育成医療及び精神通院医療）の対象の申し出があった場合，明細書の記入に当たっては，公費負担者番号（障害者総合支援法による更生医療「15」，育成医療「16」及び精神通院医療「21」）を付すとともに，摘要欄の余白に被災前の住所を記載し，審査支払機関に請求すること。

ただし，受給者番号が確認できた場合には記載することとし，この場合においては，住所を記載する必要はないこと。

〈公費負担医療にかかわる電子レセプトの留意事項〉

※１　なお，明細書については電子レセプトによる請求でなく紙レセプトにより請求すること。ただし，紙レセプトの出力が困難な場合には電子レセプトにより請求することも差し支えない。

※２　電子レセプトにより請求する場合においては，以下の点を参考にすること。

①公費負担者番号が確認できない場合には，「法別２桁＋888888（６桁）」を記録し，併せて摘要欄の先頭に「住所」を記録すること。

また，受給者番号が確認できない場合においては，「9999999（７桁）」を記録すること。

②公費負担者番号が確認でき，受給者番号が確認できない場合においては，「9999999（７桁）」を記録し，摘要欄の先頭に「不詳」を記録すること。

※３　一部負担金猶予者については，平成23年３月29日付け事務連絡のとおり，患者負担分がゼロであるため，保険優先の公費負担医療（特定疾患治療研究事業【法別番号51】などの「公費併用レセプト」となるもの）の対象にならない。このため，一部負担金等の支払を猶予した場合には，従来，公費併用レセプトとして請求する方のものであっても，明細書は医保単独として取り扱い，公費負担者番号及び公費受給者番号は記載を要しない。

ただし，平成23年３月29日付け事務連絡において「赤色で災２と記載する」とされているものについては，公費負担者番号及び公費受給者番号を記載し，レセプト共通レコードの「レセプト特記事項」に「97」，摘要欄の先頭に「災２」を記録すること。

3 2011年３月診療分東日本大震災被災者のレセプト・請求方法

被災者の医療費について，３月診療分のレセプト記載方法等の事務連絡が出された。具体的な請求方法は以下のとおりである（図表３）。

また電子請求の医療機関は図表５も参照されたい。

なお，４月診療分以降の記載要領等については今後新たな事務連絡が出される予定である。

(1) 保険証を提示せずに受診した場合

1）「社保・国保」の別が判明しているもの

①保険医療機関においては，受診の際に確認した被保険者の事業所等や過去に受診したことのある医療機関に問い合わせること等により，また，窓口で確認した事項等により，可能な限り保険者番号等を記載する。

②保険者を特定した場合は，保険者番号をレセプトの所定の欄に記載する。なお，被保険者証の記号・番号が確認できた場合については，記号・番号を記載することとし，当該記号・番号が確認できない場合にあっては，明細書の欄外上部に赤色で「不詳」と記載する。

③問い合わせ等により保険者を特定できないものは，「住所又は事業所名」，患者に確認している場合にはその「連絡先」について，明細書の欄外上部に記載し，当該明細書について，国保連合会へ提出する分，支払基金へ提出する分を分けて請求するものとする。

2）「社保・国保」の別が不明なもの

①支払基金か国保連のいずれに提出するべきか不明なレセプトについては，医療機関で，可能な限り確認したうえで，個別に判断し，いずれかに提出する。

②保険者が特定できない場合の診療報酬請求書の記載方法については，国保連分は，当該不明分につき診療報酬請求書を作成する方法で，支払基金分は，診療報酬請求書の備考欄に未確定分である旨を明示し，一括して所定事項を記載する。

(2) 医療機関の窓口において一部負担金の支払い

図表３　被災者の医療に関わるレセプト記載方法（「東京保険医新聞」2011年４月５日号より引用）

【一部負担徴収分：一部負担免除。猶予者以外】
１．社保・国保の別判明 ①保険者番号判明，記号・番号判明 ⇒所定の欄に保険者番号，記号・番号を記載 ②保険者番号判明，記号・番号不明 ⇒所定の欄に保険者番号を記載，レセプト欄外，上部に「不詳」（赤色で表示）と記載 ③保険者番号不明，記号・番号不明 ⇒住所または事業所名，患者の連絡先（確認した場合のみ）を明細書の欄外上部に記載 ２．社保・国保の別不明 ⇒住所または事業所名，患者の連絡先（確認した場合のみ）を明細書の欄外上部に記載
【一部負担金免除・猶予分】
①免除・猶予の場合⇒明細書の欄外上部に赤色で「災１」と記載する。 ②免除・猶予の対象分と対象外分がある場合 ⇒双方を２枚１組にし，通常の明細書とは別に束ねて提出する。 ③免除・猶予の対象分と対象外分を区別することが困難な場合 ⇒赤色で「災２」と記載し，震災前の一部負担金の額を摘要欄に記載する。 ④猶予措置等に係るレセプトの減額割合等の記載：免除・猶予分の明細書については，レセプトの下部一部負担金欄・最上段（**図表４**）に免除・支払猶予の場合は「支払猶予」に○印をつける。
【公費との関係】
①一部負担金等免除・猶予の場合は保険優先となるので，公費負担医療（特定疾患治療研究事業・法別番号「51」などの「公費併用レセプト」となるもの）の対象にならない。この場合には，医保単独のレセプトとし，公費負担者番号および公費受給者番号は記載不要 ②公費負担医療扱いとなる場合であって，公費負担番号・受給者番号が確認できない場合は，公費負担番号欄に公費医療の法別番号を，摘要欄に住所，対象疾患（ある場合のみ）記載する。なお，受給者番号がわかった場合は所定の欄に記載することとし，住所の記載は不要。

を猶予の場合

①「東北地方太平洋沖地震及び長野県北部の地震による被災者に係る一部負担金等の取扱いについて」（平成23年３月15日付医療課事務連絡）により一部負担金等の支払いを猶予された者については，当該猶予措置等の対象となる明細書と猶予措置等の対象とならない明細書を別様にして請求する。

②猶予措置等に係る明細書については，明細書の欄外上部に赤色で「災１」と記載するとともに，猶予措置等に係る明細書と猶予措置等の対象とならない明細書の双方を２枚１組にしておく。

③猶予措置等に係る診療等とそれ以外の診療等を区別することが困難な明細書については，赤色で「災２」と記載する。

また，猶予措置等に係るレセプトはレセプト下部の一部負担金欄・最上段（**図表４**）に免除，支払猶予の場合はいずれも「支払猶予」に○印をつける。

④一部負担金等の猶予をしたときには，患者負担分がゼロであるため，保険優先の公費負担医療（特定疾患治療研究事業・法別番号「51」などの「公費併用レセプト」となるもの）の対象にならない。このため，一部負担金等の支払を猶予した場合には，従来，公費併用レセプトとして請求するものであっても，明細書は医保単独として取り扱い，公費負担者番号および公費受給者番号は記載を要しない。

（参考）被保険者証の記号・番号は不明で，かつ，一部負担金等を猶予した場合には，「不詳」「災１」と記載することとなる。

(3) レセプト電算処理システムの取扱いについて

レセプト電算処理システムに参加している保険医療機関等において，保険者が特定できない者等に係る診療報酬明細書等については，電子レセプトによる請求でなく紙レセプトにより請求する。ただし，紙レセプトの出力が困難な場合には電子レセプトにより請求することも差し支えない（電子レセプトにより請求する際の留意事項を**図表５**に記載したので参照されたい）。

(4) ４月および５月診療分の診療報酬等の請求の取扱いについて

４月診療分および５月診療分の診療報酬等の請求の取扱いについては別途連絡する。

4 支払基金分・被災者の診療に関するレセプトの編てつ方法

支払基金分は全国共通の扱いとなるが，国保連合会分は都道府県によって異なる。国保分については，参考までに東京都の例を掲載する。その他の道府県の方は各道府県に確認されたい。

■紙レセプト

支払基金・紙レセプト

《請求書について》

保険者番号判明･不明分，一部負担金徴収，猶予，免除分を記載して請求書は１部作成する。記載方法は以下のとおりである。

(1) 保険者番号が判明していれば，①一部負担金をもらったもの，②一部負担金免除・猶予したもの（(災１)または(災２)が記載してあるレセプト），③保険者番号のみ分かり，記号・番号が不明となった「不詳分」について管掌別の欄，被災者以外のレセプトと合算して記載する。

(2) 保険者番号が分からず「未確定」となったものは，一部負担金をもらったもの（「未確定」），一部負担金免除・猶予したもの（「未確定(災１)」「未確定(災２)」）を併せて集計し，請求書の備考欄に次の事項を記載する。

未確定分：件数・診療実日数・点数

《編綴について》

請求書のまとめ方とレセプトの並べ方は異なり，以下の方法となるので留意されたい。

(1) 一部負担金受領分で保険者番号がわかっているものは，通常通り，他のレセプトと一緒に綴る（一部負担金を徴収した(不詳)分を含む）。

(2) (災１)または(災２)のレセプトをひとまとめにして綴る。さらに「未確定」のレセプトをまとめて綴る。それぞれのレセプトのまとめ方は以下の通り。

ア (災１)または(災２)で保険者番号がわかっているもの（一部負担金を徴収なしの(不詳)分を含む）を(災１)，(災２)順に並べる。

イ 「未確定」「未確定(災１)」「未確定(災２)」の順に並べる。

(3) 最終的な請求書とレセプトを**図表６**のように並べてひとまとめにする。

■電子請求であるが，被災者のみ紙レセプトで請求する場合

(1) 支払基金・電子請求，被災者のみ紙レセプトにより請求する場合

(1) 返戻を紙レセプトで請求する時と同様，請求書を作成する。

(2) 保険者がわかっているものは保険者ごとの管掌別に，未確定分は備考欄に「未確定分：件数，診療実日数，点数」を記載する（Aと同じ方法）。

(3) 返戻で通常のレセプトがある場合は返戻のみで綴り，(災１)，(災２)，「未確定」を一緒に綴ったものを返戻分の上に載せる。 最終的に上から「請求書」「被災者のレセプト」「返戻レセプト」の順番に並べて綴じる。

(4) 返戻レセプトをオンライン請求している場合は，請求書と被災者のレセプトをひとまとめにして綴じる。

(2) 電子請求・電子レセプトにより請求する場合

被災者分のレセプトも含めてレセプトデータを作り，３月分までと同様にデータを支払基金または国保連合会に送る。

5 追加措置

2011年５月以降は福島第一原発事故被災者について対象が縮小されたものの継続されている。参考までに2021年２月までの措置について掲載する。それ以降の支援延長措置は把握しているものを掲載した。

2013年２月までの措置

《一部負担金免除期間の延長》

５月以降追加通知が出され，2011年６月から2012年３月まで延長された。さらに１月末に事務連絡が出され，警戒区域等の原発事故被災者は2013年２月末まで，それ以外の被災者で，国民健康保険，後期高齢者医療，協会けんぽに加入する被災者は2012年９月末まで，一部負担金の免除が延長された。なお一部の健保組合で財政難等を理由に，原発事故被災者の一部負担金免除を打ち切っている場合もあるので留意が必要である。

《保険証の確認》

2011年７月以降は保険証により資格確認を行う。ただし，７月以降も保険証なしで受診することもできる。６月以前と同様に氏名，生年月日等の申し出を受けたうえで保険診療可。なお，患者に保険証の再交付を受けること，再交付後，保険者番号，記号を医療機関に連絡してもらうことを伝える。

《免除証明書の交付》

７月から免除証明書を確認する。なお，有効期限が2012年２月までの免除証明書が発行されていたが，３月以降も，引き続き使用可能なものとして取り扱う。

さらに市町村の全域または一部が警戒区域等となっているため，免除証明書の交付をしていない町村（広野町，楢葉町，富岡町，川内村，大熊町，双葉町，浪江町，葛尾村，飯舘村）においては，保険証を提示するだけで，免除証明書は不要である。この取扱いも2012年９月30日まで継続する。

なお，2012年10月１日以降の免除証明書の取扱いについては，免除証明書の交付をしていない市町村も含め，免除証明書の再発行等が必要となるが，具体的な取扱い等については，各市町村に確認されたい。

図表4

一部負担金額　円

減額　割（円）免除・支払猶予

図表5　電子レセプトの記録に係る留意事項

本事務連絡に基づき診療報酬等を請求する場合には，電子レセプトの記載について以下の点に留意すること。なお，システム上の問題等によりこれらの方法によって電子レセプトによる請求ができない場合には，紙レセプトにより請求することとする。

1．保険者を特定できた場合

保険者を特定した場合であって，被保険者証の記号・番号が確認できない場合は，

○被保険者証の「保険者番号」を記録する

○被保険者証の「記号」は記録しない

○「番号」は「999999999（9桁）」を記録する

○摘要欄の先頭に「不詳」を記録する

○保険者番号が不明な場合には，「保険者番号」は「99999999（8桁）」を記録し，摘要欄に住所又は事業所名，患者に確認している場合にはその連絡を記録する。

2．保険者を特定できない場合

保険者を特定できない場合には，

○「保険者番号」は「99999999（8桁）」を記録する

○被保険者証の記号・番号が確認できた場合は記号・番号を記録する

○被保険者証の記号・番号が確認できない場合は上記「1」と同様に，

●「記号」は記録しない

●「番号」は「999999999（9桁）」を記録する

●摘要欄の先頭に住所または事業所名，患者に確認している場合にはその通絡先を記録する

3．「明細書の欄外上部に赤色で「災1」「災2」と記載する」とされているものについて

レセプト共通レコードの「レセプト特記事項に「96」，保険者レコードの「減免区分」に「3：支払猶予」，摘要欄の先頭に「災1」と記録すること。

また.「災2と記載する」とされているものについては，レセプト共通レコードの「レセプト特記事項」に「97」，保険者レコードの「減免区分」に「3：支払猶予」，摘要欄の先頭に「災2」と記録すること。

4．公費負担医療が関わるレセプト

①公費負担者番号が確認できない場合には，「法別2桁＋888888（6桁）」を記録し，併せて摘要欄の先頭に「住所」を記載する。また，受給者番号が確認できない場合においては，「9999999（7桁）」を記録すること。

②公費負担者番号が確認でき，受給者番号が確認できない場合においては，「9999999（7桁）」を記録し，摘要欄の先頭に「不詳」を記録する。

図表6　社保分編てつ方法（紙レセプト）

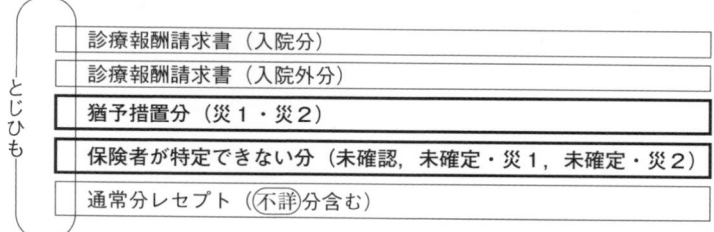

公費負担医療等全般に関わる参考資料

参考１　医療機関の届出義務一覧表（抜粋）

届出を要する事項	関係法令	届出期間	届出先	備考
感染症に関する届出 ①新感染症，1･2･3･4類感染症 ②５類感染症	感染症予防・医療法 第12条	①直ちに ②７日以内	保健所長経由知事	
検疫伝染病	検疫法　第２条	すみやかに（24時間以内）	〃	
食中毒及びその疑いある者の診断又はその死体検案の届出	食品衛生法　第27条 〃　第31条	24時間以内	〃	

参考２　公費負担医療負担区分等一覧表（主なもの）

法律名	根拠条文	開始年度	医療給付名	給付割合	負担区分 国	負担区分 県	負担区分 市町村	取扱機関名
Ⅰ　全額国庫負担								
原爆援護法	第10条	昭32	認定疾病医療	10割	10/10	−	−	都道府県又は広島市,長崎市
戦傷病者特別援護法	第10，20条	昭38	療養の給付，更生医療	10割	10/10	−	−	都道府県又は福祉事務所
Ⅱ　全額公費負担								
感染症予防・医療法（新感染症）	第37，46，61条	平11	入院医療	10割	3/4	1/4	−	保健所
Ⅲ　保険優先								
感染症予防・医療法（１・２類感染症）	第19，20，37条ほか	平11	入院医療	〃	3/4	1/4	−	保健所
（結核・命令入所）	第37条	昭26	命令入所	保険残り分 自己負担有の場合もある	3/4	1/4	−	保健所
（結核・一般医療）	第37条の２	昭26	適正医療	保険残り分 95/100限度	1/2	1/2	−	保健所
障害者総合支援法	第５条第18項，政令第1条	平18	育成医療，更生医療，精神通院医療	保険残り分 原則90/100限度	1/2	1/4	1/4	市町村
精神保健福祉法	第29条	昭25	措置入院	保険残り分	3/4	1/4	−	保健所
麻薬及び向精神薬取締法	第58条の８	昭38	措置入院	保険残り分	8/10	2/10	−	都道府県
生活保護法	第15条	昭25	医療扶助	〃	7/10	3/10		福祉事務所
原爆援護法	第18条	昭35	一般疾病医療	〃	10/10			都道府県又は広島市,長崎市
児童福祉法	第20条	昭34	療育医療	〃	8/10		2/10	保健所
〃	第21条の５	平16	小児慢性特定疾患治療研究事業	〃	補助	負担	負担	都道府県，指定都市等
母子保健法	第20条	昭33	養育医療	〃	8/10	2/10		〃
知的障害者福祉法	第16条	昭35	援護措置	〃	8/10	2/10		福祉事務所
予防接種法	第11条	昭52	被害救済医療給付	〃	1/2	1/4	1/4	市町村
特定疾患治療研究事業		昭47	治療研究	所得に応じた自己負担	1/2	1/2		保健所
学校保健法	第17条	昭33	要保護児童の医療補助	〃	1/2	1/2		都道府県市町村教委

参考３　災害に関する医療補償関係法規

	各　法　規	対　象　者	医療保険との関係	請求様式等	関 係 官 庁
1	労働者災害補償保険法の療養補償（13条）	労働者の業務災害による負傷，疾病及び死亡の者	保険適用なし	様式５号の請求書等	労働基準監督署
2	労働基準法の療養補償（75条）	上記労災法の適用除外事業所における上記の対象者	同　上	規定なし	同　上
3	国家公務員災害補償法の療養補償	国家公務員の公務上の災害による負傷，疾病，死亡等	同　上	療養補償請求書，人事院規則による	各省庁の実施機関
4	地方公務員災害補償法の療養補償	地方公務員の公務上の災害による負傷，疾病，死亡等	同　上	療養補償請求書	各都道府県災害補償年金
5	防衛庁職員給与法の療養補償（27条）	国家公務員の災害補償法に準ずる	同　上	同　上	防衛庁
6	国会議員の公務上の災害に対する補償等に関する規程	国会議員の公務上の災害による負傷，疾病，死亡等	同　上	国家公務員災害補償法に準ずる	衆議院 参議院
7	国会議員の秘書の公務上の災害に対する補償に関する規程	国会議員の公務遂行に関連して秘書の遂行すべき職務に起因した場合等における負傷，疾病，死亡等	同　上		衆，参院議員秘書災害補償診査委員会
8	国会職員法の医療給付（27条の２項）	国会職員の保健，安全保持及び厚生に関する医療給付	同　上		衆・参院
9	災害救助法の医療救助（23条）	災害が発生した地域内において災害により医療の救助を必要とする者		知事の地域指定	都道府県災害応急対策所管課
10	警察官の職務に協力援助した者の災害給付に関する法律の医療給付（５条）	警察官の職務遂行に協力した者及び自らの危難をかえりみず，遭難，交通事故等の救助により災害を受けた者			警察庁
11	海上保安官の職務に協力援助した者の災害給付に関する法律の医療給付	海難の発生に際し，救助に当たった場合及び海上の犯罪で，海上保安官の業務に協力した場合の負傷，疾病，障害，死亡等	保険適用なし	療養給付請求書	海上保安庁
12	証人等の被害についての給付に関する法律の療養給付（５条）	刑事事件の証人，参考人，及び近親者が供述又は出頭に関して被害を受けた場合	同　上		法務省
13	消防組織法の医療給付（15条の７）	消防団員で非常勤の者の公務による負傷，疾病，死亡等の場合	同　上	療養補償支払請求書	消防庁（消防団員等公務災害補償等共済基金法により処理）
14	消防法の医療給付（36条の２）	消防に協力し，それに従事した者の負傷，疾病，死亡等の場合	同　上	同　上	同　上
15	災害対策基本法の損害補償（84条）	市町村長，警察官又は海上保安官が災害地域内で，応急措置の業務に従事せしめた者の負傷，疾病，死亡等の場合	同　上	同　上	同　上
16	公立学校の学校医，学校歯科医及び学校薬剤師の公務災害補償に関する法律の医療給付	公立学校の校医等の公務上の災害による負傷，疾病の場合	同　上		教育庁 （所属学校）
17	炭鉱災害による一酸化炭素中毒症に関する特別措置法	炭鉱災害による一酸化炭素中毒症に関する健康診断及びその療養給付	同　上	労働者災害補償法に準ずる	厚生労働省

参考文献
厚生法規総覧　中央法規出版
社会福祉六法　新日本法規出版
実務衛生行政六法　新日本法規出版
現行日本法規　ぎょうせい
基本行政通達　ぎょうせい
介護保険六法　新日本法規出版
公費負担医療等の手引　全国保険医団体連合会

〔著者略歴〕
安藤 秀雄〔原著者〕
1945年５月　国立健康保険千葉療養所勤務
1974年４月　社団法人　全国社会保険協会連合会　社会保険蒲田総合病院事務長
1988年１月　社会保険蒲田総合病院事務部顧問

栗林 令子
1976年　東京保険医協会事務局
2016年　医社）永高会 蒲田クリニック顧問（2023年まで）

公費負担医療の実際知識
2024年版

＊定価は裏表紙に表示してあります

1980年５月30日　第１版第１刷発行
1995年12月10日　第５版(改題)第１刷発行
2024年４月22日　第32版第１刷発行

著者　安藤秀雄
　　　栗林令子
発行者　小野章
発行所　株式会社 医学通信社
〒101-0051 東京都千代田区神田神保町2-6 十歩ビル
TEL（03）3512-0251（代表）
FAX（03）3512-0250（注文）
（03）3512-0254（書籍の記述についてのお問い合わせ）

https://www.igakutushin.co.jp
※　弊社発行書籍の内容に関する追加情報・訂正等を掲載しています。

装丁デザイン：華本達哉
印刷・製本：シナノ印刷株式会社

ISBN 978-4-87058-935-3

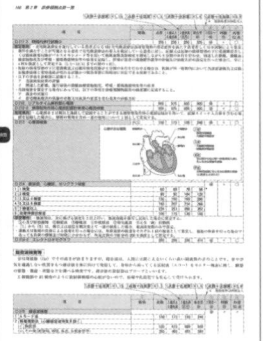

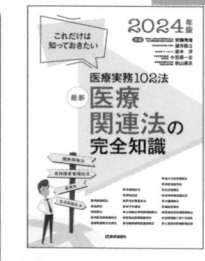

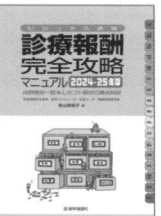

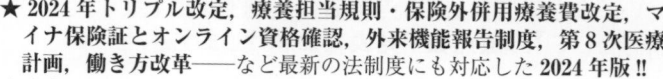

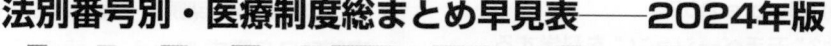